Recurrent Pregnancy Loss
Causes, Controversies, and Treatment

反复妊娠丢失
病因、争论与治疗

原书第 3 版
3rd Edition

原著　[以] Howard J. A. Carp

主审　乔　杰　院士

黄荷凤　院士

陈子江　院士

主译　曹云霞　向卉芬

中国科学技术出版社

·北京·

图书在版编目（CIP）数据

反复妊娠丢失：病因、争论与治疗：原书第 3 版 /（以）霍华德·J. A. 卡普 (Howard J. A. Carp) 原著；曹云霞，向卉芬主译 . — 北京：中国科学技术出版社，2021.2（2022.5 重印）

书名原文：Recurrent Pregnancy Loss: Causes, Controversies and Treatment，3rd Edition

ISBN 978-7-5046-8930-6

Ⅰ . ①反… Ⅱ . ①霍… ②曹… ③向… Ⅲ . ①习惯性流产 Ⅳ . ① R714.21

中国版本图书馆 CIP 数据核字 (2020) 第 253522 号

著作权合同登记号：01-2020-7275

策划编辑	焦健姿　费秀云
责任编辑	丁亚红
装帧设计	佳木水轩
责任印制	李晓霖

出　　版	中国科学技术出版社
发　　行	中国科学技术出版社有限公司发行部
地　　址	北京市海淀区中关村南大街 16 号
邮　　编	100081
发行电话	010-62173865
传　　真	010-62179148
网　　址	http://www.cspbooks.com.cn

开　　本	889mm×1194mm 1/16
字　　数	467 千字
印　　张	18.75
版　　次	2021 年 2 月第 1 版
印　　次	2022 年 5 月第 3 次印刷
印　　刷	天津翔远印刷有限公司
书　　号	ISBN 978-7-5046-8930-6 / R·2650
定　　价	158.00 元

版权声明

译者名单

主　审　乔　杰　黄荷凤　陈子江

主　译　曹云霞　向卉芬

副主译　李　蓉　刘嘉茵　韦相才　赵爱民

译　者　（以姓氏笔画为序）

马　翔　王　丹　王　华　王田娟　刘芬婷

刘奕珊　刘培昊　汤冬冬　许孝凤　邹慧娟

沈鉴东　张　弘　张心阳　柏文心　秦　爽

黄　锟　蒋欢欢　谢万钦　鲍时华

内容提要

　　本书引进自世界知名的 CRC 出版社，由全球著名妇产科临床教授 Howard J. A. Carp 编写，是一部深入介绍反复妊娠丢失（RPL）的经典参考书。全书共五篇，对反复妊娠丢失的病因及相关治疗手段进行了系统阐释，从不同角度细致讨论了当前颇具争议的热点问题，可帮助读者全面了解反复妊娠丢失的基础理论和前沿知识。本书深入浅出、内容系统、图表明晰，非常适合妇产科和生殖医学相关工作人员参考阅读，亦可作为该领域相关学者的案头参考书。

译者前言

反复妊娠丢失是严重危害女性生育健康的疾病，困扰着许多医师和患者。随着我国医疗卫生水平和人民健康意识的提高，一些经历过一次妊娠丢失的女性，以及一些从未怀孕过的女性，希望在孕前就进行评估和预防，进而避免妊娠丢失的发生，因为没有人会愿意经历妊娠丢失这样的身心创伤，这是社会进步对现代医疗提出的更高要求。作为妇产科医师，我们一定要意识到这个变化。

当前，由于传统观念忽视妊娠丢失与女性日益增加的健康妊娠需求之间的矛盾，导致国内同时存在反复妊娠丢失"诊疗不足"和"诊疗过度"的现象。一方面，仍有一些妇产科医师认为妊娠丢失是"优胜劣汰"的结果，而不会对再次妊娠给予任何指导和建议，使原本需要治疗的患者（如抗磷脂综合征）得不到及时诊治。另一方面，还有一部分医师对患者的需求反应过度，导致检查和治疗不规范，有些检查尚有争议，还有些治疗的安全性还有待商榷，存在巨大的风险和隐患。这些实际问题都需要我们深入学习和正确认识反复妊娠丢失的理论知识，才能在临床诊疗中做出正确的决策，使患者真正获益。

由 Howard J. A. Carp 教授编写的 *Recurrent Pregnancy Loss: Causes, Controversies, and Treatment* 一书出版已 10 余年，在业内影响力巨大，经过 2 次修订，如今已更新为全新第 3 版。此次能直接参与中文版的翻译工作，我们感到非常荣幸。在翻译过程中，书中所述犹如"及时雨"般解答了我们的困惑。在此特别感谢李蓉教授、刘嘉茵教授、韦相才教授、赵爱民教授、王华教授、张弘教授和鲍时华教授，在他们无私的支持和指导下，中文翻译版顺利完成。本书内容系统全面，实用性强，是一部真正对妇产科医师开卷有益的著作，相信本书能为广大妇产科医师提供有价值的参考！

安徽医科大学校长 曹云霞

原书前言

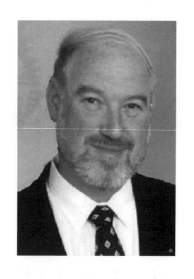

距离本书第 2 版出版已有 6 年，距离第 1 版出版已有 13 年了，由于临床进展取得了重大成果，我们开始修订新的版本。遗传学诊断引入了准确率更高的分析方法，使遗传学诊断从所有的诊断方法中脱颖而出。我们在书中第 4 章和第 6 章对这些变化进行了阐述，但应用 PGT-A 预防遗传畸变是一个饱受争议的问题，我们在书中第 26 章和第 27 章中对其进行了总结。本书的前两版中介绍了一些有关反复妊娠丢失（RPL）的争论，其中一些有争议的问题现已达成共识，这些争论在本书各章中由讨论变为结论。各个专业机构的标准在一定程度上缩小了它们之间的差异。然而，这并不包含在应用各指南治疗方式后仍流产的耐药患者。有关耐药患者的内容会在书中第 19 章进行讨论。全新第 3 版还增加了个性化医学而不是循证医学的内容，如结构异常、经验性体外受精等，并且增加了需要应用哪些免疫评估手段等内容。

RPL 仍是一个令人很头痛的问题。患者能够以理解的态度期待医师的解答和解决方案。然而，医师往往没有明确的答案。医师的建议从减少活动和随访到深入检查和治疗各不相同。由于缺乏对 RPL 的通用定义，而且往往无法区分哪些患者预后良好、哪些患者预后不良，所以这些医师的建议往往令人十分困惑。全新第 3 版与本书的前两版一样，试图对争议问题进行具体阐释，深入讨论 RPL 各种病因的科学依据，并阐明各种处理方法。希望我们这次修订再版能够达到这一效果。

本书可供普通妇科医师和该领域工作的专家阅读参考。书中每位编者都是反复妊娠丢失这一特定领域的权威专家。他们对所有章节均进行了细致修订，包括那些自第 2 版以后发生的进展与变化。

我要感谢每位编者在书稿编写方面付出的时间和精力，我还要感谢那些为本书出版做出间接贡献的人们：我的老师及多年来的合作伙伴。不过，最要感谢的还是患者，他们是最棒的老师及合作伙伴。衷心感谢大家，正是大家的共同努力才使本书能够顺利出版。

Howard J. A. Carp, MB BS, FRCOG

目　录

第一篇　基本原则

第二篇　病　因

第三篇 妊娠的发展

第四篇　治　疗

第五篇　免疫治疗

第一篇

基本原则
Basic Principles

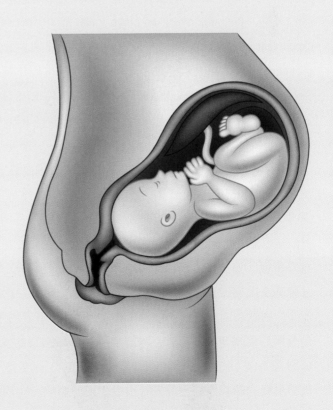

第 1 章　反复妊娠丢失的流行病学
The Epidemiology of Recurrent Pregnancy Loss

Ole B. Christiansen　著
黄　锟　译

由于不同研究对患者的监测强度不同，目前关于反复妊娠丢失（recurrent pregnancy loss，RPL）的自然预后存在较大分歧。在今后有关 RPL 预后的研究中，建议将单位时间内的活产率纳入主要的结局评价。

一、概述

流产（miscarriage/abortion）是指妊娠过程失败，导致胚胎或胎儿的死亡和排出。世界卫生组织（WHO）的定义 [1] 明确提出胎儿或胚胎的体重应小于或等于 500g，相当于第 20 周胎龄这一阶段。欧洲人类生殖与胚胎学会（European Society for Human Reproduction and Embryology，ESHRE）将流产（miscarriage）定义为经超声或组织学确认的宫内妊娠终止，将流产、生化妊娠丢失和不明部位妊娠（pregnancies of unknown location，PUL）统称为妊娠丢失（pregnancy loss）[2]。反复流产（recurrent miscarriage，RM）传统定义为连续发生 3 次或 3 次以上流产，反复妊娠丢失（recurrent pregnancy loss，RPL）定义为发生 3 次或 3 次以上妊娠丢失。但美国生殖医学学会（the American Society for Reproductive Medicine，ASRM）将 RPL 定义为发生 2 次或 2 次以上连续或非连续的临床流产 [3]，近期 ESHRE 的 RPL 指南小组也将 RPL 定义为发生 2 次或 2 次以上连续或非连续的流产 [4]。

在 RPL 研究中纳入既往有 2 次妊娠丢失的女性，从流行病学角度来说存在很大的问题。如果使用 ASRM/ESHRE 超过 2 次妊娠丢失的定义，绝大多数 RPL 患者的预后良好，在连续发生 2 次妊娠丢失后，患者下次妊娠 [5, 6] 或 3 年内 [7] 的活产率为 75%～80%。RM/RPL 关于 2 次或 2 次以上流产的定义认为，既往具有相同次数的连续妊娠丢失和非连续妊娠丢失的女性其后续发生妊娠丢失的概率相似。如分娩后经历 4 次妊娠丢失的女性，其下次妊娠的预后与先后经历 1 次流产、1 次活产分娩和 3 次妊娠丢失女性的预后相同。目前仅见一项研究关注活产分娩前后妊娠丢失的预后是否相似 [8]。在这项对 127 名不明原因继发性 RPL 患者的多因素分析中，分娩后的每次妊娠丢失，尤其是分娩后出现孕中期流产，均增加后续妊娠丢失的发生风险，发病率比（incidence rate ratio，IRR）分别为 1.14（95% CI 1.04～1.24，$P = 0.002$）和 2.15（95% CI 1.57～2.94，$P < 0.0001$），未见分娩前孕早期和孕晚期妊娠丢失对预后产生的影响。这项研究提示，分娩后发生 4 次妊娠丢失的患者后

续活产的概率为 50%，分娩前经历 3 次妊娠丢失、而分娩后仅有 1 次妊娠丢失的患者其后续活产概率为 90%[8]。对 RPL 患者预后的分析和理解对合理设计实验性研究非常重要。

二、与 RPL 有关的流行病学特征

（一）RPL 发生情况

RM/RPL 的患病率是指在特定时点满足定义的女性人数在该时点人口中所占比例，发病率是单位时间内新发妊娠丢失的女性人数在同期人口中所占比例，这两个指标通常反映发生妊娠丢失风险的个体在人群中的比例。分母可以是人群中的所有女性、育龄女性或至少尝试 2 次或 3 次妊娠的女性。由于多数国家没有全国性的流产或 RM/RPL 登记，加上许多早期妊娠丢失的女性没有到医院就诊而未登记，目前对 RM/RPL 患病率或发病率的估计尚不明确。一些早期研究根据 3 次或 3 次以上连续流产的定义对 RM 的患病率作过估算，其中 Alberman 开展的回顾性研究是最有价值的研究之一[9]。该研究报道，在 1097 名既往有 3 次或 4 次妊娠经历的女医师中，有 9 名（0.8%）报告了连续 3 次或 3 次以上流产。但该研究是 1990 年之前的报道，由于当时缺乏高敏 hCG 测试和超声检查，因此许多早期流产可能没有记录。

其他有关 RM 患病率的估算结果与 Alberman 大致相符。如在筛查弓形虫抗体的 5901 名曾有过 2 次或 2 次以上妊娠经历的女性中，有 1.4% 报告了 RM[10]。另一项研究对 493 名有过 2 次或 2 次以上宫内妊娠的女性进行了问卷调查，其中 0.6% 的人经历过连续 3 次或 3 次以上流产，1.8% 的人经历过 3 次或 3 次以上连续或非连续流产[11]。总体而言，根据传统的定义，RM 的患病率似乎在 0.6% 和 1.4% 间波动。

采用新的 RPL 定义带来的一个问题是符合诊断标准的女性人数将大大增加。Alberman[9] 调查了 2062 名既往有过 2～4 次妊娠经历的女性，其中 42 名（3.25%；译者注：此数据原始文献中未见）报告了 2 次或 2 次以上连续或非连续流产，显著高于采用传统定义时 RM 的患病率（0.6%～1.4%）。这表明采用新的定义诊断 RM/RPL 将使其患病率增加 3 倍，RM/RPL 患病率增加所产生的影响将在后文进行讨论。

RPL 的患病率超过 1% 说明 RPL 不是随机事件，而是一种可增加女性发生妊娠丢失风险的疾病。根据传统定义，如果 RPL 主要由胎儿非整倍体导致的"偶发"流产随机累积而引起，基于人群中 15% 的偶发流产的发生率[9]，则 RPL 的患病率为 $0.15^3=0.34\%$，而不是 1%。1% 的患病率表明，大多数 RPL 病例由非随机因素所引起，这些因素会增加每次妊娠中妊娠丢失的风险。

了解 RPL 发病率的变化趋势非常重要，可提示引起妊娠丢失的主要环境或遗传因素的变化情况。Roepke 等[12] 基于瑞典全国登记系统，发现女性连续经历 3 次或 3 次以上妊娠丢失的发病率在 2003—2012 年显著增长。如果在此期间瑞典所有 18—42 岁的女性都作为分母，发病率从 0.042% 增长到 0.069%，相对增长了 74%（$P < 0.0001$）；如果分母是在此期间至少有 1 次妊娠经历的女性，则发病率从 0.55% 增长到 0.82%，相对增长了 58%（$P < 0.0001$）。在此期间孕妇年龄、体质量指数（body mass index，BMI）和系统编码习惯的变化均无法解释这种增长。

（二）既往流产次数

对 RPL 患者的前瞻性研究结果也显示了高度一致性，即随着既往妊娠丢失次数的增加，后续发生妊娠丢失的风险也增加。据报道，经历 3 次、4 次和 5 次或 5 次以上妊娠丢失的未经治疗的 RPL 患者，其后续活产的概率分别为 42%～86%、41%～72% 和 23%～51%[13-16]（图 1-1）。由于不同研究中患者的平均年龄和随访时间大致相同，RPL 患者后续妊娠丢失风险估计值的显著差异可能归因于确诊妊娠的时间（图 1-2）。图 1-2 基于文献直接提供的数据或由文献数据明确推导[14, 16, 17]。在一些研究中，患者一旦月经过期和妊娠试验呈阳性时就被敦促尽快与相关部门联系以纳入治疗性试验[16]，因此可及时确定几乎所有的生化妊娠，因而在观察期内这些患者也记录有较高的妊娠丢失率（47.1%）和较低的未妊娠率（14.7%）。而另一些研究则要求患者在妊娠第 6～7 周打电话与相关部门联系，并且仅在超声显示胎儿心脏搏动后才被纳入治疗性试验研究[17] 或接受标准化保健服务的队列研究[14]，在这种情况下大多数生化妊娠无法及时确定，因此与前述研究相比未妊娠率（38.3%～55.6%）显著增高而妊娠丢失率（11.1%～14.4%）显著降低（图 1-2）。评估 RPL 患者后续活产概率最好的方法是运用安慰剂对照试验中[16, 17] 安慰剂组的数据（图 1-2），因为在此类试验中，患者按照严格的方案纳入研究并在妊娠早期进行严密监测，因此在确诊妊娠方面通常优于非随机化研究，也包含了更多极早期的妊娠丢失[18]。

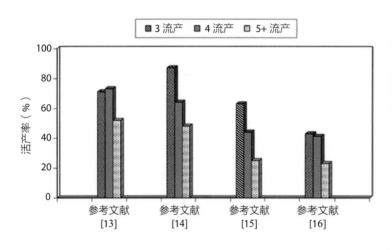

◀ 图 1-1　四项研究报告中 RPL 患者既往流产次数与后续活产率
第 1 个柱形图对应参考文献 [13]，第 2 个柱形图对应参考文献 [14]，第 3 个柱形图对应参考文献 [15]，第 4 个柱形图对应参考文献 [16]

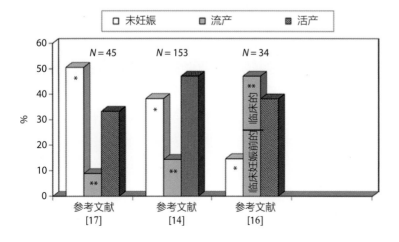

◀ 图 1-2　三项前瞻性队列中未治疗的 RPL 患者未妊娠、流产和活产的发生率
第 1 个柱形图对应参考文献 [17]，第 2 个柱形图对应参考文献 [14]，第 3 个柱形图对应参考文献 [16]。就流产而言，参考文献 [16] 指的是临床妊娠前流产和临床流产的比例，参考文献 [17] 指的是所有的流产（1 例除外），参考文献 [14] 指的是临床流产。*. $P = 0.001$；**. $P < 0.0001$，χ^2 检验

既往妊娠丢失次数的负面预后效应可能源于孕妇年龄与妊娠次数呈正相关。然而，在对影响 RPL 预后的各临床因素进行分析时，即使控制了其他危险因素，既往妊娠丢失次数仍无疑是最显著的影响预后的指标 [8, 13, 19, 20]。

评估转诊后首次妊娠的结局以评价 RPL 预后也存在一些问题。有必要对这些患者进行 100% 随访，如果结局数据中包括极早期的生化妊娠（当然生化妊娠理应包括在内），则必须对患者进行非常严密的监测。转诊后首次妊娠的结局临床意义不大，因为大多数患者不存在受孕的问题，并且会有更多的人尝试妊娠。对于患者而言，唯一有意义的结局是活产。因此，评估 RPL 预后最合适的方法是计算首次就诊日期后单位时间内活产的概率。在拥有完善国民出生登记系统的国家，可通过唯一的个人 ID 号识别登记系统中的所有居民，从而可以对 RPL 女性的活产情况近似 100% 地追踪随访。一项研究对 987 名首次就诊的 RPL 女性进行了 5 年随访，结果显示，既往经历 3 次妊娠丢失后的女性随访活产率为 71.9%，经历 6 次或 6 次以上妊娠丢失者随访活产率下降到 50.2%[21]（图 1-3），5 年后活产概率仅有小幅提升。

（三）孕妇年龄

丹麦一项基于登记系统的研究对 634 272 名 1978—1992 年间妊娠并入院的女性展开了调查，结果显示 30—34 岁和 35—39 岁 RPL 女性流产率几乎相同（38%～40%），但 40—44 岁的流产率上升到 70%（图 1-4）[22]。年龄对 RPL 流产率的影响在 40 岁前似乎较小，但年龄超过 40 岁则是流产率最显著的预测因素。与此相符的是，几项对 40 岁以下 RPL 患者的多因素分析发现，在控制其他相关独立因素后，孕妇年龄不是妊娠丢失的重要预测指标 [8, 13, 19]。对于 40 岁以下的 RPL 患者，女性年龄每增加 1 岁，新发妊娠丢失矫正后的 IRR 为 0.99（95% CI 0.96～1.03），表明该年龄段对妊娠丢失的发生没有影响 [8]。

（四）RPL 亚组

RPL 有三个亚组，应对这三个亚组的女性分别进行评估：① 原发性 RPL：连续经历 3 次或

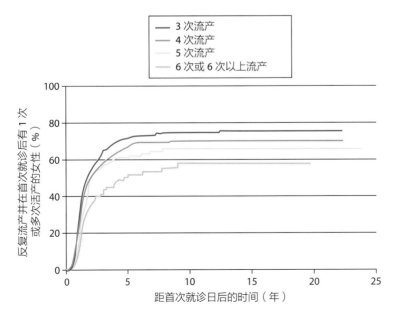

▲ 图 1-3　**RPL 女性既往妊娠丢失次数与单位时间内累积活产率**
引自 Lund M et al. *Obstet Gynecol*. 2013；119. 37-43

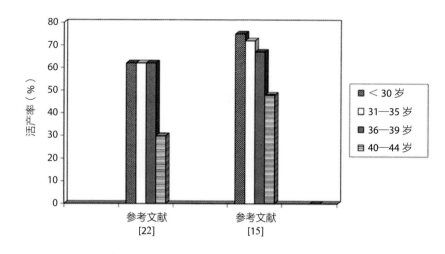

◀ 图 1-4　两项研究中 RPL 患者年龄与后续活产率
第 1 个柱形图对应参考文献 [22]，第 2 个柱形图对应参考文献 [15]

3 次以上孕 20 周前妊娠丢失；② 继发性 RPL：经历过 1 次大于 20 周的妊娠，妊娠结局可能是活产、死产或新生儿死亡，该次妊娠后有 3 次或 3 次以上妊娠丢失；③三发性 RPL：经历数次妊娠丢失后，有 1 次大于 20 周的妊娠，该次妊娠后有 3 次或 3 次以上妊娠丢失[18]。部分研究还将继发性 RPL 定义为活产后[23]或妊娠大于 28 周的 RPL。遗憾的是，多数研究均无法区分原发性 RPL 和继发性 RPL 患者。继发性 RPL 可能不是特定的独立存在体，而是 RPL 综合征患者的临床表现，这些患者在初次妊娠和分娩后经历多次流产，而不是在经历 3 次或 4 次流产后再分娩。然而，免疫遗传学研究[24, 25]、自然杀伤细胞（NK 细胞）[23, 26]和免疫疗法[27, 28]均支持继发性 RPL 是一种独立存在，其特征不同于原发性 RPL。如果原发性 RPL 和继发性 RPL 具有不同的病理生理机制，则预后也可能不同。在两项关于免疫疗法的安慰剂对照试验中，试验组和安慰剂组按照既往流产次数和年龄进行匹配，结果显示原发性 RPL 患者首次妊娠的活产率为 17/35=48.6%，继发性 RPL 患者首次妊娠的活产率为 11/34 = 32.4%，差异无显著意义[16, 28]。其他研究也报道了这两个不同亚组的成功率（success rates）[14, 15]无差异，这也是目前较为公认的观点。

孕中期妊娠丢失的 RPL 患者构成了一个不同的亚组。Drakeley 等[29]发现 25%RPL 患者至少有 1 次孕中期妊娠丢失。2000—2004 年哥本哈根 RPL 诊所收治的 228 名 RPL 患者中，有 39 名（17.1%）同时经历了孕早期和孕中期流产，只有 3 名仅经历了孕中期流产。由于几乎所有的孕中期流产患者都经历了孕早期流产，因此早期和晚期 RPL 患者必然具有部分重叠的致病因素。几项前瞻性研究表明，孕中期妊娠丢失对预后有较强的负面影响[8, 30, 31]。

（五）家族聚集性

很少有研究探讨染色体正常的 RPL 夫妇家族中 RPL 的发生情况。Johnson 等[32]、Alexander 等[33]和 Ho 等[34]比较了 RPL 女性亲属中 RPL 的患病率与对照女性亲属的相应患病率，Christiansen 等[35]从 RPL 亲属的自填问卷中获得妊娠结局的信息，其报道的妊娠丢失情况与医院的病历记录一致。另一项研究将亲属中 3 次或 3 次以上的妊娠丢失率与外部对照组进行比较[11]。如表 1-1 显示，RPL 患者一级亲属的 RPL 发生风险比对照人群高 2～7 倍。相对发生频率 λ（RPL 亲属 RPL 的发生频率除以一般人群 RPL 的发生频率）是对疾病遗传度的一种度量[36]。丹麦一项研究发现[35]，与一般人群患病率相比，患者姐妹的 λ 值为 5.9，患者兄弟的配偶 λ 值为 3.5[11]，提示 RPL 的中等遗传度。

表 1-1　RPL 女性亲属 RPL 的发生情况

参考文献及亲属类别	RPL 亲属 RPL 率（%）	对照组 RPL 率（%）	P 值
Johnson 等 [32]，有血缘关系的亲属	12.2	7.3	—
Alexander 等 [33]，母亲和姐妹	7.0	0.0	0.02
Ho 等 [34]，一级亲属	1.4	0.2	0.0001
Christiansen 等 [35]，姐妹	10.6	1.8	0.00005
Christiansen 等 [35]，兄弟的配偶	6.3	1.8	NS

NS. 无显著差异

（六）性伴侣特定性

通常认为不明原因的 RPL 是指与同一性伴侣发生妊娠的情况，研究人员在原发性 RPL 和继发性 RPL 的定义中也强调了所有妊娠均应是与同一性伴侣发生 [37]。目前还没有研究真正解决性伴侣特定性的问题。一项多因素分析发现，在控制所有相关的预测因素后，有固定性伴侣的继发性 RPL 患者其后续活产的概率与有 2 个不同性伴侣的患者没有差异 [38]，这也使人们对性伴侣特定性的概念产生了疑问。

（七）与产科临床的关联

许多研究报道了 RPL 与围生期并发症的关联，这些并发症将在本书的第 18 章中详细阐述。宫内生长受限（intrauterine growth restriction，IUGR）的发生风险是否与既往连续流产有关尚存争议，但 Christiansen 等 [39] 发现，RPL 女性本身的平均出生体重为 3265g，对照组平均出生体重为 3414g（$P < 0.025$），入院时有 5 次或 5 次以上流产者的女性其平均出生体重为 2991g（与对照组相比，$P < 0.001$）。RPL 女性男性伴侣的出生体重与对照组男性伴侣的出生体重没有差异。这些数据有力地表明，RPL 综合征必然引发低出生体重与 RPL 之间的关联。

（八）生活方式因素

生活方式因素不是导致 RPL 的主要原因，但研究表明许多生活方式因素可增加流产的风险。证据显示肥胖 [40, 41]、每天摄入大量咖啡因 [42-44]、饮酒 [45] 和使用非甾体抗炎药 [46, 47] 可显著增加流产或 RPL 的风险。社会地位和职业也影响流产率，在工作环境中显露于高水平生理或心理应激的女性流产风险最大 [48, 49]。还有研究表明，既往诊断为生育力低下 / 不育或接受不育治疗可能会增加流产的风险 [20, 50]。

三、流行病学理论在 RPL 研究和管理中的整合

（一）RPL 发生情况

了解 RPL 的发病率可用于比较不同人群 RPL 的发病风险，并可用于分析发病风险随时间的变化趋势，这对明确高危因素非常必要。在过去的 10 年中，瑞典 RPL 发病率的急剧增长 [12] 也促成了一定的资金调配，用以支持阐明检出率可能增加的危险因素，重点关注环境内分泌干扰物 [51, 52]

等，这些因素可同时导致多数自身免疫性疾病的发病率增加。研究人员认为，在现代社会中，由于儿童较少显露于蠕虫感染，可能导致人体免疫系统未受"洗礼"，引起调节性 T 细胞缺乏，从而增加了自身免疫性疾病的发生风险，并对胎儿和滋养细胞产生有害免疫。

（二）既往流产次数

既往妊娠丢失次数是影响 RPL 预后最重要的因素，因此，在设计治疗性试验时应予以考虑。理想的试验设计应按照既往妊娠丢失次数进行分层，并在每一层内随机分配试验组和对照组。按照既往妊娠丢失次数对样本进行分层更易于证明干预的效果，更容易在经历多次妊娠丢失的女性中证明这种效果，因为妊娠丢失次数较少的女性自然成功率要低得多[18, 53]。

由于新的 RPL 定义强调 2 次或 2 次以上妊娠丢失，因此越来越多的研究纳入只有 2 次非连续妊娠丢失的女性。在许多情况下，2 次妊娠丢失可能是偶发现象，43% 偶发流产病例由染色体异常引起[54]。因此，从理论上说，$0.43 \times 0.43 = 18.5\%$ 女性经历的 2 次流产完全是由于胚胎非整倍体。在病例对照研究、队列研究或临床对照试验中，纳入仅有 2 次早期妊娠丢失的女性会降低危险因素 / 治疗效果的估计值。在 RPL 患者中，随既往妊娠丢失次数的增加，偶发妊娠丢失的比例下降[55]，整倍体胚胎的比例上升。这一点也被多方证据支持，如随既往妊娠丢失次数的增加，许多免疫性危险因素的检出率增加[24, 56, 57]、免疫疗法的可能疗效增加[18, 53]、非整倍体流产的发生率减少[58] 等。

（三）孕妇年龄

由于孕妇年龄的增长会增加后续的妊娠丢失率，因此，治疗性试验应对孕妇年龄进行分层。在 RPL 患者中，年龄似乎会影响 40 岁以后的妊娠结局[8, 22]（图 1-4），因此按照 40 岁以下和 40 岁以上进行分层就可满足要求。孕妇高龄还与子宫肌瘤、内分泌和自身免疫异常等其他疾病发生有关，因此在所有的试验性研究中都应考虑孕妇年龄。

（四）RPL 亚组

如果原发性 RPL、继发性 RPL 及有孕早期和孕中期妊娠丢失的 RPL 具有不同的致病机制，则各组之间 RPL 危险因素的发生情况和治疗效果可能会有所不同。许多研究提供的数据也表明，这种差异确实存在（表 1-2）。

凝血因子 V Leiden（factor V Leiden, FVL）遗传多态性是活化蛋白 C 抵抗（activated protein C resistance, APCR）的最常见原因，APCR 是血栓形成的危险因素，可能与 RPL 有关[59]。Wramsby 等[60] 发现 APCR 与原发性 RPL 显著相关，但与继发性 RPL 无关。Rai 等[61] 发现 APCR 与既往无活产显著相关。一项针对三种先天性血栓形成因素（包括 FVL）的研究发现，25.5% 原发性 RPL 患者至少有一种血栓形成因素为阳性，而在继发性 RPL 患者中这个比例为 15.1%[62]。多数研究认为，与早期妊娠丢失相比，妊娠中期流产的患者易栓症的患病率更高[59, 63]。

相反，在原发性 RPL 和继发性 RPL 中，夫妇双方染色体异常的患病率相似。一项对 79 个相关研究的综述显示[64]，3.7% 继发性 RPL 夫妇和 2.9% 原发性 RPL 夫妇存在染色体异常。Franssen 等[65] 也发现，原发性 RPL 和继发性 RPL 患者夫妇双方染色体异常的患病率相似。因此，在两种类型的 RPL 患者中均应对夫妇双方的染色体进行检测。

表 1-2 不同 RPL 亚组患者危险因素的检出率或治疗效果比较

	继发性 RPL 与原发性 RPL 检出率 / 效果比较	晚期 RPL 与早期 RPL 检出率 / 效果比较
夫妇双方染色体异常	相同	N/A
抗父系抗体	较高	较高
抗磷脂抗体	较低或相同	较高
遗传性易栓症相关因素	较低	较高
NK 细胞活性	较低	N/A
HLA-DRB1*03	较高	N/A
MBL 缺乏	N/A	较高
同种异体淋巴细胞免疫	较低	N/A
静脉免疫球蛋白治疗	较高	N/A

N/A. 未能评估

许多免疫学因素可能与 RPL 有关，在不同的 RPL 亚组之间分布也可能存在差异。

（五）抗体

随着胎龄的增加，抗父系 / 胎儿人类白细胞抗原（human leukocyte antigens，HLA）的抗体会相应产生 [66, 67]。抗 HLA 抗体通常可持续存在数年，因此，与原发性 RPL 患者相比，继发性 RPL 患者中这种抗体更为常见 [6]，但这些抗体似乎没有致病性 [28, 68]。

随着 RPL 患病率增加，大多数自身抗体都可以在患者体内检测到，且与不良妊娠预后有关 [13]，但很少有研究区分原发性 RPL 和继发性 RPL 患者体内抗体的差异。原发性 RPL 患者体内抗心磷脂抗体阳性率或抗核抗体浓度可能高于继发性 RPL 患者 [13, 69, 70]。虽然这些差异均无统计学意义，但今后有关 RPL 自身抗体的研究，应明确区分原发性 RPL 和继发性 RPL。目前，存在一个共识，即抗磷脂抗体（antiphospholipid antibodies，aPL）与晚期 RPL 的关联强度高于与早期 RPL 的关联 [59, 71]。

（六）NK 细胞

据报道，NK 细胞的数量和细胞毒性可预示 RPL 的不良预后 [72]。与对照组相比，原发性 RPL 患者外周血 NK 细胞的活性增加，但在继发性 RPL 患者中没有观察到这种现象 [25, 26]。

（七）HLA Ⅱ类等位基因

HLA Ⅱ类等位基因与多数自身免疫性疾病有关。在针对 RPL 患者 HLA-DRB1 等位基因最大的一项研究中，继发性 RPL 患者体内免疫高应答性等位基因 HLA-DRB1*03 的发现率显著高于对照组（分别为 32.4% 和 21.0%；P < 0.006），但在原发性 RPL 患者中未观察到这一现象 [24]。在随后的一项回顾性队列研究中，Nielsen 等 [25] 发现，母亲携带的 HLA Ⅱ类等位基因易诱发对男性特异性 HY 抗原产生免疫，对分娩男婴后的 RPL 患者 [25] 有显著的预后意义。MBL-2 基因的遗传多态性与血浆低水平甘露聚糖结合凝集素（mannose-binding lectin，MBL）有关，与孕早期 RPL 相比，这种基因的多态性与孕晚期 RPL 的相关性更强 [73]。

免疫疗法在原发性 RPL 和继发性 RPL 患者中发挥的作用也不同。一项安慰剂对照试验的 Meta 分析评估了患者丈夫或第三方淋巴细胞主动免疫的治疗效果[74]，结果显示免疫疗法并未提高继发性 RPL 患者的活产率，但显著提高了原发性 RPL 患者的活产率[53]。在另一项 Meta 分析中[27]，静脉内免疫球蛋白（intravenous immune globulin, IVIg）治疗显著降低了继发性 RPL 患者的妊娠丢失率（OR = 0.77, 95% CI 0.58～1.02, $P < 0.05$），而在原发性 RPL 患者中则未观察到这种效果。遗憾的是，最近一项针对 RPL 免疫治疗的 Cochrane Meta 分析未考虑这些亚组间的差异[75]，该研究将所有已发表的研究作为一个整体进行分析，提示同种异体淋巴细胞免疫和 IVIg 均无效。

（八）家族聚集性

如前所述，家族研究（表 1–1）支持 RPL 遗传的多因素模型。动脉高血压、糖尿病和精神分裂症等常见疾病的发生也由多因素模型决定。单一的危险因素不足以引发疾病，但当多个内因和外因在个体（或夫妇）中发生累积，当风险超过阈值时即可发展为疾病。在 RPL 患者中，血栓形成[76]和免疫遗传性危险因素的聚集似乎比预期的更加常见。传统认为 RPL 是由单一病因引起，如子宫畸形占 10%、内分泌因素占 10%、aPL 占 15% 等，但这种模型说明不够充分，多因素引发的阈值效应可能更为恰当[77]。原则上，应该对 RPL 患者的所有潜在危险因素进行筛查，而不是在发现第一个危险因素后就停止筛查。RPL 表现出高度的遗传性，这意味着通过基因连锁分析发现的 RPL 易感基因可能在有多个兄弟姐妹均经历过 RPL 的家庭中得到遗传[7, 78, 79]。

（九）性伴侣特定性

对 RPL 患者 HLA 抗原的早期研究认为，伴侣之间 HLA 相似性增加会导致母体保护性免疫应答不足和胎儿丢失。然而，在对 RPL 夫妇的 HLA 共享性进行了多项研究之后，研究人员发现 HLA 共享的作用尚不明确[80, 81]。如果在开展 HLA 共享性研究前进行高质量的流行病学研究，且没有证据支持 RPL 患者中存在性伴侣特定性[38]，RPL 配偶间 HLA 共享性增加的理论可能就得不到发展。

（十）与产科临床的关联

与 RPL 相关的许多因素，如 aPL、遗传性易栓症和 MBL 缺乏等，也与晚期流产、低出生体重和围生期并发症有关[57, 59]。由于 RPL 本身似乎与围生期并发症和低出生体重有关，因此，在探讨上述因素对围生期并发症影响的前瞻性研究中应控制既往流产次数和流产类型的混杂效应。

（十一）生活方式因素

RPL 是一种复杂的疾病，生活方式因素会改变前述非生活方式因素（内因）产生的效应。因此，在研究报道发表时应提供患者和对照组最重要的生活方式因素的检出率，以确保在研究非生活方式因素或妊娠结局时组间具有可比性。由于吸烟可能放大血栓形成危险因素对妊娠丢失风险的影响，因此，在所有 RPL 和易栓症研究中，均应报道研究对象吸烟习惯的详细信息。现在普遍认为多囊卵巢综合征（polycystic ovary syndrome, PCOS）女性的流产率和 RPL 发生风险均增加。然而，当控制肥胖因素时，PCOS 女性的流产率似乎并不依赖于多囊卵巢病理或 PCOS 相关的内分泌异常[41]。

四、结论

流行病学研究可为基础实验性研究或治疗性试验提供必不可少的信息，然而，流行病学目前在 RPL 临床研究和管理中的应用非常有限。

发病率比患病率的临床意义更重要，但很少有研究评估 RPL 的发病率。我们应该认识到，采用 ASRM 和 ESHRE 建议的 RPL 新定义，RPL 的患病率 / 发病率可能会增加 3 倍，而患者总体的自然活产率将增加到 75%～80%。然而，预后不良的患者数不会减少，而是会被大多数预后良好的患者所掩盖。

RPL 患者未来发生流产风险的估计值差异很大。一些研究将临床妊娠前的妊娠丢失划定为未妊娠，因此对预后的估计过于乐观。在今后的治疗性试验中，与每次妊娠的妊娠丢失率相比，单位时间抱婴回家率可能是更好的结局指标。既往妊娠丢失次数是最有力的预后影响因素，随着既往妊娠丢失次数的增加，胎儿非整倍体检出率似乎更低，而母体因素则更为常见。因此，在 RPL 研究中按照既往妊娠丢失次数进行分层非常重要。

总之，在今后的 RPL 研究中至少应着重关注以下三点，即对 RPL 多因素 / 多遗传背景的认识、对原发性 / 继发性 RPL 不同病因的认识，以及对既往妊娠丢失次数重要性的认识。掌握这些特点，在有关 RPL 的 Meta 分析中也就可避免将异质性过大的研究数据笼统合并在一起。

参 考 文 献

[1] WHO. Recommended definitions, terminology and format for statistical tables related to the perinatal period. *Acta Obstet Gynecol Scand*. 1977;56:247–53.

[2] Kolte AM, Bernardi LA, Christiansen OB et al. ESHRE Special Interest Group, Early Pregnancy. Terminology for pregnancy loss prior to viability: A consensus statement from the ESHRE early pregnancy special interest group. *Hum Reprod*. 2015;30:495–98.

[3] ASRM Practice Committee. Definitions of infertility and recurrent pregnancy loss: A committee opinion. *Fertil Steril*. 2013;99:63.

[4] The ESHRE Guideline Group on RPL, Atik RB, Christiansen OB, Elson J et al. ESHRE guideline: Recurrent pregnancy loss. *Hum Reprod Open*. 2018;2:hoy 004.

[5] Knudsen UB, Hansen V, Juul S, Secher NJ. Prognosis of a new pregnancy following previous spontaneous abortions. *Eur J Obstet Gynecol Reprod Biol*. 1991;39:31–6.

[6] Brigham SA, Conlon C, Farquharson RB. A longitudinal study of pregnancy outcome following idiopathic recurrent miscarriage. *Hum Reprod*. 1999;14:2868–71.

[7] Parazzini F, Acaia B, Ricciardiello O, Fedele L, Liati P, Candiani GB. Short–term reproductive prognosis when no cause can be found for recurrent miscarriage. *BJOG*. 1988;95:654–58.

[8] Egerup P, Kolte AM, Larsen EC et al. Recurrent pregnancy loss: What is the impact of consecutive versus non–consecutive losses? *Hum Reprod*. 2016;31:2428–34.

[9] Alberman E. The epidemiology of repeated abortion. In:

Beard RW, Sharp F, eds. *Early Pregnancy Loss: Mechanisms and Treatment*. London: Springer Verlag, 1988, pp. 9–17.

[10] Stray–Pedersen B, Lorentzen–Styr AM. The prevalence of toxoplasma antibodies among 11,736 pregnant women in Norway. *Scand J Infect Dis*. 1979;11:159–65.

[11] Fertility and Employment 1979. *The Danish Data Archives No. 0363*, Odense University.

[12] Rasmark Roepke E, Matthiesen L, Rylance R, Christiansen OB. Is the incidence of recurrent pregnancy loss increasing? A retrospective registry–based study in Sweden. *Acta Obstet Gynecol Scand*. 2017;96:1365–72.

[13] Cowchock FS, Smith JB. Predictors for live birth after unexplained spontaneous abortions: Correlations between immunological test results, obstetric histories, and outcome of the next pregnancy without treatment. *Am J Obstet Gynecol*. 1992;167:1208–12.

[14] Quenby SM, Farquharson RG. Predicting recurring miscarriage: What is important? *Obstet Gynecol*. 1993;82:132–8.

[15] Clifford K, Rai R, Regan L. Future pregnancy outcome in unexplained recurrent first trimester miscarriage. *Hum Reprod*. 1997;12:387–9.

[16] Christiansen OB, Pedersen B, Rosgaard A et al. A randomized, double–blind, placebo–controlled trial of intravenous immunoglobulin in the prevention of recurrent miscarriage: Evidence for a therapeutic effect in women with secondary recurrent miscarriage. *Hum Reprod*. 2002;17:809–16.

[17] Jablonowska B, Selbing A, Palfi M et al. Prevention

of recurrent spontaneous abortion by intravenous immunoglobulin: A double–blind placebo–controlled study. *Hum Reprod.* 1999;14:838–41.

[18] Carp HJ, Toder V, Torchinsky A et al. Allogenic leukocyte immunization after five or more miscarriages. Recurrent Miscarriage Immunotherapy Trialists Group. *Hum Reprod.* 1997;12:250–5.

[19] Nielsen HS, Christiansen OB. Prognostic impact of anticardiolipin antibodies in women with recurrent miscarriages negative for the lupus anticoagulant. *Hum Reprod.* 2005;20:1720–8.

[20] Cauchi MN, Coulam CB, Cowchock S et al. Predictive factors in recurrent spontaneous abortion – a multicenter study. *Am J Reprod Immunol.* 1995;33:165–70.

[21] Lund M, Kamper–Jørgensen M, Nielsen HS et al. Prognosis for live birth in women with recurrent miscarriage: What is the best measure of success? *Obstet Gynecol.* 2013;119. 37–43.

[22] Nybo Andersen AM, Wohlfahrt J, Christens P et al. Maternal age and fetal loss: Population based register study. *BMJ.* 2000;320:1708–12.

[23] Shakhar K, Ben–Eliyahu S, Loewenthal R et al. Differences in number and activity of peripheral natural killer cells in primary versus secondary recurrent miscarriage. *Fertil Steril.* 2003;80:368–75.

[24] Kruse C, Steffensen R, Varming K et al. A study of HLA–DR and –DQ alleles in 588 patients and 562 controls confirms that HLA–DRB1*03 is associated with recurrent miscarriage. *Hum Reprod.* 2004;19:1215–21.

[25] Nielsen HS, Steffensen R, Varming K et al. Association of HY–restricting HLA class II alleles with pregnancy outcome in patients with recurrent miscarriage subsequent to a firstborn boy. *Hum Mol Genet.* 2009;18:1684–91.

[26] Kuon RJ, Vomstein K, Weber M et al. The "killer cell story" in recurrent miscarriage: Association between activated peripheral lymphocytes and uterine natural killer cells. *J Reprod Immunol.* 2017;119:9–14.

[27] Egerup P, Lindschou J, Gluud C et al. The effects of intravenous immunoglobulins in women with recurrent miscarriage: A systematic review of randomised trials with meta–analyses and trial sequential analyses including individual patient data. *PLOS ONE.* 2015;10:e0141588.

[28] Christiansen OB, Mathiesen O, Husth M et al. Placebo–controlled trial of active immunization with third party leukocytes in recurrent miscarriage. *Acta Obstet Gynecol Scand.* 1994;73:261–8.

[29] Drakeley AJ, Quenby S, Farquharson RG. Mid–trimester loss—Appraisal of a screening protocol. *Hum Reprod.* 1998;13:1471–9.

[30] Cowchock FS, Smith JB, David S et al. Paternal mononuclear cell immunization therapy for repeated miscarriage: Predictive variables for pregnancy success. *Am J Reprod Immunol.* 1990;22:12–7.

[31] Goldenberg RL, Mayberry SK, Copper RL et al. Pregnancy outcome following a second–trimester loss. *Obstet Gynecol.* 1993;81:444–6.

[32] Johnson PM, Chia KV, Risk JM et al. Immunological and immunogenetic investigation of recurrent spontaneous abortion. *Disease Markers.* 1988;6:163–71.

[33] Alexander SA, Latinne D, Debruyere M et al. Belgian experience with repeat immunization in recurrent

spontaneous abortion. In: Beard RW, Sharp F, eds. *Early Pregnancy Loss: Mechanisms and Treatment.* London: Springer Verlag, 1988, pp. 355–63.

[34] Ho H, Gill TJ, Hsieh C et al. The prevalence of recurrent spontaneous abortion, cancer, and congenital anomalies in the families of couples with recurrent spontaneous abortions or gestational trophoblastic tumors. *Am J Obstet Gynecol.* 1991;165:461–6.

[35] Christiansen OB, Mathiesen O, Lauritsen JG et al. Idiopathic recurrent spontaneous abortion. Evidence of a familial predisposition. *Acta Obstet Gynecol Scand.* 1990;69:597–601.

[36] Emery AEH. *Methodology in Medical Genetics.* 2nd rev. ed. Edinburgh, London, Melbourne, New York: Churchill Livingstone, 1986.

[37] Stephenson MD. Frequency of factors associated with habitual abortion in 197 couples. *Fertil Steril.* 1996;66:124–9.

[38] Nielsen HS, Andersen ANM, Kolte AM et al. A firstborn boy is suggestive of a strong prognostic factor in secondary recurrent miscarriage: A confirmatory study. *Fertil Steril.* 2008;89:907–11.

[39] Christiansen OB, Mathiesen O, Lauritsen JG et al. Study of the birthweight of parents experiencing unexplained recurrent miscarriages. *BJOG.* 1992;99:408–11.

[40] Lashen H, Fear K, Sturdee DW. Obesity is associated with increased risk of first trimester and recurrent miscarriage: Matched case–control study. *Hum Reprod.* 2004;19:1644–6.

[41] Wang JX, Davies MJ, Norman RJ. Polycystic ovarian syndrome and the risk of spontaneous abortion following assisted reproductive technology treatment. *Hum Reprod.* 2001;16:2606–9.

[42] Infante–Rivard C, Fernandez A, Gauthier R et al. Fetal loss associated with caffeine intake before and during pregnancy. *JAMA.* 1993;270:2940–3.

[43] Fenster L, Hubbard AE, Swan SH et al. Caffeinated beverages, decaffeinated coffee, and spontaneous abortion. *Epidemiology.* 1997;8:515–23.

[44] Giannelli M, Doyle P, Roman E et al. The effect of caffeine consumption and nausea on the risk of miscarriage. *Paediatr Perinat Epidemiol.* 2003;17:316–23.

[45] Rasch V. Cigarette, alcohol, and caffeine consumption: Risk factors for spontaneous abortion. *Acta Obstet Gynecol Scand.* 2003;82:182–8.

[46] Nielsen GL, Sorensen HT, Larsen H et al. Risk of adverse outcome and miscarriage in pregnant users of non–steroidal anti–inflammatory drugs: Population based observational study and case–control study. *BMJ.* 2001;322:266–70.

[47] Li DK, Liu L, Odouli R. Exposure to nonsteroidal anti–inflammatory drugs during pregnancy and risk of miscarriage: Population based cohort study. *BMJ.* 2003;327:368–72.

[48] Brandt LP, Nielsen CV. Job stress and adverse outcome of pregnancy: A causal link or recall bias? *Am J Epidemiol.* 1992;35:302–11.

[49] Florack EI, Zielhuis GA, Pellegrino JE et al. Occupational physical activity and the occurrence of spontaneous abortion. *Int J Epidemiol.* 1993;22:878–84.

[50] Wang JX, Norman RJ, Wilcox AJ. Incidence of spontaneous abortion among pregnancies produced by assisted reproductive technology. *Hum Reprod.* 2004;19:272–7.

[51] Shen Y, Zheng Y, Jiang J et al. Higher urinary bisphenol

A concentration is associated with unexplained recurrent miscarriage risk: Evidence from a case–control study in eastern China. *PLOS ONE*. 2015;10:e0127886.

[52] Sugiura–Ogasawara M, Ozaki Y, Sonta S–I et al. Exposure to bisphenol A is associated with recurrent miscarriage. *Hum Reprod*. 2005;20:2325–9.

[53] Daya S, Gunby J. The effectiveness of allogeneic leukocyte immunization in unexplained primary recurrent abortion. Recurrent Miscarriage Immunology Trialists Group. *Am J Reprod Immunol*. 1994;32:294–302.

[54] Creasy R. The cytogenetics of spontaneous abortion in humans. In: Beard RW, Sharp F, eds. *Early Pregnancy Loss: Mechanisms and Treatment*. London: Springer Verlag, 1988, pp. 293–304.

[55] Christiansen OB. A fresh look at the causes and treatment of recurrent miscarriage, especially its immunological aspects. *Hum Reprod Update*. 1996;2:271–93.

[56] Pfeiffer KA, Fimmers R, Engels G et al. The HLA–G genotype is potentially associated with idiopathic recurrent spontaneous abortion. *Mol Hum Reprod*. 2001;7:373–8.

[57] Kruse C, Rosgaard A, Steffensen R et al. Low serum level of mannan–binding lectin is a determinant for pregnancy outcome in women with recurrent spontaneous abortion. *Am J Obstet Gynecol*. 2002;187:1313–20.

[58] Ogasawara M, Aoki K, Okada S, Suzumori K. Embryonic karyotype of abortuses in relation to the number of previous miscarriages. *Fertil Steril*. 2000;73:300–4.

[59] Rey E, Kahn SR, David M, Shrier I. Thrombophilic disorders and fetal loss: A meta–analysis. *Lancet*. 2003;361:901–8.

[60] Wramsby ML, Sten–Linder M, Bremme K. Primary habitual abortions are associated with high frequency of factor V Leiden mutation. *Fertil Steril*. 2000;74:987–91

[61] Rai R, Shlebak A, Cohen H et al. Factor V Leiden and acquired activated protein C resistance among 1000 women with recurrent miscarriage. *Hum Reprod*. 2001;16:961–5.

[62] Carp H, Salomon O, Seidman D et al. Prevalence of genetic markers for thrombophilia in recurrent pregnancy loss. *Hum Reprod*. 2002;17:1633–7.

[63] Roque H, Paidas MJ, Funai EF et al. Maternal thrombophilias are not associated with early pregnancy loss. *Thromb Haemost*. 2004;91:290–5.

[64] Tharapel AT, Tharapel SA, Bannerman RM. Recurrent pregnancy losses and chromosome abnormalities: A review. *BJOG*. 1985;92:899–914.

[65] Franssen MTM, Korevaar JC, Leschot NJ et al. Selective chromosome analysis in couples with two or more miscarriages: Case–control study. *BMJ*. 2005;331:137–41.

[66] Regan L. A prospective study of spontaneous abortion. In: Beard RW, Sharp F, eds. *Early Pregnancy Loss. Mechanisms and Treatment*. London: Springer–Verlag, 1988, pp. 23–37.

[67] Coulam CB. Immunological tests in the evaluation of reproductive disorders: A critical review. *Am J Obstet*

Gynecol. 1992;167:1844–51.

[68] Lashley EELO, Meuleman T, Claas EHJ. Beneficial or harmful effect of antipaternal human leukocyte antibodies on pregnancy outcome? A systematic review and meta–analysis. *Am J Reprod Immunol*. 2013;70:87–103.

[69] Cowchock S, Bruce Smith J, Gocial B. Antibodies to phospholipids and nuclear antigens in patients with repeated abortions. *Am J Obstet Gynecol*. 1986;155:1002–10.

[70] Rai R, Regan L, Clifford K et al. Antiphospholipid antibodies and beta2–glycoprotein–I in 500 women with recurrent miscarriage: Results of a comprehensive screening approach. *Hum Reprod*. 1995;10:2001–5.

[71] Myakis S, Lockshin MD, Atsumi T et al. International consensus statement on an update of the classification criteria for definite antiphospholipid syndrome (APS). *J Thromb Haemost*. 2006;4:295–306.

[72] Aoki K, Kajiura S, Matsumoto Y et al. Preconceptional natural–killer activity as a predictor of miscarriage. *Lancet*. 1995;345:1340–2.

[73] Christiansen OB, Nielsen HS, Lund M et al. Mannose–binding lectin–2 genotypes and recurrent late pregnancy loss. *Hum Reprod*. 2009;24:291–9.

[74] Recurrent Miscarriage Immunotherapy Trialists Group. Worldwide collaborative observational study and meta–analysis on allogeneic leukocyte immunotherapy for recurrent spontaneous abortion. *Am J Reprod Immunol*. 1994;32:55–72.

[75] Wong LF, Porter TF, Scott JR. Immunotherapy for recurrent miscarriage. *Cochrane Database Syst Rev*. 2014;10:CD000112

[76] Coulam CB, Jeyendran RS, Fishel LA, Roussev R. Multiple thrombophilic gene mutations rather than specific gene mutations are risk factors for recurrent miscarriage. *Am J Reprod Immunol*. 2006;55:360–8.

[77] Christiansen OB, Nybo–Andersen AM, Bosch E et al. Evidence–based investigations and treatments of recurrent pregnancy loss. *Fertil Steril*. 2005;83:821–39.

[78] Kolte AM, Nielsen HS, Moltke I et al. A genome–wide scan in affected sib–pairs with idiopathic recurrent miscarriage suggests genetic linkage. *Mol Hum Reprod*. 2011;17:379–85.

[79] Christiansen OB, Andersen HH, Hojbjerre M et al. Maternal HLA Class II allogenotypes are markers for the predisposition to fetal losses in families of women with unexplained recurrent fetal loss. *Eur J Immunogenetics*. 1995;22:323–34.

[80] Christiansen OB, Riisom K, Lauritsen JG et al. No increased histocompatibility antigen sharing in couples with idiopathic habitual abortions. *Hum Reprod*. 1989;4:160–2.

[81] Ober C, van der Ven K. HLA and fertility. In: Hunt JB, ed. *HLA and the Maternal-Fetal Relationship*. RG Landers, Austin, 1996, pp. 133–56.

第 2 章　胚胎与母体间信号传递是免疫耐受的基础

The Signaling between Embryo and Mother as a Basis for the Development of Tolerance

Eytan R. Barnea　著

张　弘　译

一、概述

在哺乳动物妊娠中，免疫识别与免疫耐受对胚胎/移植物与母体间的成功相互作用至关重要。植入前免疫反应开始启动，半透性透明带在受精后迅速形成，并在胚胎到达子宫内膜前起保护作用。一旦透明带被母体免疫细胞包围，表明受精已完成。然而，此机制在体外受精 – 胚胎移植（IVF-ET）中不发挥作用，主要的问题是，无法知道母胎交互对话和母体识别胚胎是从何时，以及如何开始的。辅助生殖技术的进步表明，胚胎在生殖过程中起主导作用，它的生存能力和信号传导能力对于胚胎母体识别至关重要。遗传因素在此并未扮演重要角色，捐赠胚胎或异体移植胚胎在移植后的生长发育良好，与半同种异体胚胎并没有表现出显著差异。

在此，我们关注到一种妊娠早期分泌的肽类物质—胚胎植入前因子（PIF），它满足如下三个基本条件：首先，它只能由存活胚胎分泌，并且只在活胎妊娠的母体循环中检测到；其次，它通过对胚胎的自分泌作用，以及作为着床和滋养细胞侵袭的促进因子在妊娠中起重要作用；最后，它在阻断抗原活性的同时调节母体全身免疫反应。越来越多的证据显示，PIF 在治疗病理妊娠、临床及临床前非妊娠状态的免疫紊乱和移植非常有效。

二、为何受精与着床间有延迟

受精后当雌二醇达到峰值时，输卵管获取卵子；当黄体酮达到峰值时，着床才能发生。因此，胚胎在完成受精后直到着床发生前需要延迟等待成熟与发育。在生理上，这种成熟过程在输卵管中进行。然而，正如体外受精所示，当植入一个四细胞胚胎时，在着床发生前，成熟过程将在子宫中持续数天[1]。胚胎植入延迟表明子宫内膜必须存在胚胎来源的信号转导才能被接受，然而，接受胚胎信号并不是子宫所特有，因为着床也可发生于输卵管、卵巢和腹腔[2]。该信号似乎来自胚胎，由母体产生应答，反之则不然。

能阻止受孕与着床的情况是比较少见，即便是在严重疾病中，虽然妊娠率大大降低，但妊娠仍可继续 [3-5]，这也表明母体系统大多是应答而不能主导妊娠过程。此外，既然跨物种受精能发生也就不需要基因相容性（例如，马和驴生出骡子）。胚胎信号克服了一半来自母亲的基因组，另一半来自其伴侣的问题，这是跨物种妊娠的极端例子。正如早期数据显示，母体意识到受孕是从受精卵的出现开始，而非在此之前。在器官移植中，如果捐献者的细胞或组织是外来的，会立即发生排斥反应。在鸟类和哺乳动物中，受精是在体内发生的，并且能够产生耐受。精子，无论遗传性还是抗原性都是外来的，但它不会被母体系统所攻击。在鸟类中，胚胎在一个有壳的卵中生长发育，后续的免疫排斥便不会发生 [2]。在哺乳动物中，受精卵被能隔绝母体免疫细胞进入的透明带包裹。在透明带中孵化后保护机制可防止排斥反应的发生。在孵化和着床时，子宫必须做好充分准备。除非胚胎信号无效或母体过于排斥，否则有活力的胚胎都将着床。子宫对早期胚胎而言不是唯一的，而是一个优先选择的部位，它在外来组织存在时的反应将完全不同。然而，在基因组完全不同的跨物种胚胎移植时，特定的胚胎信号允许受精卵保持植入状态，甚至在分娩前都能茁壮成长。雌激素和孕激素在子宫成熟以便于着床的过程中是非常重要的，但他们不足以启动妊娠，胚胎在此过程中必须通过特定信号起重要作用，着床后在整个妊娠期胚胎必须持续存在。在异位妊娠中，输卵管也和子宫一样发生启动反应。

三、胚胎特异性母体交流——PIF

体外培养的胚胎培养液被证实具有免疫调节特性。早孕因子（EPF）（Chaperone 10，促进蛋白质折叠）可能由卵子分泌（牛模型），受精 48h 后在孕妇血清中也可以检测到。在赤鹿（*Cervus elaphus*）中，EPF 与活胎数相关 [6]。在含有 EPF 的血清中，囊胚发育率更高 [7]。另一种胚胎来源的非特异性化合物是血小板活化因子（PAF），一种胚胎发育所需的独特磷脂信号 [8]，PAF 和 PAF 受体结合，PAF 受体是常见于免疫细胞的 G 蛋白偶联受体。在母体循环中可检测到胚胎来源信号分子。人绒毛膜促性腺激素（hCG）的主要功能是支持黄体，维持妊娠，hCG 也有促进胎盘血管生成与合体滋养细胞形成的作用。不同形式的 hCG 有多种不同的功能，高糖基化 hCG 通过调节子宫内膜免疫来对胚胎形成耐受。在树突状细胞中，MCH Ⅱ类分子、IL-10 和 IDO 表达增加，从而抑制 T 细胞增殖。在接受 IVF 的患者中，注射 hCG 后检测血液循环中的各细胞因子的水平，结果显示，hCG 降低了抗炎因子 IL-27 和 IL-17 的水平，而增加了 IL-10 及循环中 Treg 细胞的水平 [9]。hCG 也显著增加树突状细胞中 IDO 的产生，暗示了妊娠逆转自身免疫排斥的又一作用机制 [10]。然而，hCG 不是胚胎特异性的，它是人类所特有的。在啮齿类动物中，胎盘催乳素起主导作用。

我们团队还发现另一种化合物——植入前因子（PIF）[2, 3, 11, 12]。PIF 似乎具有胚胎特异性，仅由活胚胎分泌，并可在母体循环中检测到。该分子证明了胚胎与母体的交流开始于受精，并持续整个妊娠期，直至分娩 [5, 11-13]。PIF 在许多哺乳动物中被发现，如人、猪、马、牛和老鼠 [5, 13-17]。体外受精培养中已检测到 PIF 水平，并增加至囊胚期 [11, 12, 18]。此外，在绒毛外滋养层可检测到 PIF，胚胎与母体在此建立紧密联系 [14]。因此，PIF 首先在子宫内膜远处发生作用，然后通过母胎界面的直接接触发挥作用。它将正确的信号传递给了母体直至分娩，这表明 PIF 在维持妊娠中的重要性。IVF

数据表明只有活胎可被移植，而无活力的胚胎将不能被移植[19]。如果妊娠过程顺利，PIF 水平将增高，直至孕中期，然后下降[14]。相比之下，在病理性妊娠中，如流产中 PIF 水平低，而在子痫前期和宫内生长迟缓的胎盘中，PIF 表达则过早下降[20]。因此，病理性妊娠中胚胎与母体的交互作用发生改变，并可能向母体提供存在病理改变的危险信号。在小鼠妊娠第 14 天[17]，胎盘和 uNK 细胞释放含有 PIF 的颗粒为分娩做准备，然而，脂多糖（LPS）的使用将导致 PIF 在胎盘中重现。与对照组相比，使用 PIF 可使胎鼠死亡减少 2 倍。在早产中 PIF 的低表达反映了胎儿与母体间的交互作用被打断，胎儿 / 母体间良好的营养物质交换受阻。在大多数情况下，炎症是诱因，此时固有免疫开始发挥作用，可能导致母亲与胎儿均无法存活。如果胎儿符合正常的胎龄且能成活，及时启动分娩才能给予母亲和胎儿存活的机会。

四、PIF 自分泌、自养及自我防护

受精卵一旦形成就被透明带包绕，随后胚胎由母体免疫系统保护。然而，母体在受精后很短时间内就意识到胚胎的存在信号，信号显示与血小板凝集有关[21]。血小板中的某些蛋白是 PIF 的靶蛋白［包括血小板生长因子 β（PDGFβ）］，PIF 存在时，血小板与淋巴细胞的黏附增加[22-24]。从受精开始，PIF 的分泌反映了胚胎的健康情况，当 PIF 水平不增加时胚胎注定要发生流产[12]。PIF 的主要受体是蛋白质二硫键异构酶 / 硫氧还原蛋白（PDI-T）和热休克蛋白（HSPs）[25]。在最新研究中，评估了 PDI-T 抑制药增加胚胎氧化应激的作用[26]。Bovine 的数据显示，在存在 PDI-T 抑制药的情况下，大批培养的胚胎会生长停滞。当增加 PIF 并进行 8 天的培养后，达到囊胚期的胚胎数量增加了 1 倍以上。PIF 可防止 PDI-T 蛋白从氧化形式转变为氧化还原形式，从而保护胚胎免于死亡。不利的母体环境会导致反复妊娠丢失（RPL），PIF 的保护作用在有 RPL 病史女性的胚胎毒性血清中得到验证。早期数据表明，如果胚胎在优化的环境中培养，发育至囊胚期的比例高达 80%[18]。如果在此培养基中添加 PIF，即便是高浓度也不能够进一步促进胚胎发育。然而，当 PIF 添加到含 RPL 患者血清的胚胎培养基中，PIF 可以避免胚胎丢失，且能增加并达到囊胚期的胚胎数量。考虑到氧自由基和毒素是低分子量的，RPL 患者血清被分为两部分，< 3kDa 和 > 3kDa[26]，低分子量的血清使胚胎发育至囊胚期迟缓，而在 > 3kDa 的部分血清存在时，胚胎发育死亡率显著增加。胚胎死亡可能是由于 RPL 血清中存在抗体或其他蛋白。值得注意的是，在这两种情况下，PIF 有效地阻碍了 RPL 血清的不良反应，对 RPL 血清进行了抗 PIF 抗体测试后发现，RPL 患者血清中不存在抗 PIF 抗体。所以，RPL 不是由于循环中存在抗 PIF 抗体[26]。

PIF 被认为有自分泌作用。培养基中的抗 PIF 抗体使发育到囊胚期的胚胎减少 80%[12]。然而，在单个培养的奶牛胚胎中，先在含 PIF 的培养基中培养三天后，然后在无 PIF 的培养基中培养至第 7 天，能够发育到囊胚期的胚胎很少[18]。在分析从桑葚胚至囊胚期的胚胎发育以确定胚胎摄取 FITC-PIF 的确切位置时，观察到的主要摄取位置是囊胚凸起的前缘，在此处预计会与子宫内膜接触（囊胚孵出）[25]。因此，PIF 既有促进胚胎发育作用又有保护作用。当透明带消失，这种作用在着床后被放大，胚胎和母体间发生直接的相互作用，因此步入了生殖过程中胚胎成功着床或失败的最关键的阶段。

五、子宫环境容受性对生殖至关重要

除了胚胎的作用外，子宫环境的容受性也是一个必要条件。胚胎对子宫有调节作用[27-29]。总的来说，PIF 在着床前、着床时和着床后均有显著作用，以便于胚胎附着和侵袭。这些阶段中任何一步被干扰均会导致流产，如着床失败、生化妊娠、早期或晚期流产。因此，必须充分协调子宫内膜的容受性，PIF 似乎在这些阶段均起重要作用。PIF 的作用在着床前就开始了，因为它增加了人上皮细胞中子宫内膜整合素的表达，这是一个重要的容受性标志[28]。这种促容受性作用在雌激素和黄体酮激活的人基质细胞［人胚胎干细胞（HESC）］中存在。基因、蛋白和通路的详细研究分析显示，PIF 对局部免疫、附着和凋亡调控有重要影响，它有利于胚胎着床。IRAKBPI 的增加与 TRL5 相互作用具有抗菌活性，IL-12RB2 的低表达则降低促炎症细胞因子的活性，局部微弱的促炎症环境有利于胚胎植入[27]。唐氏综合征胎儿细胞黏附分子，如 SORBS2 和 SORBS1 的表达增加，显示了对胚胎黏附基因的影响。因此，胚胎利用 PIF 创造了一个良好的子宫内膜环境。在妊娠早期蜕膜，这种保护作用被放大，PIF 保护胚胎在发育过程中免受母体有害环境的影响。胚胎最早发育的结构是脊索，因此，特别注意确定 PIF 是否参与脊索发育。数据显示，无论在着床期或孕早期，PIF 都有神经营养和神经保护作用[31]，这种神经保护作用可能对产后生活有影响。PIF 的作用似乎能预防儿童疾病，如自闭症[29]、成人神经退行性疾病[30]、早产儿的新生儿神经损伤、逆转晚期神经炎症、促进大脑髓鞘再生和逆转瘫痪[5, 30-35]。这表明在妊娠期使用 PIF 可以帮助减少病理性妊娠的发生[17]。

六、植入不足：有效的滋养细胞侵袭非常重要

除了改善子宫内膜容受性，PIF 还影响滋养层细胞侵袭[14, 20, 29, 35, 36]。为了防止出现过度侵袭，就像在胚胎植入中看到的那样，必须对侵袭进行调控，而太浅的侵袭则会导致凝血功能紊乱或胎盘早剥[15]。PIF 的促侵袭作用在原代滋养细胞转化为滋养细胞系中得以验证。PIF 的该作用涉及金属蛋白酶、金属蛋白酶组织抑制因子（TIMP）和整合素[14, 20, 29, 36]。这些配体也参与了 PIF 对子宫内膜的影响[28]。通过使用特定的抑制药来研究 PIF 对滋养细胞侵袭的影响，这些抑制药所涉及的通路包括 MAPK、IP3K 和 JAk-Stat 途径[14]。此外，一项详细的基因分析确定了一些影响滋养细胞的相关基因[20]，PIF 能有效上调天青杀素 -1，这对趋化和抗菌有重要作用。通过促进促炎症细胞因子 IL-17F 的分泌，促进滋养细胞侵袭，该作用也随着 lincRNA MALAT-1 的表达增加而扩大。与子宫内膜中所发现的相似，PIF 通过上调 T 细胞受体 α，从而调节免疫反应[27]。另外，PIF 增加 BCL2 的表达，从而抗凋亡，并影响相关通路。这些机制与 PIF 对子宫内膜的影响形成鲜明对比，在子宫内膜中，hESC 细胞必须凋亡以适应侵入的滋养细胞。BCL2 的增加涉及 p53 相关通路，其中 p53 蛋白抑制阻断了 PIF 对 BCL2 和 BAX 的刺激作用，从而建立了直接的功能关系。因此，胎盘中存在的内源性 PIF 似乎具有重要的局部调节和保护作用，但在病理性胎盘中（如 IUGR）这一作用被破坏，PIF 表达减少将导致胎儿生长受限[20]。

七、PIF 与孕酮及 HLA-G 的相互及协同作用

孕酮对妊娠的维持是必不可少的[37]。在着床过程中，黄体分泌孕酮，促使子宫内膜从增殖期转变为分泌期[38]。数据显示，PIF 可作为单一疗法作用于子宫内膜而非依赖于孕酮[28]。因此，PIF 和孕酮的作用可以被推测为原始作用和次级作用[39]。孕酮促进滋养细胞增殖和分化[40]，PIF 在受精时分泌，孕酮的分泌高峰发生在黄体中期[12]，PIF 可预测孕酮的分泌。因此这两个基础化合物之间可能存在协同作用。从第 7 周开始，胎盘取代黄体，分泌孕酮，黄体随后退化[41]。与之相对，PIF 由早期胚胎分泌，随后是与母体环境直接接触的滋养细胞分泌[14]。PIF 对滋养细胞的孕酮调节作用最近被证实，PIF 对孕酮有促进作用[42]，PIF 促进 JEG-3 细胞中孕酮受体表达的增加，同时也增加了滋养细胞的孕酮分泌。然而，由于孕酮增强了免疫耐受，因此将其与 PIF 进行比较，检测其对免疫耐受性 HLA 抗原表达的影响[43]。与孕酮相比，PIF 对于被检测的 HLA 抗原而言具有更强的作用，包括 HLA-G、E、C 和 F[44, 45] PIF 调节细胞因子的作用也明显强于孕酮，包括增加 IL-10、IL-1b、IL-8、GM-CSF 和 TGF-b1 的分泌。而孕酮只增加 IL-10 分泌，并且其作用只有 PIF 的一半。另外，当比较 PIF 与孕酮对不同滋养细胞蛋白的影响时发现，PIF 增加调节性 T 细胞（Foxp3$^+$）、凝血因子和补体调节的作用更明显。与孕酮相比，PIF 将减少更多的 PRDX2 和 HSPs70，从而消除损害免疫耐受的氧化应激和蛋白质错误折叠[42]。总的来说，PIF 与孕酮具有协同作用，因此 PIF 甚至可以通过增强孕酮的作用来降低早产风险。

八、RPL 中 PIF 与 NK 细胞和树突状细胞的相互作用和影响

70% 的胚胎在月经前无法着床，在妊娠早期流产率为 10%～15%，妊娠晚期流产率为 2%～3%。因此，为了使母体系统耐受良好，胚胎必须是存活的且能够释放特定的静止信号。受精后 9 天和胚胎移植后 5 天，在母体循环中能检测到 PIF 的分泌，在如此早的阶段就能在母体循环中检测出 PIF，表明其必然与母体免疫系统存在相互作用。PIF 和人免疫细胞的相互作用在 RPL 的女性中得以验证。自然杀伤细胞（NK 细胞）的增加，以及杀伤活性被认为与 RPL 发生相关[46]。用标准细胞毒性实验检测 PIF 对外周血单核细胞（PBMC）的作用，并分析 K562 细胞系在 RPL 患者中的作用[47]。数据显示，通过间接作用减少 CD69 表达引发的炎症标记物，可降低 NK 细胞的细胞毒性。FITC-PIF 与 NK 细胞的直接结合率仅为 10%，并且不会在有丝分裂原 PHA 激活后改变[11]。值得注意的是，当与静脉注射免疫蛋白（IVIg）或脂肪乳剂的作用对照时发现，PIF 的抑制作用与它们相似：即减少 40%～50%[47]。然而，用于降低细胞毒性的 PIF 浓度是 6 个数量级的 ng 而不是 mg，表明 PIF 的作用具有特异性。当剂量依赖性给药时，PIF 即使在低浓度也有效（2.5ng/ml 与 25ng/ml 浓度比），而在对照组则无显著影响。母体外周血 PIF 水平也在这个范围内，因此，反映了孕妇血液中的 PIF 水平。此外，无论 NK 细胞 / 淋巴细胞比值如何，PIF 都降低了 NK 细胞的杀伤活性。由于 CD69 是 NK 细胞的炎症标记物，数据显示当 PIF 存在时，CD69 表达显著下降。总的来说，在 86 例 RPL 患者中，PIF 降低了 NK 细胞的毒性。为进一步研究检测 IVF 患者中 PIF 的含量。通过流式细胞分析，观察到 PIF 与 NK 细胞结合的不同作用。在健康对照组中，如预期一样，PIF 结合率很低，且

主要是与 CD14⁺ 细胞，而在 RPL 女性中结合增强，免疫反应过度活跃 [11]。Chernishov 等 [47] 随后检测 PIF 是否能帮助预测 IVF-ET 后的妊娠丢失风险。在 40 名未经选择的患者中，全血显露观察 PIF 的结合以及对 NK 细胞的细胞毒性的影响，数据显示，24h 后 PIF 对 NK 细胞活性和细胞毒性均有显著影响。另外 PIF 还微刺激培养的原始血细胞。尽管患者人群不同（不孕病因不同），数据显示 PIF 的作用是免疫调节和保护，而不是免疫抑制。此外，PIF 还被建议用于 IVF 患者胚胎移植前的筛查，以确定是否可能存在对胚胎不利的影响。除此之外，它开辟了在接受不孕症治疗前，首先治疗不良 NK 细胞活性升高的可能性 [48]。在小鼠妊娠时，PIF 被 uNK 摄取，如果控制得当，uNK 细胞对调节胚胎与母体相互作用以达到免疫耐受方面将发挥重要作用 [49]。

树突状细胞（DC）被认为对保护胚胎免受排斥很重要 [50]。我们比较了 RPL 患者中 FITC-PIF 与循环 Th2 促浆细胞样树突状细胞（pDC）及与 Th1/ 促炎性髓样树突状细胞的结合比例。在与抗 CD123 谱系抗体混合物、CD11c 和 HLA-DR 抗体孵育后评估其结合情况。将 RPL 病史的患者（n = 13）与健康未妊娠女性（NP n = 11）进行比较。与对照组相比，RPL 的免疫细胞与 pDC 和 mDC 的结合力均下降（pDC PIF+：NP 58.2 ± 18.3；RPL 41.2 ± 19.2，P = 0.03。mDC PIF+：NP 57.9 ± 9.1；RPL 46.1 ± 14.2，P = 0.029）。这些数据提示 PIF 与 DC 的结合力下降可作为预测妊娠丢失风险的一个指标。

九、胚胎与母体通过免疫系统对话

PIF 具有降低 NK 细胞毒性和与 pDC、mDC 相互作用的治疗潜力，将 PIF 作为单一治疗进行了三种类型的检测包括体内、体外和非妊娠的临床和临床前研究 [4, 5, 11, 30, 31, 33, 51-57]。

首先，当 FITC-PIF 注射入小鼠模型，它会在 5min 内作用于免疫系统（包括脾脏和骨髓），并被迅速从母体循环中清除 [52]。此外，在妊娠期和妊娠前，PIF 与 PBMC 的结合显著不同。妊娠前，主要与包括巨噬细胞和中性粒细胞在内的 CD14⁺ 细胞结合。在妊娠期与 CD3⁺ 细胞的结合显著增加 [11]。不同的结合模式说明，妊娠是一个活化的环境。PIF 通过与母体免疫系统的相互作用，能增强胚胎的信号传递作用，从而减轻母体对胚胎存在的免疫反应 [38]。另外，这样的相互作用可能有助于减轻母体的自身免疫反应。在妊娠期多种自身免疫性疾病得以改善，如多发性硬化症、类风湿性关节炎、甲状腺功能亢进症等。如果妊娠以流产告终，自身免疫性疾病就会复发，如类风湿性关节炎 [4, 32]。即使在正常妊娠中，自身免疫性疾病在分娩后也容易复发，反映了妊娠期胚胎的保护作用。因此，PIF 在保护自身（即胚胎）的同时也抵御病原体，因为妊娠是一个免疫激活而不是免疫抑制环境。免疫调节剂的关键作用是能否调节整个免疫系统。有研究发现，PIF 能降低混合淋巴细胞反应，这与长期免疫耐受相关（分别在小鼠和灵长类动物骨髓和卵巢组织移植研究中验证了妊娠以外的情况）[55-59]。第二个方面是在不影响基础免疫的情况下，降低过度激活的免疫应答。在这方面，抗原的显露是高度多样化的，PIF 在调节抗 CD3/CD28 抗体、LPS、PHA、TPA 和其他有丝分裂原的显露方面是有效的，反映了其对不同刺激的反应能力，而不是依赖于单一的物质 [11, 30, 51-54, 57]。PIF 对除 CD14⁺ 与 CD4⁺、CD8⁺、CD19 和 CD4/CD25⁺/Foxp3⁺ 外的特异性免疫细胞也有结合作用 [60]。最后一种免疫表型从妊娠开始就特别重要。CD4/CD25⁺/Foxp3⁺ 细胞是免疫耐受细胞。PIF 的靶向作用能提高胚胎免疫耐受。免疫细胞的分泌产物也被鉴定出来，一般来说，有 Th2/Th1 细胞因子偏移，这是由基因分析和细胞因子评估确定的 [11, 34, 51]。然而，胚胎也需要保护母体。PIF 增加 Th1 细胞因子的数量，以维持抗病原体的作用。PIF 减少 LPS 刺激的巨噬细胞中氧自由基的形成 [55]。在有丝分裂原 GMCSF 的存在下，PIF 活化巨噬细胞，并且与抗 CD3 预激活的淋巴细胞共同培养后导致增殖减少。因此，PIF 的作用是固有免疫系统和适应性免疫系统的整合。PIF 靶向作用于充当抗原提呈细胞的巨噬细胞，评估是否需要应答或激活免疫系统的其他分支 [51]。由于 PIF 在体内和免疫细胞内被摄取，它主要与细胞核受体结合 [11, 52]。如前所述，利用相同的亲和层析和质谱，已经在人类免疫细胞中鉴定出特异性的 PIF 受体。数据显示，PIF 在免疫系统和胚胎中的靶点具有很高的相似性 [25]。正如预想的那样，最显著的靶点在固有免疫系统和 CD14+ 细胞中，而在 CD4+ 和 CD8+ 细胞中，结合靶点与在 CD14+ 细胞中发现的有 90% 的同源性，尽管蛋白质数量减少了 4 倍 [52]。数据显示，超过 60% 的已确定的靶点也存在于胚胎中 [25]。

为了防止氧化应激和蛋白质错误折叠，除了 PDI-T 和 HSPs，其他几种蛋白也参与其中。它们包括：细胞骨架、免疫应答和参与凝血调控的化合物 [52]。在免疫学方面，已经报道了胚胎中关键炎症小体 -NALP3- 和 caspase 1 的局部保护作用降低，局部炎性细胞因子，如 IL-18、TNF-α 和 GRO 表达也降低。从免疫角度而言，由 LPS 诱导的局部炎症反应的降低与循环中多种细胞因子的大幅下降有关。其中包括 INFγ 降低 3 倍和更低的 IL-1-β、IL-18、GM-CSF 和 GRO、MIP1b、IL-12p70、IL-22 和 IL-27。PIF 也降低如 IL-4 和 IL-5 的一些抗炎细胞因子的表达。因为 PIF 可使自然流产率降低 3 倍，所以必须确定其对胎盘的作用，而其只对炎症小体有轻微作用。循环细胞因子的结果与 LPS 的相吻合，PIF 降低 IL-18、IL-5、IL-12p70，同时 IL-23 和 MCP1 也略有下降。因此，一些效应是互补的，而其他机制可能参与 PIF 诱导的对抗自发和 LPS 妊娠损伤的保护，结果是 PIF 优化胎儿重量而不影响胎盘重量。在早产儿中，与胎儿体重相比，胎盘重量高或低都与胎儿死亡相关。相比之下，低重量胎盘胎儿有死亡高风险 [61]。因此，协调的 PIF 免疫保护对胎儿也有营养作用。

PIF 作为单一疗法的效果也被用于多种免疫疾病，如胰腺、肝脏神经系统和移植疾病 [5, 32, 31, 33, 34, 53-57, 59]。在所有模型中，保护作用是综合的，涉及局部与系统水平。PIF 在妊娠中的作用（在着床点局部保护自身，同时调节母体免疫以到达免疫耐受而非免疫抑制）模拟了 PIF 在疾病模型中的作用。这些模型的数据从毒理学研究展示 PIF 的安全性。通过一系列在自身免疫性肝病患者中进行的临床试验，发现 PIF 单次和多次皮下注射是安全的 [62]。这个试验还表明了，无论是否用于治疗代谢性疾病或免疫抑制，PIF 都不会引起有害的药物间的相互作用。治疗慢性免疫性疾病需要长期给药，NIH/NCATs/BRiDGs 项目正在合作探索 PIF 的远期毒理学（每日 PIF 皮下给药，持续 90 天，临床级别，高剂量）。这项研究与 FDA 要求的小鼠 / 犬类研究相配合，旨在证明 PIF 的安全性，我们正在进行 Ⅱ 期临床试验。

十、总结

胚胎具有从出生到发育到成年的必要条件。胚胎发育的环境对后天的生活有很大的影响。从受孕开始，随后被放大的有效的母胎交互作用促使妊娠成功。从受精卵开始分泌的 PIF 一直持续整个妊娠期。PIF 是在潜在恶劣环境中通过自养 / 保护作用实现自我保护的一种特殊信号。PIF 创造一个可容受环境，有效地促进滋养细胞的发育。另外，母体免疫系统必须被有选择的调节。由于胚胎与母体的相互作用是有限的，当胎儿准备好宫外生活时，一种"温和形式"的排斥就会出现。然而，在病理性妊娠时，PIF 作为保护剂的作用在对抗过度活化的 NK 细胞、自然流产和炎症引起的妊娠丢失中表现出来。临床上正在利用从妊娠中吸取的经验来治疗各种免疫性疾病和移植中的问题。

参 考 文 献

[1] Kawwass JF, Badell ML. Maternal and fetal risk associated with assisted reproductive technology. *Obstet Gynecol.* 2018;132:763–72.

[2] Barnea ER. Insight into early pregnancy events: The emerging role of the embryo. *Am J Reprod Immunol.* 2004;51:319–22.

[3] Barnea ER. Applying embryo–derived immune tolerance to the treatment of immune disorders. *Ann N Y Acad Sci.* 2007;1110:602–18.

[4] Barnea ER, Rambaldi M, Paidas MJ et al. Reproduction and autoimmune disease: Important translational implications from embryo–maternal interaction. *Immunotherapy.* 2013;5: 769–80.

[5] Barnea ER, Almogi–Hazan O, Or R et al. Immune regulatory and neuroprotective properties of preimplantation factor: From newborn to adult. *Pharmacol Ther.* 2015;156:10–25.

[6] Lash GE, Legge M, Fisher M. Synthesis of early pregnancy factor using red deer (Cervus elaphus) as a delayed implantation model. *J Assist Reprod Genet.* 1997;14:39–43.

[7] Ito K, Takahashi M, Kawahata K et al. Supplementation effect of early pregnancy factor–positive serum into bovine *in vitro* fertilization culture medium. *Am J Reprod Immunol.* 1998;39:356–61.

[8] Roudebush WE, Wininger JD, Jones AE et al. Embryonic platelet–activating factor: An indicator of embryo viability. *Hum Reprod.* 2002;17:1306–10.

[9] Wan H, Versnel MA, Leijten LM et al. Chorionic gonadotropin induces dendritic cells to express a tolerogenic phenotype. *J Leukoc Biol.* 2008;83:894–901.

[10] Ueno A, Cho S, Cheng L et al. Transient upregulation of indoleamine 2,3–dioxygenase in dendritic cells by human chorionic gonadotropin downregulates autoimmune diabetes. *Diabetes.* 2007;56:1686–93.

[11] Barnea ER, Kirk D, Ramu S et al. Preimplantation Factor (PIF) orchestrates systemic antiinflammatory response by immune cells: Effect on peripheral blood mononuclear cells. *Am J Obstet Gynecol.* 2012;207: 313 e1–11.

[12] Stamatkin CW, Roussev RG, Stout M et al. Preimplantation Factor (PIF) correlates with early mammalian embryo development–bovine and murine models. *Reprod Biol Endocrinol.* 2011;9:63.

[13] Ramu S, Stamatkin C, Timms L et al. Preimplantation factor (PIF) detection in maternal circulation in early pregnancy correlates with live birth (bovine model). *Reprod Biol Endocrinol.* 2013;11:105.

[14] Moindjie H, Santos ED, Loeuillet L et al. Preimplantation factor (PIF) promotes human trophoblast invasion. *Biol Reprod.* 2014;91:118.

[15] Ornaghi S, Mueller M, Barnea ER et al. Thrombosis during pregnancy: Risks, prevention, and treatment for mother and fetus–harvesting the power of omic technology, biomarkers and *in vitro* or *in vivo* models to facilitate the treatment of thrombosis. *Birth Defects Res C Embryo Today.* 2015;105:209–25.

[16] Barnea ER, Vialard F, Moindjie H et al. Preimplantation Factor (PIF*) endogenously prevents preeclampsia: Promotes trophoblast invasion and reduces oxidative stress. *J Reprod Immunology.* 2015;114:58–64

[17] Di Simone N, Di Nicuolo F, Marana R et al. Synthetic preimplantation factor (PIF) prevents fetal loss by modulating LPS induced inflammatory response. *PLOS ONE.* 2017;12(7):e0180642.

[18] Stamatkin CW, Roussev RG, Stout M et al. Preimplantation factor negates embryo toxicity and promotes embryo development in culture. *Reprod Biomed Online.* 2011;23:517–24.

[19] Keramitsoglu T. PIF contributes significantly to the prediction of pregnancy after single embryo transfer. *Am J Reprod Immunol.* 2012;67(Suppl 2):130

[20] Moindjie H, Santos ED, Gouesse RJ et al. Preimplantation factor is an anti–apoptotic effector in human trophoblasts involving p53 signaling pathway. *Cell Death Dis.* 2016;7(12):e2504.

[21] O'Neill C. Thrombocytopenia is an initial maternal response to fertilization in mice. *J Reprod Fertil* 1985;73(2):559–66.

[22] Barnea ER, Lahijani KI, Roussev R et al. Use of lymphocyte platelet binding assay for detecting a preimplantation factor: A quantitative assay. *Am J Reprod Immunol.* 1994;32:133–8.

[23] Roussev RG, Barnea ER, Thomason EJ et al. A novel bioassay for detection of preimplantation factor (PIF). *Am J Reprod Immunol.* 1995;33:68–73.

[24] Roussev RG, Stern JJ, Thorsell LP et al. Validation of an embryotoxicity assay. *Am J Reprod Immunol.* 1995;33: 171–5.

[25] Barnea ER, Lubman DM, Liu YH et al. Insight into Preimplantation factor (PIF*) mechanism for embryo protection and development: Target oxidative stress and protein misfolding (PDI and HSP) through essential RIKP [corrected] binding site. *PLOS ONE.* 2014;9(7):e100263.

[26] Goodale LF, Hayrabedran S, Todorova K et al. Preimplantation factor (PIF) protects cultured embryos

against oxidative stress: Relevance for recurrent pregnancy loss (RPL) therapy. *Oncotarget*. 2017;8.

[27] Paidas MJ, Krikun G, Huang SJ et al. A genomic and proteomic investigation of the impact of preimplantation factor on human decidual cells. *Am J Obstet Gynecol*. 2010;202:459 e1–8.

[28] Barnea ER, Kirk D, Paidas MJ. Preimplantation factor (PIF) promoting role in embryo implantation: Increases endometrial integrin–alpha2beta3, amphiregulin and epiregulin while reducing betacellulin expression via MAPK in decidua. *Reprod Biol Endocrinol*. 2012;10:50.

[29] Duzyj CM, Paidas MJ, Jebailey L et al. Preimplantation Factor (PIF*) promotes embryotrophic and neuroprotective decidual genes: Effect negated by epidermal growth factor. *J Neurodev Disord*. 2014;6:36.

[30] Mueller M, Zhou J, Yang L et al. Preimplantation factor promotes neuroprotection by targeting microRNA let–7. *Proc Natl Acad Sci U S A*. 2014;111:13882–7.

[31] Mueller M, Schoeberlein A, Zhoum J et al. Preimplantation factor bolsters neuroprotection via modulating protein kinase A and protein kinase C signaling. *Cell Death Differ*. 2015;22:2078–86.

[32] Paidas MJ, Annunziato J, Romano M et al. Pregnancy and multiple sclerosis (MS): A beneficial association. possible therapeutic application of embryo–specific pre–implantation factor (PIF*). *Am J Reprod Immunol*. 2012;68:456–64.

[33] Weiss L, Or R, Jones RC et al. Preimplantation factor (PIF*) reverses neuroinflammation while promoting neural repair in EAE model. *J Neurol Sci*. 2012;312:146–57.

[34] Migliara G, Mueller M, Piermattei A et al. PIF* promotes brain re–myelination locally while regulating systemic inflammation—Clinically relevant multiple sclerosis *M. smegmatis* model. *Oncotarget*. 2017;8:21834–51.

[35] Mueller M, Spinelli M, Ornaghi S et al. Preimplantation factor promotes neuroprotection by modulating long non–coding RNA H19 of the neural stem cells. *Reprod Sciences*. 25(Suppl 1):106A.

[36] Duzyj CM, Barnea ER, Li M et al. Preimplantation factor promotes first trimester trophoblast invasion. *Am J Obstet Gynecol*. 2010;203:402 e1–4.

[37] Beagley KW, Gockel CM. Regulation of innate and adaptive immunity by the female sex hormones oestradiol and progesterone. *FEMS Immunol Med Microbiol*. 2003;38: 13–22.

[38] Barnea ER. Signaling between embryo and mother in early pregnancy: Basis for development of tolerance. In: Carp HJA ed. *Recurrent Pregnancy Loss: Causes, Controversies and Treatment*. Series in Maternal–Fetal Medicine. 2nd edn. Taylor & Francis Group; 2014, pp. 17–28.

[39] Barnea ER, Oelsner G, Benveniste R et al. Progesterone, estradiol, and alpha–human chorionic gonadotropin secretion in patients with ectopic pregnancy. *J Clin Endocrinol Metab*. 1986;62:529–31.

[40] Barnea ER, Kaplan M, Naor Z. Comparative stimulatory effect of gonadotropin releasing hormone (GnRH) and GnRH agonist upon pulsatile human chorionic gonadotropin secretion in superfused placental explants: Reversible inhibition by a GnRH antagonist. *Hum Reprod*. 1991;6:1063–9.

[41] Morel Y, Roucher F, Plotton I et al. Evolution of steroids during pregnancy: Maternal, placental and fetal synthesis. *Ann Endocrinol (Paris)*. 2016;77:82–9.

[42] Hakam MS, Miranda–Sayago JM, Hayrabedyan S et al. Preimplantation Factor (PIF) Promotes HLA–G, –E, –F, –C expression in JEG–3 choriocarcinoma cells and endogenous progesterone activity. *Cell Physiol Biochem*. 2017;43: 2277–96.

[43] Calix R, Ornaghi S, Wilson J et al. PIF and endocrinology of implantation and establishment of early pregnancy: A contemporary view. *Pediatr Endocrinol Rev*. 2017;15: 147–58.

[44] Jabeen A, Miranda–Sayago JM, Obara B et al. Quantified colocalization reveals heterotypic histocompatibility class I antigen associations on trophoblast cell membranes: Relevance for human pregnancy. *Biol Reprod*. 2013;89:94.

[45] Shaikly V, Shakhawat A, Withey A et al. Cell bio–imaging reveals co–expression of HLA–G and HLA–E in human preimplantation embryos. *Reprod Biomed Online*. 2010;20:223–33.

[46] Hiby SE, Apps R, Sharkey AM et al. Maternal activating KIRs protect against human reproductive failure mediated by fetal HLA–C2. *J Clin Invest*. 2010;120:4102–10.

[47] Roussev RG, Dons'koi BV, Stamatkin C et al. Preimplantation factor inhibits circulating natural killer cell cytotoxicity and reduces CD69 expression: Implications for recurrent pregnancy loss therapy. *Reprod Biomed Online*. 2013;26:79–87.

[48] Chernishov V and Antipkin Iu A. PIF selective modulation of NK cytoxicity and activity *in vitro* in IVF patients. *Am J Reprod Immunol*. 2012;67(Suppl 2):65–6.

[49] Hanna J, Goldman–Wohl D, Hamani Y et al. Decidual NK cells regulate key developmental processes at the human fetal–maternal interface. *Nat Med*. 2006;12:1065–74.

[50] Zarnani AH, Moazzeni SM, Shokri F et al. Microenvironment of the feto–maternal interface protects the semiallogenic fetus through its immunomodulatory activity on dendritic cells. *Fertil Steril*. 2008;90:781–8.

[51] Barnea ER, Kirk D, Todorova K et al. PIF direct immune regulation: Blocks mitogen–activated PBMCs proliferation, promotes TH2/TH1 bias, independent of Ca(2+). *Immunobiology*. 2015;220:865–75.

[52] Barnea ER, Hayrabedyan S, Todorova K et al. Preimplantation factor (PIF*) regulates systemic immunity and targets protective regulatory and cytoskeleton proteins. *Immunobiology*. 2016;221:778–93.

[53] Weiss L, Bernstein S, Jones R et al. Preimplantation factor (PIF) analog prevents type I diabetes mellitus (TIDM) development by preserving pancreatic function in NOD mice. *Endocrine*. 2011;40:41–54.

[54] Chen YC, Rivera J, Fitzgerald M et al. Preimplantation factor prevents atherosclerosis via its immunomodulatory effects without affecting serum lipids. *Thromb Haemost*. 2016;115:110–24.

[55] Azar Y, Shainer R, Almogi–Hazan O et al. Preimplantation factor reduces graft–versus–host disease by regulating immune response and lowering oxidative stress (murine model). *Biol Blood Marrow Transplant*. 2013;19:519–28.

[56] Shainer R, Azar Y, Almogi–Hazan O et al. Immune regulation and oxidative stress reduction by preimplantation factor following syngeneic or allogeneic bone marrow

transplantation. *Conf Papers Med*. 2013; Article ID 718031:1–8.

[57] Shainer R, Almogi–Hazan O, Berger A et al. Preimplantation factor (PIF) therapy provides comprehensive protection against radiation induced pathologies. *Oncotarget*. 2016;7:58975–94.

[58] Almogi–Hazan O, Shainer R, Barnea ER et al. The role of nitric oxide toxicity and oxidative stress in graft vs host disease. In: Croft C, ed. *Oxidative Stress: Causes, Role in Diseases and Biological Effects*. Hauppauge, NY: Nova Science Publishers; 2014.

[59] Feichtinger M, Barnea ER, Nyachieo A et al. Allogeneic ovarian transplantation using immunomodulator preimplantation factor (PIF) as monotherapy restored ovarian function in olive baboon. *J Assist Reprod Genet*. 2018;35:81–9.

[60] Sbracia M, McKinnon B, Scarpellini F et al. Preimplantation Factor in endometriosis: A potential role in inducing immune privilege for ectopic endometrium. *PLOS ONE*. 2017;12:e0184399.

[61] Haavaldsen C, Samuelsen SO, Eskild A. Fetal death and placental weight/birthweight ratio: A population study. *Acta Obstet Gynecol Scand*. 2013;92:583–90.

[62] O'Brien C, Barnea ER, Martin P et al. Randomized, double-blind, placebo-controlled, single ascending dose trial of synthetic preimplantation factor in autoimmune hepatitis. *Hepatol Commun*. 2018;2:1232–43.

第3章 反复妊娠丢失从循证医学到个体化医疗

Recurrent Pregnancy Loss from Evidence-Based to Personalized Medicine

Howard J. A. Carp　著

张　弘　译

一、概述

现阶段为患者选择最优的治疗方法有两种趋势：循证医学和个体化治疗，两者各有其优缺点，既不同又互补。巧妙地结合两种方法可以帮助我们在临床医学工作中选择最合适的治疗方法。反复妊娠丢失（RPL）便是经典的案例之一。以下是这两种方法选择时出现的具体情况分析。

2003 年，美国食品和药物管理局（FDA）审核通过吉非替尼用于治疗晚期非小细胞肺癌。2005 年，Thatcher 等 [1] 使用循证医学（EBM）的最佳原则在 Lancet（《柳叶刀》）发表了一项多中心随机对照研究。该研究发现，吉非替尼并不能明显提高晚期局部或广泛转移非小细胞肺癌的生存期（5.6 个月 vs. 5.1 个月，HR 0.89，$P = 0.11$）。基于此项研究，FDA 撤回了吉非替尼的使用批准。然而，2004 年的两篇报道表明，表皮生长因子受体（EGFR）的突变可以预测非小细胞肺癌对吉非替尼化疗的敏感性 [2, 3]，而 EGFR 突变阴性，则提示对吉非替尼不敏感或者没反应。然而，非小细胞肺癌患者中只有 10% 存在 EGFR 突变，所以，现在的问题是，能否因为他们只占 10% 而否定治疗的有效性？其余 90% 的未突变者应该给予无效的药物治疗吗？2015 年，Burotto 等 [4] 发表的一篇关于 EGFR 突变的非小细胞肺癌患者采用吉非替尼治疗的 Meta 分析表明，吉非替尼对 EGFR 突变患者有显著增益。Burotto 在本篇文章中使用 EBM 的原则，将药物的使用范围局限于 EGFR 突变的患者。因此，EBM 适用于评估一个没有明确结论的临床问题，处理并分析结果，以便确定治疗方案。而个体化治疗旨在寻求准确的病因诊断，继而提供有针对性的治疗，但对结果的分析却稍有欠缺。

本章通过对比循证医学和个体化治疗的优缺点，评价这两种方法在 RPL 中的应用。

二、循证医学方法

EBM 是针对设计不良的观察性治疗研究和医师对个人经验的依赖而发展起来的。循证医学收集当前可靠的大队列临床研究数据，从中得出平均值或图表来推断结论。循证医学的原则包括通过检索临床研究文献，并对其做出批判性评价，来回答临床工作中遇到的明确的焦点问题。随机对照试验（RCTs）和 Meta 分析是 EBM 的主要工具。循证医学的优点是审查治疗效果，并回访经治疗改善后患者的结局，并避免那些可能有不良反应的不必要的治疗。循证医学无疑为研究未经证实的且受质疑治疗方案做出了重要贡献。

EBM 需要一系列的证据来评估治疗。最高水平的证据是 RCT 或 Meta 分析，个人经验和专家共识是最低等级的证据[5]，这种分类包括亚组均已被多次修改。EBM 的原则要求我们使用现有的最佳证据。无论如何，Meta 分析或 RCT 已经成为金标准[6]，通常所有其他等级的证据都被排除在外。

在本书的第一版和第二版中，Daya 为复发性流产的 RCT 研究设定了一套严格的纳入条件。下文将讨论其中的一部分条件。

（一）减少选择偏倚

产妇年龄和既往的流产次数是两个最重要的预后因素。大多数试验包含所有年龄段的患者和有过 2 次、3 次或更多流产次数的患者。然后试验中公布与年龄、流产次数等相匹配的人口统计学数据的细节。但如果存在异质性，结果将受到影响。流产 10 次的患者比流产 2 次的患者预后要差得多。在任何一项试验中，流产 2 次或 3 次的患者数目将比流产 10 次的患者多得多。因此，人口统计表中的平均流产数量也许不能反映预后不良患者的结局。

在一项苏格兰孕期干预研究中[7]，他们评估了有 2 次或 2 次以上不明原因的妊娠丢失的女性依据经验使用依诺肝素和阿司匹林的结果，通过药物干预并没有提高妊娠成功率（OR = 0.91，CI 0.52～1.59）。然而，57.1% 的患者先前只有过 2 次流产病史，因此作者认为，目前的研究结果可能不能直接适用于有过 3 次或 3 次以上流产的女性。

（二）阐述研究问题

阐明研究问题非常重要，因为这个问题决定了哪些研究应该被纳入在 Meta 分析中，哪些应该被排除在外。例如，一项关于父系白细胞免疫治疗的研究，如果所有试验都包括在内，根据 2014 年 Cochrane 数据库对 12 项研究（641 名参与者）进行的 Meta 分析显示[8]，治疗对活产率的影响并不显著，OR 值为 1.22，CI 为 0.89～1.69。但 Meta 分析具有异质性，就如 Ober 等的试验[9]，该试验使用的细胞储存在冰箱过夜，而所有其他试验使用的是新鲜细胞，低温储存可能降低免疫原性作用[10]。如果研究的问题是，"用新鲜细胞免疫接种是否能提高活产率？"并且把 Ober 等的试验排除后重新计算，则结果有统计学意义（OR = 1.63，CI 1.13～2.35）[11]。刘志兰等的最新 Meta 分析[12]纳入了 18 项研究（其中包括了 739 名治疗患者和 999 名对照组患者），他们发现治疗组活产率有显著提高（OR = 4.02，CI 3.23～5.00）。

（三）EBM 的缺点

EBM 有许多缺点。主要的缺点是治疗的评定追寻一种平均效果，并假设达到"一体适用"的情况。一般来说，有异常值的患者往往被忽视。然而，他们也应该得到充分的治疗，而不应该因为他们与试验中的大多数患者有不同的反应而被忽视治疗。

没有证据证明有效和有证据证明无效之间存在混淆。没有证据证明有效意味着在符合预定标准的大多数研究人群中，尚未显示基于问题所提出的治疗方法有显著统计学意义。任何基于证据的试验并没有显示无效，可能是因为有异常值的亚组人群有效果（见"导言中的吉非替尼试验"）。然而，一些试验或 Meta 分析的结论表明，不应包括仍处于考虑阶段的治疗。如果在 Meta 分析中加入更多的试验研究，证据也可能会改变（见上文"父系白细胞免疫试验"）。

保险公司和公共卫生部门抓住治疗尚缺乏有效证据的问题，限制这些被认为无效的治疗。但在临床实践中，患者不可能像试验中找到的人群一样，按照严格的标准纳入对照组。如果治疗遭到保险公司或公共卫生服务机构的否认，医师所能做的选择就会受到限制，而患者的自主权也会因为不允许她在治疗中有发言权而被剥夺。

EBM 试验最初的设计是通过客观理性地提出一个问题，然后，要么进行研究来检验问题中的假设，要么检阅所有相关问题的文献。但所审查问题的表述是具有主观性的，它取决于调查人员。此外，在 Meta 分析中，作者可以决定分析中包括哪些试验和排除哪些试验，这些选择可能完全是主观性的。参考前文中有关父系白细胞免疫治疗的例子，研究是否应该包括使用冷冻细胞的试验呢？

总之，EBM 的创立为人类健康带来了巨大的益处。EBM 通过将有用的和无用的疗法区分开，为在群体水平有效地控制心肌梗死和脑卒中发病的危险因素提供了的依据，并为艾滋病从致命感染转变为慢性疾病发挥了关键作用，为当下治愈丙型肝炎病毒药物的检测提供了帮助[13]。

三、个体化医学

个体化医学的历史比循证医学更为久远。个体化医学依赖于准确的诊断和靶向治疗。直到最近，诊断是基于临床标准、实验室结果、组织学活检或影像学图片，最近以来还可以通过基因组分析进行疾病诊断。基因诊断的一个经典案例是输血。输血之前必须进行红细胞基因组分析（也就是所谓的血型分析）和敏感性分析（也就是所谓的交叉配血），需要根据这两者的结果确定最适合受试者的血液。我们或许可得出这样的结论，如果在一项意向性治疗研究中，在没有分组或交叉匹配的情况下输血，没有证据表明有益，而且风险大于益处。但在常规临床中提供精确的诊断能力取决于是否有足够的诊断检查，包括分子分析测试。

在肿瘤学中，精确医学一词取代了个体化医学。这种方法目前主要在基因组试验的基础上实现个体化治疗，包括使用敏感性研究，其中可能包括光谱分析和计算能力，以及药物效应在体内的实时成像。实行精准医疗的能力还取决于临床医师的知识基础，以帮助他们根据检测的结果采取治疗措施[14]。

EBM 认为医师的经验是最低级别的证据。当医师的经验仅限于一名医师时，专业经验可能是有偏差的。然而，如今，计算机和信息技术方面的进步，使得获取和分析成千上万的医师治疗的患者所收集的经验成为可能。实际上，这比以往的一项单一的临床试验中纳入了更多的患者。对医师总体经验的分析可能会发现临床实践中的巨大差异。实践模式的异质性是一个优势，因为它可以让我们考虑到患者在不同治疗模式下的临床过程和患者不同的病史，因此，治疗的选择才能集中在临床实践的问题上，并以患者个体为中心。

（一）生物标记物

在 1998 年，美国国立卫生研究院生物标记定义工作组将生物标记物定义为"一种可以客观地测量和评价正常生物学过程、致病过程或对治疗干预的药理学反应的指标"[15]。世界卫生组织（WHO）将生物标记物定义为"可以测量身体或其产物并影响或预测结果或疾病发生的任何物质、结构或过程"[16]。生物标记物的原理是个体化医学的概念中必不可少的，因为它影响治疗；可以作为替代标记来评估治疗的效果。生物标记物可能包括脉搏、血压、基础化学或更复杂的实验室测试。关键问题是确定任何给定的可测量的生物标记物与相关临床终点之间的关系。要确定生物标记物作为替代终点，需要确定相关性和有效性。相关性是指生物标记物恰当地提供临床相关信息的能力。有效性是指生物标记物作为替代终点的有效性或实用性。然而，有效性不是指典型的非黑即白，它是由多种灰阶因素组成。此外，对个体化医疗的生物标记物和诊断方法的研究还没有达到预期。

（二）个体化医学的缺点

个体化医学有许多严重的缺点。新药物的开发和基因组生物标记物的测试是很昂贵的，如西妥昔单抗用于治疗晚期结直肠癌。然而，它只对 KRAS 基因没有突变的患者有效[20]。一些商业化的实验室可检测 KRAS 基因突变。为了确定哪些人有更多的机会对该药有反应，美国 FDA 在 KRAS 基因测试后批准了西妥昔单抗。然而，癌症患者的平均延长寿命只有 5 个月。因此，2006 年英国国家卫生与临床优化研究所没有批准将这种药物用于国家医疗服务体系（NHS），因为花费超过 11 000 英镑，这"与 NHS 资源的最佳使用不相容"。

个体化治疗并不总是优于基本的临床方法。以华法林为例，这种药物对不同的患者有不同的效果，需要使用不同的剂量才能达到合格的国际标准化比值（INR）。华法林靶点编码基因（维生素 K 环氧化物还原酶）*VKORC1* 基因变异和华法林代谢酶的编码基因 *CYP2C9* 的变异，与增加华法林的敏感性有关[17]。欧洲药物遗传学的抗凝血药治疗（EU-PACT）试验得出结论，与最初接受标准华法林剂量治疗的患者相比，那些根据药物遗传学制定华法林治疗剂量的患者其 INR 值更有可能处于临床治疗范围内[18]。然而，相反的结论是，遗传学阐明最佳抗凝作用试验（COAG）显示，与包含其他临床变量的非基因型给药算法相比，以基因型为导向的华法林给药并没有改善抗凝作用，非裔美国患者的 INR 治疗时间更短与这有关[19]。

当药物被用于某些生物标记物时，往往会出现耐药性，因为药物针对的是基因突变，而不是不同的代谢途径。

很少有关于个体化治疗结果的审查，为了获得足够的反馈，有必要进行一项仅限于具有相同条件、生物标记物或基因突变患者的试验研究。如上文所述，吉非替尼在非小细胞肺癌患者治疗中也提到这一点。在非小细胞肺癌一般的 Meta 分析中发现吉非替尼没有效果，当作用对象仅限于 *EGFR* 基因突变的患者时，发现吉非替尼是有效的。换句话说，个体化医疗和循证医学对于明确患者的诊断和治疗疗效都是有必要的，作者认为循证医学和个体化医疗应该是相辅相成的。

四、反复妊娠丢失的生物标记物

不幸的是，RPL 中的大多数试验只使用了循证医学的方法，没有采用寻找生物标记物或个体化的方法。大多数试验都对 2 次或 3 次及其以上流产的异质性人群尝试了一种治疗方法，对不同的诊断标准没有任何限制。这种"一体适用"的做法造成了一种无用的错觉，那就是任何治疗方式都没有效果。因此，患者被建议尝试另一种概念，不进行治疗，或在同情的基础上给予经验性治疗。然而，一些线索提示生物标志物可能在 RPL 的治疗中是有效的。

（一）子宫畸形

子宫畸形是导致 RPL 的原因之一，第 12 章详细介绍了子宫畸形和 RPL。子宫纵隔的治疗方法通常是采用宫腔镜行子宫纵隔切除术，换句话说，子宫纵隔是一个生物标记物，表明患者需要进行纵隔切开。Ogasawara 等 [21] 使用这项标准治疗，报道了纵隔切除术后有 20% 的患者获益。如果在所有 RPL 患者中都采用了纵隔切开方法，就不会有任何益处。同样，作者也使用双角子宫作为子宫手术的生物标记物，却没有发现任何益处。因此，双角子宫可能不是子宫手术的生物标记物。

（二）孕前非整倍体遗传学检测（PGT-A）

胚胎植入前非整倍体遗传学诊断（PGT-A），以前被称为 PGS，是一个有争议的检查，正如本书中所描述的那样。目前，文献中只有一项对比研究，是由 Murugappan 等 [22] 对 300 名 RPL 患者进行的回顾性队列研究分析。文中对比治疗组和对照组每次的妊娠率、生化妊娠率、异位妊娠率、活产率和临床流产率，均表明无显著差异。但治疗组患者受孕时间平均在 6.5 个月，对照组平均在 3 个月。值得注意的是，在非整倍体遗传学检测后的 128 次移植试验中，有 18 次流产的胚胎染色体是整倍体。Murugappan 等的研究存在的问题是，该研究包括了所有孕 6～20 周至少有过 2 次流产的孕妇。

作者以前发表过行 PGT-A 的临床标准 [23]。这些标准包括复发的胎儿非整倍体、父母核型异常同时发生胎儿非整倍体及高龄组（如果有足够的胚胎进行活检）。我们认为，这些标准虽然在 2004 年公布，但仍然有效。换句话说，胚胎非整倍体是使用 PGT-A 的生物标记物。今天，当用分子技术对胚胎进行完整的染色体分析时，确定胎儿非整倍体比以前使用的核型技术容易得多。然而，没有一项 PGT-A 的试验对象仅局限于以前的或可疑的胚胎非整倍体。

Murugappan 等 [22] 的研究的确提出了一条线索，对于 25—35 岁的女性，对照组在随后的活产方面往往优于 PGT-A 组，但在非整倍体发生率高的 35—39 岁和 40—45 岁年龄组中，PGT-A 患者的活产率更高。这些数字对年龄较大的年龄组没有统计学意义，但其无意义的原因可能是 35—45 岁的患者数量很少。

（三）抗凝血药

肝素被用于许多试验以评估其在 RPL 中的作用。Clark 等 [7] 将肝素联合阿司匹林与单药使用进行比较。有两项研究将抗凝血药物与安慰剂 [24, 25] 进行了比较，另外两项研究比较了依诺肝素与阿司匹林[26,27]，但没有人发现有益的效果。然而，当一个特定的生物标志物被用来限制特定患者的治疗时，就会出现不同的情况。在抗磷脂（aPL）综合征患者中，Meta 分析[28,29]显示，肝素治疗在抗磷脂综合征中是有效的。换句话说，抗磷脂抗体（aPLS）是 APS 的生物标记物，表明患者需要肝素治疗。但 aPLS 可能作为生物标记物没有足够的特异性。几项试验的对照表明，许多抗磷脂综合征患者在未经治疗的情况下成功怀孕。为了改善 APS 综合征，需要额外的标记物。尽管第二个标记物尚不清楚，但它可能是比 aPL 更好。

遗传性易栓症也被用作检测肝素使用的生物标记。然而，没有任何报道显示其是有益的[30]。因此，或许遗传性易栓症对 RPL 没有影响，也或许可能需要另一种治疗方法。更有可能的是，遗传性易栓症只与晚期妊娠丢失有关[31]，使用抗凝血药物治疗可能只适用于晚期妊娠丢失的遗传性易栓症女性。

阿司匹林常用于防止妊娠丢失。事实上，阿司匹林可能有许多种防止流产的作用。阿司匹林通过不可逆地乙酰化前列腺素 H_2 合成酶环氧合酶位点中的丝氨酸残基来发挥其药理作用，从而减少 Th17 细胞的数量[32]，可能抑制 Th1 型细胞因子，如肿瘤坏死因子 TNF-α[33]，增加 Treg 细胞数量[34]。但在不明原因的 RPL 中，还没有发现阿司匹林有效[35,36]。即使在抗磷脂综合征患者中，阿司匹林对减少流产率也没有什么效果，如两篇 Meta 分析[37,38]汇总了 5 篇文章（图 3-1）。虽然阿司匹林在 RPL 患者治疗中得到了广泛的应用，但目前还没有支持其使用的证据，也没有发现生物标记物。

（四）免疫疗法

第 29～31 章描述了不同类型的免疫治疗，在第 32 章讨论了反对使用免疫治疗的观点，其理由是没有足够的证据证明有效。这一观点曾被包括 ASRM、RCOG 和 ESHRE 在内的顶级指南引用[39-41]。但所有的免疫疗法都是在发生过 2 次或 3 次及其以上流产者中进行的非选择性试验，没有人排除胎儿非整倍体患者，这可能会混淆全部的结果。即使排除了胎儿非整倍体，仍不清楚如何评估免疫介导的妊娠损失的机制。第 13 章讲述了一些预示可能需免疫治疗的标记物。但先前发现的大多数生物标志物，包括人类白细胞抗原同源性、混合淋巴细胞反应性、抗父系补体依赖性抗体和自然杀伤（NK）细胞水平和活性，令人尚不完全满意。目前使用的生物标志物包括 Treg 细胞和

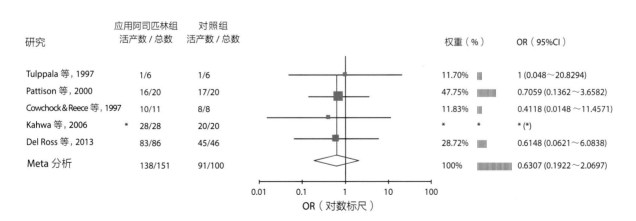

▲ 图 3-1　阿司匹林与 APS 活产率的 Meta 分析
引自 Empson M et al. *Obstet Gynecol*. 2002；99：135-44[37]；Amengual O et al. *Lupus*. 2015；24：1135-42[38]

Th1/Th2 比值，这些生物标志物是否有效仍有待观察。免疫治疗中最广泛使用的生物标志是 NK 细胞水平或活性，但迄今为止，还没有进行过仅局限在 NK 细胞水平或活性范围内的试验。

（五）孕酮

为了防止流产，孕激素可能是使用最广泛的药物，人们对于它的功效各有己见。这本书中（第 22 章）有关于孕激素功效的讨论。与上述药物一样，孕激素曾用于所有未筛选 RPL 患者的试验，没有试验排除胚胎非整倍体患者，因此让大家感到疑惑。Meta 分析发现孕激素可以显著减少妊娠的流产结局[42, 43]。但孕激素的使用仍然是有争议的，试验中鲜有提及筛选患者信息。血清孕酮水平是用作衡量补充孕激素的生物标记[44, 45]，但使用血清孕酮水平是有问题的。孕酮分泌有节律性，可以在血液浓度峰值最高或最低时抽血。虽然激素水平可能正常，但也可能缺乏孕酮受体。此外，非整倍体胚胎可能产生较低水平的 hCG，随后导致孕激素低水平。孕激素低可能是流产的表现，而不是原因。

孕酮诱导封闭因子（PIBF）一直被认为是一种潜在的生物标志物。PIBF 是在使用孕酮治疗时 T 淋巴细胞产生的 Th2 型细胞因子，它的量随滋养层细胞的生长而增加[46]。PIBF 阻断 NK 细胞的细胞毒性作用[47]，增加 IL-10、IL-3 和 IL-4[48] 的产生，介导黄体酮对蜕膜淋巴细胞毒性的抑制作用[49]。现已证明了 PIBF 在继发性流产的女性中含量较低[44]，白细胞免疫会导致 PIBF 上升[50]。尽管 PIBF 在 30 年前就已被提出，但它仍然局限于高校实验室的研究，还没有成为临床实践中的标准检测。因此，目前没有临床研究使用 PIBF 作为评估补充孕酮的生物标志物，但这类的研究还是非常必要的。

参 考 文 献

[1] Thatcher N, Chang A, Parikh P et al. Gefitinib plus best supportive care in previously treated patients with refractory advanced non–small–cell lung cancer: Results from a randomised, placebo–controlled, multicentre study (Iressa Survival Evaluation in Lung Cancer). *Lancet*. 2005;366: 1527–37.

[2] Paez JG, Jänne PA, Lee JC et al. EGFR mutations in lung cancer: Correlation with clinical response to gefitinib therapy. *Science*. 2004;304:1497–500.

[3] Lynch TJ, Bell DW, Sordella R et al. Activating mutations in the epidermal growth factor receptor underlying responsiveness of non–small–cell lung cancer to gefitinib. *N Engl J Med*. 2004;350:2129–39.

[4] Burotto M, Manasanch EE, Wilkerson J, Fojo T. Gefitinib and erlotinib in metastatic non–small cell lung cancer: A meta–analysis of toxicity and efficacy of randomized clinical trials. *Oncologist*. 2015;20:400–10.

[5] Guyatt GH, Sackett DL, Sinclair JC et al. Users' guides to the medical literature. IX. A method for grading health care recommendations. Evidence–Based Medicine Working Group. *JAMA*. 1995;274:1800–4.

[6] Scott JR. In defense of case reports. *Obstet Gynecol*. 2009;114:413–4.

[7] Clark P, Walker ID, Langhorne P et al. SPIN (Scottish Pregnancy Intervention) study: A multicenter, randomized controlled trial of low–molecular–weight heparin and low–dose aspirin in women with recurrent miscarriage. *Blood*. 2010;115:4162–7.

[8] Wong LF, Porter TF, Scott JR. Immunotherapy for recurrent miscarriage. *Cochrane Database Syst Rev*. 2014;(10):CD000112.

[9] Ober C, Karrison T, Odem RB, Barnes RB, Branch DW, Stephenson MD. Mononuclear–cell immunisation in prevention of recurrent miscarriages: A randomised trial. *Lancet*. 1999;354:365–369.

[10] Clark DA. Cell–surface CD200 may predict efficacy of paternal mononuclear leukocyte immunotherapy in treatment of human recurrent pregnancy loss. *Am J Reprod Immunol*. 2009;61:75–84.

[11] Cavalcante MB, Sarno M, Araujo Júnior E, Da Silva Costa F, Barini R. Lymphocyte immunotherapy in the treatment of recurrent miscarriage: Systematic review and meta–analysis. *Arch Gynecol Obstet*. 2017;295:511–518.

[12] Liu Z, Xu H, Kang X, Wang T, He L, Zhao A. Allogenic lymphocyte immunotherapy for unexplained recurrent spontaneous abortion: A meta–analysis. *Am J Reprod Immunol*. 2016;76:443–453.

[13] Horwitz RI, Hayes–Conroy A, Caricchio R, Singer BH.

From Evidence Based Medicine to Medicine Based Evidence. *Am J Med*. 2017;130:1246–1250.

[14] Huser V, Sincan M, Cimino JJ. Developing genomic knowledge bases and databases to support clinical management: Current perspectives. *Pharmacogenomics Personalized Med*. 2014;7:275–83.

[15] Biomarkers Definition Working Group. Biomarkers and surrogate endpoints: Preferred definitions and conceptual framework. *Clin Pharmacol Therapeutics*. 2001;69:89–95.

[16] WHO International Programme on Chemical Safety Biomarkers in Risk Assessment: Validity and Validation. 2001. Retrieved from http://www.inchem.org/documents/ehc/ehc/ehc222.htm.

[17] Baker WL, Johnson SG. Pharmacogenetics and oral antithrombotic drugs. *Curr Opin Pharmacol*. 2016;27:38–42.

[18] Pirmohamed M, Burnside G, Eriksson N et al. A randomized trial of genotype–guided dosing of warfarin. *N Engl J Med*. 2013;369:2294–303.

[19] Kimmel SE, French B, Kasner SE et al. A pharmacogenetic versus a clinical algorithm for warfarin dosing. *N Engl J Med*. 2013;369:2283–93.

[20] Bokemeyer C, Van Cutsem E, Rougier P et al. Addition of cetuximab to chemotherapy as first–line treatment for KRAS wild–type metastatic colorectal cancer: Pooled analysis of the CRYSTAL and OPUS randomised clinical trials. *Eur J Cancer*. 2012;48:1466–75.

[21] Sugiura–Ogasawara M, Lin BL, Aoki K et al. Does surgery improve live birth rates in patients with recurrent miscarriage caused by uterine anomalies? *J Obstet Gynaecol*. 2015;35:155–8.

[22] Murugappan G, Shahine LK, Perfetto CO, Hickok LR, Lathi RB. Intent to treat analysis of in vitro fertilization and preimplantation genetic screening versus expectant management in patients with recurrent pregnancy loss. *Hum Reprod*. 2016;31:1668–74.

[23] Carp HJA, Dirnfeld M, Dor J et al. ART in Recurrent Miscarriage: Pre–Implantation Genetic Diagnosis/ Screening or Surrogacy? *Hum Reprod*. 2004;19:1502–5.

[24] Kaandorp SP, Goddijn M, van der Post JA et al. Aspirin plus heparin or aspirin alone in women with recurrent miscarriage. *N Engl J Med*. 2010 362:1586–96.

[25] Schleussner E, Kamin G, Seliger G et al. Low–molecular–weight heparin for women with unexplained recurrent pregnancy loss: A multicenter trial with a minimization randomization scheme. *Ann Intern Med*. 2015;162:601–9.

[26] Dolitzky M, Inbal A, Segal Y, Weiss A, Brenner B, Carp H. A randomized study of thromboprophylaxis in women with unexplained consecutive recurrent miscarriages. *Fertil Steril*. 2006;86:362–6.

[27] Visser J, Ulander VM, Helmerhorst FM et al. Thromboprophylaxis for recurrent miscarriage in women with or without thrombophilia. HABENOX: A randomised multicentre trial. *Thromb Haemost*. 2011;105:295–301.

[28] Ziakas PD, Pavlou M, Voulgarelis M. Heparin treatment in antiphospholipid syndrome with recurrent pregnancy loss: A systematic review and meta–analysis. *Obstet Gynecol*. 2010;115:1256–62.

[29] Lu C, Liu Y, Jiang HL. Aspirin or heparin or both in the treatment of recurrent spontaneous abortion in women with antiphospholipid antibody syndrome: A meta–analysis of randomized controlled trials. *J Matern Fetal Neonatal Med*. 2018;10:1–13.

[30] Areia AL, Fonseca E, Areia M, Moura P. Low–molecular–weight heparin plus aspirin versus aspirin alone in pregnant women with hereditary thrombophilia to improve live birth rate: Meta–analysis of randomized controlled trials. *Arch Gynecol Obstet*. 2016;293:81–6.

[31] Preston FE, Rosendaal FR, Walker ID et al. Increased fetal loss in women with heritable thrombophilia. *Lancet*. 1996;348:913–6.

[32] Moon HG, Kang CS, Choi JP et al. Acetyl salicylic acid inhibits Th17 airway inflammation via blockade of IL–6 and IL–17 positive feedback. *Exp Mol Med*. 2013;45:e6.

[33] Al–Bahrani A, Taha S, Shaath H, Bakhiet M. TNF–alpha and IL–8 in acute stroke and the modulation of these cytokines by antiplatelet agents. *Curr Neurovasc Res*. 2007;4:31–7.

[34] Javeed A, Zhang B, Qu Y et al. The significantly enhanced frequency of functional $CD4^+CD25^+Foxp3^+$ T regulatory cells in therapeutic dose aspirin–treated mice. *Transpl Immunol*. 2009;20:253–60.

[35] Tulppala M, Marttunen M, Söderstrom–Anttila V et al. Low–dose aspirin in prevention of miscarriage in women with unexplained or autoimmune related recurrent miscarriage: Effect on prostacyclin and thromboxane A2 production. *Hum Reprod*. 1997;12:1567–72.

[36] Mumford SL, Silver RM, Sjaarda LA et al. Expanded findings from a randomized controlled trial of preconception low–dose aspirin and pregnancy loss. *Hum Reprod*. 2016;31:657–65.

[37] Empson M, Lassere M, Craig JC, Scott JR. Recurrent pregnancy loss with antiphospholipid antibody: A systematic review of therapeutic trials. *Obstet Gynecol*. 2002;99: 135–44.

[38] Amengual O, Fujita D, Ota E et al. Primary prophylaxis to prevent obstetric complications in asymptomatic women with antiphospholipid antibodies: A systematic review. *Lupus*. 2015;24:1135–42.

[39] Practice Committee of the American Society for Reproductive Medicine. Evaluation and treatment of recurrent pregnancy loss. *Fertil Steril*. 2012;98:1103–11.

[40] ESHRE – Recurrent Pregnancy Loss. Early pregnancy guidelines development group. Nov 2017.

[41] The Investigation and Treatment of Couples with Recurrent First–Trimester and Second–Trimester Miscarriage Royal College of Obstetricians & Gynecologists, Green–Top Guideline, 2011, No. 17.

[42] Carp H. A systematic review of dydrogesterone for the treatment of recurrent miscarriage. *Gynecol Endocrinol*. 2015;31:422–30.

[43] Saccone G, Schoen C, Franasiak JM, Scott RT Jr, Berghella V. Supplementation with progestogens in the first trimester of pregnancy to prevent miscarriage in women with unexplained recurrent miscarriage: A systematic review and meta–analysis of randomized, controlled trials. *Fertil Steril*. 2017;107:430–438.

[44] Arck PC, Rücke M, Rose M et al. Early risk factors for miscarriage: A prospective cohort study in pregnant women. *Reprod Biomed Online*. 2008;17:101–13.

[45] Puget C, Joueidi Y, Bauville E et al. Serial hCG and progesterone levels to predict early pregnancy outcomes in

pregnancies of uncertain viability: A prospective study. *Eur J Obstet Gynecol Reprod Biol*. 2018;220:100–105.

[46] Miko E, Halasz M, Jericevic–Mulac B et al. Progesterone–induced blocking factor (PIBF) and trophoblast invasiveness. *J Reprod Immunol*. 2011;90:50–7

[47] Faust Z, Laskarin G, Rukavina D, Szekeres–Bartho J. Progesterone–induced blocking factor inhibits degranulation of natural killer cells. *Am J Reprod Immunol*. 1999;42:71–5.

[48] Szekeres–Bartho J, Wegmann TG. A progesterone–dependent immunomodulatory protein alters the Th1/Th2 balance. *J Reprod Immunol*. 1996;31:81–95.

[49] Laskarin G, TokmadzićVS, Strbo N et al. Progesterone induced blocking factor (PIBF) mediates progesterone induced suppression of decidual lymphocyte cytotoxicity. *Am J Reprod Immunol*. 2002;48:201–9.

[50] Check JH, Arwitz M, Gross J, Peymer M, Szekeres–Bartho J. Lymphocyte immunotherapy (LI) increases serum levels of progesterone induced blocking factor (PIBF). *Am J Reprod Immunol*. 1997;37:17–20.

第二篇

病　因
Etiology

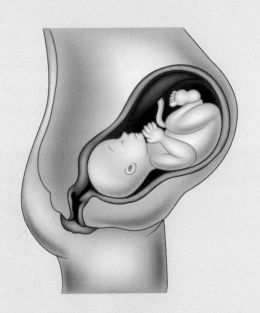

第 4 章　自然流产的遗传学因素

The Genetics of Spontaneous Abortions

Joe Leigh Simpson　著

沈鉴东　马　翔　刘嘉茵　译

一、概述

遗传因素是自然流产最常见的原因。妊娠早期临床流产有一半表现为染色体数目异常。妊娠丢失也与单基因突变有关，然而，目前对单基因在自然流产中的作用知之甚少。因此，在本章中，我们将重点讨论最常见的导致偶发性和复发性流产的遗传原因——染色体异常。我们这里不讨论孟德尔基因发挥的间接作用，这些往往被错误地归类为"非遗传"原因，例如遗传性血栓形成倾向。由于缺乏足够的数据，染色体微缺失和微重复也不在这里讨论。总的来说，染色体异常是流产的主要原因。

二、评估流产的实验室方法

（一）细胞基因组检测增加在整倍体胚胎中鉴别非整倍体的敏感性

从 20 世纪 70 年代起，细胞遗传学检测的金标准是 G 带核型，它可以诊断大于 5～10Mb 的结构异常。标准的 G 带核型仍然是非常重要的，可以检出反复妊娠丢失夫妇是否携带平衡易位。然而，新的方法不断出现。今天，美国妇产科学院（ACOG）和其他组织建议，侵入性产前诊断的女性推荐使用染色体微阵列（CMA）检测，因为较常规核型分析，CMA 具有更高的分辨率，能更全面对整个基因组进行分析。国家儿童健康和人类发展研究所（NICHD）对有不同产前遗传诊断指征的 4401 名女性进行了前瞻性产前细胞遗传芯片分析，所有胎儿染色体三体、性染色体异常和不平衡易位均能被常规核型分析和 CMA 两种方法检出 [1]。与单一核型分析结果相比，CMA 在 755 个超声发现具有结构异常或发育异常的胎儿中额外发现 6% 的病例具有临床意义的 CNV。当涉及两个或多个器官系统时，具有临床意义的 CNV 检出率更高（13%），而孤立的器官和结构异常检出率为5.1%。即使没有明显的结构异常，CMA 显示的染色体异常比单一核型分析多 1.7%。正是由于这些原因，ACOG 和产妇胎儿医学协会（SMFM）推荐在评估一个或多个结构异常时接受侵入性诊断检测的患者中，应用 CMA 取代传统的细胞遗传学核型分析 [2, 3]。英国皇家妇产科学院（RCOG）和欧洲人类生殖和胚胎学会（ESHRE）建议流产组织采用类似的检测很重要 [4, 5]。

与核型分析不同的是，CMA 具有无须细胞培养的特别优势。核型分析的细胞培养方法，其成功率不超过 60%～70%。NICHD 死胎协作研究网络组织在 532 例死胎评估中，CMA 获取病例检测有用信息的成功率（87.4%）高于传统核型分析（70.5%）[6]。CMA 增加有用信息的病例是由于 CMA 较传统核型分析同时检测到更多的染色体异常的病例信息（8.3% vs. 5.8%）。

CMA 的缺点在于一般不能区分平衡易位和正常核型。

（二）在流产病例中通过细胞游离 DNA 检测三体

无创产前检测筛查（noninvasive prenatal testing screening，NIPS），检测母体循环中细胞游离 DNA 的方法被广泛应用妊娠期筛查 13 三体、18 三体和 21 三体。这种方法在流产的管理中同样适用，母体血液样本能够提供关于流产胎儿是非整倍体还是整倍体的信息。应用大规模平行测序的分子方法可以在所有个体（妊娠或未妊娠）血液中检测 cfDNA。在怀孕期间，母体血液含有来自多个母体器官和胎儿组织（主要由胎盘产生）的 cfDNA。研究证明 NIPS 的检出率：21 三体有 99.9%、18 三体有 98%、13 三体至少有 80%[7, 8]。通常在妊娠 10～12 周时进行的 NIPS，可用于筛查 35 岁以上和 35 岁以下孕妇，除了可筛查常见的三体（13 三体、18 三体和 21 三体）之外，还可用于性染色体异常的筛查。

孕期母体循环中潜在的细胞游离 DNA 是基于 cfDNA 的小片段（50～200bp）。数以百万计的这些片段可以同时测序，并比对到特定的染色体区域。21 号染色体相关 DNA 小片段的检测数量可以与已知的正常个体样本中 DNA 预期的数量进行比较。较妊娠正常 2 倍体胎儿的母亲，妊娠 21 三体胎儿的孕妇血液中存在相对更多的 21 号染色体片段计数。胎儿增多的染色体导致母体血浆中存在少量额外增多的相应染色体的特异性 DNA 片段，这足以区分整倍体妊娠还是非整倍体妊娠。

目前，商业上可用的 NIPS 检测只能筛查 13 号、18 号和 21 号染色体，只有这些染色体三体的胎儿能够存活下来并活产分娩。然而，在检测时，不可避免地能够获得所有染色体 DNA 序列。13 号、18 号和 21 号以外其他染色体的结果被过滤掉而没有被披露。其实，测序结果能够提供妊娠物所有染色体的信息。为了使 NIPS 提供更多有关流产的可靠信息，至少 4% 的 cfDNA 必须来自胎儿。无论胎龄、母亲年龄、种族 / 族裔，妊娠 10～22 周的胎儿产生的 cfDNA 占总 cfDNA 平均仅 10%，孕 10 周前占比更低。幸运的是，对于流产评估，有效性应该是可靠的，因为当女性经历流产时，母体血液中应该存在超过 4% 的胎儿 DNA。因为经历凋亡的胎盘释放更多的细胞游离 DNA 进入母体循环。因此，流产染色体状态应该能够很容易被确定[9]。这同样适用于胎儿或胚胎死亡随后的几周，因为胎盘凋亡一直继续存在。

总之，应用 cfDNA 分析来确定流产物的染色体状态研究取得了良好的结果，cfDNA 分析将很快成为检测每一次流产胎儿染色体状态的标准方法。

三、植入前胚胎的染色体异常

很久以前人们就知道在早孕期植入前胚胎丢失是很常见的现象[10]。在形态正常的胚胎中，50%～80% 的胚胎出现染色体数量异常（非整倍体或多倍体）。非整倍体率随着女性年龄的增加而增加[11, 12]，45 岁及以上女性的胚胎非整倍体率达到 85%～100%。看起来正常的男性精子非整倍体率为 6%[13]，而女性卵子非整倍体率为 20%[14]。这一比例的非整倍体率现象也就产生了胚胎植入前遗传学检测（PGT）的基本原理，期望鉴别可移植的整倍体胚胎。

通常染色体异常率在形态异常胚胎中更高。利用过去唯一技术（FISH）和 5~7 条染色体特异性荧光探针的检测，在形态异常的第 3 天卵裂期胚胎中观察到 75% 的异常率。而采用微阵列比较基因组杂交（aCGH）或二代测序（NGS）的对形态学异常的胚胎 24 条染色体分析的队列研究目前尚未见报道，如果这些胚胎中有较多整倍体将是非常好的。

NGS 检测形态正常的胚胎中，有 8%~10% 表现为非整倍体嵌合现象[15, 16]。另有 10% 表现出片段性（重复 / 缺失）嵌合现象。嵌合型的非整倍体胚胎在移植后可产生存活的胎儿，但其比例远低于整倍体胚胎。非整倍体胚胎的 aCGH 预测值为 4%，而整倍体胚胎的 aCGH 预测值为 42%[17]。在上述引用的研究中，胚胎移植是在不知道染色体状态的情况下进行，所使用的技术是 aCGH，而非更敏感的 NGS。因此，4% 的 "非整倍体" 胚胎中，可能是伴有未被发现的正常细胞系的非整倍体嵌合体。非嵌合型胚胎的 "诊断" 最好是通过活检部分来说明，活检涉及滋养外胚层细胞，但是内部细胞团（ICM）才是分化为胚胎的部位。

无论诊断的复杂性如何，仅移植 "整倍体" 胚胎可增加 15%~20% 的妊娠率[18-20]。最大的获益人群是 35—40 岁的女性[20, 21]，因为她们可能发生复发性非整倍体胚胎流产。同样，接受单基因疾病植入前基因检测（PGT–M）的年轻患者同时进行非整倍体检测，结果显示获益率为 15%~20%。

四、临床自然流产中的染色体异常

（一）不同胎龄的发生率

跨过临床妊娠前（植入前）阶段，10%~15% 的存活胚胎在临床妊娠后发生丢失。至少 50% 为染色体异常，当女性年龄 > 35 岁时，染色体异常率超过 70%[22, 23]。由于分离和分析胎儿样本存在困难，可靠的定量分析首先依赖于绒毛膜绒毛取样（CVS），它可以在超声诊断胎儿死亡后很快进行。75%~90% 的绒毛（代表妊娠物）是非整倍体[24, 25]。目前利用 CMA 对妊娠物的研究结果提示比例一致或具有更高的比例。2004 年，Schaeffer 等[26] 报道了 41 例流产组织核型分析诊断为正常，但是 aCGH 发现 4 例此前未被识别的异常。再加上计划进行 CVS 检查时确认为死亡的流产胎儿数据，35 岁及以上流产女性妊娠物染色体异常频率至少为 60%~75%。Sahoo 等[27] 也有类似的报道。

在妊娠中期，染色体异常更为少见。在确定发生率时有一个陷阱需要考虑，即胎儿的死亡往往早于妊娠物自然排出体外数周。因为 8 周后的流产率只有 3%[28]，而妊娠早期流产（1~13 周）的发生率是 10%~12%，这也支持上述结论。类似地，一些在妊娠中期 "确诊" 的流产可能在早孕后期已经胎死宫内未排出。只有在至少孕 10~12 周（13 周或以上更好）时间内能证明其存活，才能确认为妊娠中期流产。在妊娠中期，染色体畸变的发生率与活产婴儿出现常见染色体三体（13 三体、18 三体和 21 三体）、X 染色体单体或性染色体多体的发生率相似。在妊娠中期的妊娠丢失中，染色体异常发生的频率约为 15%。

在妊娠晚期（死产婴儿），染色体异常的频率较低，传统上认为约为 5% 的核型异常。采用 aCGH 检测的异常率更高一些[2]。无论如何，死胎的染色体异常发生率明显高于普通人群 0.6% 的活胎发生率。

（二）染色体异常谱

1. 常染色体三体

常染色体三体约占细胞遗传异常自然流产的 50%，或所有流产的 25%。每条染色体上均可观察到三体现象。在最具临床相关性的数据中，按降序排列，染色体异常频率依次为 16、22、21、15、13 和 14。16 三体在流产中最常见，在非嵌合体的出生婴儿中，如果存在也是极为罕见。

对于任何染色体三体，胎盘和胚胎之间的形态学相关性都是不确定的。混杂因素包括在胎儿死亡后、排出之前发生的非特异性绒毛变化。虽然用胎盘组织学来区分非整倍体和整倍体的预测价值很低，但有少数相关性被证实[29, 30]。不可存活的三体胎儿比可存活的三体胎儿（如 13 三体、18 三体、21 三体）生长得慢。在一个系列研究中发现，后者的顶臀长是 20.65mm，相比之下，前者只有 10.66mm[30]。原因可能是非致死性三体胎儿比致死性三体胎儿存活时间更长，或者带有致死性三体的胎儿表现出更显著的宫内生长迟缓，或者两者兼而有之。非致死性三体（13 三体、18 三体、21 三体）流产往往表现出与足月活产三体婴儿相似的异常，这些在妊娠中期及以后更容易辨认。

在大多数三体中，母亲年龄的影响是明显的，但不同染色体的相关影响并不相同。母亲的年龄与减数分裂的错误发生率呈正相关，这是大多数常染色体三体发生原因的细胞学解释。在非整倍体中，减数分裂Ⅰ产生的三体相对于减数分裂Ⅱ产生的三体的比例是不同的。几乎所有的 16 三体都是起源于母源减数分裂Ⅰ[31]。在 13 和 21 的三体中，90% 是母源的，同样通常发生在减数分裂Ⅰ时。不同的是，18 三体中 90% 是母源的，其中有 2/3 发生在减数分裂Ⅱ[32, 33]。这些数据受益于同时代的研究，但是并没有考虑到最近 Kuliev 等[34]的研究发现，即在卵细胞减数分裂期间，姐妹染色单体提前分离较常见。减数分裂Ⅰ错误的染色体单体可能在减数分裂Ⅱ发生修正。因此，在卵子的形成过程中，减数分裂Ⅰ错误的比例仅比减数分裂Ⅱ略高（41.7% vs. 35.2%），分裂错误也可同时发生在减数分裂Ⅰ期和Ⅱ期。

染色体数目异常与女性高龄有关，这种解释被认为是由于减数分裂重组减少或缺失所致。同源染色体之间必定发生重组[31-33, 35-39]，确保同源染色体之间的物理接近，直到有序分离产生两个等效的单倍体产物。在女性生育年龄早期排出的卵母细胞被认为更有可能经历足够充分的重组，从而使得卵母细胞 / 胚胎容易发生分离。然而，卵母细胞染色单体过早分离是非整倍体的另一种解释，以往常常未被考虑[34]。

父源减数分裂错误仅占涉及近端着丝粒染色体（13、14、15、21 和 22）三体的 10%。在非近端着丝粒染色体三体中，父源的减数分裂错误同样可能发生在减数分裂Ⅰ期或Ⅱ期[39]。父源的减数分裂错误出现于 10% 的 21 三体和一些 2 号染色体三体病例中[39]。父源因素在其他三体中并不常见。

2. 双三体

双三体在所有流产中占 1%～2%[40-42]，这个频率意外地高于预期。在一项包含 517 例流产的研究中，其中 321 例成功获得核型分析结果的样本中有 2.2% 为双三体[41]。按降序排列，涉及双三体最常见的染色体是 X 染色体，常染色体 21、18、16、22、13、2、15。Diego–Alvarez 等[41]对 178 例双三体列表总结了确定组合，发现父母高龄是一个显著特征为母亲年龄 39.7 ± 3.4 岁，父亲年龄

43.4 ± 8.7 岁。在分析的 7 例病例中，4 例起源于母源减数分裂，其他 3 个病例的起源无法确定。在 Reddy 等 [40] 的研究系列中，双三体流产的胎龄为 8.7 ± 2.2 周，而单三体胎龄为 10.1 ± 2.9 周；母亲平均年龄为 35.9 ± 5.3 岁；性别比例大致相同。

形态学检查发现双三体在流产时通常只显示空囊，形态正常的双三体不常见。在一项研究中，7 个双三体中，5 个没有显示形态细节，1 例有类似胚胎形态，1 例 48, XXX + 18 只显示出水泡样改变 [42]。

3. 常染色体单体

常染色体单体在植入前或植入后通常是致死的。然而，已有 56 例常染色体嵌合单体（如 46, XX/45, XX，21）的活产报道 [43]。大多数涉及较小的染色体（如 21 或 22）。这个曾经罕见的现象在最近变得很重要，因为 NGS 经常揭示嵌合型的非整倍体。如前所述，嵌合体在 5%～10% 的胚胎中发生。即使移植，怀孕也能产生正常的整倍体（淋巴细胞中非嵌合型）后代。可能的解释包括：少数单倍体细胞在活检中被意外获得，对整倍体细胞的选择性生长，或单倍体并未在内细胞团中出现。包含小于 20% 的单体或三体的 DNA 水平被认为是正常的范围（背景噪声），而大于 80% 的则是非整倍体。DNA 非整倍体在 20%～80% 范围内是目前讨论的热点问题，一些数据表明，如果选择一个嵌合胚胎进行移植，嵌合比例不超过 40% 可能是一个可以接受的阈值，以获得满意的结果。

4. 三倍体

三倍体，由三个单倍体组成。双雄三倍体（含 2 个父源单倍体）和二倍体葡萄胎之间存在相关性 [44-47]。三倍体通常表现为"部分性葡萄胎"，水泡样组织和胎儿组织共存。部分性葡萄胎（三倍体）可以和常见的完全性葡萄胎相鉴别，后者核型常常是 46, XX 且都是父源单体，仅有绒毛组织组成。

双雄三倍体的胎盘表现包括不成比例的较大妊娠囊、胎盘绒毛的局灶性水泡变性和滋养细胞增生。胎盘水泡样变化是进行性的，因此很难在妊娠早期识别。不论染色体状况如何，胎盘绒毛在胎儿死亡后都会发生非特异性的水肿变性。这使得研究组织学和细胞遗传学发现之间的相关性变得困难。胚胎形态和亲本来源（双雄受精或双雌受精）之间似乎没有明显的相关性 [46]。在三倍体流产中常见的畸形包括神经管缺陷和脐膨出，这两种异常也发生在三倍体妊娠至足月活产，面部畸形和肢体畸形也有被报道 [48]。三倍体流产核型通常为 69, XXY 或 69, XXX。据推测，它的起源可能是双精受精，2 个单倍体精子受精或 1 个二倍体精子受精所致 [49]。

5. 四倍体

四倍体（4n = 92）比三倍体少见，很少存活至胚胎发育的 2～3 周。胚胎组织中的四倍体应与在临床上少见的、羊水中发现的无关紧要的四倍体细胞区分开来，后者的基础是多核合体滋养细胞。活产的四倍体是存在的，但很罕见 [50]，实际上常常是二倍体 / 四倍体嵌合型。分子研究表明，起源可能是细胞质分裂的失败，导致 92, XXXX 和 92, XXYY [51, 52]。

6. X 染色体单体

X 染色体单体占染色体异常流产的 15%～20%。早期 X 染色体单体流产物通常只包括脐带残端。如果一个 45, X 的胚胎存活到妊娠后期，可能会出现 Turner 综合征的异常表现 [53]，包括水囊瘤、全身水肿和心脏缺陷。与大多数活产的 45, X 婴儿不同，流产婴儿存在卵巢的生殖细胞。约 80% 活产的 X 染色体单体是由父源性染色体缺失导致[54]。

7. 性染色体多体（X 或 Y）

47, XXY 和 47, XYY 在活产男婴中各占 1/800, 47, XXX 在活产女婴中占 1/800。X 或 Y 染色体多体在流产中仅比在活产中高 10%[55]。因此，性染色体多体几乎没有额外的致死性，其发生可能是增加了异常比例（如心脏）。

（三）复发性非整倍体和其临床结局

1. 复发性非整倍体的概念

在复发性流产中，连续妊娠非整倍体发生率比预期的偶然性要高[56, 57]。在一个指定的亲缘中，染色体组成更可能是反复的整倍体或者反复的非整倍体（表 4-1）。如果第一次流产的染色体组成异常，那么第二次流产的染色体出现异常的可能性就会增加[57]。同样，在 PGT-A 中，如果前一个周期滋养外胚层活检显示非整倍体胚胎比例高，那么这个周期非整倍体胚胎比例也会相对高[58]。在一组进行卵裂期 PGT-A 的女性中，观察到同样的情况[59]。

表 4-1　反复出现的非整倍体与连续妊娠丢失核型的关系

首次流产染色体核型	再次流产染色体核型					
	正　常	三　体	X 单体	三倍体	四倍体	染色体重组
正常	142	18	5	7	3	2
三体	33	30	1	4	3	1
X 单体	7	5	3	3	0	0
三倍体	7	4	1	4	0	0
四倍体	3	1	0	2	0	0
染色体重组	3	0	0	0	0	1

引自 Warburton D. et al. *Am J Hum Genet.* 1987; 41（3）: 465-83[56]

复发性非整倍体通常涉及三体，这一观察结果导致后续妊娠的临床处理有重要分歧。在连续流产中，第一次流产可能涉及一个致命的染色体（如 12 号染色体），而随后的流产可能涉及一个可能活产的染色体三体（如 21 号染色体）。因此，应该提供产前遗传诊断。如果在一对有 RPL 的夫妇中，没有关于流产物染色体状态的信息，Bianco 等[60] 提供了有用的基于先前流产次数和母亲年龄的非整倍体流产的风险。

复发性非整倍体的生物学基础尚不清楚，但存在多种似是而非的解释。Warburton 等[56] 曾认为，连续妊娠中非整倍体流产的非随机分布仅仅反映了产妇年龄的增加，这是一种潜在的解释，但该小组后来发表的一篇文章并不支持这种解释[57]。然而，常染色体隐性基因可以干扰减数分裂，导致许多单基因疾病。杂合子对某些疾病可能表现为癌症患病率的增加（如共济失调毛细血管扩张）。DNA 修复、染色体联会和同源重组缺陷都会扰乱染色体分离过程，导致染色体异常，表现为流产，经常为复发性，但不一定是连续流产。

2. 复发性非整倍体和流产次数

随着流产次数的增加，其妊娠物细胞遗传学看起来更有可能是正常的[61]。所谓的母源因素（有时被错误地称为"非遗传因素"）是更有可能的原因，特别是流产次数超过 4 次时。连续多次复发性流产也可能与女性所处的有害环境有关。一对有常染色体隐性遗传疾病风险夫妇的遗传分离通常不会发生连续受影响的怀孕，其发生概率是 $1/4 \times 1/4 \times 1/4 = 1/64$。对这一结论的警示是，多次流产组通常胎龄更高，这反映了随着流产次数的增加，胎龄在增加。子宫畸形更易导致妊娠中期流产，所以预期非整倍体所致的流产较少。Carp 等[62] 发现，在经历 3 次或 3 次以上流产的女性中，流产物具有异常核型的总体可能性为 29%。如果流产是非整倍体，随后活产的可能性为 68%（13/19）。如果流产是整倍体，随后的活产率为 41%（16/39）。然而，在 Carp 等[62] 的研究中，将纳入标准延长到妊娠 20 周大大降低了观察到非整倍体的可能性。总之，低的非整倍体率反映的不是严格意义上的多次妊娠丢失，而是该队列具有更高的胎龄。

3. 复发性非整倍体的临床处理

复发性流产的临床处理应基于先前流产妊娠物非整倍体与否的基础上进行逻辑分层。一种基于整倍体和非整倍体状态的算法正在发展成为处理复发性流产的标准。如果流产被证明是非整倍体，则需要在未来怀孕时进行产前遗传诊断，因为非整倍体后代的风险增加，超过母亲年龄风险。

有一种担心是，经历过复发性非整倍体流产的夫妇非整倍体婴儿的活产风险更高。涉及的染色体很可能与前一次怀孕的染色体不同，这种（不同的）发生在妊娠早期的非致死性三体可能生长存活。非整倍体流产后出生 21 三体的风险约为 1%[63]。基于早孕期筛查结果（孕妇血清、超声标记物），Snijders 和 Nicolaides[64] 报道妊娠 21 三体后的复发率为 0.7%，巧合的是 18 三体后的复发率也为 0.7%。这两个比率均高于与年龄相关的背景风险。

Bianco 等[58] 已经发表了未知核型流产后的后续妊娠结局。如果没有关于流产物染色体状态的信息，可以根据表 4-2 进行计算再发风险。例如，如果推测母亲年龄出现 21 三体胎儿概率为 1/300，那么 35 岁以上的女性在 3 次流产后发生非整倍体的风险将是 $1/300 \times 1.68$，即 1/179。

五、染色体结构重排

父母一方携带平衡易位可能导致子代的不平衡易位，其表型取决于特定的重复或缺失的染色体片段。由于许多胚胎不平衡，无法产生可存活的妊娠，因此在限定的周期内成功妊娠的可能性降低。表 4-3 展示了一个非典型的植入前遗传检测样本的结果。

在罗伯逊易位中，两条近端着丝粒染色体发生着丝粒融合，染色体数目减少到 45 条。核糖体基因在小短臂上不表达独特的序列。近端着丝粒染色体的短臂编码核糖体 DNA，并与其他近端丝粒染色体短臂 DNA 冗余。

（一）易位杂合子的流产频率管理

经历反复妊娠丢失的夫妇中，1%～5% 存在平衡易位，平均值大约是 2%[61, 65-71]。平衡易位的发生率在女性中高于男性，如果有死产或异常活产的家族史则发生率更高。易位与女性年龄或流产次

表 4-2　既往流产次数与再发非整倍体的风险（按照母亲年龄分层）

既往流产次数	校正后的 OR 值（13 三体、18 三体、21 三体）[a]	校正后的 OR 值（所有的非整倍体）
A. 母亲年龄＜ 35 岁		
0	1.00	1.00
1	1.27（0.74～2.08）	1.19（0.78～1.84）
2	1.31（0.80～2.13）	1.21（0.94～1.58）
≥ 3	1.36（0.46～2.73）	1.41（0.56～3.19）
B. 母亲年龄＞ 35 岁		
0	1.00	1.00
1	1.23（1.04～1.52）	1.23（1.00～1.52）
2	1.34（1.01～1.82）	1.30（0.99～1.74）
≥ 3	1.56（1.03～2.31）	1.68（1.12～2.52）

引自 Bianco K，et al. *Obstet Gynecol*. 2006；107（5）：1098–102 [60]
将无自然流产的女性作为对照组，控制产前诊断的指征
a. OR 为优势比（95% CI）

表 4-3　对于由于染色体易位 t（9；16）接受 PGT–STR 夫妇的队列分析染色体检测结果（二代测序）

胚　胎	结果（NGS）	诊　断
1	46, XY, der（16）t（9；16）	不平衡
2	45, XX, –7, der（16）t（9；16）	不平衡 / 非整倍体
3	46, XX, der（9）t（9；16）	不平衡
4	47, XX, +7, der（16）t（9；16）	不平衡 / 非整倍体
5	46, XY, +9, –16	不平衡
6	46, XX, der（9）t（9；16）	不平衡
7	46, XY, der（9）t（9；16）	不平衡
8	46, XX/ngs（1–22, X）x2	正常或平衡型女性
9	46, XY, der（9）t（9；16）	不平衡
10	46, XX, der（16）t（9；16）	不平衡
11	46, XX, der（16）t（9；16）	不平衡

引自 Svetlana Rechitsky, PhD, Reproductive Genetic Innovation (RGI), Northbrook, Illinois
11 个胚胎中只有 1 个适合移植。使用二代测序技术，无法确定 8 号胚胎是否携带平衡易位，或是没有携带易位的染色体正常胚胎

数无关。Simpson 等 [69, 70] 用表格展示了女性在遭受 2 次、3 次、4 次和 5 次妊娠丢失后的染色体平衡易位率分别为 0.8%、1.7%、2.3% 和 2.9%，男性的发生率分别为 1.2%、1.9%、2.4% 和 0%（0/39）。Goddijn 等 [71] 发现，2 次、3 次和 4 次妊娠丢失后的优势比分别为 1.4（95% CI 0.4～4.8）、2.2（12.5）和 2.1（0.3～15.4）。

1. 由于平衡易位而导致异常活产儿的可能性

传统上，检出夫妇之一携带有平衡易位将建议行产前遗传诊断。大多数指南推荐所有的夫妇进行亲本核型检测[3]，但 RCOG 和 ESHRE 的指南有所不同[4, 5]。RCOG 和 ESHRE 的理由是，平衡易位的总体检出率较低（2%），而出生异常胎儿的可能性更低。因此，亲本核型检测成本效益不高。Franssen 等[72] 提供了一种有用的表格来估计平衡易位的可能性。这是基于女性年龄、先前流产的次数以及是否有兄弟姐妹流产进行评估。其中，25 岁以下经历复发性流产和有胞亲也经历流产的女性检测易位的可能性最高（表 4-4）。

表 4-4　复发性流产夫妇估计平衡易位的可能性

发生再次流产时母亲年龄	既往流产史（≥ 3 次）	既往流产史（2 次）	亲属发生自然流产或不发生（+ 或 –）
< 23 岁	10.2	7.3	+
	5.7	4.0	–
23—33 岁	10.0	7.2	+
	5.7	4.0	–
34—36 岁	5.8	4.1	+
	3.2	2.2	–
37—38 岁	4.0	2.8	+
	2.2	1.5	–
≥ 39 岁	1.8	1.2	+
	1.0	0.7	–

引自 Franssen et al. *BMJ* 2005；331：137–41[72]

根据母亲的年龄、既往流产的次数及同胞兄弟姐妹是否发生过流产，评估存在平衡易位的可能性

2. 复发性流产或异常后代的理论和经验风险

对特定的相互易位带来不良妊娠的风险评估的经验数据很少。即使涉及相同的染色体，确切的断裂点也可能不同。经验总结只能基于来自大量不同易位中获得的汇总数据。重要的是，临床上出现异常子代的理论风险总是大于经验风险[68-71]。

例如，携带罗伯逊易位的父母生下患有唐氏综合征的活产儿的理论风险为 33%。对于女性 t（14q；21q）携带者的经验风险值为 10%。男性 t（14q；21q）携带者的风险只有 2%。不涉及 21 号染色体的其余染色体罗伯逊易位具有较低的经验风险值。以 t（13q；14q）为例，13 三体活产的风险为 1% 或更少。这种较低的风险可能反映了许多染色体的分离产物（三体和单体）是致死性的。

经验风险值是基于易位携带者性别和确诊的模式。因性别不同，罗伯逊易位携带者临床结局存在显著的差异，这一点不同于相互易位。在相互易位中，涵盖所有染色体的数据分析结果显示，无论携带者是男性还是女性[69]，其异常后代的经验风险均为 12%[69]。

染色体重排也会在所涉及的两条或以上染色体之外产生负性效应。即使易位所涉及的染色体是正常传递的，也可能由于染色体间效应干扰染色体分离而出现独立的染色体数目异常。此外，确诊的模式在具有平衡易位的夫妻咨询中也很重要。如果是因为复发性流产（占 3%）而不是因为异常

胎儿活产（占 20%）而检查明确的父母的平衡易位，则不平衡后代的发生率较低，而后者更有可能出现严重不平衡后代。

3. 易位携带者累积活产可能性

在临床上，将成功妊娠可能性分成为 1 年或 5 年的可能性是很实用的。携带易位的夫妇累积妊娠可能性为 65%～70%，这与一般人群观察到的活产率相似 [71, 73, 74]。在 Goddijn 等 [68] 报道的 1324 对夫妇队列中，41 对夫妇携带有染色体结构重排。其中 25 对有生育要求夫妇的 43 次妊娠中，70% 获得健康的孩子，26% 发生自然流产。在 Stephenson 和 Sierra 报道 [71] 的相互易位携带者队列中（ n = 28），在明确诊断后的 35 次妊娠中，获得 22（63%）个活产。在罗伯逊易位组（ n = 12），13 次妊娠中，获得 9（69%）个活产。这个结果和没有染色体重排的夫妇相当。而 Sugiura–Ogasawara 等 [73] 报道的累积活产预后稍差：在经历 2 次或以上流产的 1284 对夫妇中，其中 4.5% 携带有染色体平衡易位。男性易位携带者确诊后妊娠丢失率为 61%（11/18），而女性为 72.4%（21/29），正常核型夫妇的妊娠丢失率为 28.3%（335/1184）。Carp 等 [74] 报道，夫妇之一为易位杂携带者的累积活产率为 45.2%（33/73），而无易位夫妇的累积活产率为 55.3%（325/588）。该团队随后的研究报道，易位携带者夫妇获得核型正常和平衡胚胎的比例（74%），与无易位携带夫妇的胚胎核型正常的比例（77%）相似 [75]。

4. 染色体结构重排胚胎植入前遗传学检测（PGT–SR）

尽管携带平衡易位的夫妇获得累积妊娠率与一般人群相当（60%～70%），但减数分裂的干扰不可避免地导致妊娠延迟，这是由于胚胎出现染色体不平衡的频率导致，通常为 40%～60%（表 4–3）。临床结局就是导致增加获得成功妊娠的时间。在年龄较大的女性中，延迟 5～6 年怀孕可能会妨碍活产。因此，PGT–SR 可以被推荐用于鉴别和选择移植平衡或正常染色体的胚胎 [76]。

当易位涉及同源近端着丝粒染色体［如 t（13q；13q）或 t（21q；21q）］时，就会发生一种特殊的情况：正常的活产婴儿在理论上是不存在的。如果父亲携带同源结构重排，供精可能是合适的选择。如果母亲携带重排，则应讨论供卵或胚胎捐赠。

（二）染色体倒位

染色体倒位有两种类型：臂间倒位，两个断裂点分别发生于长臂和短臂，臂内倒位，两个断裂点同时发生染色体于长臂或者短臂。在复发性流产夫妇中倒位的发生率不到 1%，和平衡易位一样可以通过核型分析检出。Stephenson 和 Sierra [71] 在 1893 对夫妇中检出 7 例倒位（占 0.37%）。Goddijn 等 [68] 在 1324 对夫妇中报道有 9 例倒位。与平衡易位一样，因为 DNA 含量没有改变，典型的 aCGH 或者 NGS 平台均不能够鉴别倒位。

在倒位杂合子中，通过倒位片段的重组可能会产生倒位染色体的部分缺失和部分重复 [77]。在涉及不同染色体倒位的集合数据统计中发现，女性臂间倒位携带者异常活产的风险是 7%，而男性是 5% [78]。没有不良妊娠史的夫妇检查发现臂间倒位，很少发生异常活产，可能是因为不平衡胚胎是致死性的。临床结果奇怪的是，当倒位涉及染色体总长度的一小部分时，会导致致死性重组的可能性更大 [77, 78]。因为重组产物具有更大片段的缺失和重复。相比之下，在一个更大的倒位环（如占染色体总长度的 30%～60%）中发生重组，胚胎更容易存活，因为涉及的缺失和重复片段含有的 DNA 更少。不到 100Mb 的倒位似乎不会产生更多的不良妊娠结局[78]。当倒位片段不超过 50Mb（染色体长度的 40%）时，很少发生重组；当倒位涉及总长度的 40%～50% 时，仅有轻度的重组风险增加；当倒位大于 100Mb 时，重组发生的概率要大得多。

涉及臂内倒位的复发性风险数据是有限的。从理论上讲，临床不平衡活产的风险几乎为零，因为所有的臂内倒位发生的重组都是致死性的。然而，令人惊讶的是，即使是在同一个家族中，流产和异常活产都有报道。不平衡存活子代的汇总风险为 4%[79]。

六、流产的单基因病因

研究者得出的可能结论是，那些不显示染色体数目异常的流产在病因上一定是"非遗传的"。这种推论是不正确的，事实上也是不合逻辑的。在出生时，孟德尔疾病和多基因疾病都比染色体异常更常见。单基因和多基因病占先天性异常的 2% 或更多，而染色体异常仅占 0.6%。已知孟德尔疾病和多基因病在胚胎死亡中起关键作用，然而这一方面很难研究，因此只有很少部分的基因被阐明。

确定单个基因在流产中的作用需要对人类胚胎进行研究，而不仅仅是基于动物研究的推断。需要全基因组或全外显子组测序，有两项研究确认基因缺陷的可能性。流产的研究需要涉及胚胎镜检查、超声和细胞遗传学检测[80, 81]。染色体正常的流产物中可以检测到结构的异常。这也可能是遗传学病因，但不同于细胞遗传学，通常是单基因病或多基因病。Philipp 和 Kalousek[80] 报道，非整倍体流产物通常表现出一种或多种外表异常，而许多整倍体胚胎也表现出同样的异常。Feichtinger 等[81] 的研究认为，只有 1/4 的整倍体胚胎是形态正常的。随着 DNA 测序成本的大幅下降，全外显子组测序甚至全基因组测序有望应用于发现流产组织的致病基因。回想一下，在 21 000 个人类基因中，只有 1/3 的基因功能明确。许多未知病因的流产将被证明是由于细胞系和分化的关键基因被扰乱所致。

参 考 文 献

[1] Wapner RJ, Martin CL, Levy B et al. Chromosomal microarray vesrus karyotyping for prenatal diagnosis. *N Engl J Med*. 2012;367:2175–84.

[2] ACOG Practice Bulletin. Early pregnancy loss. American College of Obstetricians and Gynecologists. No. 200, 2018.

[3] Practice Committee of American Society for Reproductive Medicine. Evaluation and treatment of recurrent pregnancy loss: A committee opinion. *Fertil Steril*. 2012;98(5):1103–11.

[4] Royal College of Obstetricians and Gynaecologists. *The Management of Early Pregnancy Loss*. Guideline No. 25. London: RCOG; 2011.

[5] European Society of Human Reproduction and Embryology. Recurrent Pregnancy Loss. 2017 https://www.eshre.eu/ Guidelines–and–Legal/Guidelines/Recurrent–pregnancy–loss. aspx.

[6] Reddy UM, Page GP, Saade GR et al. Karyotype versus microarray testing for genetic abnormalities after stillbirth. *N Engl J Med*. 2012;367:2185–93.

[7] Norton ME, Jacobsson B, Swamy GK et al. Cell–free DNA analysis for noninvasive examination of trisomy. *N Engl J Med*. 2015;372(17):1589–97.

[8] Bianchi DW, Parker RL, Wentworth J et al. DNA sequencing versus standard prenatal aneuploidy screening. *N Engl J Med*. 2014;370(9):799–808.

[9] Borrell A. Cell–free DNA–based testing can be used to detect aneuploidy in early pregnancy loss. Paper Presented at *2019 College of Medical Genetics Meeting Annual Meeting*; April 5, 2019; Seattle, WA.

[10] Plachot M, Junca AM, Mandelbaum J, de Grouchy J, Salat–Baroux J, Cohen J. Chromosome investigations in early life. II. Human preimplantation embryos. *Hum Reprod*. 1987;2(1):29–35.

[11] Munne S, Alikani M, Tomkin G, Grifo J, Cohen J. Embryo morphology, developmental rates, and maternal age are

correlated with chromosome abnormalities. *Fertil Steril*. 1995;64(2):382–91.

[12] Rabinowitz M, Ryan A, Gemelos G et al. Origins and rates of aneuploidy in human blastomeres. *Fertil Steril*. 2012;97(2):395–401.

[13] Martin R. Chromosomal analysis of human spermatozoa. In: Verlinsky Y, Kuliev A, eds. *Preimplantation Genetics*. New York: Plenum Press; 1991, pp. 91–102.

[14] Plachot M. Genetics in human oocytes. In: Boutaleb Y, ed. *New Concepts in Reproduction*. Lancaster, UK: Parthenon; 1992, p. 367.

[15] Munné S, Blazek J, Large M et al. Detailed investigation into the cytogenetic constitution and pregnancy outcome of replacing mosaic blastocysts detected by high resolution next generation sequencing. *Fertil Steril*. 2017;107:1113–9.

[16] Greco E, Minasi MG, Fiorentino F. Healthy babies after intrauterine transfer of mosaic aneuploid blastocysts. *N Engl J Med*. 2015;373:2089–90.

[17] Scott RT, Ferry K, Su J, Tao X, Scott K, Treff NR. Comprehensive chromosome screening is highly predictive of the reproductive potential of human embryos: A prospective, blinded, nonselection study. *Fertil Steril*. 2012;97(4):870–5.

[18] Munné S, Kaplan B, Frattarelli J et al. Global multicenter randomized controlled trial comparing single embryo transfer with embryo selection by preimplantation genetic screening using next–generation sequencing versus morphologic assessment. *Fertil Steril*. 2017;108:e19(O–43).

[19] Munné S. Evolution of preimplantation genetic screening. *Fertil Steril*. 2018;110(2):226–30.

[20] Yang Z, Liu J, Collins GS et al. Selection of single blastocysts for fresh transfer via standard morphology assessment alone and with array CGH for good prognosis IVF patients: Results from a randomized pilot study. *Mol Cytogenet*. 2012;5:24.

[21] Scott RT, Upham KM, Forman EJ et al. Blastocyst biopsy with comprehensive chromosome screening and fresh embryo transfer significantly increases *in vitro* fertilization implantation and delivery rates: A randomized controlled trial. *Fertil Steril*. 2013;100;697–703.

[22] Boue J, Bou A, Lazar P. Retrospective and prospective epidemiological studies of 1500 karyotyped spontaneous human abortions. *Teratology*. 1975;12(1):11–26.

[23] Hassold TJ. A cytogenetic study of repeated spontaneous abortions. *Am J Hum Genet*. 1980;32(5): 723–30.

[24] Sorokin Y, Johnson MP, Uhlmann WR et al. Postmortem chorionic villus sampling: Correlation of cytogenetic and ultrasound findings. *Am J Med Genet*. 1991;39(3):314–16.

[25] Strom CM, Ginsberg N, Applebaum M et al. Analyses of 95 first–trimester spontaneous abortions by chorionic villus sampling and karyotype. *J Assist Reprod Genet*. 1992;9(5):458–61.

[26] Schaeffer AJ, Chung J, Heretis K, Wong A, Ledbetter DH, Lese Martin C. Comparative genomic hybridization–array analysis enhances the detection of aneuploidies and submicroscopic imbalances in spontaneous miscarriages. *Am J Hum Gen*. 2004;74(6):1168–174.

[27] Sahoo T, Dzidic N, Strecker MN et al. Comprehensive genetic analysis of pregnancy loss by chromosomal microarrays: Outcomes, benefits, and challenges. *Genet Med*. 2017;19(1):83–9.

[28] Simpson JL, Mills JL, Holmes LB et al. Low fetal loss rates after ultrasound–proved viability in early pregnancy. *JAMA*. 1987;258(18):2555–57.

[29] Kalousek DK. Anatomic and chromosome anomalies in specimens of early spontaneous abortion: Seven–year experience. *Birth Defects Orig Artic Ser*. 1987;23(1):153–68.

[30] Kalousek DK. Pathology of abortion: Chromosomal and genetic correlations. In: Kraus F, Damjanov I, eds. *Pathology of Reproductive Failure*. Baltimore: Williams and Wilkins; 1991, p. 228.

[31] Hassold T, Merrill M, Adkins K, Freeman S, Sherman S. Recombination and maternal age–dependent nondisjunction: Molecular studies of trisomy 16. *Am J Hum Genet*. 1995;57(4):867–74.

[32] Fisher JM, Harvey JF, Morton NE, Jacobs PA. Trisomy 18: Studies of the parent and cell division of origin and the effect of aberrant recombination on nondisjunction. *Am J Hum Genet*. 1995;56(3):669–75.

[33] Bugge M, Collins A, Petersen MB, Fisher J, Brandt C, Hertz JM et al. Non–disjunction of chromosome 18. *Hum Mol Genet*. 1998;7(4):661–9.

[34] Kuliev A, Zlatopolsky Z, Kirillova I, Spivakova J, Cieslak Janzen J. Meiosis errors in over 20,000 oocytes studied in the practice of preimplantation aneuploidy testing. *Reprod BioMed Online*. 2011;22(1):2–8.

[35] Hassold TJ. Nondisjunction in the human male. *Curr Top Dev Biol*. 1998;37:383–406.

[36] Lamb NE, Yu K, Shaffer J, Feingold E, Sherman SL. Association between maternal age and meiotic recombination for trisomy 21. *Am J Hum Genet*. 2005;76(1):91–9.

[37] Henderson SA, Edwards RG. Chiasma frequency and maternal age in mammals. *Nature*. 1968;218(5136):22–8.

[38] Hassold T, Abruzzo M, Adkins K et al. Human aneuploidy: Incidence, origin, and etiology. *Environ Mol Mutagen*. 1996;28(3):167–75.

[39] Savage AR, Petersen MB, Pettay D et al. Elucidating the mechanisms of paternal non–disjunction of chromosome 21 in humans. *Hum Mol Genet*. 1998;7(8):1221–7.

[40] Reddy KS. Double trisomy in spontaneous abortions. *Hum Genet*. 1997;101(3):339–45.

[41] Diego–Alvarez D, Ramos–Corrales C, Garcia–Hoyos M et al. Double trisomy in spontaneous miscarriages: Cytogenetic and molecular approach. *Hum Reprod*. 2006;21(4):958–66.

[42] Li S, Hassed S, Mulvihill JJ, Nair AK, Hopcus DJ. Double trisomy. *Am J Med Genet, Part A*. 2004;124A(1):96–8.

[43] Bunnell ME, Wilkins–Haug L, Reiss R. Should embryos with autosomal monosomy by preimplantation genetic testing for aneuploidy be transferred? Implications for embryo selection from a systematic literature review of autosomal monosomy survivors. *Prenat Diagn*. 2017;37(13):1273–80.

[44] Beatty RA. The origin of human triploidy: An integration of qualitative and quantitative evidence. *Ann Hum Genet*. 1978;41(3):299–314.

[45] Jauniaux E, Burton GJ. Pathophysiology of histological changes in early pregnancy loss. *Placenta*. 2005;26(2–3):114–23.

[46] McFadden DE, Langlois S. Parental and meiotic origin of triploidy in the embryonic and fetal periods. *Clin Genet*.

2000;58(3):192–200.

[47] Jacobs PA, Angell RR, Buchanan IM, Hassold TJ, Matsuyama AM, Manuel B. The origin of human triploids. *Ann Hum Genet*. 1978;42(1):49–57.

[48] McFadden DE, Robinson WP. Phenotype of triploid embryos. *J Med Genet*. 2006;43(7):609–12.

[49] Egozcue S, Blanco J, Vidal F, Egozcue J. Diploid sperm and the origin of triploidy. *Hum Reprod*. 2002;17(1):5–7.

[50] Schluth C, Doray B, Girard–Lemaire F et al. Prenatal diagnosis of a true fetal tetraploidy in direct and cultured chorionic villi. *Genet Couns*. 2004;15(4):429–36.

[51] Rosenbusch BE, Schneider M. Separation of a pronucleus by premature cytokinesis: A mechanism for immediate diploidization of tripronuclear oocytes? *Fertil Steril*. 2009;92(1):394e5–8.

[52] Baumer A, Dres D, Basaran S, Isci H, Dehgan T, Schinzel A. Parental origin of the two additional haploid sets of chromosomes in an embryo with tetraploidy. *Cytogenet Genome Res*. 2003;101(1):5–7.

[53] Chandley AC. The origin of chromosomal aberrations in man and their potential for survival and reproduction in the adult human population. *Ann Genet*. 1981;24(1):5–11.

[54] Sanger R, Tippett P, Gavin J, Teesdale P, Daniels GL. Xg groups and sex abnormalities in people of northern European ancestry. *J Med Genet*. 1971;8(4):417–26.

[55] Mills JL, Simpson JL, Driscoll SG et al. Incidence of spontaneous abortion among normal women and insulin–dependent diabetic women whose pregnancies were identified 21 days of conception. *N Engl J Med*. 1988;319(25):1617–23.

[56] Warburton D, Kline J, Stein Z, Hutzler M, Chin A, Hassold T. Does the karyotype of a spontaneous abortion predict the karyotype of a subsequent abortion? Evidence from 273 women with two karyotyped spontaneous abortions. *Am J Hum Genet*. 1987;41(3):465–83.

[57] Warburton D, Dallaire L, Thangavelu M, Ross L, Levin B, Klein J. Trisomy recurrence: A reconsideration based on North American data. *Am J Hum Genet*. 2004;75(3):376–85.

[58] Munne S, Sandalinas M, Magli C, Gianaroli L, Cohen J, Warburton D. Increased rate of aneuploid embryos in young women with previous aneuploid conceptions. *Prenatal Diagn*. 2004;24(8):638–43.

[59] Rubio C, Simon C, Vidal F et al. Chromosomal abnormalities and embryo development in recurrent miscarriage couples. *Hum Reprod*. 2003;18(1):182–8.

[60] Bianco K, Caughey AB, Shaffer BL, Davis R, Norton ME. History of miscarriage and increased incidence of fetal aneuploidy in subsequent pregnancy. *Obstet Gynecol*. 2006;107(5):1098–102.

[61] Ogasawara M, Aoki K, Okada S, Suzumori K. Embryonic karyotype of abortuses in relation to the number of previous miscarriages. *Fertil Steril*. 2000;73(2):300–4.

[62] Carp H, Toder V, Aviram A, Daniely M, Mashiach S, Barkai G. Karyotype of the abortus in recurrent miscarriage. *Fertil Steril*. 2001;75(4):678–82.

[63] Alberman ED. The abortus as a predictor of future trisomy 21. In: Cruz DI, Gerald PS, eds. *Trisomy 21 (Down Syndrome)*. Baltimore: Raven Press; 1981, pp. 69–78.

[64] Snijders RJ, Nicolaides KH. *Ultrasound Markers for Fetal*

Chromosomal Defects. New York: Parthenon; 1996.

[65] Fortuny A, Carrio A, Soler A, Cararach J, Fuster J, Salami C. Detection of balanced chromosome rearrangements in 445 couples with repeated abortion and cytogenetic prenatal testing in carriers. *Fertil Steril*. 1988;49(5):774–9.

[66] Simpson JL, Elias S, Martin AO. Parental chromosomal rearrangements associated with repetitive spontaneous abortions. *Fertil Steril*. 1981;36(5):584–90.

[67] Simpson JL, Meyers CM, Martin AO, Elias S, Ober C. Translocations are infrequent among couples having repeated spontaneous abortions but no other abnormal pregnancies. *Fertil Steril*. 1989;51(5):811–4.

[68] Goddijn M, Joosten JH, Knegt AC et al. Clinical relevance of diagnosing structural chromosome abnormalities in couples with repeated miscarriage. *Hum Reprod*. 2004;19(4):1013–7.

[69] Boué A, Gallano P. A collaborative study of the segregation of inherited chromosome structural rearrangements in 1356 prenatal diagnoses. *Prenatal Diagn*. 1984;4(7):45–67.

[70] Daniel A, Hook EB, Wulf G. Risks of unbalanced progeny at amniocentesis to carriers of chromosome rearrangements: Data from United States and Canadian laboratories. *Am J Med Genet*. 1989;33(1):14–53.

[71] Stephenson MD, Sierra S. Reproductive outcomes in recurrent pregnancy loss associated with a parental carrier of a structural chromosome rearrangement. *Hum Reprod*. 2006;21(4):1076–82.

[72] Franssen MT, Korevaar JC, Leschot NJ et al. Selective chromosome analysis in couples with two or more miscarriages: Case–control study. *BMJ*. 2005;331:137–41.

[73] Sugiura–Ogasawara M, Ozaki Y, Sato T, Suzumori N, Suzumori K. Poor prognosis of recurrent aborters with either maternal or paternal reciprocal translocations. *Fertil Steril*. 2004;81(2):367–73.

[74] Carp H, Feldman B, Oelsner G, Schiff E. Parental karyotype and subsequent live births in recurrent miscarriage. *Fertil Steril*. 2004;81(5):1296–301.

[75] Carp H, Guetta E, Dorf H, Soriano D, Barkai G, Schiff E. Embryonic karyotype in recurrent miscarriage with parental karyotypic aberrations. *Fertil Steril*. 2006;85(2):446–50.

[76] Fritz MA. Perspectives on the efficacy and indications for preimplantation genetic screening: Where are we now? *Hum Reprod*. 2008;23(12):2617–21.

[77] Gardner RJ, Sutherland GR, Shaffer LG. *Chromosome Abnormalities and Genetic Counseling*. New York: Oxford; 2012.

[78] Anton E, Vidal F, Egozcue J, Blanco J. Genetic reproductive risk in inversion carriers. *Fertil Steril*. 2006;85(3):661–6.

[79] Pettenati MJ, Rao PN, Phelan MC et al. Paracentric inversions in humans: A review of 446 paracentric inversions with presentation of 120 new cases. *Am J Med Genet*. 1995;55(2):171–87.

[80] Philipp T, Kalousek DK. Generalized abnormal embryonic development in missed abortion: Embryoscopic and cytogenetic findings. *Am J Med Genet*. 2002;111(1):43–7.

[81] Feichtinger M, Wallner E, Hartmann B, Reiner A, Philipp T. Transcervical embryoscopic and cytogenic findings reveal distinctive differences in primary and secondary recurrent pregnancy loss. *Fertil Steril*. 2017;107:144–9.

第 5 章　反复妊娠丢失的子宫内膜因素

The Endometrial Factor in Recurrent Pregnancy Loss

Luiza Borges Manna　Ying Cheong　著

蒋欢欢　译

一、概述

　　人类女性的生殖道每月都会经历周期性的变化，以适应新的妊娠。尽管大多数物种是根据胚胎信号准备妊娠的，但是人类女性无论有无孕体存在，生殖道每月都会因为内分泌信号而发生周期性变化 [1]。蜕膜化过程是这些周期性变化的特征，在蜕膜化过程中，子宫内膜基质细胞发生无数的形态和分子变化后转化为能够容纳胚胎的分泌细胞。然而，蜕膜的作用不仅仅是被动接受，它不仅有利于着床，而且有助于选择有可能发展成为成功妊娠的胚胎。所以蜕膜变化对于保护母性资源至关重要，避免了对可能失败的妊娠营养浪费。此外，蜕膜形成了独特的免疫状态，以保护半同种异体孕体免受母体免疫反应的影响。因此，蜕膜负责在母体和胚胎的竞争之间找到平衡，确保人类物种的延续。在整个过程中，有超过 3000 个基因在严格的控制下，于周期的不同点差异性表达产生大量检查点，这些检查点可以确保子宫内膜的容受性和选择性之间的平衡 [2]。这一复杂过程的中断会导致受孕延迟或反复妊娠丢失（RPL）。后者（反复妊娠丢失）是本章的重点。当子宫内膜的三个主要功能，即完整的蜕膜反应、蜕膜对孕体的接受性及蜕膜支持有发育能力的胚胎，这些功能受到破坏时，会发生反复妊娠丢失。

二、蜕膜过程

　　子宫内膜间质细胞蜕膜层的形成对所有有着床胚胎的哺乳动物都是必不可少的 [1]。大多数哺乳动物的子宫内膜反应是由胚胎信号触发的 [3]，而人类子宫内膜月经周期的蜕膜化，是对雌激素和孕激素两种关键激素协同作用的反应结果。

　　人类子宫内膜周期以子宫内膜间质重塑为特征，可以分为三个不同的阶段 [4]。最初的增殖期，在月经后和排卵前，子宫内膜主要受雌激素水平影响，以子宫内膜增厚、间质水肿、子宫内膜腺体增大和弯曲为特征。分泌期始于排卵后，子宫内膜主要受孕激素水平影响，子宫内膜间质细胞发生形态学变化，这些梭形细胞转化为丰满的上皮样细胞和分泌性蜕膜样细胞，以助力于着床、胎盘形成和胚胎早期营养 [4, 5]。如果妊娠失败或没有妊娠，孕激素水平下降会引起子宫内膜细胞坏死和分裂，随后脱落和发生明显出血（月经期）[5]。

分化后的蜕膜样细胞在着床过程中经历复杂的适应，通过调节分泌环境从而调控昼夜节律[6, 7]。简单地说，在分泌期的第一阶段，蜕膜样细胞创造了一个有利于着床的促炎症微环境[3]。随后是支持胚胎发育的抗炎反应[8]。如果进展顺利，这一系列的事件完成后健康的胚胎可以发生着床，并形成一个发育良好的胎盘，以支持整个妊娠期胎儿的发育。因此，一些研究者认为，蜕膜的促炎和抗炎平衡紊乱可能导致着床失败、流产或妊娠后期结局不佳。有趣的是，一些晚期妊娠并发症，如先兆子痫、胎儿宫内生长受限和胎盘早剥，都与这一关键步骤发生异常有关[2]，这强调了早期发育环境对产科结局的巨大影响，甚至产生更进一步的影响。

对非妊娠患者进行常规的生理性干预可能会适得其反，而且"效率低下"。然而，月经周期的建立可以被看作是一种进化策略。在人类，这种策略所表现的子宫内膜强大的可塑性和再生能力是胎盘建立、早期妊娠相关的氧化应激、血管重塑和血管生成的先决条件[4]。

三、蜕膜反应不足与反复妊娠丢失

只有蜕膜反应正常才能妊娠。胚胎着床和临床妊娠可以在子宫内膜蜕膜不足的情况下发生，但是胎儿不能存活到足月。因此，如果子宫内膜基质细胞分化不良，就可能发生反复妊娠丢失。

人们已经多次尝试确定适当蜕膜化的生物标志物，但是它们的临床适用性仍有争议[9]。催乳素（PRL）和胰岛素样生长因子结合蛋白 -1（IGFBP-1）历来被用作适当蜕膜化的标记物[5]。Salker 等[10]研究表明，与对照组相比，反复妊娠丢失女性的子宫内膜催乳素水平大约低 100 倍，表明这一人群可能无法产生充分的蜕膜反应。此外，反复妊娠丢失患者子宫内膜容受性的关键调节因子 PROK1 的表达显著增加，并且在整个周期中持续异常升高，表明蜕膜变化的时相调节功能受损。在另一项研究中，类似的蜕膜反应中断是由血清和糖皮质激素诱导激酶 1（SGK1）的不及时表达引起。尽管这种激酶的持续表达与完全性不孕有关，但在反复妊娠丢失病例中发现这种激酶缓慢增加，这可能是由于持续的高浓度活性氧阻碍了妊娠的维持[11]。蜕膜对胚胎信号的异常反应也被证实。绒毛膜促性腺激素（hCG）由滋养层早期分泌，已知在正常妊娠中 hCG 以剂量和时间依赖的方式抑制 PRL 和 IGFBP-1[12]。在对照组中，hCG 可降低 PRL 和 PROK1 水平，而在反复妊娠丢失的样本中情况则相反[10]。

子宫内膜缺乏可塑性也会导致子宫内膜蜕膜反应不良。新的子宫内膜间充质干细胞具有高浓度的多能干细胞因子，在每个子宫内膜周期的开始聚集并分化为成熟的间质细胞[8]。它们的干细胞特性使其能够在受到攻击或环境变化后重新编程和适应环境。反复妊娠丢失患者的子宫内膜基质细胞出现甲基化异常，以及与干细胞相关的表观遗传特性丧失，这些变化导致细胞衰老增加和分化潜能降低[8]。

四、着床窗口与胚胎选择假说

蜕膜化子宫内膜的动态和时相变化绝非偶然。蜕膜反应差或者蜕膜充分的子宫内膜无法及时改变其分泌系统，都会影响妊娠结局。

时机是胚胎着床的关键因素。Wilcox 等[13]的开创性研究表明，如果着床发生在排卵后 6～10 天，则更有可能妊娠成功。因此，这个时间段被称为"着床窗口"。这个小"窗口"是蜕膜最有利于着床的时间段，也与蜕膜化的促炎期和胚胎最有能力着床的发育期相吻合[8, 10]。因此炎症是成功着床的必要条件，但不利于正在进行的妊娠[14]。限制接受期是选择存活胚胎的第一个子宫内膜机制，任何发育延迟的胚胎都不会与子宫内膜同步[10, 15]。然而，延长着床时间可能会阻止子宫内膜参与胚胎质量控制[1]。延长着床时间虽然会导致活胚胎在非支持性环境中着床，但会导致早孕丢失或晚期妊娠并发症的发生[14]。据报道，反复妊娠丢失患者的着床时间延长[10, 11, 14]。子宫内膜对发育不全胚胎的过度接受导致了"超生育"这一矛盾假设的产生。"超生育"概念表明，患有反复妊娠丢失的女性子宫内膜并不是排斥优质胚胎，而是允许建立更多的临床妊娠，但是这些妊娠注定会失败，然而这种现象在正常生育女性体内环境中是受排斥的。因此，反复妊娠丢失的女性流产更多，因为着床的胚胎更多。在反复妊娠丢失患者中发现较短的妊娠时间间隔可以支持"超生育"假说[10]。尽管超生育假说可能过于简单化，但异常子宫内膜容受性导致的子宫内膜选择性受损是一个有吸引力且可信的假说。

子宫内膜的选择性不会在着床窗口停止，如果质量控制的第一个检查点失败，还有其他机制可以避免受损的胚胎。当宫腔上皮被突破，胚胎着床，蜕膜就与孕体发生分子对话，并能够相应地调整其微环境[16, 17]。因此，蜕膜不仅仅是受胚胎侵袭潜能影响的被动旁观者，相反，蜕膜在胚胎着床过程中起着积极的作用，它充当了具有发育能力胚胎的生物传感器。我们通过体外模型研究了胚泡 – 蜕膜相互作用的分子线索。一项比较蜕膜化子宫内膜细胞对不同质量胚胎反应的研究表明，那些发育充分的胚胎触发了适度的蜕膜反应，而劣质胚胎抑制了早孕发生的几个重要因素[18]。全基因组表达谱显示，只有 15 个蜕膜基因在高级别胚胎中有差异表达，然而 449 个基因在发育不全的胚胎中发生了改变[19]。研究者认为，发生改变的基因下调了关键分子的表达，如 HSPA8，它触发了内质网应激反应，损害了 PRL 和 IGFBP-1 的分泌[4, 19]。此外，这些胚胎抑制了一些白介素的分泌，这些白介素被认为是关键的着床因子和免疫调节剂[18]。因此，蜕膜对异常胚胎的反应更强，异常胚胎可能具有更强的代谢活性[1]。此外，子宫内膜间质细胞被编程进行定向迁移以包裹囊胚，以确保有发育潜能的囊胚嵌入到有助于发育的环境中[16]。健康的子宫内膜基质细胞向受损囊胚的迁移减少。当表面上皮被劣质胚胎突破，其分泌腺功能也会变得相对不利，但在反复妊娠丢失受试者的子宫内膜中没有观察到同样的现象[16, 17]。

五、免疫因素

蜕膜的另一个作用是确保对胎儿的免疫耐受，同时保护母亲免受外界的攻击。蜕膜后子宫内膜免疫细胞成分发生变化，以识别和接受半同种异体胚胎。蜕膜中最丰富的白细胞亚型是子宫自然杀伤（uNK）细胞[20]，约占分泌期后子宫内膜白细胞的 70%。子宫自然杀伤细胞是自然杀伤细胞的一个独特的亚群，与循环中的同类细胞具有不同的抗原谱，循环中的 NK 细胞对 CD56 和 CD16 抗原染色显著，具有高度的细胞毒性，而 uNK 细胞只对 CD56 染色，几乎没有证据证明其具有细胞毒活性[21]。相反，它们合成了一些对早孕的形成至关重要的血管生成因子[20]。在黄体生成激素峰值 6～7 天后，uNK 细胞的数量显著增加，这一时间与着床时间一致，并在妊娠早期继续增加[20, 22]。这些特征，加上 uNK 细胞倾向于聚集在滋养层浸润部位和螺旋动脉周围，表明它们可能在其重塑和着床中发挥作用[23]。

在患有反复妊娠丢失的女性中发现子宫自然杀伤细胞的浓度增加[24, 25]。着床和早期胎盘发育都发生在相对缺氧的环境中，直到妊娠 10～12 周时，当螺旋动脉塞溶解时，氧张力仍然较低[26]。据推测，子宫自然杀伤细胞的大量存在可能导致早期螺旋动脉重塑，增加氧张力和氧化应激，使之高于适宜着床的最佳水平[26]。然而，氧化应激的作用仍然存在争议。Tang 等[27]进行了一项 Meta 分析，尽管纳入的研究很少使用一致的方法，结果显示子宫自然杀伤细胞浓度与妊娠结局之间没有关联。在子宫内膜取样的时间、子宫自然杀伤细胞定量的方法和参考范围方面仍然缺乏共识，这也妨碍了对不同研究结果的充分解释[20]，从而导致文献出现显著的异质性，质疑子宫自然杀伤细胞作为反复妊娠丢失诊断标记物的有效性。

T 淋巴细胞约占蜕膜白细胞池的 10%[22]，可对内部和外部信号产生差异性应答[28]。T 辅助（Th）细胞可进一步分化为不同亚型，这些亚型具有不同的细胞因子释放模式[29]。不适当的免疫反应是否可能是造成与上述超生育情况的原因，这是一个有趣的问题。

六、挑战与临床意义

令患者和临床医师都感到沮丧的是，只有大约 50% 的反复妊娠丢失病例有明确的病因[30]。另一半的不明原因病例可能与子宫内膜因素直接或间接相关。子宫内膜是一种对激素和环境刺激高度敏感的组织，子宫内膜功能可因内分泌病理学或子宫内膜异位症等生殖功能衰退的常见原因而受损[30]。因此，治疗原发性、系统性病因比治疗固有子宫内膜异常更为直接。

针对原发性子宫内膜的病因，必须有快速可靠的诊断试验。然而，尽管在早期妊娠事件的理解以及子宫内膜在建立和维持妊娠中的作用方面取得了重大进展，但拥有可靠的诊断试验仍然是一个挑战。因此，在子宫内膜因素的临床干预方面取得的成果很少[9]。子宫内膜无尽的适应能力使得公式化的治疗方法行不通，它的动态特性也使单一的测试评估难以使人信服，同时关于周期间个体间和个体内的差异知之甚少[1]。子宫内膜研究的"多组学"方法似乎很有前景，但对这种高产出数据的解释和临床应用仍然存在问题[31]。

自从 20 多年前发现子宫自然杀伤细胞以来，人们一直在研究反复妊娠丢失中的子宫自然杀伤细胞[32]。尽管子宫自然杀伤细胞参与反复妊娠丢失的生物学合理性是毋庸置疑的，但是对于是否常规检测子宫自然杀伤细胞，以及如果异常是否应该在受累女性中进行治疗仍然存在很多争论[32, 33]。遗憾的是，缺乏一致性数据意味着，在辅助生殖领域，子宫自然杀伤细胞的量化检测有时被看作是对患者的经济剥削[32]。一些免疫调节药物和皮质类固醇治疗已被关注[32, 34]，并在本书的其他章节中介绍过。有些治疗旨在降低反复妊娠丢失患者子宫内膜中的子宫自然杀伤细胞浓度，但是缺乏足够的妊娠结局的临床数据和对潜在不良反应的充分随访，从而使这种经验性应用受到质疑。同样，免疫增强药物和孕酮补充在反复妊娠丢失中作为超生育调节剂的作用尚未被研究。最后，推进反复妊娠丢失子宫内膜因素治疗方案的一个主要挑战是，人类研究会受到伦理和技术的影响。未来的研究必须创造性地利用创新的计算工程技术和数字健康平台来重新审视和了解子宫内膜情况，以便为这个古老的临床管理难题寻求新的答案。

参 考 文 献

[1] Macklon NS, Brosens JJ. The human endometrium as a sensor of embryo quality. *Biol Reprod*. 2014;91(4):98.

[2] Gellersen B, Brosens I, Brosens J. Decidualization of the human endometrium: Mechanisms, functions, and clinical perspectives. *Semin Reprod Med*. 2007;25(6):445–53.

[3] Lucas ES, Salker MS, Brosens JJ. Uterine plasticity and reproductive fitness. *Reprod Biomed Online*. 2013;27(5):506–14.

[4] Brosens JJ, Parker MG, McIndoe A, Pijnenborg R, Brosens IA. A role for menstruation in preconditioning the uterus for successful pregnancy. *Am J Obstet Gynecol*. 2009;200(6):615.e1–e6.

[5] Okada H, Tsuzuki T, Murata H. Decidualization of the human endometrium. *Reprod Med Biol*. 2018;17(3):220.

[6] Man GCW, Zhang T, Chen X et al. The regulations and role of circadian clock and melatonin in uterine receptivity and pregnancy–An immunological perspective. *Am J Reprod Immunol*. 2017;78(2):e12715.

[7] Cheong Y, Boomsma C, Heijnen C, Macklon N. Uterine secretomics: A window on the maternal–embryo interface. *Fertil Steril [Internet]*. 2013 Mar 15 [cited 2019 Sep 2];99(4):1093–9. Available from: https://linkinghub.elsevier.com/retrieve/pii/S0015028213002173.

[8] Lucas ES, Dyer NP, Murakami K et al. Loss of endometrial plasticity in recurrent pregnancy loss. *Stem Cells*. 2016;34(2):346–56.

[9] Craciunas L, Gallos I, Chu J et al. Conventional and modern markers of endometrial receptivity: A systematic review and meta–analysis. *Hum Reprod Update*. 2019;25(2):202–23.

[10] Salker M, Teklenburg G, Molokhia M et al. Natural selection of human embryos: Impaired decidualization of endometrium disables embryo–maternal interactions and causes recurrent pregnancy loss. *PLOS ONE*. 2010;5(4):e10287.

[11] Salker MS, Christian M, Steel JH et al. Deregulation of the serum– and glucocorticoid–inducible kinase SGK1 in the endometrium causes reproductive failure. *Nat Med*. 2011;17(11):1509–13.

[12] Fluhr H, Krenzer S, Deperschmidt M, Zwirner M, Wallwiener D, Licht P. Human chorionic gonadotropin inhibits insulin–like growth factor–binding protein–1 and prolactin in decidualized human endometrial stromal cells. *Fertil Steril*. 2006;86(1):236–8.

[13] Wilcox AJ, Baird DD, Weinberg CR. Time of implantation of the conceptus and loss of pregnancy. *N Engl J Med*. 1999;340(23):1796–9.

[14] Salker MS, Nautiyal J, Steel JH et al. Disordered IL–33/ST2 activation in decidualizing stromal cells prolongs uterine receptivity in women with recurrent pregnancy loss. *PLOS ONE*. 2012;7(12): e52252.

[15] Edgell TA, Rombauts LJF, Salamonsen LA. Assessing receptivity in the endometrium: The need for a rapid, non–invasive test. *Reprod Biomed Online*. 2013;27(5):486–96.

[16] Quenby S, Brosens JJ. Human implantation: A tale of mutual maternal and fetal attraction. *Biol Reprod*. 2013;88(3).

[17] Weimar CHE, Kavelaars A, Brosens JJ et al. Endometrial stromal cells of women with recurrent miscarriage fail to discriminate between high– and low–quality human embryos. *PLOS ONE*. 2012;7(7):e41424.

[18] Teklenburg G, Salker M, Molokhia M et al. Natural Selection of human embryos: Decidualizing endometrial stromal cells serve as sensors of embryo quality upon implantation. *PLOS ONE*. 2010;5(4):e10258.

[19] Brosens JJ, Salker MS, Teklenburg G et al. Uterine selection of human embryos at implantation. *Sci Rep*. 2015;4(1):3894.

[20] Lash GE, Bulmer JN, Li TC et al. Standardisation of uterine natural killer (uNK) cell measurements in the endometrium of women with recurrent reproductive failure. *J Reprod Immunol*. 2016;116:50–9.

[21] Kuroda K, Venkatakrishnan R, James S et al. Elevated periimplantation uterine natural killer cell density in human endometrium is associated with impaired corticosteroid signaling in decidualizing stromal cells. *J Clin Endocrinol Metab*. 2013;98(11):4429–37.

[22] Bulmer JN, Williams PJ, Lash GE. Immune cells in the placental bed. *Int J Dev Biol*. 2010;54(2–3):281–94.

[23] Bambang KN, Lambert DG, Lam PMW, Quenby S, Maccarrone M, Konje JC. Immunity and early pregnancy events: Are endocannabinoids the missing link? *J Reprod Immunol*. 2012;96(1–2):8–18.

[24] Quenby S, Bates M, Doig T et al. Pre–implantation endometrial leukocytes in women with recurrent miscarriage. *Hum Reprod*. 1999;14(9):2386–91.

[25] Tuckerman E, Laird SM, Prakash A, Li TC. Prognostic value of the measurement of uterine natural killer cells in the endometrium of women with recurrent miscarriage. *Hum Reprod*. 2007;22(8):2208–13.

[26] Quenby S, Nik H, Innes B et al. Uterine natural killer cells and angiogenesis in recurrent reproductive failure. *Hum Reprod*. 2008 Oct 14;24(1):45–54.

[27] Tang AW, Alfirevic Z, Quenby S. Natural killer cells and pregnancy outcomes in women with recurrent miscarriage and infertility: A systematic review. *Hum Reprod*. 2011;26(8):1971–80.

[28] Grimstad F, Krieg S. Immunogenetic contributions to recurrent pregnancy loss. *J Assist Reprod Genet*. 2016;33(7):833–47.

[29] Bates MD, Quenby S, Takakuwa K, Johnson PM, Vince GS. Aberrant cytokine production by peripheral blood mononuclear cells in recurrent pregnancy loss? *Hum Reprod*. 2002;17(9):2439–44.

[30] Patel B, Lessey B. Clinical assessment and management of the endometrium in recurrent early pregnancy loss. *Semin Reprod Med*. 2011;29(06):491–506.

[31] Altmäe S, Esteban FJ, Stavreus–Evers A et al. Guidelines

for the design, analysis and interpretation of "omics" data: Focus on human endometrium. *Hum Reprod Update.* 2014;20(1):12–28.

[32] Moffett A, Shreeve N. First do no harm: Uterine natural killer (NK) cells in assisted reproduction. *Hum Reprod.* 2015;30(7):1519–25.

[33] Sacks G. Enough! Stop the arguments and get on with

the science of natural killer cell testing. *Hum Reprod.* 2015;30(7):1526–31.

[34] Quenby S, Kalumbi C, Bates M, Farquharson R, Vince G. Prednisolone reduces preconceptual endometrial natural killer cells in women with recurrent miscarriage. *Fertil Steril.* 2005;84(4):980–4.

第 6 章 胎儿结构畸形和反复妊娠丢失

Fetal Structural Malformations and Recurrent Pregnancy Loss

Howard J. A. Carp　Thomas Philipp　Micha Baum　Michal Berkenstadt **著**

鲍时华 **译**

一、概述

国际上大多报道活产儿的结构畸形发生率为 2%[1]。但是在西方国家，由于产前诊断技术（超声、羊膜腔穿刺术、绒毛取样，以及颈项透明层厚度、PAPP-A、游离 β-hCG 和甲胎蛋白等非侵入性方法）的广泛应用，发生率远低于这个数字。由于许多患者因胎儿结构畸形而选择终止妊娠，目前出生异常胎儿的发生率可能低于先前的报道。有证据表明，反复妊娠丢失（RPL）的女性中胎儿异常的发生率增高。Sheiner 等[2] 的研究报道了 29 名患者中有 2 名异常，尽管是小型研究，但数字高于预期。反复妊娠丢失免疫治疗实验研究组（RMITG）[3] 的数据分析显示，胎儿异常发生率为 4%。作者的系列文章中，在 99 名未经治疗的患者中有 3 名异常。但是，在 RMITG 及作者的系列文章中，均未设对照组。在 Thom 等[4] 的研究中发现，反复妊娠丢失女性分娩先天畸形儿的风险高于正常对照组（RR 1.8%，95%CI 1.1~3.0）。然而，许多严重异常的胚胎会以流产形式而丢失，或于早孕期发生不明原因妊娠丢失，或孕中期被诊断出异常而丢失或终止。

超声是目前检测胎儿结构异常的主要诊断工具。虽然超声分辨率有了重大进步，但超声检查仍不能精确地显示 11 周以内的胚胎结构异常（顶臀长小于 30mm），而近 90% 的反复流产发生在这段时期。为了更早诊断胚胎异常，需要先进的技术，如胎儿镜。在大多数情况下，无法找到明确的致畸物，如病毒、传染性生物、药物等，也无法明确原因。既往应用染色体核型条带技术检测，大多数异常的原因被认为是"多因素的"，且非遗传因素导致。但是，近年来随着更高分辨率分子技术的引入，遗传检测已发生了显著变化，如比较基因组杂交、二代测序（NGS）和全外显子组 / 基因组测序等。许多以前被诊断为非遗传因素的异常，如今认为有遗传因素。关于胚胎异常和复发性流产，还有很多研究工作要做，本章节只讨论了其中一些问题。

二、胎儿镜是新的诊断模式

胎儿镜检查可以对仍在子宫内的胚胎进行可视化检查。在对稽留流产进行刮宫术之前，通过宫颈置入胎儿镜镜头，可以准确地显示超声无法探及的形态学细节，且此时未经任何人为干预损害[5, 6]（图 6-1）。在本章中，将讨论胎儿镜对已死亡胚胎进行形态学和遗传学评估的诊断价值。

（一）胎儿镜技术

确认胚胎死亡后，在刮宫术之前，在宫腔中置入一个具有活检和冲洗功能的镜头，连续注入盐水维持在较低压力（40～120mmHg）。早期稽留流产，子宫包蜕膜和壁蜕膜尚未融合，因此可以同时评估宫腔。孕囊位于局部，用微剪切开不透明的绒毛膜，然后可以透过羊膜观察胚胎。在第 8 周，胚胎已有数千个结构，胎儿镜应尽可能靠近胚胎，以便记录微小的发育结构，如四肢（图 6-1）。然后可以将镜头插入羊膜腔中，从羊膜腔内部可以更好地看到胚胎的细节。注意不要增加盐水的压力，否则胚胎将被冲出而丢失。

对胚胎的完整可视化检查，包括头部、面部、背侧、腹壁、四肢和脐带等。早期流产标本中发育缺陷的发生率特别高[5, 6]。但在怀孕初期胚胎的解剖结构一直在变化。因此，诊断发育缺陷需要掌握发育中的胚胎的专业解剖结构知识。胚胎异常的诊断依赖于精确的胚胎停育时间[7]。"胎龄"这个常用的临床和超声的术语不适合用于稽留流产，因为胚胎通常在死亡后依然停留在子宫内。

在 RPL 中，特别是发现胚胎表型异常时，对胎儿进行准确的遗传分析是非常必要的。经宫颈胎儿镜检查可以选择取样可靠的绒毛组织，引起母体的感染风险很低。Ferro 等[8]描述了在脐带插入点对胚胎进行活检的优势（图 6-2）。如果对宫腔刮出物而不是胎儿镜活检样本进行基因分析，若蜕膜覆盖滋养细胞，检测结果可能会混淆。如果可能，应该对胚胎组织进行基因分析，而不单纯是滋养细胞，以排除胎盘局限性嵌合体。因此，仅对滋养层细胞的遗传学评估可能无法反映出胚胎真正的染色体倍数[9]。

在双胎妊娠中，两个绒毛膜囊均可单独活检（图 6-3）。检查后，即可进行刮宫术。

（二）胎儿镜诊断的形态学缺陷

1. 异常结构的胚胎

异常的胚胎发育可局限在特定器官或导致整个胚胎发育异常，如图 6-4 所示。根据异常胚胎发

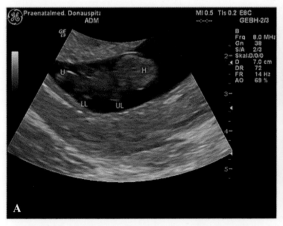
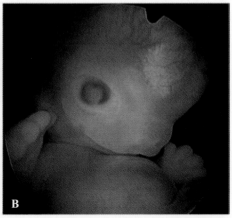

▲ 图 6-1　A. 超声检查测量胚胎的头臀长为 24mm，无心搏，可显示头（H）、脐带（U）、上肢（UL）和下肢（LL）；B. 胎儿镜的前外侧视野可显示保存完好的胚胎，可清晰显示精细结构，如鼻孔、发育中的眼睑、清晰可见的手指

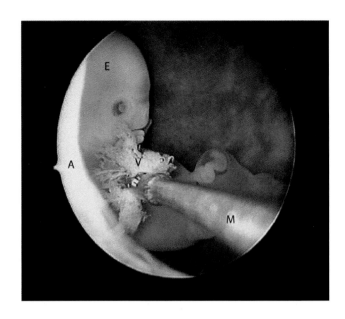

◀ 图 6-2　直接绒毛膜绒毛取样是在可视化监控下使用微型钳（**M**）进行的，微型钳尖端的是绒毛（**V**），标记（**A**）为羊膜的残留物，在图片中可以看到一个小头 45, X0 胚胎（**E**），其顶臀长为 **28mm**

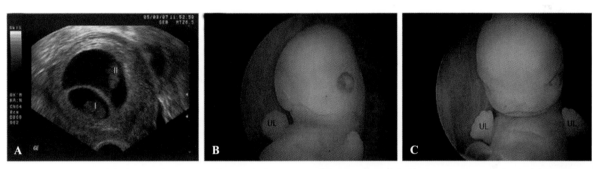

▲ 图 6-3　**A.** 经阴道超声检查患者的连续第 **4** 次流产，显示双胎妊娠，有两个胚胎（Ⅰ和Ⅱ），顶臀长分别为 **14mm** 和 **19mm**。超声检查中未发现异常。**B.** 胎儿镜从双胎胎儿Ⅰ的前外侧角度观察胎儿Ⅰ上部，外部发育缺陷，是严重的小头畸形和面部发育不良，虽然形成了手板（**UL**），但没有手指的发育，这表明相对于顶臀径，上肢发育迟缓。**C.** 胎儿Ⅱ上部的前视图。小头胚胎的手指之间形成明显的凹槽，但上肢在肘部没有弯曲，这表明该胚胎发育迟缓。分别对两个绒毛膜囊进行活检。染色体分析结果为 15 三体（47, XX, +15）（胎儿Ⅰ）和 21 三体（47, XX, +21）（胎儿Ⅱ）

育的程度，分为四个等级[10]。空囊（临床上称为萎缩性囊胚）是最严重的形式，称为 1 级，未见胚胎组织。2 级的胚胎组织 3～5mm 大小，但没有可识别的外部胚胎标志，也没有视网膜色素，不能区分尾极和头极（图 6-4）。3 级的胚胎长达 10mm，没有肢芽，但通常存在视网膜色素，头极和尾极可以区分。4 级胚胎的顶臀长超过 10mm，具有可辨认的头、躯干和肢芽。肢芽发育迟缓，面部结构发育异常。生长异常的胚胎有很高的常染色体三体患病率（92%），最常见的是 16 三体，占异常核型的 46%[5]。

　　2. 局部缺陷

　　局部缺陷可能是孤立的，也可能涉及多个器官。参见图 6-3、图 6-5 至图 6-9。以下是一些示例。

　　头部发育缺陷可能表现为小头畸形、无脑畸形、露脑畸形、脑膨出、面部发育不良、唇裂、腭裂、面部与胸部融合、无眼症、眼球不融合、喙鼻。面部发育异常可表现为鳃弓和中脸的结构发育不良。通常小头畸形和面部发育不良会同时出现。

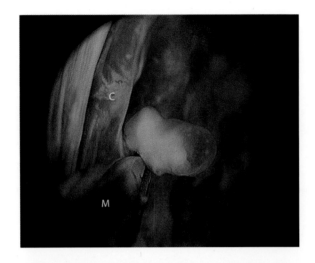

◀ 图 6-4　微型钳（M）指向一个异常的胚胎（GD2），胚芽长 3mm。从胚胎学上看不到可识别的外部胚胎标志，细胞遗传学诊断为异常核型（47, XX, +4）

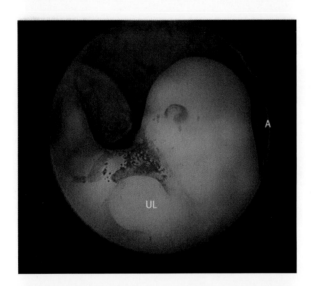

◀ 图 6-5　胚胎上部的特写侧视图，打开羊膜（A）后测量胚胎的顶臀长为 14mm，是一个从头部至胸部融合的小头胚胎，上肢（UL）显示出手板形成，无手指线，提示胚胎的肢体发育迟缓。染色体分析显示为异常核型（69, XXY）

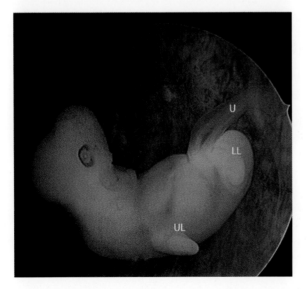

◀ 图 6-6　胚胎侧视图，胚胎长为 13mm，胚胎的外部发育缺陷是严重的小头畸形、面部发育异常、上肢（UL）和下肢（LL）发育严重迟缓，（U）标记脐带。这是该患者的第 3 次流产，妊娠是通过 IVF 受孕。胚胎染色体分析是正常核型（46, XY）

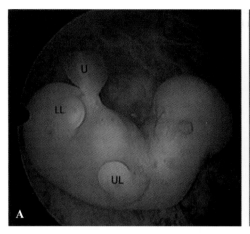
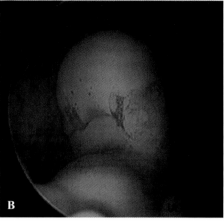

▲ 图 6-7　胚胎的上部（B）的侧面（A）特写图，胚胎长 12mm，外观发育缺陷是严重的小头畸形、面部发育异常、上肢（UL）和下肢（LL）发育严重迟缓及脐带过短（U）异常。面部的暗褐色区域是由于浸软所致。此次为患者的第 6 次流产，胚胎染色体为正常核型（46, XY）

神经管缺陷（无脑、脑膨出、脊柱裂）起源可能是多因素的，由一种或多种致死性基因缺陷或非整倍性[10-13]，或由非遗传机制（如羊膜带）引起。

外侧唇裂和中线唇裂可在胎儿镜下观察到，由于胚胎 7 周后，唇部发生融合，在此孕周后才能做出诊断。唇裂可能是畸形综合征的一部分，不规则的裂口则可能是由羊膜带引起的。唇裂常与染色体异常有关，尤其是 13 三体。腭裂只能在胎儿时期诊断，因为融合是在发育第 10 周后完成。

躯干发育缺损包括脊柱裂、脐膨出和腹裂。胚胎时期脊柱裂的表型与胎儿期或新生儿不同。在胚胎期，脊柱裂常表现为一个斑状突起的神经组织超过尾部脊柱[14]。生理性的中肠疝是一个肉眼可观察到的过程，始于受精后第 6 周，在第 10 周末中肠才完全回到腹腔。在第 8 周时肠疝仍是生理性的，脐膨出只能在胎儿时期确诊。腹裂不同于生理上的中肠疝，因为脐带未涉及并且无疝囊形成，腹裂很少在胚胎中观察到。腹裂的发病机制存在争议，"宫内"血管意外导致腹壁破裂的理论得到了最广泛的接受。因此，腹裂被认为是一个偶发事件，再次发生的风险可以忽略不计。

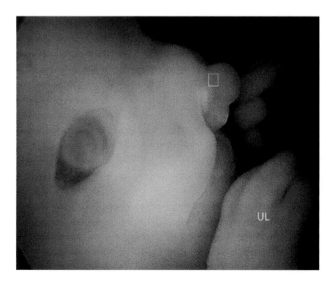

◀ 图 6-8　胚胎的面部特写，胚胎的顶臀径为 27mm，存在中位唇裂（□），UL 为右上肢。胚胎染色体为 9 号三体（47, XY, + 9）

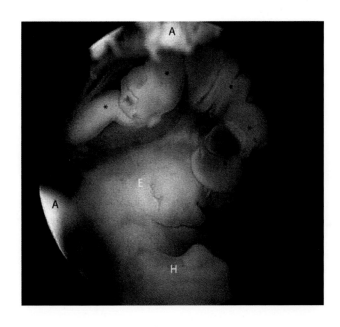

◀ 图 6-9 胎儿镜展示了保存完好的无脑儿的胚胎上部侧面图

显露的脑组织（＊）仍然是完整的（露脑畸形），手部（H）没有手指发育，外耳（E）部分清晰可见，标记（A）是羊膜组织残留。此胚胎的染色体为正常核型（46, XX）

　　肢体缺陷，如多指畸形、少指畸形、并指畸形、裂手 / 裂足畸形、肢复位缺陷是最常见的肢体畸形。多指畸形可能是孤立的畸形，也可能是畸形综合征的一部分，这两种畸形都可能是遗传性的，也可能是未知的。轴后多指在 13 三体中很常见 [15]。并指可能是遗传畸形综合征的一部分，通常在第 8 周末，手指开始分离时发现，在三倍体中多见 [15]。裂手 / 裂足畸形可能是多种综合征的一部分，如外胚层发育不良、外指和裂隙，并常合并 15 三体 [15]。在横向肢体发育缺损中，远端肢体结构缺失，而近端肢体可能有部分正常结构，通常被认为是由外周缺血引起的连续性中断引起的 [16]，未来妊娠的复发风险是很低的 [15]。

　　脐带缺陷，如打结、扭转、狭窄、囊肿和异常的薄和（或）短的脐带，很少在胎儿镜下观察到。脐带囊肿和异常细小或短脐带通常见于染色体异常的胚胎。

（三）遗传异常是胚胎发育异常的原因

　　合并有局部发育缺陷的胚胎中染色体异常的发生率最高（86%），在生长异常的胚胎中，70% 有遗传异常，表型正常胚胎 [6] 的染色体异常发生率最低（41%）（表 6-1）。经宫颈胎儿镜可选择获取可靠的绒毛组织样本，受母体污染风险很小。此外，胎儿镜对于染色体正常，但是胚胎发育异常的患者，提供了有价值的信息。如果不对胚胎进行形态学检查，将丢失这些信息，不能发现胚胎发育异常。发现染色体核型正常却发育异常的胚胎是非常有价值的，因为它可以将病因指向母体或不明原因（图 6-6 和图 6-7）。表 6-2 显示了对 53 名复发性流产（＞ 2 次连续早期妊娠丢失）患者的胎儿镜和遗传检查结果的汇总。在一项更大的研究 [17] 中，对 75 名 3 次或 3 次以上流产史的女性进行胎儿镜检查，发现 81% 的流产胚胎有形态学异常。其中 5 名患者进行了 3 次胎儿镜检查，3 例（60%）出现反复的形态学异常，2 例为复合形态异常。对其中 78 个形态异常的胚胎进行了遗传分析，发现整倍体 29 例，非整倍体 49 例。其中 6 名患者进行了 3 次胚胎遗传分析，2 例（33.3%）为复发性非整倍体，3 例（50%）为复发性整倍体，1 例为混合型。

表 6-1　**514 例流产的标本形态和核型**

形　态	样本总数		成功进行核型分析样本总数		核型异常的样本	
	数　量	%[a]	数　量	%[b]	数　量	%[c]
正常	58	11.3	56	96.2	23	41.1
发育紊乱	237	46.1	225	95	156	69.3
复合缺陷	198	38.5	193	97.3	166	86.0
孤立缺陷	21	4.1	21	100	14	66.7
总数	514	100	495	96.3	359	72.5

a. 具有该形态的标本总数的百分比；b. 成功进行核型分析的每个形态学类别的百分比；c. 核型异常的每个形态学类别的百分比

表 6-2　**53 例复发性流产（3 次或 3 次以上连续流产）的标本形态和核型结果**

形　态	样本总数		成功进行核型分析的样本总数		核型异常的样本	
	数　量	%[a]	数　量	%[b]	数　量	%[c]
正常	8	15.1	7	87.5	3	42.9
发育紊乱	26	49.1	24	92.3	15	62.5
复合缺陷	18	34	18	100	13	72.2
孤立缺陷	1	1.9	1	100	1	100
总数	53	100	50	94.3	32	64

a. 具有该形态的标本总数的百分比；b. 每个形态学分类成功核型的百分比；c. 每个形态学分类的异常核型的百分比

母体因素，如抗磷脂抗体、血栓性疾病、内分泌因素或子宫异常不太可能引起胎儿镜下可见的发育缺陷。排除染色体异常后，这些发育缺陷的来源往往是异质性的。最近利用分子技术，如 NGS 或全外显子组测序（WES），发现胚胎生长和形态形成所需基因的不平衡和突变存在于核型正常的自然流产、畸形儿和胎儿镜下发育异常的胚胎[18]。

三、超声是一种诊断方法

自问世 50 多年来，超声检查一直是诊断胎儿异常的主要手段。随着技术的进步和分辨率的提高，超声可诊断越来越多的胎儿异常。但是超声主要用于产前诊断，以防止畸形儿的出生，而并不是用于诊断流产的原因。第 14 章描述了可以在超声下检测胎儿发育的标志性特征。在上一节中，描述了使用胎儿镜作为诊断工具可发现引起流产的胎儿异常情况。虽然发明胎儿镜已经有 15 年了，但至今尚未广泛采用。相比较而言，超声检查的使用更为广泛。近年来超声技术取得了重大进展，可以在孕早期（通常在第 11～13 周完成）筛查胎儿异常，同时可进行颈项透明层厚度的检查。

（一）颈项半透明层厚度检查

首先在 1992 年由 Nicholaides 等[19] 提出，通过超声检测颈后半透明区域的厚度，若厚度增加（最初的标准为大于 3mm）对包括唐氏综合征在内的遗传异常有预测价值。颈项半透明层厚度增厚染色体异常风险为 35%[19]，而如果颈部半透明层厚度为 2mm 或更小，则风险仅为 1%。但是，即使是很小的测量误差也会对假阳性及假阴性诊断产生重要影响，可能导致不必要的侵入性检查（绒毛取样或羊膜腔穿刺术）或非整倍性异常的漏诊。因此，颈项半透明层厚度不单独使用，而是与产妇年龄和血清测试一起评估：妊娠相关血浆蛋白 A（PAPP-A）、hCG 或胎儿细胞游离 DNA（cfDNA）。联合这三个测量结果可在 11 周时检出 87% 的 21 三体，在 12 周时检出率为 85%，在 13 周时检出率为 82%，假阳性率为 5%[20]。除了非整倍性外，颈项半透明层厚度增加的胎儿其他异常情况的风险也增高。即使染色体核型正常，在 10～14 周时颈项透明层厚度增加，则宫内死亡和结构异常（特别是心脏、胃肠道或肌肉骨骼系统）的风险也增加[21, 22]。

（二）软指标

在孕早期末可以通过超声检查发现其他一些特征，这些特征不能诊断但可提示异常，如四腔心和三尖瓣检查可作为非整倍体的软指标，这大约在 2/3 孕龄为 13 周的胎儿中得到证实[23]。有经验的超声医师可以早在 10 周就诊断出心脏缺陷。鼻骨发育不全是另一项软指标。在鼻骨发育不良的病例中[24]，42% 染色体非整倍性，10% 有临床相关的拷贝数变异（CNV）。除了与 21 三体相关外，鼻骨发育不良还可能与临床相关 CNV 中的面部畸形有关。利用侧面图来测量鼻骨的透明度，并将鼻骨可视化，以观察到后脑的变化，从而早期诊断神经管缺陷。

目前已制订了评估胎儿解剖学异常的标准[25]，但大多数的结构异常是非致命性的，而且通常比早期流产发生的时间要晚。

（三）孕早期筛查

由于绝大多数异常都发生在孕早期，因此最好在早于前次流产发生孕周的阶段进行筛查，这需要胚胎学的全面知识，以知晓不同器官的发育时间以及在哪个阶段可以发现异常。此外，设备需要更高的分辨率。需要提醒的是，正如 Arslan 等[26] 所述，某些异常在妊娠早期就容易被发现，如无脑儿，可在 9 周就被诊断出来。而有些异常较晚被发现，而且早期不可能诊断，如小脑发育不全。还有一些异常可以在妊娠早期通过使用高科技设备检查发现，包括脊柱裂、骨骼发育不良和心脏缺陷。然而，在发现可能导致流产的早期异常时，超声仍然不能与胎儿镜相媲美。

四、遗传咨询的作用

遗传咨询医师必须面对的问题是判断胚胎结构畸形或非整倍性是偶发性还是复发性的，目前已总结了一些具有复发性的形态异常[17]，表 6-3 总结了复发的非整倍体，其中的患者可能有 1 次或 1 次以上胚胎停育病史。

（一）一次自然流产的信息

如果仅从一次流产中获得信息，则病因可能是遗传的，也可能是未知的遗传机制。如果没有已知的遗传机制，则可以使用数据库来帮助临床医师判断[27]。如果有关于异常的遗传解释，则可以获取更多信息。即使没有进行过遗传分析，也有可能从数据库中其他的妊娠丢失中获得信息。如果流产时做了清宫术，则可以将流产的组织学标本，无论是封片或是石蜡块都可以用于染色体微阵列分

表 6-3　**流产中的复发性非整倍体遗传**

研　究	复发性非整倍体遗传
Carp 等 [25]	8/43（19%）
Sullivan 等 [26]	3/30（10%）
Sugiura-Ogasawara 等 [27]	32/42（75%）
总数	43/115（37.3%）

报道中的每 1 个病例均发生了 > 3 次流产，证实了非整倍体胚胎。在 Carp 等 [25] 的系列文章中，有 43 例随后发生了流产，其中 8 例也是非整倍体（19%）。总体数据表明，重复非整倍性可能发生在 37.3% 的患者中，但在 62.7% 的患者中非整倍性是一个单独的事件

析或 NGS 检测 [28, 29]。但是，DNA 的质量可能很差，需要有经验的医师来解读结果。

有了这些信息，遗传咨询医师就可以大致确定再发的风险。对家族史的分析也提供了关于遗传模式的重要信息。用条带技术对亲本进行核型分析是一种较差的选择。当胚胎染色体异常时，需要对父母进行更高分辨率的检测，以确定是否有一方是携带者，以此判断下一次妊娠再发的风险，这需要对父母和胎儿使用 WES 等技术。通过以上测试，患者夫妇可从多次流产数据库中获取信息。

（二）大于一次流产中的信息

如果畸形是偶发性的，则考虑这对夫妇复发的风险低，并建议再次怀孕。但应保存胚胎组织，以便将来若再次发生异常胚胎时，可以比较两个异常胚胎的组织。在下一次妊娠中，应进行超声筛查。由于复发性流产患者流产风险较高，因此不建议在妊娠期对活胚胎进行胎儿镜检查。但是若发生胚胎停育，则应重复胎儿镜检查。

如果发现遗传可以解释的畸形，则植入前遗传检测（PGT）是预防复发的唯一方法。通过绒毛膜绒毛取样或羊膜穿刺术诊断可以防止畸形儿出生，但将使患者经历人工终止妊娠。在第 26 章和第 27 章中对 PGT-A 的问题进行了激烈讨论。在罕见突变中，应寻求特定基因序列以进行诊断。

如果 PGT 无法提供答案（所有测试的胚胎均异常，或未能获得妊娠），则可考虑配子捐赠。

通过现有的诊断方法，仍有一部分胚胎结构畸形的患者，无法进行遗传诊断。另外，在已知致畸物，如病毒、药物中也未能找到危险因素。畸形可能是由表观遗传机制（DNA 分子区域的乙酰化或甲基化）引起的，这些机制改变了遗传密码的读取而没有改变编码区域本身。目前，我们甚至不知道引起畸形的主要原因是胚胎还是母体，因此在这种情况下，很难给出建议。但未来的基因组分析可能会提供其他信息，并应定期进行更新。

五、检测的作用

不能回避的问题是何时需要应用上述的检测，基因检测，尤其是 WES，价格较昂贵。第 19 章中有一位作者（HC）推荐了诊疗流程。有 2 次流产的患者有 80% 的机会活产，美国生殖医学学会（ASRM）[30] 和欧洲人类生殖与胚胎学学会（ESHRE）[31] 的规定，应对自然流产 ≥ 2 次的患者进行治疗。但在讨论妊娠期管理时，应考虑到所涉及的成本和时间，以及后续活产的机会。自然流产 ≥ 3 次的患者有

60% 的机会活产，皇家妇产科学院（RCOG）[32] 建议 ≥ 3 次自然流产后进行检查和治疗。在第 19 章我们定义了"预后不良的患者"（≥ 5 次胚胎停育等）。对于此类患者，作者认为应该进行全面的检查。

参 考 文 献

[1] European Surveillance of Congenital Anomalies. http://www. eurocat–network.eu.

[2] Sheiner E, Levy A, Katz M et al. Pregnancy outcome following recurrent spontaneous abortions. *Eur Jour Obst Gynecol Reprod Biol*. 2005;118:61–5.

[3] Recurrent Miscarriage Immunotherapy Trialists Group. Worldwide collaborative observational study and metaanalysis on allogenic leucocyte immunotherapy for recurrent spontaneous abortion. *Am J Reprod Immunol*. 1994;32:55–72.

[4] Thom DH, Nelson LM, Vaughan TL. Spontaneous miscarriage and subsequent adverse birth outcomes. *Am J Obstet Gynecol*. 1992;166:111–6.

[5] Philipp T, Kalousek DK. Generalized abnormal embryonic development in missed abortion: Embryoscopic and cytogenetic findings. *Am J Med Genet*. 2002;111:41–7.

[6] Philipp T, Philipp K, Reiner A, Beer F, Kalousek DK. Embryoscopic and cytogenetic analysis of 233 missed abortions: Factors involved in the pathogenesis of developmental defects of early failed pregnancies. *Hum Reprod*. 2003;18: 1724–32.

[7] Philipp T. Atlas der Embryologie. Embryoskopische Aufnahmen der normalen und abnormen Embryonalentwicklung. Facultas Verlag Wien. 2004.

[8] Ferro J, Martinez MC, Lara C. et al, Improved accuracy of hysteroembryoscopic biopsies for karyotyping early missed abortions. *Fertil. Steril*. 2003;80:1260–4.

[9] Robberecht C, Vanneste E, Pexsters A, D'Hooghe T, Voet T, Vermeesch JR. Somatic genomic variations in early human prenatal development. *Curr Genomics*. 2010;11:397–401.

[10] Poland BJ, Miller JR, Harris M et al. Spontaneous abortion: A study of 1961 women and their conceptuses. *Acta Obstet Gynecol Scand*. 1981;102(Suppl):5–32.

[11] Philipp T, Kalousek DK. Neural tube defects in missed abortions – embryoscopic and cytogenetic findings. *Am J Med Genet*. 2002;107:52–7.

[12] Philipp T, Grillenberger K, Separovic ER, Philipp K, Kalousek DK. Effects of triploidy on early human development. *Prenat Diagn*. 2004;242:276–81.

[13] Canki N, Warburton D, Byrne J. Morphological characteristics of monosomy X in spontaneous abortions. *Ann Genet*. 1988;31:4–13.

[14] Patten BM. Overgrowth of the neural tube in young human embryos. *Anat Rec*. 1952;113:381–93.

[15] Ramsing M, Duda V, Mehrain Y et al. Hand malformations in the aborted embryo: An informative source of genetic information. *Birth Defects*. 1996;30:79–94.

[16] Golden CM, Ryan LM, Holmes LB. Chorionic villus sampling: A distinctive teratogenic effect on fingers. *Birth Defects Res*. 2003;67:557–62.

[17] Feichtinger M, Reiner A, Hartmann B, Philipp T. Embryoscopy and karyotype findings of repeated miscarriages in recurrent pregnancy loss and spontaneous pregnancy loss. *J Assist Reprod Genet*. 2018;35:1401–6.

[18] Rajcan–Separovic E, Qiao Y, Tyson C et al. Genomic changes detected by array CGH in human embryos with developmental defects. *Mol Hum Reprod*. 2009;16:125–34.

[19] Nicolaides K.H., Azar G., Byrne D. et al. Fetal nuchal translucency: Ultrasound screening for chromosomal defects in first trimester of pregnancy. *BMJ*. 1992;304:867–9.

[20] Malone FD, Canick JA, Ball RH et al. First–trimester or second–trimester screening, or both, for Down's syndrome. *N Engl J Med*. 2005;353:2001–11.

[21] Ghi T, Huggon IC, Zosmer N, Nicolaides KH. Incidence of major structural cardiac defects associated with increased nuchal translucency but normal karyotype. *Ultrasound Obstet Gynecol*. 2001;18:610–14.

[22] Baer RJ, Norton ME, Shaw GM et al. Risk of selected structural abnormalities in infants after increased nuchal translucency measurement. *Am J Obstet Gynecol*. 2014;211: 675 e1–19.

[23] Vimpelli T, Huhtala H, Acharya G. Echocardiography during routine first trimester screening: A feasibility study in an unselected population. *Prenat Diagn*. 2006;26:475–82.

[24] Gu YZ, Nisbet DL, Reidy KL, Palma–Dias R. Hypoplastic nasal bone: A potential marker for facial dysmorphism associated with pathogenic copy number variants on microarray. *Prenat Diagn*. 2019;39:116–23.

[25] Salomon LJ, Alfirevic Z, Bilardo CM et al. ISUOG Practice Guidelines: Performance of first–trimester fetal ultrasound scan. *Ultrasound Obstet Gynecol*. 2013;41:102–13.

[26] Arslan E, Büyükkurt S, Sucu M, Ösürmeli M, Mılığlu S, Demir SC, Evrüke İC. Detection of major anomalies during the first and early second trimester: Single–center results of six years. *J Turk Ger Gynecol Assoc*. 2018;19:142–5.

[27] Bragin E, Chatzimichali EA, Wright CF et al. Decipher: Database for the interpretation of phenotype–linked plausibly pathogenic sequence and copy–number variation. *Nucl Acid Res*. 2014;2014;42(Database issue):D993–D1000.

[28] Gliem TJ, Aypar U. Development of a chromosomal microarray test for the detection of abnormalities in formalin–fixed, paraffin–embedded products of conception specimens. *J Mol Diagn*. 2017;19:843–7.

[29] Sahoo T, Dzidic N, Strecker MN et al. Comprehensive genetic analysis of pregnancy loss by chromosomal microarrays: Outcomes, benefits, and challenges. *Genet Med*. 2017;19:83–9.

[30] Practice Committee of American Society for Reproductive Medicine. Evidence–based guidelines for the investigation and medical treatment of recurrent miscarriage. *Fertil Steril*. 2012;98:1103–11.

[31] Guideline on the management of recurrent pregnancy loss. https://www.eshre.eu.

[32] RCOG guideline 2011 Royal College of Obstetricians and Gynaecologists. The investigation and treatment of couples with recurrent miscarriage. Guideline no. 17, April 2011: www.rcog.org.uk.

第 7 章　反复妊娠丢失的内分泌因素
The Endocrinology of Recurrent Pregnancy Loss

Nicola Pluchino　Serena Bellaminutti　Panagiotis Drakapoulos

Antonis Makrigiannakis　Andrea R. Genazzani　著

鲍时华　译

一、概述

在自然流产发生的病因中有 8%～12% 是由于内分泌因素造成。妊娠中维持胎儿的正常生长发育取决于内分泌水平。绝大多数孕妇不存在内分泌异常，但有少数孕妇的内分泌异常可能会导致反复妊娠丢失。

孕激素对于胚胎成功植入和正常妊娠维持至关重要。因此，与黄体分泌孕激素不足有关的疾病均可能会影响妊娠的结局。如黄体功能不足、高泌乳素血症和多囊卵巢综合征就是影响妊娠结局的内分泌疾病。其他内分泌异常，如甲状腺疾病、甲状旁腺功能低下、未经控制的糖尿病和卵巢储备功能下降，也被认为是反复妊娠丢失的病因。非甾体类糖蛋白，如抑制素和激活素，它们在妊娠生理中具有重要的作用，可考虑作为评估胎儿存活的标志物。

二、黄体功能不足与妊娠丢失

胚胎植入是生殖过程的关键步骤，需要在所谓的"植入窗口"（LH 高峰后 5～10 天）有容受性良好的子宫内膜、高质量的胚胎，以及母体和胚胎组织之间的同步发育[1]。卵巢类固醇孕激素和雌激素是参与调节子宫容受性的必需激素。排卵前 17β- 雌二醇（E_2）分泌的增加可以支持子宫上皮细胞的增殖和分化，其后孕激素的产生诱导了基底细胞的增殖和分化[2]。

孕激素是排卵后黄体产生的类固醇激素，它在孕 10 周前参与孕早期妊娠的维持，孕 10 周后则主要由胎盘产生[3]。

孕激素可以调节子宫内膜的容受性。基质细胞的蜕膜化，以及一系列细胞因子的产生，如白介素 -1（IL-1）和血管生长因子（EGF）。这些因子参与整联蛋白和前列腺素的调节，同时由于孕激素诱导的阻断因子（PIBF）的产生，它们也可能增强非炎症性因子，如 Th2 型细胞因子的反应性[4]。PIBF 介导 NK 细胞对滋养细胞的应答，并抑制 Th1 型细胞因子的产生（如 TNF-α，它负责细胞毒性和炎症反应）[5]。目前的证据表明，Th2 型细胞因子有利于正常妊娠的进行，而过多的 Th1 型细胞因子会导致妊娠丢失[6]。孕激素可增加一氧化氮的产生，从而改善子宫内膜的血流和供

氧 [7]，降低胚胎植入时子宫的收缩性 [8]。黄体功能不足或妊娠失败导致 hCG 降低诱发的孕激素分泌减少，均会诱发上述各种调节功能被终止。在后一种情况中低水平的孕激素可能是参与胚胎排出的原因之一，而不是导致流产的原因 [6]。

过去的报道中发现反复妊娠丢失中 35% 的患者存在黄体时相的不足 [9]。但是，关于诊断黄体功能不足的方法尚无共识。尽管血清孕激素水平低于≤ 12ng/ml 与流产风险增加相关 [10]，但在孕激素分泌的波峰或波谷采集的血液结果提示，血清孕激素水平的波动可高达 10 倍。黄体功能不足最初被认为是由黄体产生的孕激素不足，继而导致子宫内膜转化欠佳而影响胎盘形成。黄体功能不足也可能是由于卵泡发育减少、黄体产生的孕激素减少，以及子宫内膜对正常水平的孕激素反应异常。

黄体功能不足还可能是由于育龄期，特别是青春期或围绝经期的激素水平的波动、压力、运动、体重减轻、高泌乳素血症导致 [11]。黄体支持（LPS）是试管婴儿（IVF）常规的治疗措施。在 IVF/ 卵细胞质内单精子注射（ICSI）周期使用促性腺激素（GnRH）拮抗药或激动药方案中黄体功能受到影响，导致子宫内膜发育不良，子宫内膜容受性和胚胎种植时机不能同步 [12]。对 IVF 中黄体缺陷（LPD）的病因已有广泛研究，并提出了不同的发病机制。最近猜想提出，黄体早期大量的黄体分泌类固醇激素，该激素通过下丘脑 - 垂体轴的负反馈作用抑制了 LH 的释放，这可是 LPD 的主要原因之一。此外，胚胎移植时高浓度的孕激素水平可能会加速分泌期子宫内膜的转化，从而影响了胚胎的着床率 [6]。

根据 2018 年发表的最新 Cochrane 综述，就复发性流产而言，补充孕激素对黄体功能不足的患者来说，可以预防复发性流产的发生（平均危险度 0.69%，95% CI 0.51～0.92，11 个试验，2359 名女性，中等质量证据），并提高活产率，特别是在至少有 3 次流产史的女性中 [13]。但是，需要注意的是其中的随机对照试验的证据质量为中等。对三项关于反复妊娠丢失患者中使用孕激素研究的 Meta 分析表明，使用孕激素治疗可使流产率降低 29%（图 7-1）[5]。但是一项随机对照 PROMISE 试验，评估了复发性流产女性使用微粒化孕激素的情况后发现，与安慰剂相比，两者活产率相当 [14]。就孕激素的品种而言，地屈孕酮较微粒化孕激素制剂更能降低复发性流产的风险 [15]。就孕激素给药时间而言，有证据表明应在排卵后开始（不管是否药物促排）或在基础体温升高后 2～3 天（或在尿液 LH 试验阳性后）进行补充，直到妊娠的第 7～11 周 [16, 17]。但是，还需要进行其他有关孕激素制药、药量和给药途径的逐项对照试验。

三、高泌乳素血症与流产

催乳素（PRL）主要由垂体的催乳素细胞合成和分泌 [18]，其他部位（如乳腺、胎盘、子宫和 T 淋巴细胞）分泌少许 PRL[19]。研究表明 PRL 在生殖功能中起着至关重要的作用 [20]。在啮齿动物中最新研究表明，PRL 受体不仅有利于受孕，而且还参与妊娠维持。然而，PRL 在人类卵巢中具体的细胞作用机制仍不清楚 [6]。催乳素可直接作用于颗粒细胞，刺激 II 型 3β- 羟基类固醇脱氢酶的表达，参与孕激素合成的最后一步，并增加 IGF- II 的分泌 [21]。PRL 还可以抑制孕激素和雌激素的分泌 [22]：它不仅通过拮抗 FSH 对芳香化酶活性的刺激作用来抑制雌激素的产生 [23]，并且可以直接抑制芳香化酶本身的合成 [16]。实际上，颗粒细胞培养时产生孕激素需要低剂药量（< 20ng/ml）的 PRL，但

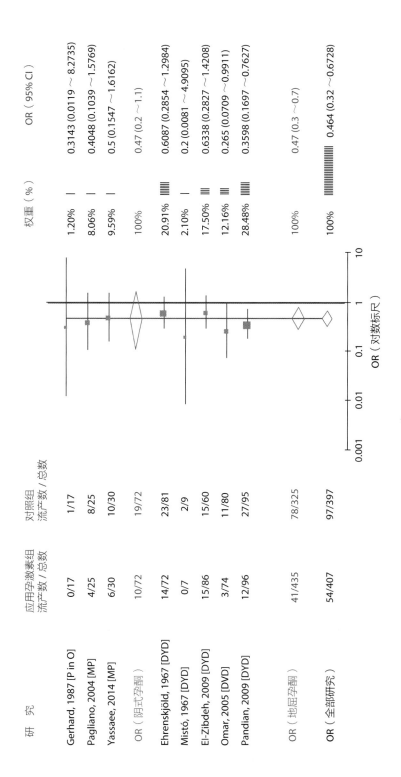

▲ 图 7-1 先兆流产中孕激素使用的 Meta 分析

研 究	应用孕激素组 流产数/总数	对照组 流产数/总数	权重（%）	OR（95%CI）
Gerhard, 1987 [P in O]	0/17	1/17	1.20%	0.3143 (0.0119～8.2735)
Pagliano, 2004 [MP]	4/25	8/25	8.06%	0.4048 (0.1039～1.5769)
Yassaee, 2014 [MP]	6/30	10/30	9.59%	0.5 (0.1547～1.6162)
OR（阴式孕酮）	10/72	19/72	100%	0.47 (0.2～1.1)
Ehrenskjöld, 1967 [DYD]	14/72	23/81	20.91%	0.6087 (0.2854～1.2984)
Mistó, 1967 [DYD]	0/7	2/9	2.10%	0.2 (0.0081～4.9095)
El-Zibdeh, 2009 [DYD]	15/86	15/60	17.50%	0.6338 (0.2827～1.4208)
Omar, 2005 [DVD]	3/74	11/80	12.16%	0.265 (0.0709～0.9911)
Pandian, 2009 [DYD]	12/96	27/95	28.48%	0.3598 (0.1697～0.7627)
OR（地屈孕酮）	41/435	78/325	100%	0.47 (0.3～0.7)
OR（全部研究）	54/407	97/397	100%	0.464 (0.32～0.6728)

在高浓度（＞ 100ng/ml）的 PRL 环境下，反而会抑制孕激素的产生，进而导致 LPD [24]。

高泌乳素血症的一线治疗药物（如多巴胺激动药）有恢复排卵的功效 [24]，因此可提高患者的生育能力。对 64 名有反复妊娠丢失史合并高催乳素血症女性进行随机对照试验研究，结果发现使用溴隐亭的患者活产率更高（治疗组为 85.7%，未治疗组为 52.4%），在流产的人群中催乳素水平明显增高。高泌乳素血症人群在孕前使用溴隐亭，并且在血清催乳素水平正常的情况下持续用药直至妊娠第 9 周末 [25]。但应该指出的是，在没有高泌乳素血症临床症状（月经量少 / 闭经）的情况下，不建议在反复妊娠丢失女性中进行催乳素检测 [26]。

总之，正常的催乳素水平似乎对早期胚胎的生长和妊娠维持至关重要，但需要进一步研究阐明催乳素在反复妊娠丢失发病机制中的确切作用，并确定高泌乳素血症患者在怀孕期间继续治疗是否有利于妊娠。

四、甲状腺功能异常与流产

甲状腺激素对胎儿发育至关重要。最近一篇关于甲状腺功能和生殖的综述指出，甲状腺疾病和甲状腺过氧化物酶抗体（TPOAb）升高会影响卵泡发生、精子发生、受精和胚胎形成，这表明病理状态的甲状腺激素和甲状腺自身免疫性疾病在不孕和流产中具有重要作用 [27]。

（一）甲状腺功能亢进

在妊娠中甲状腺功能亢进的发病率为 0.1%～0.4% [28]。尽管目前已经发现未治疗的甲状腺功能亢进的孕妇自发性流产、充血性心力衰竭、甲状腺危象、早产、先兆子痫、胎儿生长受限的风险增加，孕妇围产期的发病率和死亡率增加，但目前尚无报道证实甲状腺功能亢进是自然流产的独立危险因素 [29, 30]。此外，妊娠期间的 Graves 病若得到治疗，则可能获得更好的妊娠结局 [31]。

（二）甲状腺功能减退

近 0.5% 的孕妇伴有甲状腺功能减退，最常见原因是慢性自身免疫性甲状腺炎（桥本甲状腺炎）[32]，甲状腺功能减退的其他原因包括地方性碘缺乏症、放射性碘治疗和甲状腺切除术。

关于甲状腺功能低下与自然流产之间的关系的一种解释是 LPD 与甲状腺功能低下有关。甲状腺激素会影响颗粒细胞和黄体细胞的数量，从而影响正常排卵 [33]。低水平甲状腺素对甲状腺释放激素（TRH）有正反馈作用，引起 TRH 升高，同时诱发催乳素水平升高 [34]。高催乳素水平会影响促性腺激素释放激素（GnRH）的脉冲分泌，干扰正常排卵。

妊娠中未经治疗的甲状腺功能减退会增加病理妊娠发生的风险，如自然流产、早产、低出生体重儿及胎儿神经认知发育不良 [35, 36]。严重的甲状腺功能减退会导致无排卵和不孕。即使甲状腺功能下降与反复妊娠丢失之间存在关联，2017 年的最新指南也没有发现任何评估甲状腺功能减退与反复妊娠丢失之间关联的高质量研究 [26]。最近的一项研究调查了亚临床甲状腺功能减退与反复妊娠丢失之间的关系，结果发现，亚临床甲状腺功能减退和甲状腺功能正常女性的累计活产率相似，反复妊娠丢失患者与对照组之间流产或产科结局并无差异 [37]。在另一项评估具有复发性流产病史患者的病例对照研究中发现，与 TPOAb 阴性组相比，TPOAb 阳性组的亚临床甲状腺功能减退发病率显著增高（分别为 52% 和 16%），但反复妊娠丢失患者和对照组之间自然流产或产科并发症的患病率并无差异[38]，表明已治疗的甲状腺功能异常与反复妊娠丢失没有关系。因此，推荐对患者进行甲状腺疾病筛查，并在受孕前使甲状腺功能恢复正常。当发现甲状腺功能异常时，需要评估 TSH、TPOAb 和 T_4 水平[6, 26]。

目前诊断亚临床甲状腺功能减退的血清 TSH 上限存在争议。新的 TSH 检测法倾向于将正常 TSH 上限从 4.5～5.0mU/L 降低至 2.5mU/L。因为 2.5mU/L 为高于正常志愿者平均 TSH 的 2 个标准差，所以美国国家临床生物化学研究院指南建议使用 2.5mU/L 为上限[39]。

总之，建议对反复妊娠丢失女性进行亚临床甲状腺功能减退的筛查和治疗，在妊娠早期给予甲状腺素似乎可以有效减少流产次数[40]。

（三）自身免疫性甲状腺疾病与流产

自身免疫性甲状腺疾病是育龄女性中最常见的内分泌疾病，总患病率为 10%～15%[41]，孕妇患病率为 5%～20%[42]。

尽管 TPOAb 阳性患者容易出现甲状腺功能减退，但大多数 TPOAb 阳性的女性甲状腺功能正常[26]。但是，在纳入 13 项研究的 Meta 分析中发现，甲状腺自身免疫性与反复妊娠丢失之间存在关联。合并甲状腺自身抗体（TAI）阳性的反复妊娠丢失患者的流产率增加（OR 4.22，95% CI 0.97～18.44，3 个研究，$n = 221$），甲状腺功能正常合并甲状腺自身抗体阳性的女性发生流产的风险更高（OR 1.86，95% CI 1.18～2.94，10 个研究，$n = 2753$）[43, 44]。

Ticconi 等发现 28.75% 反复妊娠丢失患者可检测出甲状腺自身抗体阳性（包括抗甲状腺球蛋白 TGAb、TPOAb 或抗 TSH 受体自身抗体 TSHrAb），对照组中检测出 13% 的女性有甲状腺自身抗体阳性，2 次或 2 次以上自然流产的女性之间自身抗体阳性率没有差异。此外，在反复妊娠丢失患者组中，甲状腺自身抗体阳性的女性有 91.3% 伴有其他自身抗体阳性（主要是 ANA），没有甲状腺自身抗体的女性中有 53.1% 伴有其他自身抗体阳性[45]。TAI 与反复妊娠丢失发生的潜在机制分为甲状腺依赖性和非甲状腺依赖性，但准确的致病机制尚不清楚。

关于甲状腺依赖的机制，TAI 阳性的女性可能存在甲状腺激素的微缺失，或者可能无法适应妊娠期甲状腺激素需求的增加。非甲状腺依赖的机制包括体液免疫和固有免疫的改变、甲状腺抗体与甲状腺以外组织的交叉反应，以及并发其他自身免疫性疾病的存在[46]。妊娠过程中免疫系统抑制细胞免疫、增加免疫球蛋白分泌、分泌妊娠特异性蛋白抑制淋巴细胞功能、Th2 型细胞因子分泌增多，以维持胎儿作为半同种异体移植物的存在[47, 48]。在 TAI 阳性的女性中促炎症的 Th1 型细胞因子 IL-2、INF 和 IL-17 分泌增加，这与反复妊娠丢失和反复胚胎种植失败有关[49]。甲状腺自身抗体可能与不孕症相关，因此 TAI 阳性人群的受孕年龄增加，并且流产风险增高[50, 51]。

对于甲状腺自身抗体阳性且血清 TSH ＜ 2mU/L 的女性，不需进行治疗，但是应在妊娠期（最好在孕中期末）监测血清 TSH 和游离 T_4 水平的变化[52]。对于妊娠早期甲状腺自身抗体阳性和血清 TSH 水平在 2～4mU/L 之间的女性，应考虑使用甲状腺素治疗[60]。硒在甲状腺稳态中起着关键作用，它参与整合甲状腺酶的分子结构，这些酶在保护甲状腺细胞免受氧化应激损伤中起重要作用[53]。研究表明，补硒治疗可降低抗体水平，从而降低甲状腺素的治疗剂量，对桥本甲状腺炎患者的情绪、健康及生活质量产生有益的影响[54]。但是目前尚无关于评估反复妊娠丢失患者硒补充治疗的随机研究[55]。

五、糖尿病与反复妊娠丢失

1 型、2 型糖尿病和其他罕见类型的妊娠期糖尿病的发病率为 0.5%～1%[56]。研究表明，糖尿病患者自然流产、早产、高血压疾病和手术分娩的风险显著增加[57-59]。如果糖尿病在围产期和早孕期控制不良，会导致致死性胚胎畸形，其根本原因是高水平的血糖会产生致畸效应[40, 60, 56]。英国的一项大型研究表明，糖化血红蛋白每增加一个百分比（11mmol/mol），畸形率则增加 30%，这表明糖化血红蛋白是最重要的畸形预测指标，其线性风险为 6.3%～11%（45～97mmol/L）[61]。

当前的证据表明，控制良好的糖尿病不是反复妊娠丢失的危险因素，所以，首先应在孕前对糖尿病患者进行治疗。在糖尿病治疗中，二甲双胍是治疗 2 型糖尿病的一种低风险且有效的口服降糖药，目前认为对妊娠期糖尿病是安全有效的[26]。

六、多囊卵巢综合征、胰岛素抵抗与反复妊娠丢失

据估计，多囊卵巢综合征（PCOS）女性怀孕后的自然流产率为 40%。PCOS 是一种复杂的疾病，涉及胰腺、下丘脑 / 垂体、卵巢、肝脏和脂肪组织之间相互作用的异常[62]。卵巢多囊本身不能预测反复妊娠丢失患者的流产概率。反复妊娠丢失患者与 PCOS 患者有一些潜在的相关因素，如肥胖、高胰岛素血症、胰岛素抵抗、高同型半胱氨酸血症、高水平的纤溶酶原激活物抑制药 –1、高雄激素血症和不良的子宫内膜容受性[63]。

一项回顾性病例对照研究比较了有 PCOS 和无 PCOS 的反复妊娠丢失患者，发现与后者相比，前者的体重指数、LH/FSH 比值、餐后血糖和同型半胱氨酸水平明显升高，两者之间催乳素、TSH或空腹血糖无明显差异[64]。肥胖患者通过高水平胰岛素影响雄激素的产生，进而影响女性生育功能。高胰岛素血症和高雄激素血症密切相关，但是高雄激素血症是否是反复妊娠丢失的独立危险因素仍然存在争议。卵泡局部微环境中雄激素水平增高会影响卵泡发育，导致 PCOS 患者无排卵。雄激素水平升高也会降低卵母细胞和胚胎质量，并且胰岛素水平升高可能对子宫内膜产生不良影响。最近的几项研究表明高水平的纤溶酶原激活物抑制药 1（PAI-1）可能是导致 PCOS 女性发生反复妊娠丢失的可能原因之一[65, 66]。PAI-1 水平与血脂异常、高胰岛素血症和高血压相关，这三个因素又可导致高同型半胱氨酸血症[67]，这又进一步升高 PAI-1 水平，最终导致血栓形成。一项最新的病例对照研究发现，与对照组相比，有反复妊娠丢失史的孕妇血清果糖胺（血糖控制的标志物）水平更高，这表明糖耐量异常与反复妊娠丢失之间存在相关性，但这需要进一步评估[68, 26]。

研究发现在 PCOS 患者中，二甲双胍可显著降低自然流产的发生率[69]。一种机制可能是增加了黄体期子宫内膜的血管重筑和血流量，从而减少早孕期自然流产的发生率[70, 71]。根据现有数据提示，二甲双胍治疗可能会增加 RPL 伴 PCOS 患者的活产率。但目前尚缺乏对伴 PCOS 的 RPL 女性进行安慰剂的对照研究。

七、基础卵泡刺激素（FSH）水平增高与流产

基础卵泡刺激素（FSH）水平升高、抗 Müllerian 激素（AMH）水平降低和窦卵泡计数（AFC）减少与流产率增加相关[72]。此外，反复妊娠丢失患者中卵巢储备降低的发生率增高[73]。卵巢储备降低（DOR）是指具有规律的月经周期的卵巢储备标记物的改变，也可发生于自然受孕的普通年轻女性中，并不一定伴有病理改变[74]。DOR 也可能是由于化疗、卵巢手术（卵巢切除术，囊肿切除术）、自身免疫性卵巢炎或遗传因素（如 FMR1 基因的突变）导致的原始卵泡池部分破坏的结果。此外，卵巢衰老导致卵巢储备减少，与胎儿非整倍体和流产发生风险增加有关，这使得对 DOR 与流产的关系研究变得复杂。

某些无法解释的反复妊娠丢失的女性所面临的潜在问题可能在于其卵母细胞的质量和数量。在一项回顾性分析中，Trout 等[75] 分别对原因不明反复妊娠丢失患者和病因已知的反复妊娠丢失患者进行月经第 3 天 FSH 水平和雌二醇（E_2）水平的比较，结果发现：与对照组相比，反复妊娠丢失的女性更可能出现卵巢储备功能异常，FSH 和（或）E_2 升高，原因无法解释。因为研究的证据仍值得商榷：①大多数研究是在不孕人群中进行的；②样本量很小；③没有评估不同病因的 DOR[1]。因此，可以得出结论，评估卵巢储备功能并不是诊断，而是筛查，卵巢储备功能异常也有正常生育可能，因此建议进行全面评估。

八、抑制素与流产

抑制素是非甾体类糖蛋白，在生殖生理中具有重要作用。抑制素 A 是早孕期间抑制素的主要存在形式，在人类早期妊娠中无法检测到抑制素 B[76]。尽管抑制素的主要功能是对促性腺激素进行负反馈调节，但抑制素还可以促进和调控胎盘的分泌活性和免疫调节功能，从而调控母胎的循环交流，得以维持妊娠。循环中抑制素 A 和 α-β_A 二聚体水平与胚胎种植和早期胚胎发育，胎盘生长和分化过程等相关[77]。

抑制素也被认为是胎儿存活力的标志物。在非妊娠女性中，抑制素是由发育中的格拉夫卵泡和黄体合成及分泌[78, 79]。在妊娠期间，在孕妇血清、羊水和脐带血中发现的抑制素 A 和抑制素 B 主要由胎盘、合体滋养细胞、蜕膜和胎膜产生和分泌[80]。循环中的二聚抑制素和抑制素 α-β_A 二聚体水平变化反映了胎盘生长和分化过程[81]。妊娠早期抑制素 A 的水平逐渐增加[82]。研究表明，在不良妊娠中抑制素 A 的水平较低，提示抑制素 A 与着床成功和早期妊娠有关[83]。

为明确抑制素 A 测定是否比 hCG 测定，更适合作为快速、有效的早期妊娠生存能力标记[81]，一项研究比较了自然受孕健康单胎的母体血清抑制素 A 和稽留流产（胎儿死亡或空妊娠囊）及完全流产患者抑制素 A 的浓度，结果发现，完全流产患者的 hCG 和抑制素 A 水平最低；其次是稽留流产患者，在正常母体中水平最高（图 7-2）。作为妊娠早期并发症标志物，抑制素 A 与其他已建立的生化标志物（如血清 β-hCG、孕激素和糖蛋白）联合检测应该具有潜在应用价值。Muttukrishna 等[71] 发现，血清中抑制素 A 浓度和 β-hCG 之间存在相关性（相关程度因人群而异：正常对照组 $r = 0.55$，偶发性流产 $r = 0.79$，反复妊娠丢失 $r = 0.66$）。Muttukrishna 等[71] 研究证实，活产孕妇中

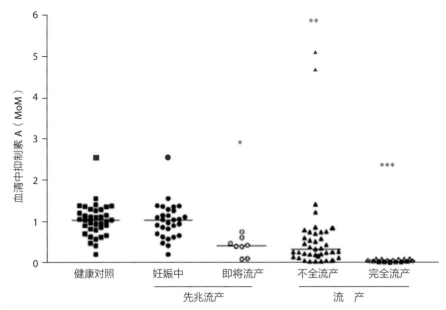

▲ 表 7-2　健康孕妇（对照组）、先兆流产孕妇（妊娠中、即将流产）和流产孕妇（完全流产和不全流产）血清中抑制素 A 水平

绘制各个值（表示为平均值），水平条表示各组中位数。*. $P < 0.05$；**. $P < 0.001$；***. $P < 0.001$ 与健康对照组、先兆流产（妊娠中）相比

抑制素 A 和 β-hCG 之间存在显著的正相关（$r = 0.46$，$P = 0.4$），而在流产患者中则没有发现。由于本研究和先前研究的规模较小，目前尚无法明确血清抑制素 A 是否比 β-hCG 更具优势，或者联合测定抑制素 A 和 β-hCG 是否优于单独测定 β-hCG，这需要进一步探究[84, 85]。

九、子宫内膜异位症、孕酮抵抗与早期自然流产

子宫内膜异位症是不孕和慢性盆腔疼痛最常见的原因之一，影响了近 10% 的育龄女性[85]。子宫内膜异位症女性不孕和流产[87]的可能性是正常女性的 2 倍[86]。尽管在月经和胚胎着床中炎症反应都是必不可少的[88]，但慢性炎症是具有破坏性的，并且是月经失调和不孕的重要原因[89]。子宫内膜异位症导致全身及局部细胞因子表达的改变，使正常的子宫内膜功能受损[65-67, 90]。有明确证据表明，子宫内膜异位症与子宫内膜受孕能力降低有关[89]。对早期参与胚胎附着和侵袭的子宫内膜蛋白的研究发现，子宫内膜异位症导致关键蛋白表达减少，如整合素 $\alpha v \beta_3$ 和 L- 选择蛋白配体[89, 92]。子宫内膜基因表达的变化与不良的子宫内膜容受性也相关，因为孕激素受体亚型的数量显著减少，特别是 PR-B 亚型，使孕激素无法发挥正常作用[93]。由于子宫内膜异位症中孕激素的作用受损，进而诱发孕激素的撤退，引起内膜的过早炎症反应（类似月经前）[94]，分泌期雌激素受体（ESR1）水平升高，导致雌激素活性过高。这种雌激素的优势变化促进了炎症发生、间质分化不足、抑制了子宫内膜重塑、血管生成及细胞增殖，从而导致了对子宫内膜对胚胎容受性降低。

子宫内膜异位症的治疗有利于生育和改善妊娠结局。对试管婴儿的研究表明，可以通过抑制 GnRH 激动药（GnRHa）、手术或芳香化酶抑制药治疗来改善妊娠率。尽管先前对供卵的研究表明，与子宫内膜异位症相关的妊娠问题可能存在于卵巢功能和卵子的质量，但近期更大规模的研究表

明，胚胎植入受限也可能是内膜异位低妊娠率的原因之一 [89]。

通过手术切除子宫内膜异位病灶可以逆转被全身及局部细胞因子，如 P₄₅₀ 芳香化酶的过表达和白血病抑制因子（LIF）的下调所破坏的子宫内膜功能 [95]。与对照组相比，轻度和重度子宫内膜异位症均有较高的流产率。这种相关性在轻度子宫内膜异位症（rASRM Ⅰ/Ⅱ）患者中比重度子宫内膜异位症（rASRM Ⅲ/Ⅳ）中更加明显。因为疾病早期具有更多活跃的病变组织 [91]，更易引起炎症，而重度子宫内膜异位组织中的瘢痕病灶较多 [95]。

参 考 文 献

[1] Simon C, Martin JC, Pellicer A. Paracrine regulators of implantation. *Baillieres Best Pract Res Clin Obstet Gynaecol.* 2000;14:815–26.

[2] Norwitz ER, Schust DJ, Fisher SJ. Implantation and the survival of early pregnancy. *N Engl J Med.* 2001;345:1400–8.

[3] Maggio L, Rouse DW. Progesterone. *Clin Obstet Gynecol.* 2014;57(3):547–56.

[4] Dey SK, Lim H, Das SK et al. Molecular cues to implantation. *Endocr Rev.* 2004;25:341–73.

[5] Carp H. Progestogens in the prevention of miscarriage. *Horm Mol Biol Clin Investig.* 2016;27(2):55–62.

[6] Pluchino N, Drakopoulos P, Wenger JM et al. Hormonal causes of recurrent pregnancy loss (RPL). *Hormones (Athens).* 2014;13(3):314–22.

[7] Simoncini T, Caruso A, Garibald S et al. Activation of nitric oxide synthesis in human endothelial cells using nomegestrol acetate. *Obstet Gynecol.* 2006;108:969–78.

[8] Hill MJ, Whitcomb BW, Lewis TD et al. Progesterone luteal support after ovulation induction and intrauterine insemination: A systematic review and meta–analysis. *Fertil Steril.* 2013;100:1373–80.

[9] Jacobs MH, Balash J, Gonzalez–Merlo JM. Endometrial cytosolic and nuclear progesterone receptors in the luteal phase defect. *J Clin Endocrinol Metab.* 1987;64:472–8.

[10] Arck PC, Rücke M, Rose M et al. Early risk factors for miscarriage: A prospective cohort study in pregnant women. *Reprod Biomed Online.* 2008;17:101–13.

[11] Arredondo F, Noble LS. Endocrinology of recurrent pregnancy loss. *Semin Reprod Med.* 2006;24:33–9.

[12] Fatemi HM, Popovic–Todorovic B, Papanikolau E et al. An update of luteal phase support in stimulated IVF cycles. *Hum Reprod Update.* 2007;13:581–90.

[13] Haas DM, Hathaway TJ, Ramsey PS. Progestogen for preventing miscarriage in women with recurrent miscarriage of unclear etiology (Review), *Cochrane Database Syst Rev.* 2018;1(10):CD003511.

[14] Coomarasamy A, Williams H, Truchanowicz E et al. A randomized trial of progesterone in women with recurrent miscarriages. *N Engl J Med.* 2015;373:2141–8.

[15] Saccone G, Schoen C, Franasiak JM et al. Supplementation with progestogens in the first trimester of pregnancy to prevent miscarriage in women with unexplained recurrent miscarriage: A systematic review and meta–analysis of randomized, controlled trials. *Fertil Steril.* 2017;107(2): 430–8.

[16] Karamardian LM, Grimes DA. Luteal phase deficiency effect of treatment on pregnancy rates. *Am J Obstet Gynecol.* 1992;167:1391–8.

[17] Stephenson MD, McQueen D, Winter M, Kliman HJ. Luteal start vaginal micronized progesterone improves pregnancy success in women with recurrent pregnancy loss. *Fertil Steril.* 2017;107:684–90.

[18] Freeman ME, Kanyicska B, Lerant A et al. Prolactin: Structure, function, and regulation of secretion. *Physiol Rev.* 2000;80:1523–631.

[19] Ben–Jonathan N, Mershon JL, Allen DL et al. Extrapituitary prolactin: Distribution, regulation, functions, and clinical aspects. *Endocr Rev.* 1996;17:639–69.

[20] Horseman ND, Zhao W, Montecino–Rodriguez E et al. Defective mammopoiesis, but normal hematopoiesis, in mice with a targeted disruption of the prolactin gene. *EMBO J.* 1997;16:6926–35.

[21] Cumming DC, Honore LH, Scott JZ et al. The late luteal phase in infertile women: Comparison of simultaneous endometrial biopsy and progesterone levels. *Fertil Steril.* 1985;43:715–9.

[22] Coutifaris C, Myers ER, Guzick DS et al. Histological dating of rimed endometrial biopsy tissue is not related to fertility status. *Fertil Steril.* 2004;82:1264–72.

[23] Daya S. Efficacy of progesterone support for pregnancy in women with recurrent miscarriage: A meta–analysis of controlled trials. *Br J Obstet Gynaecol.* 1989;96:275–80.

[24] Molitch ME. Prolactinoma in pregnancy. *Best Pract Res Clin Endocrinol Metab.* 2011;25:885–96.

[25] Hirahara F, Andoh N, Sawai K et al. Hyperprolacrinemic recurrent miscarriage and results of randomized bromocriptine treatment trials. *Fertil Steril.* 1998;70:246–52.

[26] ESHRE Early Pregnancy Guideline Development Group. Recurrent Pregnancy Loss. *Guideline of the European Society of Human Reproduction and Embryology.* Nov 2017.

[27] Vissenberg R, Manders VD, Mastenbroek S et al. Pathophysiological aspects of thyroid hormone disorders/ thyroid peroxidase autoantibodies and reproduction. *Hum Reprod Update.* 2015;21:378–87.

[28] Glinoer D. Thyroid hyperfunction during pregnancy. *Thyroid.* 1998;8:859–64.

[29] Millar LK, Wing DA, Leung AS et al. Low birth weight and preeclampsia in pregnancies complicated by hyperthyroidism. *Obstet Gynecol.* 1994;84:946–9.

[30] Kriplani A, Buckshee K, Bhargava VL et al. Maternal and

perinatal outcome in thyrotoxicosis complicating pregnancy. *Eur J Obstet Gynecol Reprod Biol.* 1994;54:159–63.

[31] Momotani N, Noh J, Oyanagi H et al. Antithyroid drug therapy for Graves' disease during pregnancy. Optimal regimen for fetal thyroid status. *N Engl J Med.* 1986;315: 24–8.

[32] Allan WC, Haddow JE, Palomaki GE et al. Maternal thyroid deficiency and pregnancy complications: Implications for population screening. *J Med Screen.* 2000;7:127–30.

[33] Wakim AN, Polizotto SL, Buffo MJ et al. Thyroid hormones in human follicular fluid and thyroid hormone receptors in human granulosa cells. *Fertil Steril.* 1993;59:1187–90.

[34] Steinberger E, Nader S, Rodriguez–Rigau L et al. Prolactin response to thyrotropin–releasing hormone in normoprolactinemic patients with ovulatory dysfunction and its use for selection of candidates for bromocriptine therapy. *J Endocrinol Invest.* 1990;13:637–42.

[35] Haddow JE, Palomaki GE, Allan WC et al. Maternal thyroid deficiency during pregnancy and subsequent neuropsychological development of the child. *N Engl J Med.* 1999;341:549–55.

[36] Abalovich M, Gutierrez S, Alcaraz G et al. Overt and subclinical hypothyroidism complicating pregnancy. *Thyroid.* 2002;12:63–8.

[37] Bernardi LA, Cohen RN, Stephenson MD et al. Impact of subclinical hypothyroidism in women with recurrent early pregnancy loss. *Fertil Steril.* 2013;100:1326–31.

[38] Lata K, Dutta P, Sridhar S et al. Thyroid autoimmunity and obstetric outcomes in women with recurrent miscarriage: A case–control study. *Endocr Connect.* 2013;2:118–24.

[39] Baloch Z, Carayon P, Conte–Devolx B et al. Guidelines Committee, National Academy of Clinical Biochemistry. Laboratory medicine practice guidelines. Laboratory support: For the diagnosis and monitoring of thyroid disease. *Thyroid.* 2003;13:3–126.

[40] Negro R, Mangieri T, Coppola L et al. Levothyroxine treatment in thyroid peroxidase antibody–positive women undergoing assisted reproduction technologies: A prospective study. *Hum Reprod.* 2005;20:1529–33.

[41] Poppe K, Velkeniers B, Glinoer D. Thyroid disease and female reproduction. *Clin Endocrinol.* 2007;66:309–21.

[42] Glinoer D, Rovet J. Gestational hypothyroxinemia and the beneficial effects of early dietary iodine fortification. *Thyroid.* 2009;19:431–4.

[43] Thangaratinam S, Tan A, Knox E et al. Association between thyroid autoantibodies and miscarriage and preterm birth: Meta–analysis of evidence. *BMJ.* 2011;342:D2616.

[44] Van den Boogaard E, Vissenberg R, Land JA et al. Significance of (sub)clinical thyroid dysfunction and thyroid autoimmunity before conception and in early pregnancy: A systematic review. *Hum Reprod Update.* 2011;17:605–19.

[45] Ticconi C, Giuliani E, Veglia M et al. Thyroid autoimmunity and recurrent miscarriage. *Am J Reprod Immunol.* 2011;66:452–9.

[46] Twig G, Shina A, Amital H et al. Pathogenesis of infertility and recurrent pregnancy loss in thyroid autoimmunity. *J Autoimmun.* 2012;38:275–81.

[47] Sammaritano LR. Pregnancy in rheumatic disease patients. *J Clin Rheumatol.* 2013;19:259–66.

[48] Guleria I, Sayegh MH. Maternal acceptance of the fetus: True human tolerance. *J Immunol.* 2007;178:3345–51.

[49] Perricone C, de Carolis C, Perricone R. Pregnancy and autoimmunity: A common problem. *Best Pract Res Clin Rheumatol.* 2012;26:47–60.

[50] Lejeune B, Grun JP, De Nayer P et al. Antithyroid antibodies underlying thyroid abnormalities and miscarriage or pregnancy induced hypertension. *Br J Obstet Gynaecol.* 1993;100:669–72.

[51] Menken J, Trussell J, Larsen U. Age and infertility. *Science.* 1986;233:1389–94.

[52] Poppe K, Glinoer D, Tournaye H et al. Assisted reproduction and thyroid autoimmunity: An unfortunate combination? *J Clin Endocrinol Metab.* 2003;88:4149–52.

[53] Kohrle J, Jakob F, Contempré B et al. Selenium, the thyroid, and the endocrine system. *Endocr Rev.* 2005;26:944–84.

[54] Ott J, Promberger R, Kober F et al. Hashimoto's thyroiditis affects symptom load and quality of life unrelated to hypothyroidism: A prospective case–control study in women undergoing thyroidectomy for benign goiter. *Thyroid.* 2011;21:161–7.

[55] Van Zuuren EJ, Albusta AY, Fedorowicz Z et al. Selenium supplementation for Hashimoto's thyroiditis: Summary of a Cochrane Systematic Review. *Eur Thyroid J.* 2014;3:25–31.

[56] Gabbe SG, Graves CR. Management of diabetes mellitus complicating pregnancy. *Obstet Gynecol.* 2003;102:857–68.

[57] Sibai BM. Risk factors, pregnancy complications, and prevention of hypertensive disorders in women with pregravid diabetes mellitus. *J Matern Fetal Med.* 2000;9: 62–5.

[58] Melamed N, Hod M. Perinatal mortality in pregestational diabetes. *Int J Gynaecol Obstet.* 2009;104:S20–4.

[59] Ramin N, Thieme R, Fischer S et al. Maternal diabetes impairs gastrulation and insulin and IGF–I receptor expression in rabbit blastocysts. *Endocrinology.* 2010; 151:4158–67.

[60] Negro R, Formoso G, Mangeri T et al. Levothyroxine treatment in euthyroid pregnant women with autoimmune thyroid disease: Effects on obstetrical complications. *J Clin Endocrinol Metab.* 2006;91(7):2587–91.

[61] Ray JG, O'Brien TE, Chan WS et al. Preconception care and the risk of congenital anomalies in the offspring of women with diabetes mellitus: A meta–analysis. *QJM.* 2001;9: 435–44.

[62] Rai R, Backos M, Rushworth F et al. Polycystic ovaries and recurrent miscarriage––a reappraisal. *Hum Reprod.* 2000;15:612–5.

[63] Angioni S, Sanna S, Magnini R et al. The quantitative insulin sensitivity check index is not able to detect early metabolic alterations in young patients with polycystic ovarian syndrome. *Gynecol Endocrinol.* 2011;27:468–74.

[64] Chakraborty P, Goswami SK, Rajani S et al. Recurrent pregnancy loss in polycystic ovary syndrome: Role of hyperhomocysteinemia and insulin resistance. *PLOS ONE.* 2013;8:644–46.

[65] Sun L, Lv H, Wei W et al. Angiotensin–converting enzyme D/I and plasminogen activator inhibitor–1 4G/5G gene polymorphisms are associated with increased risk of spontaneous abortions in polycystic ovarian syndrome. *J Endocrinol Invest.* 2010;33:77–82.

[66] Gosman GG, Katcher HI, Legro RS. Obesity and the role

of gut and adipose hormones in female reproduction. *Hum Reprod Update*. 2006;12:585–601.

[67] Bastard JP, Piéroni L, Hainque B. Relationship between plasma plasminogen activator inhibitor 1 and insulin resistance. *Diabetes Metab Res Rev*. 2000;16:192–201.

[68] Romero ST, Sharshiner R, Stoddard GJ. Correlation of serum fructosamine and recurrent pregnancy loss: Case–control study. *J Obstet Gynaecol Res*. 2016;42:763–8.

[69] Al–Biate MA. Effect of metformin on early pregnancy loss in women with polycystic ovary syndrome. *Taiwan J Obstet Gynecol*. 2015;54:266–9.

[70] Jakubowicz DJ, Iuorno MJ, Jakubowicz S et al. Effects of metformin on early pregnancy loss in the polycystic ovary syndrome. *Clin Endocrinol Metab*. 2002;87:524–9.

[71] Muttukrishna S, Jauniaux E, Greenwold N et al. Circulating levels of inhibin A, activin A and follistatin in missed and recurrent miscarriages. *Hum Reprod*. 2002;17:3072–8.

[72] Elter K, Kavak ZN, Gokaslan H et al. Antral follicle assessment after down–regulation may be a useful tool for predicting pregnancy loss in *in vitro* fertilization pregnancies. *Gynecol Endocrinol*. 2005;21:33–7.

[73] Gürbüz B, Yalti S, Ozden S et al. High basal estradiol level and FSH/LH ratio in unexplained recurrent pregnancy loss. *Arch Gynecol Obstet*. 2004;270:37–9.

[74] Massé V, Ferrari P, Boucoiran I et al. Normal serum concentrations of anti–Müllerian hormone in a population of fertile women in their first trimester of pregnancy. *Hum Reprod*. 2011;26:3431–6.

[75] Trout SW, Seifer DB. Do women with unexplained recurrent pregnancy loss have higher day 3 serum FSH and estradiol values? *Fertil Steril*. 2000;74:335–7.

[76] Illingworth PJ, Groome NP, Duncan WC et al. Measurement of circulating inhibin forms during the establishment of pregnancy. *J Clin Endocrinol Metab*. 1996;81:1471–5.

[77] Muttukrishna S, George L, Fowler PA et al. Measurement of serum concentration of inhibin A (α–βA dimer) during human pregnancy. *Clin Endocrinol*. 1995;42:391–7.

[78] Groome NP, Illingworth PJ, O'Brien M et al. Detection of dimeric inhibin throughout the human menstrual cycle by two site enzyme immunoassay. *Clin Endocrinol*. 1994;40:717–23.

[79] Muttukrishna S, Fowler P, Groome NP et al. Serum concentrations of dimeric inhibin during the spontaneous human menstrual cycle and after treatment with exogenous gonadotrophin. *Hum Reprod*. 1994;9:1634–42.

[80] Luisi S, Florio P, Reis F et al. Inhibins in female and male reproductive physiology: Role in gametogenesis, conception, implantation and early pregnancy. *Hum Reprod Update*. 2005;11:123–35.

[81] Ledger W. Measurement of Inhibin A and Activin A in pregnancy–possible diagnostic applications. *Mol Cell Endocrinol*. 2001;180:117–21.

[82] Lahiri S, Anobile CJ, Stewart P et al. Changes in circulating concentrations of inhibins A and pro–α C during first trimester medical termination of pregnancy. *Hum Reprod*. 2003;18:744–8.

[83] Florio P, Lombardo M, Gallo R et al. Activin A, corticotrophin–releasing factor and prostaglandin F2 alpha increase immunoreactive oxytocin release from cultured human placental cells. *Placenta*. 1995;17:307–11.

[84] Prakash A, Laird S, Tuckerman S et al. Inhibin A and Activin A may be used to predict pregnancy outcome in women with recurrent miscarriage. *Fertil Steril*. 2005;83:1758–63.

[85] Giudice LC, Kao LC. Endometriosis. *Lancet*. 2004;364:1789–99.

[86] Prescott J, Farland LV, Tobias TK et al. A prospective cohort study of endometriosis and subsequent risk of infertility. *Hum Reprod*. 2016;31:1475–82.

[87] Vercammen EE, d'Hooghe TM. Endometriosis and recurrent pregnancy loss. *Semin Reprod Med*. 2000;18:363–8.

[88] Critchley HO, Jones RL, Lea RG et al. Role of inflammatory mediators in human endometrium during progesterone withdrawal and early pregnancy. *J Clin Endocrinol Metab*. 1999;84:240.

[89] Lessey BA, Lebovic DI, Taylor RN. Eutopic endometrium in women with endometriosis: Ground zero for the study of implantation defects. *Semin Reprod Med*. 2013;31:109–24.

[90] Atiomo WU, Bates SA, Condon JE et al. The plasminogen activator system in women with polycystic ovary syndrome. *Fertil Steril*. 1998;69:236–41.

[91] Ahn SH, Edwards AK, Singh SS et al. IL–17A contributes to the pathogenesis of endometriosis by triggering proinflammatory cytokines and angiogenic growth factors. *J Immunol*. 2015;195:2591–600.

[92] Lessey BA. Implantation defects in infertile women with endometriosis. *Ann N Y Acad Sci*. 2002;955:265–80.

[93] Aghajanova L, Velarde MC, Giudice LC. Altered gene expression profiling in endometrium: Evidence for progesterone resistance. *Semin Reprod Med*. 2010;28:51–8.

[94] Li X, Large MJ, Creighton CJ et al. COUP–TFII regulates human endometrial stromal genes involved in inflammation. *Mol Endocrinol*. 2013;27:2041–54.

[95] Monsanto SP, Edwards AK, Zhou J et al. Surgical removal of endometriotic lesions alters local and systemic proinflammatory cytokines in endometriosis patients. *Fertil Steril*. 2016;105:968–77–5.

第 8 章　抗磷脂综合征的病因

The Etiology of the Antiphospholipid Syndrome

Sara De Carolis　Giuseppina Monteleone　Cristina Garufi　Rotem Inbar
Miri Blank　Yehuda Shoenfeld　**著**

张心阳　赵爱民　**译**

一、概述

磷脂（Phospholipids，PL）是所有细胞膜的基本组成部分，由两层构成，面对细胞质的内层含有带负电荷的阴离子醇基团，面对细胞外液或血流的外层含有中性或两性离子醇基团。在某些特定情况下，如局部缺血、细胞损伤或自身免疫，带负电荷的磷脂可能会胞外化。胞外化的 PL 可能会成为抗原刺激物，促进抗磷脂抗体（Antiphospholipid antibodies，aPL）产生，或允许多种具有促凝活性的血清蛋白 [如 β_2 糖蛋白 I（β_2-GP_1）、凝血酶原、蛋白 C、蛋白 S、膜联蛋白 V] 结合 PL 表位，以独特的"新抗原"构象呈递至免疫系统，诱导 aPL 形成 [1]。aPL 可以识别复合物的 PL 区域，也可以识别由 PL 的一部分和蛋白质载体上相邻的氨基酰基组成的表位，或者可以单独与蛋白质反应。

在妊娠期间，胎盘组织会不断重塑，导致细胞内表面的 PL [如磷脂酰丝氨酸（phosphatidyl serine，PS）] 的胞外化 [2]。

辅因子是一种带负电荷的磷脂结合蛋白，如载脂蛋白 H 或 β_2-GP_1，aPL 需要在其帮助下才能发挥作用。通常认为 β_2-GP_1 依赖性 aPL 可在胎盘组织上识别其抗原，抑制滋养细胞的生长和分化，引发炎症，导致血管生成不良和血栓形成，从而使胎盘受损。

二、分子模拟

β_2-GP_1 表位和细菌、病毒之间的分子模拟是感染因子在遗传易感个体中诱导 aPL 或抗磷脂综合征（APS）的主要机制。常见的与 APS 有关的病原体是细小病毒 B19、巨细胞病毒（CMV）、弓形体、风疹病毒、水痘病毒、人免疫缺陷病毒（HIV）、链球菌、革兰阴性葡萄球菌和肺炎支原体 [3]。

β_2-GP_1 表位和传染性病原体（流感嗜血杆菌、淋病奈瑟菌、HP、CMV 和破伤风类毒素）之间具有分子相似性 [4]。此外，还发现感染因子中的蛋白质可激活 T 淋巴细胞亚群多克隆或 B 细胞多克隆。超抗原也可能诱导非特异性免疫反应。多种因子的共同作用可以调节细胞因子和趋化因子的释放，以调控 Th 细胞亚群的生长、分化和趋化性，还可调节 I、II 类 MHC 分子的表达 [5]。

aPL 常与弓形虫病、风疹、CMV、疱疹、HIV、莱姆病和梅毒等的血清学检查假阳性相混淆。感染性疾病的血清学检查可能被免疫应答中某些组分的变化所影响，从而导致假阳性结果 [6]。有几项研究发现，在自身免疫性疾病中，TORCH IgM 阳性者往往预后较差 [7]，而 APS 妊娠患者 CMV IgM 阳性概率比健康对照组要更高。在原发性 APS（Primary APS，PAPS）和继发性 APS 中，CMV IgM 假阳性的女性比无 CMV IgM 假阳性的妊娠结局更差 [8]。另外，在健康妊娠中，与 aPL 有关的 TORCH 抗体假阳性也会影响产科预后 [8]。

β_2-GP_1 分子可能是 APS 中最重要的抗原。被动转移抗 β_2-GP_1 抗体的可在幼稚小鼠中诱导实验性 APS [9]。用 β_2-GP_1 免疫 BALB/c、PL/J 小鼠或新西兰大白兔会产生抗 β_2-GP_1 抗体。高滴度的小鼠抗 β_2-GP_1 抗体与胚胎吸收率增加、血小板减少症，以及活化的部分凝血活酶时间延长（aPTT）有关，这表明狼疮抗凝血药可能在实验性 APS 是有效的 [10]。

在经流感嗜血杆菌、淋病奈瑟球菌，或者破伤风类毒素免疫的小鼠中发现了针对 TLRVYK 表位的致病性抗 β_2-GP_1 自身抗体，其中流感嗜血杆菌及淋病奈瑟球菌均存在 TLRVYK 序列，破伤风类毒素虽然没有 TLRVYK 序列，但仍可作为模拟表位使用。抗 β_2-GP_1 抗体已被证明能诱导实验性 APS 的形成，可导致妊娠丢失、血小板减少和 aPTT 延长 [11]。通过添加包含 TLRVYK 序列的合成肽，可抑制抗 β_2-GP_1 单克隆抗体的致病作用。合成肽可以抑制注射了抗 β_2-GP_1 自身抗体小鼠的 APS 进展，或降低其内皮细胞活化、单核细胞黏附，以及黏附分子的体外表达 [12]。已显示对 β_2-GP_1 磷脂结合位点具有特定亲和力的 CMV 衍生合成肽（TIFI）以剂量依赖性方式抑制 aPL 分子在体外与滋养层细胞膜的黏附 [13]。这些发现与在动物模型中观察到的 TIFI 的保护作用有关，其中在怀孕第 0 天注射 aPL 会导致胎儿丢失率增加和生长受限 [13]。

其他感染，如梅毒和莱姆病，可诱导直接识别磷脂的 aPL 而不涉及 β_2-GP_1，因此不会导致 APS。

微生物菌群的"营养不良"可在遗传易感人群中诱发抗磷脂综合征 [14]。分段丝状细菌（Segmented filamentous bacteria，SFB）可影响 T 细胞表型、T 细胞依赖性及 T 细胞非依赖性抗体的产生 [15]。如果动态平衡受到破坏（感染或药物），可能会引起促炎性相互作用，并对免疫系统产生局部和全身性影响，包括破坏黏膜屏障，以及产生共生特异性记忆 T 细胞和自身抗体等。因此，共生细菌可能会参与促进易感人群的耐受破坏和持续性诱导 aPL。在 APS 患者的肠道中普遍存在的肠道罗斯拜瑞菌（*Roseburia intestinalis*）与主要的 B 细胞和 T 细胞表位有许多同源序列，因此可以刺激淋巴细胞 [14]。

最近新提出了一种综合征，即佐剂诱导的自身免疫综合征（Autoimmune syndrome induced by adjuvants，ASIA）。其中免疫佐剂包括疫苗 [16]、传染源、有机硅 [16]、姥鲛烷和铝盐。传染源和疫苗在促进抗体生成、促进免疫应答和诱发广泛的自身免疫反应等方面有许多相似之处。许多佐剂已被发现可自行触发自身免疫反应 [17]。已有几种疫苗被证实与 APS 发作有关，如破伤风类毒素疫苗和季节性流感疫苗 [16]，而且用添加了不同佐剂的破伤风类毒素免疫诱导实验性 APS，可对生育能力有不同的影响 [18]。此外，用完全或者不完全弗氏佐剂免疫在杂合凝血因子 V Leiden 小鼠中可诱导特异性致病性 β_2-GP_1 依赖性自身免疫抗体的产生，发现单独使用佐剂免疫便可诱导出高水平的 aPL [16]。

三、APS 导致妊娠失败的机制

（一）遗传易感性

在血统相似的患者的血清和小鼠模型中，aPL 的患病率更高[19]。其中最一致的关联是与 HLA-DR4 和 DRw53 的关联[19]。遗传关联研究表明，参与血液凝固和促炎状态（TLR4）的多态性与血栓形成性 APS 显著相关[20]。C1D（DNA 结合和凋亡诱导蛋白）是产科 APS 的危险因素之一，它在某些早期流产中可抑制绒毛外滋养层细胞的分化。C1D 可能是导致 APS 妊娠并发症产生的原因[21]。

APS 的产生可能需要两次"打击"；第一次打击导致了抗 β_2-GP_1 抗体的产生，而病原体可能是第二次打击，通过激活 Toll 样受体或补体导致 APS[22]。但是，两次打击假设并不能解释为什么某些 aPL 阳性的人没有患病表现。致病性可能取决于表位特异性或抗体糖基化的结构差异，这种差异可能会导致效应子功能的改变。抗 β_2-GP_1 IgG 抗体末端多糖部分低唾液酸化决定了其促炎作用。

循环中的大多数 β_2-GP_1 为还原形式，包含未配对的游离硫醇[23]。显露的游离硫醇参与了与血小板和内皮细胞的相互作用。游离的硫醇池可作为抗氧化剂贮存库，保护细胞或关键分子免于氧化应激。半胱氨酸的翻译后修饰包括添加氧或氮氧化物（NO）或谷胱甘肽，并在氧化或亚硝化的作用（如感染）下得到增强。氧化的 β_2-GP_1 可通过 Th1 机制提高分子的免疫原性，诱导树突状细胞成熟。成熟细胞分泌白介素，如 IL-12、IL-1、IL-6、IL-8、IL-10 和肿瘤坏死因子 α（TNF-α）[19]。

（二）血栓形成

导致 APS 的高凝状态的机制涉及参与止血的三个主要成分：血小板、纤维蛋白溶解和凝血级联反应。aPL 通过抑制蛋白 C 活化和活化蛋白 C（APC）发挥作用，从而防止活化的 V 因子和 VIII 因子失活[24]。β_2-GP_1 是 aPL 与蛋白 C 结合的先决条件，因此，这种抑制作用取决于 β_2-GP_1 的存在。目前已经在一些 APS 患者中发现了针对蛋白 C、蛋白 S 和血栓调节蛋白的自身抗体[25]。

其他机制也可能与血栓形成有关。aPT 抗体可诱导 TF 表达并促进凝血酶原（PT）与内皮细胞表面结合，导致血栓形成。其他研究表明，血栓形成活性 s 与抗磷脂酰丝氨酸 - 凝血酶原复合物（aPS/PT）的存在有关，而不是与 aPT 本身有关。这种复合物在狼疮抗凝物（LA）阳性的患者中更为常见，但其与血栓形成的关联似乎与 LA 无关[26]。aPT 也可能与凝血酶结合，阻止其被抗凝血酶（AT）灭活[27]。与没有血栓形成的患者相比，具有血栓形成表现的 PAPS 中单核细胞的组织因子相关促凝活性和组织因子 mRNA 水平增加。

组织因子途径抑制物（tissue factor pathway inhibitor，TFPI）抗体可能会破坏 TFPI 活性，并在可使血栓形成风险增加的蛋白 C IgG 抗体的共存下促进高凝[28]。进一步研究显示，抗 β_2-GP_1 抗体可在动物模型中增强血栓形成反应，尤其是针对 β_2-GP_1 第一结构域的抗体表现更为显著[29]。抗 β_2-GP_1/β_2-GP_1 复合物可以通过激活 mTOR 蛋白激酶来诱导单核细胞中 TF 的表达[30]。

从血清中清除 IgG 后，aPL 对人脐静脉内皮细胞（human umbilical vein endothelial cells，HUVEC）的促凝作用大大降低[31]。在单层体外 HUVEC 中，人抗 β_2-GP_1 IgM 单克隆抗体和多克隆抗 β_2-GP_1 抗体在蛋白质和 mRNA 水平上均可诱导组织因子的产生[32]。aPL 可以进一步上调黏附分子 E- 选择素、ICAM-1 和 VCAM-1 等的表达和促炎因子 IL-1b、IL-6 等的分泌。在复发性血栓形成的 PAPS

患者中发现可溶性血浆 VCAM-1 水平升高。

由血小板减少引起的内皮细胞前列环素 2（prostacyclin2，PGI_2）减少和血栓烷 A2（Thromboxane A2，TXA_2）增加可能会导致血栓形成。而 aPL 可以促进血小板 TXA_2 的生成并激活血小板[33]。

血小板活化程度较低可导致磷脂显露，磷脂会在 APS 患者的血清中扩增[34]。$β_2$-GP_1 首先与这些磷脂结合，然后与 aPL 结合形成 $β_2$-GP_1- 磷脂复合物。这些复合物可促使 Fc 段与血小板表面 FcγR Ⅱ 受体之间的相互作用，进一步促进血小板聚集[34, 35]。

此外，aPL 可能通过攻击某些胎盘抗原决定簇（如膜联蛋白 Ⅴ）来影响胎盘循环。在胎盘合体滋养层细胞顶表面发现的膜联蛋白 Ⅴ 是一种强效的抗凝蛋白，可在磷脂表面形成保护层，阻止磷脂参与凝血反应。膜联蛋白 Ⅴ 屏障可通过与抗膜联蛋白 Ⅴ 结合、阻止其与 PL 膜的结合、阻断膜联蛋白 Ⅴ /PL 自身抗体的方式破坏[36]。患有系统性红斑狼疮（SLE）及流产相关 APS 的患者体内可检测到抗膜联蛋白 Ⅴ 自身抗体，而 aPL 阳性、反复妊娠丢失及血栓形成背景的女性胎盘绒毛中膜联蛋白 Ⅴ 的水平降低[37]。

（三）花生四烯酸和前列环素

花生四烯酸的释放是产生前列环素的必要先决条件，而 aPL 可抑制花生四烯酸的释放[38]并增加 TXA_2 的浓度，从而打破血栓烷 / 前列环素的平衡[39]。PGI_2/TXA_2 平衡的改变会导致血管收缩，造成胎儿的血液供应障碍，并通过促凝血作用激活血小板。

在实验性 APS 的小鼠模型中，Shoenfeld 和 Blank[40]向怀孕的小鼠注射 aCL 以诱导 APS。使用血栓烷受体拮抗药共治疗的小鼠的胚胎吸收率从 45% 降低到 19.8%，平均胎盘和胚胎重量增加，血小板计数增加。研究结果表明血小板聚集在 APS 中有一定的影响。

（四）炎症反应

在动物模型中发现，aPL 相关流产可能与妊娠期间母体对补体、TNF、趋化因子等引起的促炎反应免疫失衡有关[41]。向怀孕的幼稚小鼠注射具有 aPL 活性的 IgG 引起胚胎吸收后，对蜕膜进行组织学检查，可见人类 IgG 沉积及小鼠补体、中性粒细胞浸润和局部 TNF 分泌。

Pierangeli 等[42]在动物模型中发现，使用 C3 转化酶抑制药抑制补体级联反应，可以抑制由 aPL 导致的流产、生长缓慢或血栓形成。补体 C3 和 C5 水平低的小鼠血栓形成、内皮细胞活化和胎儿丢失概率更低。因此，补体激活可能对 aPL 相关的血栓形成和流产至关重要[42]。

补体抑制药 H 因子与 $β_2$-GP_1 具有结构相似性。相比健康对照组的 PAPS 和继发性抗磷脂综合征（SAPS），APS 患者 H 因子自身抗体阳性率和抗体水平明显升高。因子 H 可以与各种类型的细胞相互作用，特别是受损细胞或是包含由补体级联反应激活引起的 C3b 沉积的细胞[43]。

与正常对照组比较，APS 患者的胎盘中补体产物 C4d 和 C3b 的沉积明显增加[44]。一些研究发现，在患有 APS 且没有其他全身性自身免疫病的患者中，常有轻度低补体血症和低 C3、C4[45-48]。C3、C4 基础水平较低及妊娠终末期低水平往往与不良妊娠结局显著相关。此外，有研究发现，有 aPL 和不良妊娠结局的女性血浆中活化产物 Bb 和 C5b-9 的水平升高。激活产物被认为是更敏感的补体激活标志，有可能促进白细胞的募集 / 活化，促进促炎和抗血管生成介质的释放，导致胎盘损伤[49]。

低补体血症可能是 APS 患者不良妊娠结局的预后因素，可用于识别具有较高产科并发症风险的

APS 妊娠[6]。在小鼠模型中，肝素对 APS 的保护作用与其抗补体作用有关，而不是其抗凝活性[50]。

据研究报道，aPL 可通过激活 Toll 样受体 4（TLR4），诱导人滋养细胞产生尿酸，从而激活 Nalp3/ASC（与凋亡相关的斑点样蛋白）炎症复合物，引起 IL-1β、IL-8 分泌及强烈的炎症反应[51]。

抗炎细胞因子 IL-3 对于维持正常妊娠十分重要。IL-3 可以增加巨核细胞数量，促进胎盘和胎儿发育。目前已证实，PAPS 患者及 SLE 继发 APS 患者的血清 IL-3 水平低于对照组。体外研究表明，低剂量阿司匹林可刺激 IL-3 的生成[52]。

其他细胞因子可能与 APS 的病因有关。具有促炎和促进血栓形成功能的细胞因子 TNF-α 在 APS 患者中的表达水平显著高于健康对照组。TNF-α 可参与由补体 C5a-C5aR 的相互作用和致病性 aPL 引起的胎儿损伤[53]，靶向作用于蜕膜组织的 aPL 会导致蜕膜和全身 TNF-α 水平快速升高。对小鼠的研究显示，当存在 TNF-α 缺乏或 TNF-α 作用被阻断时，由 aPL 引起的流产发生率相对较低。而在人类中，TNF-α 在整个孕期都会增加，并与流产、胎儿丢失、PE、早产及 IL-10 降低有关[54]。

滋养层细胞表达带有磷脂酰丝氨酸（PS）的表面抗原 CD1d。抗 β2-GP1 抗体已被证实可与带有 PS 的 CD1d 相互作用，引起 IL-12 释放并诱导 IFN-α 产生，这也为 APS 相关妊娠丢失涉及炎症作用提供了证据[55]。

（五）子宫内膜血管生成不良

子宫内膜血管生成、蜕膜化、滋养细胞侵袭和子宫血管重塑对于成功妊娠至关重要。基质金属蛋白酶（matrix metalloproteinases，MMP）在基底膜和基质降解的过程中发挥了至关重要的作用，这一作用可使滋养细胞能够顺利侵袭。aPL 介导的滋养细胞侵袭抑制是导致反复妊娠丢失的一种可能机制[56]。aPL 可以直接结合人子宫内膜内皮细胞（HEEC），调节 VEGF 和 MMP 活性，影响母侧胎盘，导致体内外血管生成显著减少，因此 HEEC 中形成毛细血管的数量和长度均减少。aPL 能以剂量依赖的方式降低 VEGF 和 MMP 的产生，以及 NFKB DNA（几种 MMP 的启动子基因）的结合活性[57]。

Quao 等[62] 利用与 β2-GP1 的结构域 V 结合的 aPL 研究发现，HEEC 的促血管生成因子（VEGF、PlGF）和抗血管生成因子（Flt-1）的产生增加，而基础趋化因子（MCP-1、G-CSF、GRO-α）的分泌则受到抑制[58]。

Flt-1 可通过损害内皮功能、影响子宫血管重塑及阻断 VEGF 和 PlGF 的作用（促进滋养细胞的分化、侵袭和血管生成）导致胎盘发育不良。aPL 还可抑制 HEEC 分泌趋化因子，这些趋化因子可以募集螺旋动脉重构所需的巨噬细胞和自然杀伤细胞[59]。因此，aPL 可能通过直接影响子宫内皮细胞，从而促进了产科 APS 中滋养细胞浅着床，导致了螺旋动脉重构障碍[60]。

一项补充研究[61] 在体外模型中证明了低分子量肝素（LMWH）对 aPL 抑制 HEEC 血管生成的有益作用。LMWH 可以恢复 VEGF 的分泌和 MMP 活性，改善患者妊娠结局。

（六）胎盘异常

在怀孕过程中，滋养层碎片会进入母体循环。在正常血压的妊娠中，滋养细胞碎片可能来自凋亡细胞，而在子痫前期中，则更有可能来自坏死细胞[62]。aPL 可能会增加可激活内皮细胞的胎盘外植体的坏死细胞碎片数量。在 Pantham 等[63] 的研究中，用 aPL 处理早孕胎盘并提取 RNA，使用微阵列分析基因组数据，可以观察到胎盘外植体转录组的变化，包括参与细胞凋亡调控的多个基因的 mRNA 的变化[63]。

Viall 等[64] 归纳了 APS 中胎盘组织有如下表现：胎盘梗死、绒毛血管不足、螺旋动脉重构受损、蜕膜炎、合体细胞结节增多、血管合体膜减少、纤维化明显增加和梗死[64]。

- 胎盘梗死是由于腔内血栓引起的螺旋动脉闭塞，导致胎盘血供受损所致。但是，胎盘梗死不能解释 aPL 女性的所有产科并发症。
- 浸润性绒毛外滋养细胞刺激产生蜕膜炎，目前已证实巨噬细胞在绒毛外滋养细胞周围聚集。aPL 与 TLR4 在绒毛外滋养细胞上的相互作用可能导致促炎性趋化因子和细胞因子的产生。
- 合体细胞结节可能是从合体滋养细胞表面挤入母体血液的结构。
- 血管合体膜是合体滋养细胞专门用于胎儿物质交换的一小部分区域，通常很丰富。但在 aPL 的影响下，血管合体膜会减少，孕晚期胎儿的营养和氧供可能会受到限制。

此外，蜕膜血管病的主要表现在于组织病理学改变，如螺旋动脉的粥样硬化，可能与管腔内血栓形成有关，严重时可以闭塞螺旋动脉。

从临床角度来看，子宫动脉多普勒测速仪为研究子宫胎盘循环提供了一种间接的非侵入性的方法，并能在出现先兆子痫或胎儿生长受限的临床表现前便能强烈地提示胎盘滋养层侵袭受损[6]。子宫动脉多普勒测速仪的异常结果与不良的妊娠结局密切相关。正常的子宫动脉测速结果已被证明是母婴并发症的阴性预测因素[6]，而异常的子宫血液动力则预示发生母婴并发症的风险很高。

四、三重、双重和单一 aPL 阳性

已有多项研究证实了多重 aPL 阳性的负面作用[65]。三重 aPL 阳性与既往的血栓形成史，是不良妊娠结局的最差风险特征。aPL 存在三重阳性是因为抗体针对的是 β_2-GP$_1$ 的第一个结构域（DmI）。DmI 与 APS 密切相关，只有当 DmI 存在时，β_2-GP$_1$ 的重组缺失突变体才能与 β_2-GP$_1$ 自身抗体相互作用[66]。具有 APS 和三重实验室阳性的患者为高危患者（相对于双重和单一阳性），其循环 IgG 抗 DmI 抗体滴度明显更高。双重和单阳性患者 IgG 抗 DmI 抗体滴度较低，或阴性。aPL 单阳性似乎与抗结构域 4/5 的阳性有关，被认为是非致病抗体[67]。

至于 aPL 的双重阳性和单一阳性的意义，双重阳性（aCL 和抗 B$_2$-GP1）被认为是流产的危险因素，抗 β_2-GP$_1$ 抗体是比 aCL 更好的妊娠丢失的预测指标[68]。此外，两种或多种 aPL 阳性和低补体水平与不良妊娠结局相关[46]。

对于单一 aPL 阳性的作用，PROMISSE 项目对 APS 和（或）SLE 女性的妊娠结局的研究不仅提出了众所周知的三重 aPL 阳性的不良作用，也强调了 LAC 的不良预后价值。与单独的 aCL 阳性或单独 LAC 阳性相比，抗 β_2-GPI1IgG 阳性活产率最低，且与先兆子痫、IUGR、死产的发生相关[70]，而 aCL 是最常见的单一 aPL。aPL 单阳性往往对治疗的反应良好[71]。

五、结论

APS 是一种系统性综合征，其病因涉及环境因素和遗传因素。通过不同的机制（主要是分子模拟）来诱导 aPL 的产生。感染可能在病因中起重要作用。其他环境因素包括疫苗和其他佐剂，如 ASIA 综合征等。aPL 可通过多种机制发挥其致病作用，包括诱导高凝状态、促炎反应、胎盘血管生成不良及胎盘细胞死亡方式。

补体的参与在 APS 的发病机制中至关重要。目前已在小鼠模型中证明了其对基因的抑制作用。此外，三重抗体阳性与反复流产和胎儿丢失／死产有关，因此，对于三重阳性的患者治疗可能不仅仅是采用标准方法，也可能需要采用标准治疗方法以外的其他治疗措施。

参 考 文 献

[1] Lockwood CJ, Rand JH. The immunobiology and obstetrical consequences of antiphospholipid antibodies. *Obstet Gynecol Surv*. 1994;49(6):432–41.

[2] Lyden TW, Vogt E, Ng AK et al. Monoclonal antiphospholipid antibody reactivity against human placental trophoblast. *J Reprod Immunol*. 1992;22(1):1–14.

[3] García–Carrasco M, Galarza–Maldonado C, Mendoza–Pinto C et al. Infections and the antiphospholipid syndrome. *Clin Rev Allergy Immunol*. 2009;36(2–3):104–8.

[4] Blank M, Shoenfeld Y. Beta–2–glycoprotein–I, infections, antiphospholipid syndrome and therapeutic considerations. *Clin Immunol*. 2004;112(2):190–9.

[5] Blank M, Krause I, Fridkin M et al. Bacterial induction of autoantibodies to β2–glycoprotein–I accounts for the infectious etiology of antiphospholipid syndrome. *J Clin Invest*. 2002;109(6):797–804.

[6] De Carolis S, Tabacco S, Rizzo F et al. Antiphospholipid syndrome: An update on risk factors for pregnancy outcome. *Autoimmun Rev*. 2018;17(10):956–66.

[7] Su BYJ, Su CY, Yu SF et al. Incidental discovery of high systemic lupus erythematosus disease activity associated with cytomegalovirus viral activity. *Med Microbiol Immunol*. 2007;196(3):165–70.

[8] De Carolis S, Santucci S, Botta A et al. False–positive IgM for CMV in pregnant women with autoimmune disease: A novel prognostic factor for poor pregnancy outcome. *Lupus*. 2010;19(7):844–9.

[9] Blank M, Cohen J, Shoenfeld Y. Induction of anti–phospholipid syndrome in naive mice with mouse lupus monoclonal and human polyclonal anti–cardiolipin antibodies. *Proc Natl Acad Sci U S A*. 1991;88:3069–73.

[10] Blank M, Faden D, Tincani A et al. Immunization with anticardiolipin cofactor (beta–2–glycoprotein i) induces experimental antiphospholipid syndrome in naive mice. *J Autoimmun*. 1994;7(4):441–55.

[11] Figura N, Piomboni P, Ponzetto A et al. Helicobacter pylori infection and infertility. *Eur J Gastroenterol Hepatol*. 2002;14(6):663–9.

[12] Blank M, Shoenfeld Y, Cabilly S et al. Prevention of experimental antiphospholipid syndrome and endothelial cell activation by synthetic peptides. *Proc Natl Acad Sci U S A*. 1999;96(9):5164–8.

[13] Martinez de la Torre Y, Pregnolato F, D'amelio F et al. Anti–phospholipid induced murine fetal loss: Novel protective effect of a peptide targeting the β2 glycoprotein I phospholipid–binding site. Implications for human fetal loss. *J Autoimmun*. 2012;38(2–3):J209–J215.

[14] De Luca F, Shoenfeld Y. The microbiome in autoimmune diseases. *Clin Exp Immunol*. 2018;195(1):74–85.

[15] Ruff WE, Vieira SM, Kriegel MA. The role of the gut microbiota in the pathogenesis of antiphospholipid syndrome. *Curr Rheumatol Rep*. 2015;17(1):472.

[16] Watad A, Quaresma M, Bragazzi NL et al. Autoimmune/ inflammatory syndrome induced by adjuvants (Shoenfeld's syndrome). An update. *Lupus*. 2017;26(7):675–81.

[17] Agmon–Levin N, Paz Z, Israeli E. Vaccines and autoimmunity. *Nat Rev Rheumatol*. 2009;5(11):648–52.

[18] Zivkovic I, Petrusic V, Stojanovich M et al. Induction of decreased fecundity by tetanus toxoid hyperimmunization in C57BL/6 mice depends on the applied adjuvant. *Innate Immun*. 2012;18(2):333–42.

[19] Sebastiani GD, Iuliani A, Cantarini L et al. Genetic aspects of the antiphospholipid syndrome: An update. *Autoimmun Rev*. 2016;15(5):433–9.

[20] Xie H, Kong X, Zhou H et al. TLR4 is involved in the pathogenic effects observed in a murine model of antiphospholipid syndrome. *Clin Immunol*. 2015;160(2): 198–210.

[21] Sugiura–Ogasawara M, Omae Y, Kawashima M et al. The first genome–wide association study identifying new susceptibility loci for obstetric antiphospholipid syndrome. *J Hum Genet*. 2017;62(9):831–8.

[22] Fickentscher C, Magorivska I I, Janko C et al. The pathogenicity of anti–β 2GP1–IgG autoantibodies depends on Fc glycosylation. *J Immunol Res*. 2015;2015:638129.

[23] Passam FH, Giannakopoulos B, Mirarabshahl P et al. Molecular pathophysiology of the antiphospholipid syndrome: The role of oxidative post–translational modification of beta 2 glycoprotein I. *J Thromb Haemost*. 2011;9(Suppl 1):275–82.

[24] De Groot PG, Horbach DA, Derksen RH. Protein C and other cofactors involved in the binding of antiphospholipid antibodies: Relation to the pathogenesis of thrombosis. *Lupus*. 1996;5(5):488–93.

[25] Pengo V, Biasiolo A, Brocco T et al. Autoantibodies to phospholipid–binding plasma proteins in patients with thrombosis and phospholipid–reactive antibodies. *Thromb Haemost*. 1996;75(5):721–4.

[26] Shi H, Zheng H, Yin YF et al. Antiphosphatidylserine/ prothrombin antibodies (aPS/PT) as potential diagnostic markers and risk predictors of venous thrombosis and obstetric complications in antiphospholipid syndrome. *Clin Chem Lab Med*. 2018 Mar 28;56(4):614–24.

[27] Kremers RMW, Zuily S, Kelchtermans H et al. Prothrombin conversion is accelerated in the antiphospholipid syndrome and insensitive to thrombomodulin. *Blood Adv*. 2018;2(11):1315–24.

[28] Efthymiou M, Archillage DRJ, Lane PJ et al. Antibodies against TFPI and protein C are associated with a severe thrombotic phenotype in patients with and without antiphospholipid syndrome. *Thromb Res*. 2018;170:60–8.

[29] Pericleous C, Ruiz–Limon P, Romay–Penbad Z et al. Proof–of–concept study demonstrating the pathogenicity of affinity–purified IgG antibodies directed to domain I of β2–glycoprotein I in a mouse model of anti–phospholipid antibody–induced thrombosis. *Rheumatol (Oxford)*. 2015;54(4):722–7.

[30] Xia L, Zhou H, Wang T et al. Activation of mTOR is involved in anti–β_2–GP_1/β_2–GP_1–induced expression of tissue factor and IL–8 in monocytes. *Thromb Res*. 2017;157:103–110.

[31] Oosting JD, Derksen RHWM, Blokzijl L et al. Antiphospholipid antibody positive sera enhance endothelial cell procoagulant activity––studies in a thrombosis model. *Thromb Haemost*. 1992;68(3):278–84.

[32] Kornberg A, Renaudineau Y, Blank M et al. Anti–beta2–glycoprotein I antibodies and anti–endothelial cell antibodies induce tissue factor in endothelial cells. *Isr Med Assoc J*. 2000;2(Suppl):27–31.

[33] Lellouche F, Martinuzzo M, Said P et al. Imbalance of thromboxane/prostacyclin biosynthesis in patients with lupus anticoagulant. *Blood*. 1991;78(11):2894–9.

[34] Reverter JC, Tàssies D, Font J et al. Effects of human monoclonal anticardiolipin antibodies on platelet function and on tissue factor expression on monocytes. *Arthritis Rheumatol*. 1998;41(8):1420–7.

[35] Font J, Espinosa G, Tassies D et al. Effects of β2–glycoprotein I and monoclonal anticardiolipin antibodies in platelet interaction with subendothelium under flow conditions. *Arthritis Rheum*. 2002;46(12):3283–9.

[36] Rand JH, Wu XX, Andree HA et al. Pregnancy loss in the antiphospholipid–antibody syndrome––a possible thrombogenic mechanism. *N Engl J Med*. 1997;337(3):154–60.

[37] Matsubayashi H, Arai T, Izumi SI et al. Anti–annexin V antibodies in patients with early pregnancy loss or implantation failures. *Fertil Steril*. 2001;76(4):694–9.

[38] Carreras LO, Vermylen JG. "Lupus" anticoagulant and thrombosis––possible role of inhibition of prostacyclin formation. *Thromb Haemost*. 1982;48(1):38–40.

[39] Robbins DL, Leung S, Miller–Blair DJ et al. Effect of anticardiolipin/beta2–glycoprotein I complexes on production of thromboxane A2 by platelets from patients with the antiphospholipid syndrome. *J Rheumatol*. 1998;25(1):51–6.

[40] Shoenfeld Y, Blank M. Effect of long–acting thromboxane receptor antagonist (BMS 180,291) on experimental antiphospholipid syndrome. *Lupus*. 1994;3(5):397–400.

[41] Meroni P, Tedesco F, Locati M et al. Anti–phospholipid antibody mediated fetal loss: Still an open question from a pathogenic point of view. *Lupus*. 2010;19(4):453–6.

[42] Pierangeli SS, Girardi G, Vega–Ostertag M et al. Requirement of activation of complement C3 and C5 for antiphospholipid antibody–mediated thrombophilia. *Arthritis Rheum*. 2005;52(7):2120–4.

[43] Zadura AF, Memon AA, Stojanovich L et al. Factor H autoantibodies in patients with antiphospholipid syndrome and thrombosis. *J Rheumatol*. 2015;42(10).

[44] Shamonki JM, Salmon JE, Hyjek E et al. Excessive complement activation is associated with placental injury in patients with antiphospholipid antibodies. *Am J Obstet Gynecol*. 2007;196(2).

[45] Alijotas–reig J, Ferrer–Oliveras R, Ruffatti A et al. The European Registry on Obstetric Antiphospholipid Syndrome (EUROAPS): A survey of 247 consecutive cases. *Autoimmun Rev*. 2015;14(5):387–95.

[46] Deguchi M, Yamada H, Sugiura–ogasawara M et al. Factors associated with adverse pregnancy outcomes in women with antiphospholipid syndrome: A multicenter study. *J Reprod Immunol*. 2017;122:21–7.

[47] De Carolis S, Botta A, Santucci S et al. Complementemia and obstetric outcome in pregnancy with antiphospholipid syndrome. *Lupus*. 2012;21(7):776–8.

[48] Ruffatti A, Tonello M, Visentin MS et al. Risk factors for pregnancy failure in patients with anti–phospholipid syndrome treated with conventional therapies: A multicentre, case–control study. *Rheumatology (Oxford)*. 2011;50(9):1684–9.

[49] Tedesco F, Borghi MO, Gerosa M et al. Pathogenic role of complement in antiphospholipid syndrome and therapeutic implications. *Front Immunol*. 2018;19(9):1388.

[50] Girardi G, Redecha P, Salmon JE. Heparin prevents antiphospholipid antibody–induced fetal loss by inhibiting complement activation. *Nat Med*. 2004;10(11):1222–6.

[51] Mulla MJ, Weel IC, Potter JA et al. Antiphospholipid antibodies inhibit trophoblast toll–like receptor and inflammasome negative regulators. *Arthritis Rheumatol*. 2018;70(6):891–902.

[52] Fishman P, Falach–Vakin E, Sredni B et al. Aspirin–interleukin–3 interrelationships in patients with anti–phospholipid syndrome. *Am J Reprod Immunol*. 1996;35(2):80–4.

[53] Abrahams VM, Chamley LW, Salmon JE. Emerging Treatment Models in Rheumatology: Antiphospholipid Syndrome and Pregnancy: Pathogenesis to Translation. *Arthritis Rheumatol*. 2017;69(9):1710–21.

[54] Alijotas–reig J, Esteve–Valverde E, Ferrer–Oliveras R et al. Comparative study between obstetric antiphospholipid syndrome and obstetric morbidity related with antiphospholipid antibodies. *Med Clin (Barc)*. 2017;151(6):

215–22.

[55] Iwasawa Y, Kawana K, Fujii T et al. A possible coagulation–independent mechanism for pregnancy loss involving β 2glycoprotein 1–dependent antiphospholipid antibodies and CD1d. *Am J Reprod Immunol*. 2012;67(1):54–65.

[56] Pierangeli SS, Chen PP, Raschi E et al. Antiphospholipid antibodies and the antiphospholipid syndrome: Pathogenic mechanisms. *Semin Thromb Hemost*. 2008;34(3):236–50.

[57] Di Simone N, Di Nicuolo F, D'ippolito S et al. Antiphospholipid antibodies affect human endometrial angiogenesis. *Biol Reprod*. 2010;83(2).

[58] Quao ZC, Tong M, Bryce E et al. Low molecular weight heparin and aspirin exacerbate human endometrial endothelial cell responses to antiphospholipid antibodies. *Am J Reprod Immunol*. 2018;79(1):1–10.

[59] Faas MM, de Vos P. Uterine NK cells and macrophages in pregnancy. *Placenta*. 2017;56:44–52.

[60] Alvarez AM, Mulla MJ, Chamley LW et al. Aspirin–triggered lipoxin prevents antiphospholipid antibody effects on human trophoblast migration and endothelial cell interactions. *Arthritis Rheumatol*. 2015;67(2):488–97.

[61] D'Ippolito S, Marana R, Di Nicuolo F et al. Effect of low molecular weight heparins (LMWHs) on antiphospholipid antibodies (aPL)–mediated inhibition of endometrial angiogenesis. *PLOS ONE*. 2012;7(1):e29660.

[62] Huppertz B, Kingdom J, Caniggia I et al. Hypoxia favours necrotic versus apoptotic shedding of placental syncytiotrophoblast into the maternal circulation. *Placenta*. 2003;24(2–3):181–90.

[63] Pantham P, Rosario R, Chen Q et al. Transcriptomic analysis of placenta affected by antiphospholipid antibodies: Following the TRAIL of trophoblast death. *J Reprod Immunol*. 2012;94(2):151–4.

[64] Viall CA, Chamley LW. Histopathology in the placentae of women with antiphospholipid antibodies: A systematic review of the literature. *Autoimmun Rev*. 2015;14(5):446–71.

[65] Ruffatti A, Salvan E, Del Ross T et al. Treatment strategies and pregnancy outcomes in antiphospholipid syndrome patients with thrombosis and triple antiphospholipid positivity: A European multicentre retrospective study. *Thromb Haemost*. 2014;112(4):727–35.

[66] De Laat B, Derksen RHWM, Urbanus RT et al. IgG antibodies that recognize epitope Gly40–Arg43 in domain I of β2–glycoprotein I cause LAC, and their presence correlates strongly with thrombosis. *Blood*. 2005;105(4):1540–5.

[67] Pengo V, Banzato A, Bison E et al. Antibodies to domain 4/5 (Dm4/5) of β_2–glycoprotein 1 (β_2–GP_1) in different antiphospholipid (aPL) antibody profiles. *Thromb Res*. 2015;136(1):161–3.

[68] Liu XL, Xiao J, Zhu F. Anti–β2 glycoprotein i antibodies and pregnancy outcome in antiphospholipid syndrome. *Acta Obstet Gynecol Scand*. 2013;92(2):234–7.

[69] Yelnik CM, Laskin CA, Porter TF et al. Lupus anticoagulant is the main predictor of adverse pregnancy outcomes in aPL–positive patients: Validation of PROMISSE study results. *Lupus Sci Med*. 2016;3(1):e000131.

[70] Saccone G, Berghella V, Maruotti GM et al. Antiphospholipid antibody profile based obstetric outcomes of primary antiphospholipid syndrome: The PREGNANTS study. *Am J Obstet Gynecol*. 2017;216(5):525.

[71] Latino JO, Udry S, Aranda FM et al. Pregnancy failure in patients with obstetric antiphospholipid syndrome with conventional treatment: The influence of a triple positive antibody profile. *Lupus*. 2017;26(9):983–8.

第 9 章　血因子异常导致的反复妊娠丢失

Defects in Coagulation Factors Leading to Recurrent Pregnancy Loss

Aida Inbal　Howard J. A. Carp　**著**

张心阳　赵爱民　**译**

一、概述

已有证据表明，抗磷脂抗体（aPL）的存在与反复妊娠丢失存在关联，这也为凝血功能异常导致的流产提供了依据。目前认为 aPL 介导的血栓形成可导致流产，同样我们也可假设，基于这种血栓形成机制，任何血栓形成前状态都可增加流产概率。遗传性易栓症可分为五种：①凝血抑制因子缺陷（抗凝血酶、蛋白 C、蛋白 S、组织因子途径抑制物、血栓调节蛋白等缺乏）；②凝血因子水平升高或功能增强［凝血因子 V Leiden 突变（FVL）、凝血酶原基因 G20210A 突变、异常纤维蛋白原血症、高纤维蛋白原血症及因子Ⅶ、Ⅷ、Ⅸ、Ⅺ水平升高］；③亚甲基四氢叶酸还原酶（MTHFR）C677T 基因纯合导致的高同型半胱氨酸血症；④纤溶系统的缺陷（纤溶酶原、组织纤溶酶原激活物（tPA）、纤溶酶原激活物抑制药（PAI）、凝血酶激活的纤溶抑制药（Thrombin-activatable fibrinolysis inhibitor，TAFI）、Ⅷ因子和脂蛋白 A 等缺陷；⑤血小板功能改变（血小板糖蛋白 GPⅠb-Ⅸ、GPⅠa-Ⅱa 和 GPⅡb-Ⅲa 功能改变）。

FⅠ、FⅡ、FV、FⅦ、FX、FⅪ和 FⅩⅢ等凝血因子的缺乏是常见的出血性疾病的病因，且可以影响女性患者的生殖健康[1]，如导致流产、孕期出血和产后出血（Postpartum hemorrhage，PPH）等不良事件。在妊娠期间，监测凝血因子水平可决定是否需要预防性治疗，进行止血治疗可降低 PPH 发生的概率[1]。ⅩⅢ因子和纤维蛋白原的缺乏与流产有关。除了流产和失血过多之外，这些出血倾向都与伤口修复功能异常有关。本章将讨论凝血因子水平降低或升高与妊娠丢失之间的关系。图 9-1 显示了各种影响因素及其与滋养细胞的关系。

二、出血倾向导致的妊娠丢失

（一）遗传性凝血因子ⅩⅢ缺乏

凝血因子ⅩⅢ（FⅩⅢ）是参与凝血级联反应最后一步的血浆谷氨酰胺转移酶。在被凝血酶激活后，其活性形式 FⅩⅢ-A 通过 γ- 谷氨酰胺 -ε- 赖氨酸键交联纤维蛋白链，形成了稳定的抗纤维蛋白溶解的血凝块。在血浆中，FⅩⅢ由两个催化 A 亚基（FⅩⅢ-A）和两个载体 B 亚基（FⅩⅢ-B）组

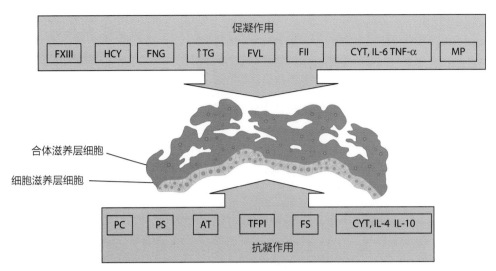

▲ 图 9-1　滋养细胞的促凝和抗凝平衡

AT. 抗凝血酶；FⅡ. 凝血酶原基因突变（G20210A）；FNG. 纤维蛋白原；FS. 纤溶系统；FVL. 因子 V；HCY. 同型半胱氨酸；PC. 蛋白 C；PS. 蛋白 S；TFPI. 组织因子途径抑制物；↑ TG. 凝血酶生成增加；MP. 微粒

成，以异四聚体（A2B2）形式存在于循环中[2]。

妊娠期间血浆 FXⅢ 的浓度可出现生理性降低，足月时可达到正常水平的 50%。同样，流产时 FXⅢ-A 的活性也明显降低[3]。FXⅢ 缺乏症是一种遗传性出血性疾病，纯合子缺陷女性会出现严重的出血表现、伤口愈合延迟、反复流产等症状[2, 4]，以及一系列产科不良事件，包括出血倾向、PPH 和流产等。纯合子缺陷女性的流产率高达 66%[5]，除非在整个妊娠期间用 FXⅢ 浓缩剂治疗，否则无法妊娠至足月。正常妊娠所需的 FXⅢ-A 最低水平尚不清楚，但是，正常止血仅需要 0.5%～2% 的 FXⅢ-A[6]。

FXⅢ 维持正常妊娠的机制尚不完全清楚。研究发现 FXⅢ 对于胎盘植入、胎盘附着和进一步的胎盘发育至关重要，它不仅交联纤维蛋白链，也可交联纤连蛋白和胶原蛋白（结缔组织基质的主要成分）[6]。因此，FXⅢ 似乎在植入时胚泡与子宫内膜间相互作用中起着至关重要的作用。FXⅢ-A 还可交联纤维蛋白（原）和纤连蛋白，后两者均参与胎盘在子宫上的附着机制[7]。FXⅢ 缺乏可能导致胎盘周围出血，引起自发性胎儿丢失。妊娠期的 FXⅢ-A 亚基敲除小鼠可表现为子宫大量出血，随后胚胎死亡[8]。FXⅢ-A 存在于邻近 Nitabuch 层[9] 的绒毛外细胞滋养层壳的细胞外间隙中，并在 Nitabuch 层[10] 与纤维蛋白原和纤连蛋白共定位。据报道，患有 FXⅢ 缺乏症的女性胎盘床上缺少 FXⅢ-A，可导致细胞滋养层壳生成异常[10]。因此，植入部位缺乏 FXⅢ-A 将影响纤维蛋白 - 纤连蛋白交联，使得胎盘与子宫剥离并发生流产[8, 10]。FXⅢ-A 已被证实在体外和体内均具有促血管生成活性[11]。由于胚胎植入需要足够的血管生成，因此 FXⅢ 在植入中的支持作用可能与其促血管生成活性有关。

FXⅢ 缺乏的女性在整个孕期补充 FXⅢ 往往会有较好的妊娠结局[3, 6]。浓缩剂的半衰期为 10～12 天。但是，FXⅢ 的补充时间和剂量，以及 FXⅢ 的最佳水平仍未达成共识。对患有 FXⅢ 缺乏症的女性，通常成功怀孕所需的血浆 FXⅢ 水平为 10%。每 4 周对孕妇预防性应用 20U/kg 的 FXⅢ 浓缩剂量，使 FXⅢ 的水平达到 3% 以上。羊膜腔穿刺术或分娩前要给予 1000U 加强剂量。

XⅢ因子与流产

FXⅢ的水平正常或下降与反复妊娠丢失之间是否存在关联尚不清楚。妊娠期间血浆 FXⅢ-B 浓度增加，而 FXⅢ-A 趋于降低，导致血浆 FXⅢ 总量稳定减少，在足月时达到正常水平的约 50%[14]。A 亚基随着分娩开始上升，并在产后下降[12]。这与妊娠期间纤维蛋白原和Ⅶ、Ⅷ、Ⅸ、Ⅹ因子水平的逐渐升高形成对比[13]。在有过 2 次或 2 次以上早孕流产的非 FXⅢ 缺乏女性中，血浆 FXⅢ 水平对未来是否发生流产并无预测作用[14]。在一项研究中发现，在 FXⅢ-A 基因第 5 外显子的 204 位点上，Phe 取代 Tyr 这一现象在流产 3 次或以上的女性中更为普遍[15]。Pasquier 等[16] 选取 264 名女性作为试验组，这些女性在妊娠 21 周或之前有 2 次及以上不明原因连续流产，或至少有 1 次晚期妊娠流产，对照组则包括 264 名无流产史且有至少 1 个存活的孩子的女性。检测两组 FXⅢ-A 和 FXⅢ-B 亚基抗原水平。总体而言，试验组和对照组之间的 FXⅢ-A 和 FXⅢ-B 水平没有差异。因此，在一般人群中，流产似乎与血浆 FXⅢ 水平降低无关。而胎盘中 FXⅢ-A 水平局部降低或 FXⅢ 功能受损是否可能导致流产的风险增加，目前尚无研究证据支持，尚待研究证实。

（二）纤维蛋白原缺乏症

凝血酶将纤维蛋白原降解成纤维蛋白单体，然后聚合成链并在 FXⅢ 的作用下趋于稳定。纤维蛋白（原）也是纤维蛋白溶解因子的靶标，这些因子可溶解多余的纤维蛋白以维持血管的通畅性和完整性。纤维蛋白原也是主要的桥接分子，可通过糖蛋白Ⅱb 和Ⅲa 将活化的血小板连接在一起[17]。

纤维蛋白原的 3 个遗传异常，即纤维蛋白原缺乏症、异常纤维蛋白原血症和低纤维蛋白原血症常互相重叠，且均与反复妊娠丢失有关。纤维蛋白原缺乏症指肝纤维蛋白原分泌或释放缺陷，为常染色体隐性遗传病，常并伴有出血倾向、伤口修复受损、反复妊娠丢失等。与这些表现相关的另一种疾病为低纤维蛋白原血症。遗传性异常纤维蛋白原血症的特征是纤维蛋白原生物合成的结构和功能异常。

Brenner[18] 曾指出，患有异常纤维蛋白原血症的女性可能更容易流产。在 64 名患有异常纤维蛋白原血症的妊娠女性中，有 39% 的患者最终发生流产。Mosesson 已对其机制做出总结[19]。

纤维蛋白生成减少的女性[20] 和实验性无纤维蛋白生成的小鼠[21] 具有出血倾向、流产和伤口愈合异常等表现。根据小鼠模型，母体纤维蛋白原的缺失或显著减少足以引起母体血管系统破裂，从而影响胚胎滋养层的浸润并导致出血和流产。

冷沉淀、新鲜冷冻血浆和纤维蛋白原浓缩物是可从市场上获得的纤维蛋白原来源。对于反复妊娠丢失的患者，在整个孕期应用替代疗法是可行的[22]。有建议提出维持妊娠的正常纤维蛋白原最低水平约为 60mg/100ml[23]。每公斤体重 0.2 袋（约 250mg/ 袋）的冷沉淀输注可将纤维蛋白原浓度提高到 100mg/dl。由于纤维蛋白原的半衰期约为 4 天，在妊娠期每周 2 次输注冷沉淀应足以使纤维蛋白原水平保持在 60mg/dl 以上并防止妊娠丢失。

临床上应当权衡替代疗法的益处与诱发血栓形成的风险。已有报道称，在有低纤维蛋白原血症和异常纤维蛋白原血症患者中给予纤维蛋白原替代治疗期间出现了灾难性血栓形成的病例[24]。因此，在这些患者的围产期，建议使用预防性肝素或 LMWH 治疗。

三、易栓症

遗传性易栓症可使静脉形成血栓的风险增加，遗传性易栓症可由多种原因导致，如抗凝血酶、蛋白 C、蛋白 S 等缺乏，FVL、凝血酶原基因（FⅡ）G20210A 突变和 FⅧ升高。此外，还有各种获得性高凝状态，其中最常见的是抗磷脂综合征，这将在其他章节进行讨论。蛋白 C、蛋白 S 和抗凝血酶是生理性抗凝蛋白。这些抗凝蛋白缺乏症很罕见[25]。FVL 是遗传性易栓症的最常见原因[25]。FVL 通过活化蛋白 C[称为活化蛋白 C 抵抗（ Activated protein C resistance，APCR）] 导致 Va 灭活减少，进而导致凝血酶的生成增加。在 G20210A 突变中，凝血酶原基因的 mRNA 处理效率更高，这又与凝血酶原水平的提高和凝血酶的生成有关。

（一）蜕膜血管中的血栓形成

有三项证据可以推断血栓形成可导致流产：蜕膜血管中的血栓生成表现，反复妊娠丢失患者血栓生成风险增加，患有易栓症的患者流产率更高。关于蜕膜血管中血栓形成的研究一直存在争议。在严重的妊娠并发症，如胎儿死亡、先兆子痫、早产、子宫内生长受限（IUGR）、死胎等，组织病理学检查显示血管灌注不足。但鲜有针对母体血管血栓形成的类似研究，因此很难确定血栓形成就是造成灌注不足的原因。

Arias 等[26] 评估了 13 名出现严重妊娠并发症女性的胎盘，包括先兆子痫、早产、IUGR、死胎等一系列产科不良事件。发现其中有 10 名（77%）女性有易栓症，包括 aPL，蛋白 C、蛋白 S 和抗凝血酶缺乏症，APCR 和 FVL。此外，还发现胎儿血栓性血管病的组织学特征为干动脉血栓形成，其中可能包括闭塞或血管壁血栓硬化 / 无血管绒毛、出血性血管内膜炎和血管炎性损害[27]。但是，这些组织学变化仅发生在胎盘的胎儿侧，而不是在母体侧。

在易栓症患者中未发现特定的胎盘病变这一事实可能有许多解释。可能还有其他尚未发现的易栓症，这也就解释了胎盘疾病的高发，或者可能病变是胎盘炎性改变的结果，与其潜在的病理改变有关，与易栓症无关。即使在抗磷脂综合征中，蜕膜血管中也没有明显证据表明有血栓形成，而且组织学变化发生在胎盘的胎儿侧而不是母体侧。似乎细胞表面相关膜受体比可溶性因子（如血栓形成因子）对妊娠结局的影响更大[28]。

在妊娠的最初三个月，滋养细胞和激素改变将促进子宫螺旋动脉重塑，形成子宫胎盘动脉。子宫胎盘动脉管腔较大，且内膜被血管内滋养细胞取代。遗传性易栓症更容易形成静脉血栓，而非动脉血栓。即便子宫胎盘动脉内有血栓形成，也不可能发生在孕早期螺旋动脉中，此时的螺旋动脉由内皮细胞而不是滋养细胞组成。亲代的血栓基因有 50% 的可能性遗传给胎儿，从而潜在影响滋养细胞功能。因此，为了确定与遗传性易栓症有关的不良妊娠结局的风险，需要对胎儿进行血栓形成事件的检测。

（二）妊娠丢失患者的易栓症患病率

Rey 等[29] 对 31 项研究进行了 Meta 分析，并指出遗传性易栓症与妊娠丢失显著相关。自此[29]，出现了很多针对特定人群中一种或多种易栓症的患病率的研究，但结论不一。

复发性流产中遗传性易栓症的患病率也已被反复研究。文献的分歧促使人们进行 Meta 分析以确定患病率是否增加。Krabbendam 等[30] 对 11 项探究易栓症和反复流产关系的研究进行 Meta 分析，发现有反复流产史的女性血清同型半胱氨酸水平明显升高，但 MTHFR C667 T 突变率没有增加，而抗凝血酶、蛋白 C 及蛋白 S 的水平与之无关。Nelen 等[31] 用 Meta 分析评估复发性早孕流产与高同型半胱氨酸血症之间的关系。总体而言，空腹同型半胱氨酸的比值比（OR）为 2.7（1.5～5.2），餐后同型半胱氨酸 OR 为 4.2（2.0～8.8），MTHFR OR 为 1.4（1.0～2.0）。这些数据支持高同型半胱氨酸血症是复发性早期妊娠流产的危险因素。

有些研究将早期和晚期妊娠丢失的易栓症患病率分开讨论。Preston 等[32] 探究了患有 FVL 或抗凝血酶、蛋白 C 或蛋白 S 缺乏症的女性中遗传性易栓症和妊娠丢失的关系。在 843 名易栓症女性中，571 名女性共计怀孕 1524 例。在 541 名对照女性中，395 名共计怀孕 1019 例。对 28 周之前及之后流产的发生率进行联合及分别评估，发现 28 周后发生流产的风险高于早期流产［OR 3.6（CI 1.4～9.4）vs. 1.27（CI 0.94～1.71）］。合并血栓形成缺陷的女性胎儿死产率最高，OR 为 14.3（CI 2.4～86.0），抗凝血酶缺乏症 OR 为 5.2（CI 1.5～18.1），蛋白 C 缺乏症 OR 值为 2.3（CI 0.6～8.3），蛋白 S 缺乏症 OR 为 3.3（CI 1.0～11.3），FVL 的 OR 为 2.0（CI 0.5～7.7）。Sarig 等[33] 将受试者分为两组，为 145 例反复流产的患者和 145 例相匹配的对照组。与没有易栓症的女性相比，有易栓症的女性更容易发生晚期妊娠丢失。一项 Meta 分析[34] 指出，与没有 FVL 的女性（绝对风险为 3.2%）相比，有 FVL 的女性（绝对风险为 4.2%）流产的概率要高 52%（OR = 1.52，95% CI 1.06～2.19）。

（三）妊娠晚期产科并发症中的易栓症发病率

Kupferminc 等[35] 首先报道遗传性易栓症在患有产科并发症的孕妇中更为常见，这些产科并发症包括：胎儿发育迟缓、先兆子痫、胎膜早破或死产等。Alfirevic 等随后对 25 项研究进行了总结[36]，证实了这一观点。Gris 等[37] 的病例对照研究中纳入了 232 名有 1 次或多次中晚期流产史的女性，其中有 21.1% 的患者和 3.9% 的正常对照组女性患有一种以上血栓形成症（ P ＜ 0.00001）。与任何血栓形成有关的死产的 OR 为 5.5（CI 3.4～9.0）。因此我们可以得出结论，晚期流产可能是在多种因素参与下，母体处于易栓状态，从而引起胎盘血栓形成的结果。Alfirevic 等[36] 的系统综述显示，胎盘早剥与纯 / 杂合子 FVL、杂合子 G20210A 和高同型半胱氨酸血症相关。患有先兆子痫 / 子痫的女性更可能具有杂合 FVL 突变、杂合 G20210A 凝血酶原基因突变、纯合 MTHFR（C677 T）突变、蛋白 C 缺乏症、蛋白 S 缺乏症或 APCR。死产通常与 FVL、蛋白 S 缺乏症和 APCR 有关。胎儿宫内生长受限的孕妇 G20210A、MTHFR、蛋白 S 缺乏的发生率较高。然而，他们最终得出结论，有妊娠结局不良的女性更应该进行易栓症筛查，但迄今为止发表的研究规模太小，无法对这种关联进行充分评估。

Infante-Rivard 等[38] 是第一个对遗传性易栓症在晚期产科并发症中发病率升高这一观点提出质疑的学者。Silver 等[39] 对 5188 例未经筛选的单胎妊娠进行多中心前瞻性观察性队列研究，以研究其凝血酶原基因（G20210A）突变的发病率。在低风险的前瞻性队列研究中，凝血酶原 G20210A 突变与妊娠丢失、先兆子痫、胎盘早剥或发育迟缓之间并没有关联。Kjellberg 等[40] 的类似研究表明，FVL 携带者并不会增加妊娠高血压、低出生体重或早产的发病风险，但会增加静脉血栓栓塞的形成风险。

不同的研究可能与研究设计思路、纳入标准、样本量、人群、结果定义和诊断标准差异，以及所研究的易栓症患病率的差异有关。然而，某些血栓形成倾向与某些不良妊娠结局之间可能确实存在关联。

（四）队列研究

病例对照研究只能显示易栓症和流产之间是否存在关联。为了判断原因，还需要进行队列研究。Ogasawara 等 [14] 研究发现，在流产患者中，蛋白 C 或 S 活性降低及抗凝血酶缺乏的患者流产率没有差异。Carp 等 [41] 发现，有 FVL、G20210A、MTHFR、蛋白 C/S、抗凝血酶缺乏的反复流产患者，其活产率与预期相似。Salomon 等 [42] 随访了 191 位在超声诊所就诊的易栓症患者，通过前瞻性研究，发现胎儿的血流动力学并没有受到损害。

在晚期产科并发症中，Sanson 等 [43] 对抗凝血酶、蛋白 S 或蛋白 C 缺乏的女性进行研究。发现在 60 名受试者的 188 例妊娠中有 22.3% 最终发生流产或死产，而这一数据在 69 名正常对照者中的 202 例妊娠中仅有 11.4%。两组相比，前组每次妊娠流产和死产的相对风险为 2.0（CI 1.2～3.3）。然而，Rodger 等 [34] 对 10 项前瞻性队列研究进行了 Meta 分析，以研究 FVL、凝血酶原基因（G20210A）突变与胎盘介导的妊娠并发症之间的关系，发现 FVL 和 PGM 都不会增加孕妇先兆子痫或胎儿发育迟滞的风险。

（五）治疗

本章仅概述治疗方法，详细介绍请参阅第 24 章。遗传性易栓症需要预防血栓形成，大多数临床医师认为抗血栓疗法是有效的，且不良反应较小，故常使用 LMWH 或阿司匹林治疗反复妊娠丢失和遗传性易栓症的患者。但是，这种疗法的疗效仅在设计良好的试验中得到证实，相比未经治疗或安慰剂治疗的患者有效。Carp 等 [44] 报道了一项比较队列研究，将遗传性易栓症和反复流产的女性使用依诺肝素治疗与不进行治疗进行了比较。结果发现在接受治疗的患者中，37 例妊娠中有26 例（70.2%）活产，而未经治疗的 48 例中有 21 例（43.8%）（OR 3.03，95% CI 1.12～8.36）。其中以前没有过活产的原发性流产者（OR 9.75，95% CI 1.59～52.48）治疗效果较好。活产者的预后较差（曾有 5 次或 5 次以上流产）的患者治疗结果良好，活产率从 18.2% 增加到 61.6%。然而，该试验不是随机双盲对照研究。Skeith 等 [45] 发表了一项随机对照试验的 Meta 分析，比较了患有遗传性易栓症且曾有过流产经历 [既往晚期流产（≥ 10 周）或复发性早期流产（＜ 10 周）] 或产科并发症的女性是否应用 LMWH 治疗的妊娠结局。共有 483 例患者的 8 项试验纳入了分析，发现使用 LMWH 与不使 LMWH 相比，活产率无显著性差异（相对风险 0.81，95% CI 0.55～1.19，$P = 0.28$），表明肝素治疗并不能改善妊娠结局。但是，只有 4 项试验纳入了反复妊娠丢失的患者 [46-49]。如果将这 4 项试验的结果与随后的 Aynioglu 等 [50] 的试验一起进行总结，治疗组的活产率提高了27%（图 9-2）（OR 4.48，CI 2.82～8.46）。最近，ALIFE2 研究（http://www.trialregister.nl，荷兰试验注册 3361）已开始招募志愿者，其中遗传性易栓症和反复妊娠丢失的女性将被随机分配至使用 LMWH 组和使用 LMWH 对照组。

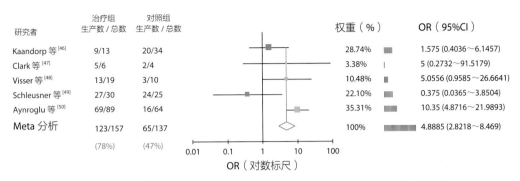

▲ 图 9-2　遗传性易栓症患者应用抗凝血药物治疗和活产率的 Meta 分析

四、妊娠丢失的其他血栓形成机制

还有其他机制可能诱发血栓形成，或者使具有血栓形成遗传易感性的患者的血栓变得明显。

（一）细胞因子

细胞因子是由淋巴细胞、单核细胞 / 巨噬细胞、肥大细胞、嗜酸性粒细胞和血管内皮细胞产生的低分子多肽或糖肽。发现有两种细胞因子参与了感染后凝血过程的触发。TNFα 和 IL-6 可上调组织因子的表达，从而启动外源性凝血级联反应和之后的凝血酶生成。此外，干扰素 γ 被认为不利于血栓分解[51]。

细胞因子失衡可能会引起反复妊娠丢失[52]、抗磷脂综合征[53, 54]、先兆子痫[55]、早产[56] 和 IUGR[57]。在遗传易感人群中，血栓前细胞因子处于优势状态会导致胎盘血栓形成。

（二）细胞微粒

胎盘细胞凋亡被认为是流产的显著特征[58]。凋亡和细胞活化后，细胞膜随着微粒的释放而重塑。微粒在其外表面上表达促凝磷脂，如磷脂酰丝氨酸。这些磷脂通常存在于细胞膜内。微粒可导致黏附分子的表达增加，从而放大了内皮细胞表面上的促凝血和（或）炎症反应。在正常妊娠过程中，随着滋养细胞逐步浸润母体循环系统，细胞微粒的数量也逐渐增加。

Shetty 等[59] 分析了 9 项关于细胞微粒在反复妊娠丢失中水平的研究结果。发现大多数研究细胞微粒表达水平增加。但是，内皮微粒是否能通过促进血栓形成导致妊娠丢失，还是仅仅是胚胎死亡的表现，尚未得出确切结论。29%～60% 的复发性早孕流产是由染色体畸变引起的，而不受其他可能导致流产的因素影响，包括细胞微粒的存在。即使在由染色体畸变引起的稽留流产中，滋养层细胞也会发生凋亡，随后形成细胞微粒并产成血栓。细胞微粒本身可能会导致不良事件，也可成为除了妊娠前高凝状态外，另一个诱发血栓前状态的危险因素。

（三）激素与血栓形成

妊娠有关激素，如雌激素、孕激素和 hCG 都会影响血栓形成。雌激素可将凝血因子水平升高至血栓前状态水平，例如，提高 FVII[60] 和纤溶酶原激活物（PAI-1）浓度[61]，降低抗凝血酶III水平[61]。在小鼠中，雌激素磺基转移酶（一种催化雌激素磺基结合的胞质酶）在妊娠中期小鼠胎盘中的雌激素活性调节中起着至关重要的作用[62]。雌激素磺基转移酶的失活可导致局部和全身性雌激素过量，以及组织因子含量的增加，导致胎盘血栓形成和胎儿丢失的风险。此外，雌激素还可以刺激或抑制 IL-1 和 TNF 的产生[63]。

然而，孕酮似乎有与雌激素相反的作用。孕酮具有促血栓作用，包括上调组织因子的表达[64] 等，但黄体酮还能诱导 IL-4 等细胞因子的产生，上调蛋白 S 的表达，从而抑制凝血反应[65]。

hCG 除了具有促黄体作用外，在子宫环境中也可能发挥局部作用。在子宫内膜和蜕膜的各种细胞中都有 hCG 的特异性结合位点。hCG 在子宫内膜的局部作用尚未完全阐明。Uzumcu 等[66] 对在 hCG 刺激下子宫内膜细胞因子的产生进行了评估，发现 hCG 剂量的增加能导致 TNFα 和 IL-6 分泌的剂量呈依赖性增加，而后两者均具有诱发血栓形成的作用。

（四）凝血因子和妊娠丢失中的寡核苷酸多态性（SNPs）

β- 纤维蛋白原 -455G/A 多态性（A/A 基因型）、纤溶酶原激活物抑制药（PAI）-1 纯合性、-675 4G/5G 多态性与反复妊娠丢失有关。但是，这种关联实际上很小[67-69]。

控制凝血酶生成对于正常凝血过程是必不可少的，且可以通过生理性抗凝血药来实现。一种抗凝血药是组织因子途径抑制药（Tissue factor pathway inhibitor, TFPI），是一种内皮相关蛋白，通过抑制组织因子Ⅶa 和Ⅹa 因子复合物下调凝血的初始阶段[70]。另一种抗凝血药是抗凝血酶，是一种多功能的丝氨酸蛋白酶抑制药，基本上可以抑制所有的活性凝血因子。一项最新研究[71] 分析了 117 名连续 3 次或多次在妊娠 20 周前流产且没有胎儿活产的未怀孕女性和 264 名至少有 2 次成功分娩且没有已知的妊娠丢失的、健康可育未怀孕女性中 TFPI 和抗凝血酶基因的 SNPS，及其与 RPL 的相关性[72]。研究结果表明，抗凝血酶 786G > A 改变会增加 RPL 的风险，而 TFPI T-287C 改变具有保护作用。目前仍需要进一步研究以证实这些发现。

（五）胎儿易栓症

由于胎盘组织学通常显示胎儿血管病变而非母体的血栓形成，因此胎儿易栓症可能解释了胎盘的病理变化。母体和胎儿共同调节母胎界面的凝血反应，维持胎盘中的出凝血平衡[73]。人类胎盘有独特的组织学特征，滋养层细胞而非内皮细胞排列在母体的血池中。Sood 等[28] 借助全基因组表达分析，确定了一组基因，这些基因决定了胎儿滋养层细胞在母胎界面调节凝血反应的能力。滋养层细胞通过表达蛋白酶活化受体来感知活化凝血因子的存在。据报道，这些受体的参与导致基因表达发生特定变化。因此，胎儿基因可能会改变与母体易栓症相关的风险。此外，在没有直接的血栓形成的情况下，母胎界面的凝血反应激活可能会影响滋养层生理并影响胎盘功能。然而，如果胎儿宫内死亡，即使超声检查显示胎儿脐血管完全闭塞。但仍然无法确定血栓是导致胎儿死亡的原因还是胎儿死后发生的继发改变。

参 考 文 献

[1] Kulkarni R. Improving care and treatment options for women and girls with bleeding disorders. *Eur J Haematol.* 2015;95(Suppl 81):2–10.

[2] Lorand L, Losowsky MS, Miloszewski KJ. Human factor ⅩⅢ fibrin stabilizing factor. *Progr Thromb Haemost.* 1980;5:245–90.

[3] Schubring C, Grulich-Henn J, Burkhard PAT et al.

Fibrinolysis and factor XIII in women with spontaneous abortion. *Eur J Obstet Gynecol Reprod Biol*. 1990;35:215–21.

[4] Peyvandi F, Palla R, Menegatti M et al. European Network of Rare Bleeding Disorders (EN–RBD) Group. Coagulation factor activity and clinical bleeding severity in rare bleeding disorders: Results from the European Network of Rare Bleeding Disorders. *J Thromb Haemost*. 2012;10:615–21.

[5] Sharief LA, Kadir RA. Congenital factor XIII deficiency in women: A systematic review of literature. *Haemophilia*. 2013;19:349–57.

[6] Muszbek L, Adany R, Mikkola H. Novel aspects of blood coagulation factor XIII. I. Structure, distribution, activation, and function. *Crit Rev Clin Lab Sci*. 1996; 33:357–421.

[7] Wartiovaara J, Leivo I, Virtanen I et al. Cell surface and extracellular matrix glycoprotein fibronectin. Expression in embryogenesis and in teratocarcinoma differentiation. *Ann N Y Acad Sci*. 1978;312:132–41.

[8] Koseki–Kuno S, Yamakawa M, Dickneite G et al. Factor XIII A subunit deficient mice developed severe uterine bleeding events and subsequent spontaneous miscarriages. *Blood*. 2003;102:4410–12.

[9] Kobayashi T, Asahina T, Okada Y et al. Studies on the localization of adhesive proteins associated with the development of extravillous cytotrophoblast. *Trophoblast Res*. 1999;13:35–53.

[10] Asahina T, Kobayashi T, Okada Y et al. Maternal blood coagulation factor XIII is associated with the development of cytotrophoblastic shell. *Placenta*. 2000; 21:388–93.

[11] Dardik R, Loscalzo J, Inbal A. Factor XIII (F XIII) and angiogenesis. *J Thromb Haemost*. 2005;4:19–25.

[12] Hayano Y, Ima N, Kasaraura T. Studies on the physiologic changes of blood coagulation factor XIII during pregnancy and their significance. *Acta Obstet Gynaecol Jpn*. 1982;34:469–77.

[13] Stirling Y, Woolf L, North WRS et al. Haemostasis in normal pregnancy. *Thromb Haemost*. 1984;52:176.

[14] Ogasawara MS, Aoki K, Katano K et al. Factor XII but not protein C, protein S, antithrombin III, or factor XIII is a predictor of recurrent miscarriage. *Fertil Steril*. 2001;75:916–9.

[15] Anwar R, Gallivan L, Edmonds SD et al. Genotype/phenotype correlations for coagulation factor XIII: Specific normal polymorphisms are associated with high or low factor XIII specific activity. *Blood*. 1999;93:897–905.

[16] Pasquier E, De Saint Martin I, Kohler HP, Schroeder V. Factor XIII plasma levels in women with unexplained recurrent pregnancy loss. *J Thromb Haemost*. 2012;10:723–5.

[17] Doolittle RF. The molecular biology of fibrin. In: Stamatoyannopoulos GS, Nienhuis AW, Majerus PW, Harmus H, eds. *The Molecular Basis of Blood Diseases*. Philadelphia, PA: WB Saunders, 1994. pp. 701–23.

[18] Brenner B. Inherited thrombophilia and fetal loss. *Curr Opin Hematol*. 2000;7:290–5.

[19] Mosesson MW. Dysfibrinogenemia and thrombosis. *Semin Thromb Hemost*. 1999;25:311–9.

[20] Ridgway, HJ, Brennan, SO, Faed, JM et al. Fibrinogen Otago: A major α chain truncation associated with severe hypofibrinogenaemia and recurrent miscarriage. *Br J Haematol*. 1997;98:632–9.

[21] Suh TT, Holmback K, Jensen N et al. Resolution of spontaneous bleeding events but failure of pregnancy in fibrinogen–deficient mice. *Genes Dev*. 1995;9:2020–33.

[22] Inamoto Y, Terao T. First report of a case of congenital afibrinogenemia with successful delivery. *Am J Obstet Gynecol*. 1985;153:803–4.

[23] Gilabert J, Reganon E, Vila V et al. Congenital hypofibrinogenemia and pregnancy: Obstetric and hematological management. *Gynecol Obstet Invest*. 1987;24:271–6.

[24] MacKinnon HH, Fekete JF. Congenital afibrinogenemia: Vascular changes and multiple thromboses induced by fibrinogen infusions and contraceptive medication. *Can Med Assoc*. 1971;140:597–9.

[25] Seligsohn U, Lubetsky A. Genetic susceptibility to venous thrombosis. *N Engl J Med*. 2001;344:1222–31.

[26] Arias F, Romero R, Joist H et al. Thrombophilia: A mechanism of disease in women with adverse pregnancy outcome and thrombotic lesions in the placenta. *J Matern Fetal Med*. 1998;7:277–86.

[27] Raspollini MR, Oliva E, Roberts DJ. Placental histopathologic features in patients with thrombophilic mutations. *J Matern Fetal Neonatal Med*. 2007;20:113–23.

[28] Sood R, Kalloway S, Mast AE et al. Fetomaternal cross talk in the placental vascular bed: Control of coagulation by trophoblast cells. *Blood* 2006;107:3173–80.

[29] Rey E, Kahn SR, David M et al. Thrombophilic disorders and fetal loss: A meta–analysis. *Lancet*. 2003;361:901–8.

[30] Krabbendam I, Franx A, Bots ML et al. Thrombophilias and recurrent pregnancy loss: A critical appraisal of the literature. *Eur J Obstet Gynecol Reprod Biol*. 2005;118:143–53.

[31] Nelen WL, Blom HJ, Steegers EA et al. Hyperhomocysteinemia and recurrent early pregnancy loss: A meta–analysis. *Fertil Steril*. 2000;74:1196–9.

[32] Preston FE, Rosendaal FR, Walker ID et al. Increased fetal loss in women with heritable thrombophilia. *Lancet*. 1996;348:913–6.

[33] Sarig G, Younis JS, Hoffman R et al. Thrombophilia is common in women with idiopathic pregnancy loss and is associated with late pregnancy wastage. *Fertil Steril*. 2002;77:342–7.

[34] Rodger MA, Betancourt MT, Clark P et al. The association of factor V Leiden and prothrombin gene mutation and placenta–mediated pregnancy complications: A systematic review and meta–analysis of prospective cohort studies. *PLOS MED*. 2010;7:e1000292.

[35] Kupferminc MJ, Eldor A, Steinman N et al. Increased frequency of genetic thrombophilias in women with complications of pregnancy. *N Engl J Med*. 1999;340:9–13.

[36] Alfirevic Z, Roberts D, Martlew V. How strong is the association between maternal thrombophilia and adverse pregnancy outcome? A systematic review. *Eur J Obstet Gynecol Reprod Biol*. 2002;101:6–14.

[37] Gris JC, Quere I, Monpeyroux F et al. Case–control study of the frequency of thrombophilic disorders in couples with late fetal loss and no thrombotic antecedent. The Nimes obstetricians and haematologists study (NOHA). *Thromb Haemost*. 1999;81:891–9.

[38] Infante–Rivard C, Rivard GE, Yotov WV et al. Absence of association of thrombophilia polymorphisms with intrauterine growth restriction. *N Engl J Med*. 2002;347:19–25.

[39] Silver RM, Zhao Y, Spong CY et al. Eunice Kennedy Shriver National Institute of Child Health and Human Development Maternal–Fetal Medicine Units (NICHD MFMU) Network.

Prothrombin gene G20210A mutation and obstetric complications. *Obstet Gynecol*. 2010;115:14–20.

[40] Kjellberg U, van Rooijen M, Bremme K et al. Factor V Leiden mutation and pregnancy–related complications. *Am J Obstet Gynecol*. 2010;203:469.

[41] Carp HJA, Dolitzky M, Inbal A. Hereditary thrombophilias are not associated with a decreased live birth rate in women with recurrent miscarriage. *Fertil Steril*. 2002;78:58–62.

[42] Salomon O, Seligsohn U, Steinberg DM et al. The common prothrombotic factors in nulliparous women do not compromise blood flow in the feto–maternal circulation and are not associated with preeclampsia or intrauterine growth restriction. *Am J Obstet Gynecol*. 2004;191:2002–9.

[43] Sanson BJ, Friederich PW, Simioni P et al. The risk of abortion and stillbirth in antithrombin–, protein C–, and protein S–deficient women. *Thromb Haemost*. 1996;75:387–8.

[44] Carp HJA, Dolitzky M, Inbal A. Thromboprophylaxis improves the live birth rate in women with consecutive recurrent miscarriages and hereditary thrombophilia. *J Thromb Hemost*. 2003;1:433–8.

[45] Skeith L, Carrier M, Kaaja R et al. A meta–analysis of low–molecular–weight heparin to prevent pregnancy loss in women with inherited thrombophilia. *Blood*. 2016;127:1650–5.

[46] Kaandorp SP, Goddijn M, van der Post JA et al. Aspirin plus heparin or aspirin alone in women with recurrent miscarriage. *N Engl J Med*. 2010;362:1586–96.

[47] Clark P, Walker ID, Langhorne P et al. SPIN: The Scottish Pregnancy Intervention Study: A multicentre randomised controlled trial of low molecular weight heparin and low dose aspirin in women with recurrent miscarriage. *Blood*. 2010;21:4162–7.

[48] Visser J, Ulander VM, Helmerhorst FM et al. Thromboprophylaxis for recurrent miscarriage in women with or without thrombophilia. HABENOX: A randomised multicentre trial. *Thromb Haemost*. 2011;105:295–301.

[49] Schleussner E, Kamin G, Seliger G et al. ETHIG II group. Low–molecular–weight heparin for women with unexplained recurrent pregnancy loss: A multicenter trial with a minimization randomization scheme. *Ann Intern Med*. 2015;162(9):601–609.

[50] Aynıoglu O, Isik H, Sahbaz A, Alptekın H, Bayar U. Does anticoagulant therapy improve adverse pregnancy outcomes in patients with history of recurrent pregnancy loss? *Ginekol Pol*. 2016;87:585–91.

[51] Nosaka M, Ishida Y, Kimura A et al. Absence of IFN–γ accelerates thrombus resolution through enhanced MMP–9 and VEGF expression in mice. *J Clin Invest*. 2011;121:2911–20.

[52] Carp HJA, Torchinsky A, Fein A et al. Hormones, cytokines and fetal anomalies in habitual abortion. *J Gynecol Endocrinol*. 2002;15:472–83.

[53] Krause I, Blank M, Levi Y et al. Anti–idiotype immunomodulation of experimental anti–phospholipid syndrome via effect on Th1/Th2 expression. *Clin Exp Immunol*. 1999;117:190–7.

[54] Kowalska MA, Rauova L, Poncz M. Role of the platelet chemokine platelet factor 4 (PF4) in hemostasis and thrombosis. *Thromb Res*. 2010;125:292–6.

[55] Darmochwal–Kolarz D, Rolinski J, Leszczynska–Goarzelak B et al. The expressions of intracellular cytokines in the lymphocytes of preeclamptic patients. *Am J Reprod Immunol*. 2002;48:381–6.

[56] Maymon E, Ghezzi F, Edwin SS et al. The tumor necrosis factor alpha and its soluble receptor profile in term and preterm parturition. *Am J Obstet Gynecol*. 1999;181:1142–8.

[57] Hahn–Zoric M, Hagberg H, Kjellmer I et al. Aberrations in placental cytokine mRNA related to intrauterine growth retardation. *Pediatr Res*. 2002;51:201–6.

[58] Brill A, Torchinsky A., Carp HJA et al. The role of apoptosis in normal and abnormal embryonic development. *J Assist Reprod Genet*. 1999;16:512–9.

[59] Shetty S, Patil R, Ghosh K. Role of microparticles in recurrent miscarriages and other adverse pregnancies: A review. *Eur J Obstet Gynecol Reprod Biol*. 2013; 169:123–9.

[60] Meilahn EN, Kuller LH, Matthews KA et al. Hemostatic factors according to menopausal status and use of hormone replacement therapy. *Ann Epidemiol*. 1992;2:445–55.

[61] Cosman F, Baz–Hecht M, Cushman M et al. Short–term effects of estrogen, tamoxifen and raloxifene on hemostasis: A randomized–controlled study and review of the literature. *Thromb Res*. 2005;116:1–13.

[62] Tong MH, Jiang H, Liu P et al. Spontaneous fetal loss caused by placental thrombosis in estrogen sulfotransferase–deficient mice. *Nat Med*. 2005;11:153–9.

[63] Polan ML, Daniele A, Kuo A. Gonadal steroids modulate human monocyte interleukin–1 (IL–1) activity. *Fertil Steril*. 1988;49:964–8.

[64] Schatz F, Krikun G, Caze R et al. Progestin–regulated expression of tissue factor in decidual cells: Implications in endometrial hemostasis, menstruation and angiogenesis. *Steroids*. 2003;68:849–60.

[65] Smiley ST, Boyer SN, Heeb MJ et al. Protein S is inducible by interleukin 4 in T cells and inhibits lymphoid cell procoagulant activity. *Proc Natl Acad Sci U S A*. 1997;94:11484–9.

[66] Uzumcu M, Coskun S, Jaroudi K et al. Effect of human chorionic gonadotropin on cytokine production from human endometrial cells in vitro. *Am J Reprod Immunol*. 1998;40:83–8.

[67] Jeddi–Tehrani M, Torabi R, Zarnani AH et al. Analysis of plasminogen activator inhibitor–1, integrin beta3, beta fibrinogen, and methylenetetrahydrofolate reductase polymorphisms in Iranian women with recurrent pregnancy loss. *Am J Reprod Immunol*. 2011;66:149–56.

[68] Ticconi C, Mancinelli F, Gravina P, Federici G, Piccione E, Bernardini S. Beta–fibrinogen G–455A polymorphisms and recurrent miscarriage. *Gynecol Obstet Invest*. 2011;71:198–201.

[69] Yenicesu GI, Cetin M, Ozdemir O et al. A prospective case–control study analyzes 12 thrombophilic gene mutations in Turkish couples with recurrent pregnancy loss. *Am J Reprod Immunol*. 2010;63:126–36.

[70] Dahlbäk B. Advances in understanding pathogenic mechanisms of thrombophilic disorders. *Blood*. 2008;112:19–27.

[71] Segers O, van Oerle R, ten Cate H et al. Thrombin generation as an intermediate phenotype for venous thrombosis. *Thromb Haemost*. 2010;103:114–22.

[72] Guerra–Shinohara EM, Bertinato JF, Tosin Bueno C et al. Polymorphisms in antithrombin and in tissue factor pathway inhibitor genes are associated with recurrent pregnancy loss. *Thromb Haemost*. 2012;108:693–700.

[73] Rosing J. Mechanisms of OC related thrombosis. *Thromb Res*. 2005;115(Suppl 1):81–3.

第 10 章　复发性流产的免疫生物学
The Immunobiology of Recurrent Miscarriage

Marighoula Varla–Leftherioti　Theodora Keramitsoglou　Christina Tsekoura　著

秦　爽　韦相才　译

一、概述

很大一部分不明原因的复发性流产（URSA）可能是由于免疫因素引起的 [1]。免疫介导的妊娠丢失的特征是自身免疫或同种免疫紊乱。在自身免疫性流产中，胎盘和胚胎的发育受到母体自身抗体和自身反应细胞的影响，这些抗体和细胞以蜕膜和滋养层分子为目标。在同种免疫性流产中，母体免疫系统会对"半同种异体"胚胎发生反应，并通过同种异体排斥型反应破坏滋养细胞。在临床上，这两种类型的自身和同种免疫介导的流产是无法区分的，因为这两种类型的流产都代表了一种广泛的免疫不平衡，从而导致流产发生 [2]。

二、自身免疫性流产

大约 20% 的反复妊娠丢失（RPL）患者的血清自身抗体水平升高，其中以抗磷脂抗体（aPL）为主 [1]。抗磷脂综合征的病因是另一章的主题，在此不再讨论。可以这样说，如果妊娠 10 周以上，发生连续 3 次或 3 次以上的胚胎前或胚胎妊娠失败 [3]，或者发生 1 次及 1 次以上的不明原因的胎儿死亡，应怀疑存在 apL 相关的病因。在怀疑有 aPL 相关病因的女性中，可能同时存在其他自身抗体，如抗甲状腺自身抗体（ATA）、[抗甲状腺球蛋白（TG）或甲状腺过氧化物酶（TPO）]。即使甲状腺功能正常，这些指标仍然可能是"高危"妊娠的独立标志。ATA 导致的高流产率可能与非常轻度的甲状腺"功能低下"有关，因为甲状腺不太能够适应因怀孕增加的需求，因此，这些女性可能会受益于甲状腺替代治疗 [4]。此外，ATA 可能代表免疫系统的普遍激活。ATA 已被发现与激活的 T 细胞、非器官特异性自身抗体及 RPL 中增加的过度活跃的细胞毒性自然杀伤（NK）细胞在子宫内共存。因此，静脉注射免疫球蛋白（IVIg）可以中和抗体，还可以调节免疫功能 [5]。

三、同种免疫性流产

从免疫学角度看，胚胎是半同种异体移植物，因为其具有父母双方的遗传和抗原作用 [6]。由于滋养细胞与蜕膜直接接触，因此母体免疫系统会感知到同种异体胎儿。对父源性抗原的识别有可能会引起母体对胚胎的同种异体反应，类似于器官移植后产生的同种异体反应。通常，这种情况不会发生。然而，在某些流产的病例中，胚胎被淋巴细胞浸润，胎盘出现类似于排斥移植物的病变[7]，表明胚胎已被母体"排斥"（同种免疫性流产）。

（一）Th2 型免疫反应在正常妊娠

1987 年，Wegmann[9] 提出了"免疫滋养"理论。根据该理论，胎盘的正常发育及滋养层激素［hCG 和人胎盘泌乳素（hPL）］的分泌是细胞因子（胎盘免疫滋养细胞因子）影响的结果，如粒细胞 – 巨噬细胞集落刺激因子（GM- CSF）、转化生长因子 β（TGF-β）和白介素 3（IL-3）[8]。因此，有研究猜测，在怀孕期间 T 辅助细胞的组成发生变化(Th1/Th2 平衡)，因此 Th2 型细胞因子(IL-4、IL-5、IL-10）超过 Th1- 型细胞因子［IL-2、干扰素 γ（IFN-γ）］占主导地位，并增强胎盘的生长和功能，预防并阻止由细胞毒性抗体和细胞介导的不适当的抗滋养层反应，从而有益于发育中的胚胎（图 10-1）。最近的研究表明，在 Th2 反应之前，母体先天免疫系统会通过炎症来产生积极的反应。滋养层细胞（IL-8、GRO-α、MCP1）分泌的细胞因子和趋化因子募集且"培养"了中性粒细胞和先天淋巴免疫细胞（ILC）［NK 细胞、巨噬细胞（MΦ）和树突状细胞（DC）］，并浸润蜕膜，聚集在滋养细胞周围，从而有助于胚胎的成功植入[10]。

滋养层抗原刺激，也就是刺激母体细胞，引发增强反应，以及调节 Th2 改变的确切因素仍不清楚。然而，已经明确的是，胚胎的接受是通过母体、胚胎和父源性植入前因子，以及在滋养细胞和蜕膜细胞[11]上表达的分子的累积作用来调节的。排卵、性交和受精过程中的代谢因子、激素和细胞因子的变化导致母体生殖道内局部免疫抑制，并使子宫为胚泡的植入做好准备。滋养层分子可以被母体免疫细胞特异性识别，或者可以充当抗原呈递分子或具有抑制 / 免疫调节功能。蜕膜免疫细

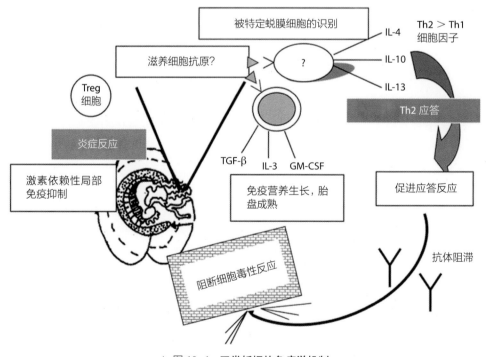

▲ 图 10-1　正常妊娠的免疫学机制

IL. 白介素；Th. 辅助性 T 细胞；TGF-β. 转化生长因子 β；GM–CSF. 粒细胞 – 巨噬细胞集落刺激因子；Treg. 调节性 T 细胞

胞不仅可以通过产生细胞因子和生长因子来调节免疫应答，还可以通过特异性识别滋养细胞分子和抑制细胞毒性反应来调节免疫应答。

（二）正常妊娠的细胞因子和激素网络

胎儿 – 母体界面的细胞因子网络很复杂。胚胎被描述为"沐浴在细胞因子的海洋中"[13]。在妊娠初期和妊娠结束时，需要 Th1 促炎症细胞因子的优先表达，而在怀孕中期则需要 Th2 消炎细胞因子的优先表达。IFN-γ，一种可能对妊娠有害的 Th1 细胞因子，可能在妊娠的很早期就发挥了有益的作用。IFN-γ 通过促进子宫螺旋动脉的发育和重塑满足着床和成功妊娠的需要，以及在妊娠后期再次激活与子宫收缩相关的子宫肌层平滑肌细胞来促进妊娠[14]。

Th2 和 Th1 细胞因子，以及其他细胞因子（即 IL–12、IL–15、IL–18）、趋化因子和生长因子的产生均涉及不同的细胞群体，这些因子控制局部免疫细胞的分化和激活。控制向 Th1 反应（即 IL–12）转化的细胞因子与增强 Th2 反应（即 IL–10）的细胞因子共存。细胞因子在竞争基础上受激素控制。孕酮促进 IL–4 和 IL–5 的产生，而松弛素促进 T 细胞产生 IFN-γ[15]。正如激素控制细胞因子的产生一样，激素分泌也是由细胞因子诱导的。例如，Th2 型细胞因子诱导滋养层分泌 hCG，刺激黄体产生孕激素。孕酮通过与松弛素竞争而增强了 Th2 细胞因子的产生，从而增强了 Th1 细胞因子的产生[16]。

（三）同种免疫流产中的 Th1 型免疫反应

自发流产时，更容易发生 Th1 反应为主或 Th2 型细胞因子缺陷[17]。出于对胚胎及其他抗原的反应，蜕膜淋巴细胞分泌 Th1 型细胞因子（IL–2、IFN-γ、TNF-α），会对胚胎的发育产生不利影响。胎儿排斥反应是通过滋养层的炎症和淋巴细胞浸润、NK 细胞对滋养层的损害、细胞毒性抗体，以及影响母体向胚胎的血液供应的血管炎而发生的[18]。对正常妊娠耐受的一种或多种机制的破坏可能导致流产。这些障碍可能包括：①生殖道中缺乏免疫抑制前植入因子；②先天免疫细胞功能受损；③母婴界面缺乏免疫依赖性特异性抑制；④表达不当或识别缺陷蜕膜细胞对滋养细胞和免疫调节分子的影响（图 10–2）。

尽管在复发性流产（RSA）的患者中检测 Th1 是否增加存在争议[19]，但多项研究显示 Th1 细胞因子反应增加[20]，并且已有研究采用干预治疗降低复发性流产女性外周血中 Th1/Th2 的比率。本书稍后将讨论上述干预措施对妊娠结局的促进作用。

（四）触发 Th1 流产反应的因素

应激、感染、自身免疫、基因变异可能是触发 Th1 细胞因子介导的流产的因素。

1. 应激

应激可能触发 Th1 细胞因子谱[21]。在小鼠 CBA/J × DBA/2J 模型中，应激通过上调黏附分子诱导神经源性炎症反应对 Th1 反应的应答[22]。

2. 感染

由于细菌内毒素的存在或作用，感染可能诱导 Th1 细胞因子触发流产[23]。Prasad 等[24] 最近报道了沙眼衣原体感染的 RSA 女性血清中 Th1 细胞因子的增加，以及 Voskakis 等[25] 提出当衣原体抗

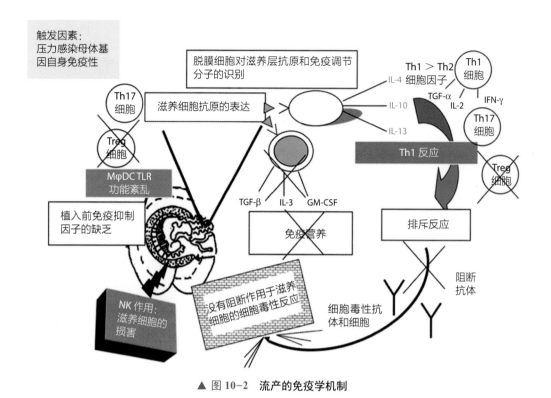

▲ 图 10-2　流产的免疫学机制

原（可能是热休克蛋白）被带有 Vδ2 受体的特定蜕膜 T 细胞识别时，就会诱导 Th1 应答，该 T 细胞在激活时会分泌流产相关细胞因子。

3. 母体基因

母体基因可调节应激反应；黄体期支持和父源性遗传滋养细胞抗原可能决定了妊娠期细胞因子的平衡[18]。在最近的 Meta 分析中，Shi 等[26] 发现 RSA 与 37 个基因的 53 个遗传多态性位点之间存在显著的关联，包括 HLA-G、IFN-γ、TNF、IL-6 和 IL-10 的遗传变异，这些分子已知参与了 Th1 反应。

4. 自身抗体

自身抗体可能通过改变细胞因子的产生而导致流产。Buttari 等[27] 发现体外氧化的 β_2-GP_1 与 DCs 相互作用并刺激 IL-12 的分泌，从而诱导 IFN-γ 的产生并促进 Th1 细胞的分化。此外，患有甲状腺自身免疫性疾病的女性流产的风险增加，在她们的血清中 Th1 和 Th17 相关细胞因子水平升高[5]。

（五）正常妊娠中的调节性 T 细胞和 Th17 炎症细胞

Th1/Th2 的平衡由调节性 T 细胞（Treg）和 Th17 细胞调节，它们在胎儿 - 母体界面上有相互竞争和协同作用[28]。

1. 调节性 T 细胞

调节性 T 细胞（CD4+CD25+）（Foxp3 mRNA+）是免疫调节 T 淋巴细胞的一个子集，来源于胸腺（天然 Treg），或在 TGF-β（适应性 Treg）的作用下通过抗原刺激激活幼稚 CD4+T 细胞后产生。通过接触依赖的方式分泌 IL-10 和 TGF-β，Tregs 表现出抗炎和免疫抑制作用[29]。Aluvihare 等[30] 首次证明，在小鼠妊娠期间，Treg 细胞会发生系统性扩增，从而抑制具有攻击性的同种异体抗胎儿反应。同样，Somerset 等 [31] 发现妊娠早期外周血中 Tregs 增加，在孕中期达到高峰，产后下降。Saito 等 [28] 研究表明，耐受性 DC 可在性交后从精浆中提取父源抗原并与 II 类 MHC 分子结合，在其表面上呈递抗原片段，并激活胸腺来源的幼稚 Treg 细胞，这些细胞成为父源性特异性抗原，增殖并通过趋化性机制从阴道迁移到妊娠的子宫。

2. 蜕膜 Tregs（dTregs）

dTregs 被认为是以抗原特异性的方式控制效应细胞。通过分泌抑制性细胞因子（TGF-β、IL-10 和 IL-35）和消耗 γc 家族细胞因子（IL-2、IL-4、IL-7、IL-15），dTreg 细胞可以抑制常规 T 淋巴细胞的活化和增殖，抑制促炎症细胞因子的释放，提高 T 细胞凋亡率，并调节蜕膜 DCs 的功能。IL-10 抑制 DC 上 MHC 和共刺激分子表达的上调，降低其抗原呈递能力，抑制促炎症细胞因子的释放，并上调抑制性分子的表达 [32]。此外，Tregs 通过将其表面分子连接到靶 / 效应细胞诱导细胞间的直接接触抑制。细胞毒性 T 淋巴细胞 – 相关抗原 4（CTLA-4）在 DC 上的连接对于在胎儿 – 母体界面产生免疫抑制环境具有重要意义，因为它诱导吲哚胺 2,3- 双加氧酶（IDO）在 DC 上的表达，并控制 Treg 和 Th1 细胞反应之间的平衡。IDO 是一种由滋养细胞和巨噬细胞表达的色氨酸分解酶，对邻近的 T 细胞产生抑制作用，阻止它们激活抗胎儿反应 [33]。

3. Th17 炎症细胞

Th17 炎症细胞是促炎细胞，与 Treg 细胞保持动态平衡。它们的特点是产生不同的效应细胞因子，包括 IL-17（或 IL-17A）、IL-17F、IL-6、IL-21 和 IL-22，并且也可以在 IL-12 存在下诱导产生 IFN-γ[34]。

在妊娠过程中，胎儿同种异体抗原可以刺激 Th17 细胞分泌促炎症细胞因子来诱导胎儿排斥反应 [35]。相反，它们也可以通过一系列促炎症细胞因子预防病理性感染，还可能通过产生 IL-17 来保护胚胎，从而增加滋养细胞层中孕酮的分泌 [28]。因此，Th17 细胞可能有利于妊娠，并且只有当它们拮抗 Treg 细胞时才会变得有害。

4. Treg-Th17 平衡

由于 Treg 和 Th17 细胞之间的相互拮抗和可塑性，Th17 的扩增是建立母体耐受性的障碍。这两个细胞亚群似乎有一个共同的谱系，它们的相对丰度受到引起 T 细胞启动的细胞因子环境（尤其是 IL-6 与 TGF-β 的比值）的显著影响。在没有 IL-6 的情况下，TGF-β 抑制幼稚 T 细胞向 Th17 细胞的转化，而当有 IL-6 存在时，幼稚 T 细胞可转化为 Th17 细胞，现有的 Treg 细胞可以作为 Th17 细胞的诱导剂，并自身转化为 Th17 细胞 [36]。

（六）RSA 女性中的 Treg 细胞和 Th17 细胞

对患有 RSA 的女性的研究表明。

1. Treg 细胞减少

Treg 细胞减少，可以抑制自体 CD4+T 细胞增殖的蜕膜 CD4+CD25bright T 细胞在自然流产样本中的含量明显低于人工流产 [37]。此外，RSA 女性的 Treg 细胞在蜕膜和外周血中的比例明显低于对照组女性 [38]。有胎儿流产史的孕妇血循环中，Treg 细胞水平低被认为是预测流产风险的标志 [39]。

2. Th17 细胞和 Th17 细胞因子的增加

在 RSA 女性的蜕膜组织和血液中发现 Th17 细胞和 Th17 细胞因子（如 IL-17 和 IL-23）增加[40]。Nakashima 等[41]认为，IL-17 的表达可能是胎儿排出的机制，而不是流产的原因。在亚临床宫内感染时产生的 IL-6 可能会刺激 RSA 患者的 Th17 活性[42]，而具有 RSA 的女性在遗传上更易发生 Th17 介导的胎儿丢失（IL-17F 基因型 rs763780 频率降低）[43]。

3. Treg/Th17 失衡

Treg 细胞和 Th17 细胞之间的不平衡，以及血清 IL-6 水平的相应升高可能导致炎症免疫反应的调控不足[44]。$CD4^+CD25^+$ 调节性 T 细胞在正常妊娠或体外扩增中存在过继转移，它已被证实可以通过增加蜕膜细胞上孕激素受体的表达来阻止小鼠妊娠的吸收[45]。由于精液中含有 Treg 细胞诱导剂（即 TGFβ 和前列腺素 E），性交被认为是与父源同种异体抗原发生反应，扩大诱导 Treg 细胞池的一个因素[46]。

而在临床中，在流产女性外周血中检测产生 Tregs 和 Th17 的细胞，以及测定 IL-6 和 IL-17，可能有助于解释免疫治疗对 RSA 女性的有益作用。

四、NK 细胞的作用

（一）蜕膜 NK（dNK）细胞

从妊娠初期到孕早期，$CD56^{bright}/CD16^{dim}$ NK 细胞是主要的蜕膜细胞群体（占蜕膜免疫细胞的 60%～90%）[47]。在月经周期的分泌期，子宫间质白细胞大量增加（从 5%～25%），这是由于 NK 细胞从血液或其他组织流入，或子宫内膜间质细胞重新编程和分化为 NK 细胞。在妊娠过程中，NK 细胞迅速增加，广泛分布于蜕膜周围并紧邻绒毛外滋养层，而到了孕中期和孕晚期其数量会有所减少[47]。

dNK 细胞表现出独特的表型和功能特性。它们特异性表达 CD69、CD49a、CD103、CD9、半乳凝素、高水平的 CXCR3、α-1 整联蛋白和其他黏附分子。它们还表达抑制和激活受体：杀伤性免疫球蛋白样受体（KIR）、C 型凝集素样受体（CD94/NKG2A）、白细胞 Ig 样受体（LILRB1）和天然细胞毒性受体（NCR）[48]。通过这些受体，dNK 细胞可以识别在侵袭性滋养层上表达的 HLA Ⅰ类分子上的选定表位。大多数受体的特异性配体是非经典的 HLA Ⅰ类分子 G 和 E，以及经典的 HLA Ⅰ类抗 C，它们是唯一能在绒毛外滋养层上表达的 HLA 分子。

NK 细胞受体与滋养层抗原的特异性相互作用导致了通过 "NK 细胞同种异体识别系统" 建立胚胎识别模型的概念。NK 受体与其配体的高亲和力及相互作用可能为细胞毒性 NK 的激活（Th1 反应）或抑制滋养细胞的激活和保护（Th2 反应）提供自我信号。如果抑制性 dNK 受体识别了它们在滋养层上的特异性配体，那么它们有望抑制由于 dNK 活化而导致的滋养层破坏。否则，dNK 会发展出抗滋养层的活性[49]。

在不同的 NK 受体与其在滋养层上的特定配体的相互作用中，KIR 家族的受体与其配体 HLA-C 分子之间的相互作用似乎主要是在妊娠期间参与 NK 细胞介导的同种异体识别系统[50]。考虑到非亲缘个体间的 KIR 谱系和 HLA-C 同种异型的差异，每一次妊娠在 dNK 和滋养层中呈现不同的母体 KIR 受体和自身及非自身 HLA–C 同种异型的组合。该组合有望确保适当的受体 – 配体相互作用以有利于妊娠。然而，dNK 细胞抗滋养层细胞活性的控制可能是母体 dNK 上的几种受体与滋养层上表达的不同的自身和非自身 I 类分子相互作用累积的结果。

dNK 细胞在妊娠中发挥免疫调节作用确切的机制尚不完全清楚。有证据表明，在囊胚植入的同时，dNK 细胞被激活，产生细胞因子和生长因子来调节子宫血管重塑和滋养细胞的分化和侵袭[51]。此外，dNKs 还可能产生 Th2 型细胞因子和生长因子，导致胎盘增大、局部免疫抑制和免疫调节[52]。对于诱导耐受性而言，特别重要的是在激活信号和抑制信号的平衡下发生 NK 细胞与 DC 细胞之间的相互作用，并导致 Treg 募集，NK 细胞毒性的抑制，以及 DC 的成熟或凋亡的抑制[53]。

（二）NK 细胞在流产中的作用

在母亲"拒绝"胚胎的情况下，具有 CD3⁻ CD16⁺ CD56⁺ 表型（与 CD3⁻ CD16⁻ CD56⁺ NK 相反，在正常妊娠中占主导地位）的 dNK 细胞被认为是主要的细胞群。在 Th1 反应的框架中，这些细胞在蜕膜中增加，它们被激活并可能通过直接的细胞毒性作用或促炎症细胞因子的分泌破坏滋养细胞[54]。除了通过 Th1 应答激活外，NK 细胞还可能被生殖道中的感染因子直接激活[55]，或者是由于其抑制和激活受体与滋养层细胞上的 HLA 配体发生了不适当的相互作用[50, 56]。

临床研究表明，倾向于流产的女性子宫内常规 CD3⁻ CD56⁺ CD16⁺ 类型的 NK 细胞数量增加[57]，以及血液 NK 亚群和 NK 细胞活性增加，所有这些都与胚胎染色体正常的流产有关[58, 59]。一项来自 Seshadri 的 Meta 分析[60] 证实 RSA 女性外周血 NK 细胞数量或百分比增加，但子宫 NK 细胞并未增加。

根据我们的发现，以及其他作者的研究，流产女性在抑制性 NK 受体的基因库中存在"干扰"，因此不能充分抑制 NK 毒性（即抑制性 KIR 受体种类有限或抑制性 KIR 受体的失衡，有利于激活 KIR，导致母体 inhKIR– 胎儿 HLA–C 表位匹配缺乏，inhKIRs 不能与 HLA–C 配体牢固结合，以及活化 CD61 KIR 与抑制性 CD158a 和 CD158b KIR 在外周血 NK 细胞上的显性表达）[61]。Vargas 等[62] 报道，携带高活性 KIR 基因含量的女性发生反复流产的可能性增加了大约 3 倍。

外周血免疫表型检测 NK 细胞紊乱常用于识别具有同种免疫病因的流产女性。此外，免疫疗法，如 IVIG 给药和大豆油的脂质输注（在另一章中讨论），可以减少 RSA 女性的 NK 细胞数量并提高活产率。作者最近发表了一篇基于脂肪酸的专利口服配方的研究结果，发现该配方可以降低 RSA 女性 NK 细胞的数量和毒性，从而为提高胚胎着床率和妊娠可能性提供了一种有前景的方法[63]。

五、导致胎儿耐受性的特定因素 / 机制

有几种特定的机制被认为有助于胎儿的耐受性，这些机制的紊乱可能导致妊娠失败。

（一）精子

精子可以通过前列腺素介导促进局部免疫抑制，而精浆中的 TGF–β 可为 Treg 细胞在子宫中的积累、子宫上皮产生生长因子和启动适当的母体免疫反应提供信号[46]。据报道，在排卵日之前或之后，通过定时性交显露在伴侣精子中的女性妊娠失败率降低[64]。

（二）特定的滋养细胞分子

滋养细胞产生的特定滋养细胞分子和各种蛋白质似乎有调节细胞因子模式的功能，使其优先表达 Th2 细胞因子。热休克蛋白、妊娠特异性 β_1 糖蛋白和非经典 MHC Ⅰ类 HLA-G 分子的表达增加被认为是子宫内膜巨噬细胞产生 IL-10 的兴奋剂，从而增强 Th2 的转移[18]。妊娠期间局部胎盘免疫的调节主要归因于 HLA-G，在 RSA HLA-G 水平下降[65]，然而 14-bp ins/14-bp del HLA-G 基因型导致低水平的膜结合力和可溶性 HLA-G 的表达与 RSA 风险增加有关[66]。

（三）人绒毛膜促性腺激素 hCG

由滋养层细胞产生的 hCG 对于着床和胎盘植入，以及允许胎儿接受的母体先天性和适应性免疫反应的调节至关重要。其调节作用包括未成熟 DCs 产生 IDO，将常规 T 细胞转化为功能完整的 Treg 细胞，产生抑制性 Breg 细胞。此外，hCG 可诱导黄体产生孕酮[67]。在 RSA 女性中，hCG 与 IVIG 联合应用，可以提高 Treg 细胞的抑制活性，调节外周血 Th17 和调节性 T 细胞[68]。

（四）孕酮和孕酮诱导的阻断因子（PIBF）

孕酮还通过调节母体免疫反应和抑制炎症反应在维持妊娠中起着至关重要的作用。在孕酮的存在下，表达孕妇孕激素受体的 γδT 淋巴细胞可合成 PIBF（一种 34-kD 蛋白）。已知 PIBF 通过产生 Th2 型细胞因子、降低蜕膜 NK 细胞活性以及产生可能掩盖胎儿抗原或阻断抗胎儿反应的抗体来介导孕期孕激素的免疫调节作用[69]。有流产风险的女性妊娠时孕激素阳性免疫细胞数量和尿液以及血清中的 PIBF 水平降低，而在 RSA 女性的滋养细胞和蜕膜中 PIBF 表达也降低[70]。补充孕酮可增加 PIBF 浓度，防止 RSA 女性的先兆流产和随后的流产[71]。

（五）滋养层分子与母体分子之间的相互作用

滋养层分子和母体分子（信号通路）之间的相互作用可以通过防止母体 T 细胞活化或活化细胞的凋亡来促进蜕膜和滋养细胞的发育，并诱导耐受。相关的紊乱与包括 RSA 在内的产科并发症有关。相关的异常包括：IDO 表达失调[72]、胎盘表达的 TNF 相关凋亡诱导配体（TRAIL）升高[73]和蜕膜细胞产生的白血病抑制因子（LIF）不足[74]。

（六）细胞外囊泡

来自胚胎、输卵管、子宫内膜上皮和蜕膜的细胞外囊泡在妊娠期间会增加，并与滋养细胞相互作用，促进其生长和分化。在母体循环中检测到的胎盘囊泡可能通过诱导活化细胞凋亡而参与成功妊娠。母体血浆中外泌体的释放及其浓度的变化可能与妊娠并发症有关，包括反复流产[75]。

（七）蜕膜 Mφ 和 DC

蜕膜 MΦ 和 DC 是不成熟的，抗原呈递能力有限。在正常妊娠中发现了致耐受性 MΦ（M2），其产生高水平的 IL-10、TGF-β，低水平的 IL-12，并可能诱导母体对胎儿抗原的耐受。在自然流产和反复流产的蜕膜中，分泌高水平 IL-12 和低水平 IL-10 的 MΦ 巨噬细胞增多[76]。同样，具有耐受性作用的未成熟 DC（CD83-）在 RSA 女性的蜕膜中减少（或 CD83+ DC 增加）[77]。

（八）γ/δ T 淋巴细胞

γ/δ T 淋巴细胞构成了大部分蜕膜 T 细胞，大多数在识别到保守的滋养细胞分子后被激活。它们被认为是识别滋养层抗原以启动妊娠免疫反应的主要蜕膜候选细胞[69]。γ/δ T 细胞表达孕激素受体，并在孕激素的影响下产生 PIBF，并可增强 Th2 反应和阻断细胞毒性反应。这些淋巴细胞大多数优先表达 δ1TcR 链，该链也驱动 Th2 反应。Barakonyi 等[78]发现来自 RSA 女性的外周血的 γδ+ T 细胞会优先表达 Vγ9Vδ2 TcR 的组合。这些 T 淋巴细胞可能会识别生殖道中病原体的抗原表位并产生 Th1 抗菌反应，该反应也可以通过分子模拟攻击胚胎[25]。

（九）基质金属蛋白酶

炎性白细胞分泌的基质金属蛋白酶（MMP）参与子宫内组织重塑，可能促进胚胎着床和胎盘形成，从而有助于妊娠成功[49]。在早期自然流产中可观察到 MMP-9 和 MMP-2 的表达和（或）活性异常[79]。

（十）抑制性检查点分子

抑制性检查点分子是正面或负面调节免疫反应的表面分子。几个抑制性检查点分子（PD-1、CTLA-4、CD200、LAIR-1、Gal-9、TIM-3、Gal-9、CD155 等）在滋养层和蜕膜免疫细胞上表达，并且发现其可通过调节母胎免疫力参与维持妊娠。在最近的一项研究中，Xu 等[80]提供了一些共刺激分子，如 CD200、TIM-3、LAIR-1 和 CTLA-4 在正常怀孕与自然流产之间存在差异的数据。

（十一）体液因素

体液因素［抗父源性细胞毒性抗体（APCA）和免疫学上特异性的混合淋巴细胞反应阻断因子（MLR-Bf）］可能与妊娠免疫反应有关，或者通过覆盖滋养层同种异体抗原或通过阻断母体淋巴细胞的同种免疫作用来实现。在 RSA 患者中，已显示出存在 APCA 和 MLR-Bf 的缺失[81]。

参 考 文 献

[1] Ford HB, Schust DJ. Recurrent pregnancy loss: Etiology, diagnosis, and therapy. *Rev Obstet Gynecol*. 2009;2:76–83.

[2] Gleicher N. Some thoughts on the reproductive autoimmune failure syndrome (RAFS) and Th1 versus Th2 immune responses. *Am J Reprod Immunol*. 2002;48:252–4.

[3] Coulam CB, Branch DW, Clark DA et al. American Society for Reproductive Immunology report of the Committee for Establishing Criteria for Diagnosis of Reproductive Autoimmune Syndrome. *Am J Reprod Immunol*. 1999;41: 121–32.

[4] Vaquero E, Lazzarin N, De Carolis C et al. Mild thyroid abnormalities and recurrent spontaneous abortion: Diagnostic and therapeutical approach. *Am J Reprod Immunol*. 2000;43:204–8.

[5] Kim NY, Cho HJ, Kim HY et al. Thyroid autoimmunity and its association with cellular and humoral immunity in women with reproductive failures. *Am J Reprod Immunol*. 2011;65(1):78–87.

[6] Medawar PB. Some immunological and endocrinological problems raised by the evolution of viviparity in vertebrates. *Symp Soc Exp Biol*. 1953;7:320–38.

[7] Labarrere CA. Allogeneic recognition and rejection reactions in the placenta. *Am J Reprod Immunol*. 1989;21:94–9.

[8] Wegmann TG. Placental immunotrophism: Maternal T cells enhance placental growth and function. *Am J Reprod Immunol*. 1987;15:67–9.

[9] Wegmann TG, Lin H, Guilbert L et al. Bidirectional cytokine interactions in the maternal–fetal relationship: Is successful pregnancy a TH2 phenomenon? *Immunol Today*. 1993;14:353–6.

[10] Mor G, Cardenas I. The immune system in pregnancy: A unique complexity. *Am J Reprod Immunol*. 2010;63: 191–202.

[11] Thellin O, Coumans B, Zorzi W et al. Tolerance to the foeto–placental "graft": Ten ways to support a child for nine months. *Curr Opin Immunol*. 2000;12:731–7.

[12] Mellor AL, Munn DH. Immunology at the maternal–fetal interface: Lessons for T cell tolerance and suppression. *Annu Rev Immunol*. 2000;18:367–91.

[13] Chaouat G, Ledee–Bataille N, Dubanchet S et al. TH1/TH2 paradigm in pregnancy: Paradigm lost? Cytokines in pregnancy/early abortion: Reexamining the TH1/TH2 paradigm. *Int Arch Allergy Immunol*. 2004;134:93–119.

[14] Ashkar AA, Di Santo JP, Croy BA. Interferon gamma contributes to initiation of uterine vascular modification, decidual integrity, and uterine natural killer cell maturation during normal murine pregnancy. *J Exp Med*. 2000;192: 259–70.

[15] Piccinni MP, Maggi E, Romagniani S. Role of hormone–controlled T–cell cytokines in the maintenance of pregnancy. *Biochem Soc Trans*. 2000;28:212–5.

[16] Carp H, Torchinsky A, Fein A et al. Hormones, cytokines and fetal anomalies in habitual abortion. *Gynecol Endocrinol*. 2001;15:472–83.

[17] Raghupathy R. TH1–Type immunity is incompatible with successful pregnancy. *Immunol Today*. 1997;18:478–82.

[18] Clark DA, Arck PC, Chaouat G. Why Did Your Mother Reject You? Immunogenetic determinants of the response to environmental selective pressure expressed at the uterine level. *Am J Reprod Immunol*. 1999;41:5–22.

[19] Wang NF, Kolte AM, Larsen FC et al. Immunologic abnormalities, treatments, and recurrent pregnancy loss: What is real and what is not? *Clin Obstet Gynecol*. 2016;59:509–23.

[20] Makhseed M, Raghupathy R, Azizieh F. Th1 and Th2 cytokine profiles in recurrent aborters with successful pregnancy and with subsequent abortions. *Hum Reprod*. 2001;16:2219–26.

[21] Arck PC. Stress and pregnancy loss: Role of immune mediators, hormones and neurotransmitters. *Am J Reprod Immunol*. 2001;46:117–23.

[22] Tometten M, Blois S, Kuhlmei A et al. Nerve growth factor translates stress response and subsequent murine abortion via adhesion molecule–dependent pathways. *Biol Reprod*. 2006;74:674–83.

[23] Clark DA, Chaouat G, Gorczynski RM. Thinking outside the box: Mechanisms of environmental selective pressures on the outcome of the materno–fetal relationship. *Am J Reprod Immunol*. 2002;47:275–82.

[24] Prasad P, Singh N, Das B et al. Differential expression of circulating Th1/Th2/Th17 cytokines in serum of Chlamydia trachomatis–infected women undergoing incomplete spontaneous abortion. *Microb Pathog*. 2017; 110:152–8.

[25] Voskakis I, Tsekoura C, Keramitsoglouu T et al. Chlamydia trachomatis infection and Vγ9Vδ2 T cells in women with recurrent spontaneous abortions. *Am J Reprod Immunol*. 2016;76:358–63.

[26] Shi X, Xie X, Jia Y et al. Maternal genetic polymorphisms and unexplained recurrent miscarriage: A systematic review and meta–analysis. *Clin Genet*. 2017;91(2):265–84.

[27] Buttari B, Profumo E, Mattei V et al. Oxidized beta2–glycoprotein I induces human dendritic cell maturation and promotes a T helper type 1 response. *Blood*. 2005;106: 3880–7.

[28] Saito S, Nakashima A, Shima T et al. Th1/Th2/Th17 and regulatory T–cell paradigm in pregnancy. *Am J Reprod Immunol*. 2010;63:601–10.

[29] Sakaguchi S. Naturally arising CD4$^+$ regulatory T cells for immunologic self–tolerance and negative control of immune responses. *Annu Rev Immunol*. 2004;22:531–62.

[30] Aluvihare VR, Kallikourdis M, Betz AG. Regulatory T cells mediate maternal tolerance to the fetus. *Nat Immunol*. 2004;5:266–71.

[31] Somerset DA, Zheng Y, Kilby MD et al. Normal human pregnancy is associated with an elevation in the immune suppressive CD25$^+$ CD4$^+$ regulatory T–cell subset. *Immunology*. 2004;112:38–43.

[32] Schumacher A, Wafula PO, Bertoja AZ et al. Mechanisms of action of regulatory T cells specific for paternal antigens during pregnancy. *Obstet Gynecol*. 2007;110:1137–45.

[33] Munn DH, Zhou M, Attwood JT et al. Prevention of allogeneic fetal rejection by tryptophan catabolism. *Science*. 1998;281:1191–3.

[34] Romagnani S, Maggi E, Liotta F et al. Properties and origin of human Th17 cells. *Mol Immunol*. 2009;7:3–7.

[35] Hirota K, Martin B, Veldhoen M. Development, regulation and functional capacities of Th17 cells. *Semin Immunopathol*. 2010;32:3–16.

[36] Bettelli E, Carrier Y, Gao W et al. Reciprocal developmental pathways for the generation of pathogenic effector TH17 and regulatory T cells. *Nature*. 2006;441:235–8.

[37] Sasaki Y, Sakai M, Miyazaki S et al. Decidual and peripheral blood CD4$^+$CD25$^+$ regulatory T cells in early pregnancy subjects and spontaneous abortion cases. *Mol Hum Reprod*. 2004;10:347–53.

[38] Yang H, Qiu L, Chen G et al. Proportional change of CD4$^+$CD25$^+$ regulatory T cells in decidua and peripheral blood in unexplained recurrent spontaneous abortion patients. *Fertil Steril*. 2008;89:656–61.

[39] Winger EE, Reed JL. Low circulating CD4(+) CD25(+) Foxp3(+) T regulatory cell levels predict miscarriage risk in newly pregnant women with a history of failure. *Am J Reprod Immunol*. 2011;66:320–8.

[40] Wang WJ, Hao CH, Yi–Lin GJ et al. Increased prevalence of T helper 17 (Th17) cells in peripheral blood and decidua in unexplained recurrent spontaneous abortion patients. *J Reprod Immunol*. 2010;84:164–70.

[41] Nakashima A, Ito M, Shima T. Accumulation of IL–17–positive cells in decidua of inevitable abortion cases. *Am J Reprod Immunol*. 2010;64:4–11.

[42] Basal AS. Joining the immunological dots in recurrent miscarriage. *Am J Reprod Immunol*. 2010;64:307–15.

[43] Najafi S, Hadinedoushan H, Eslami G. Association of IL–17A and IL–17 F gene polymorphisms with recurrent pregnancy loss in Iranian women. *J Assist Reprod Genet*. 2014;31:1491–6.

[44] Zhu L, Chen H, Liu M et al. Treg/Th17 cell imbalance and IL–6 profile in patients with unexplained recurrent spontaneous abortion. *Reprod Sci*. 2017;24:882–90.

[45] Zenclussen AC, Gerlof K, Zenclussen ML et al. Abnormal T–cell reactivity against paternal antigens in spontaneous abortion: Adoptive transfer of pregnancy–induced CD4$^+$CD25$^+$ T regulatory cells prevents fetal rejection in a murine abortion model. *Am J Pathol*. 2005;166:811–22.

[46] Robertson SA, Prins JR, Sharkey DJ et al. Seminal fluid and the generation of regulatory T cells for embryo implantation.

Am J Reprod Immunol. 2013;69:315–30.

[47] Vacca P, Moretta L, Moretta A et al. Origin, phenotype and function of human natural killer cells in pregnancy. *Trends Immunol*. 2011;32:517–23.

[48] Tabiasco J, Rabot M, Aguerre–Girr M et al. Human decidual NK cells: Unique phenotype and functional properties—a review. *Placenta*. 2006;27(Suppl A):S34–39.

[49] Varla–Leftherioti M. The significance of the women's repertoire of natural killer cell receptors in the maintenance of pregnancy. *Chem Immunol Allergy*. 2005;89:84–95.

[50] Varla–Leftherioti M. Role of a KIR/HLA–C allorecognition system in pregnancy. *J Reprod Immunol*. 2004;62:19–27.

[51] Hanna J, Goldman–Wohl D, Hamani Y et al. Decidual NK cells regulate key developmental processes at the human fetal–maternal interface. *Nat Med*. 2006;12:1065–74.

[52] Chaouat G, Tranchot Diallo J et al. Immune suppression and TH1/TH2 balance in pregnancy revisited: A (very) personal tribute to Tom Wegmann. *Am J Reprod Immunol*. 1997;37:427–34.

[53] Leno–Duran E, Munoz–Fernandez R, Olivares EG et al. Liaison between natural killer cells and dendritic cells in human gestation. *Cell Mol Immunol*. 2014;11:449–55.

[54] King A, Wheeler R, Carter NP et al. The response of human decidual leukocytes to IL–2. *Cell Immunol*. 1992;141:409–21.

[55] Crespo ÂC, van der Zwan A, Ramalho–Santos J et al. Cytotoxic potential of decidual NK cells and CD8[+] T cells awakened by infections. *J Reprod Immunol*. 2017;119:85–90.

[56] Keramitsoglou T, Dempegioti F, Dinou A et al. Maternal KIR repertoire and KIR/HLA–C recognition model in early pregnancy and implantation failure. *Adv Neuroim Biol*. 2011;2:99–103.

[57] Kuon RJ, Weber M, Heger J et al. Uterine natural killer cells in patients with idiopathic recurrent miscarriage. *Am J Reprod Immunol*. 2017;e12721.

[58] Kwak–Kim J, Gilman–Sachs A. Clinical implication of natural killer cells and reproduction. *Am J Reprod Immunol*. 2008;59:388–400.

[59] Ebina Y, Nishino Y, Deguchi M et al. Natural killer cell activity in women with recurrent miscarriage: Etiology and pregnancy outcome. *J Reprod Immunol*. 2017;120:42–7.

[60] Seshadri S, Sunkara S. Natural killer cells in female infertility and current miscarriage: A systematic review and meta–analysis. *Hum Reprod Update*. 2014;20:429–38.

[61] Varla–Leftherioti M, Keramitzoglou T, Natural Killer (NK) cell receptors and their role in pregnancy and abortion. *J Immunol Biol*. 2016;1:107.

[62] Vargas RG, Bompeixe EP, França PP, Marques de Moraes M, da Graça Bicalho M. Activating killer cell immunoglobulin–like receptor genes' association with recurrent miscarriage. *Am J Reprod Immunol*. 2009;62:34–43.

[63] Geladakis B, Mpalamoti CH, Tsekoura CH et al. Effect of a fatty – acid–based oral formula on peripheral blood NK cell disturbances in sub–fertile women. *ANOSIA* 2019;15;1:3–9.

[64] Nikolaeva MA, Babayan AA, Stepanova EO. The relationship of seminal transforming growth factor–β1 and interleukin–18 with reproductive success in women exposed to seminal plasma during IVF/ICSI treatment. *J Reprod Immunol*. 2016;117:45–51.

[65] Zidi I, Rizzo R, Bouaziz A et al. sHLA–G1 and HLA–G5 levels are decreased in Tunisian women with multiple abortion. *Hum Immunol*. 2016;77:342–5.

[66] Wang X, Jiang W, Zhang D. Association of 14–bp insertion/deletion polymorphism of HLA–G gene with unexplained recurrent spontaneous abortion: A meta–analysis. *Tissue Antigens*. 2013;81:108–15.

[67] Schumacher A. Human chorionic gonadotropin as a pivotal endocrine immune regulator initiating and preserving fetal tolerance. *Int J Mol Sci*. 2017;18:pii2166.

[68] Sha J, Liu F, Zhai J. Alteration of Th17 and Foxp3[+] regulatory T cells in patients with unexplained recurrent spontaneous abortion before and after the therapy of hCG combined with immunoglobulin. *Exp Ther Med*. 2017;14:1114–18.

[69] Szekeres–Bartho J. The role of progesterone in feto-maternal immunological cross talk. *Med Princ Pract*. 2018;27:301–7.

[70] Hudic I, Eatusic Z. Progesterone—induced blocking factor (PIBF) and Th(1)/Th(2) cytokine in women with threatened spontaneous abortion. *J Perinatal Med*. 2009;37:338–42.

[71] Kalinka J, Szekeres–Bartho J. The impact of dydrogesterone supplementation on hormonal profile and progesterone–induced blocking factor concentrations in women with threatened abortion. *Am J Reprod Immunol*. 2005;53:166–71.

[72] Zong S, Li C, Luo C et al. Dysregulated expression of IDO may cause unexplained recurrent spontaneous abortion through suppression of trophoblast cell proliferation and migration. *Sci Rep*. 2016;6:19916.

[73] Rull K, Tomberg K, Koks S et al. Increased placental expression and maternal serum levels of apoptosis–inducing *TRAIL* in recurrent miscarriage. *Placenta*. 2013; 34:141–8.

[74] Piccinni M P, Scaletti G, Vultaggio A. Defective production of LIF, M–CSF and Th2–type cytokines by T cells at fetomaternal interface is associated with pregnancy loss. *J Reprod Immunol*. 2001;52:35–43.

[75] Shetty S, Patil R, Ghosh K. Role of microparticles in recurrent miscarriages and other adverse pregnancies: A review. *Eur J Obstet Gynecol Reprod Biol*. 2013;169:123–9.

[76] Tsao FY, Wu MY, Chang YL et al. M1 macrophages decrease in the deciduae from normal pregnancies but not from spontaneous abortions or unexplained recurrent spontaneous abortions. *J Formos Med Assoc*. 2018;117:204–11.

[77] Qian ZD, Huang LL, Zhu XM. An immunohistochemical study of CD83– and CD1a–positive dendritic cells in the decidua of women with recurrent spontaneous abortion. *Eur J Med Res*. 2015;20:2.

[78] Barakonyi A, Polgar B, Szekeres–Bartho J. The role of gamma/delta T–cell receptor–positive cells in pregnancy: Part II. *Am J Reprod Immunol*. 1999;42:83–7.

[79] Nissi R, Talvensaari–Mattila A, Kotila V et al. Circulating matrix metalloproteinase MMP–9 and MMP–2/ TIMP–2 complex are associated with spontaneous early pregnancy failure. *Reprod Biol Endocrinol*. 2013;11:2.

[80] Xu YY, Wang SC, Li DJ et al. Co–signaling molecules in maternal–fetal immunity. *Trends Mol Med*. 2017;23:46–58.

[81] Agrawal S, Pandey MK, Mandal S, Mishra L, Agarwal S. Humoral immune response to an allogenic foetus in normal fertile women and recurrent aborters. *BMC Pregnancy Childbirth*. 2002;2:6.

第 11 章 反复妊娠丢失的免疫检测
Immune Testing in Recurrent Pregnancy Loss *

Jeffrey Braverman　Darren Ritsick　Nadera Mansouri–Attia　著
秦　爽　韦相才　译

一、概述

虽然人类免疫系统已经进化出各种机制来促进半同种异体概念的免疫耐受，但这种耐受性可以在不同的情况下被打破，从而导致胎儿排斥和妊娠失败。虽然前一章描述了在胎儿 – 母体界面发生的免疫生物学现象，但本章致力于各种类型的免疫测试，这虽然有争议，但可能有助于选择要进行免疫治疗的患者。

妊娠期母体免疫耐受引起胎儿丢失的最广泛公认的临床表现是特发性反复妊娠失败（RPL）。然而，相对的很少有人考虑对妊娠失败进行免疫测试。此外，孕产妇的免疫耐受性妊娠失败可表现在一系列临床并发症中，从植入失败 / 可感知的不育和生化妊娠到早期临床流产、妊娠中期流产、妊娠晚期并发症，如先兆子痫、宫内生长受限、早产和死产。一些最令人信服的流行病学研究表明，孕妇对妊娠的不良免疫反应的影响与先兆子痫有关，称其为"初次妊娠的疾病"，并且当妊娠间期改变了伴侣后在妊娠中仍然存在先兆子痫的风险 [1-3]。这些结果现在被解释为父源抗原特异性免疫耐受记忆的后果 [4]。

因此，由于许多原因，在目前的临床实践中，受妊娠免疫问题影响的人群被大大低估了，妊娠失败的免疫病因测试不适用于具有多种不同妊娠结局的患者人群。通过增加免疫学检测的应用来推动正确的诊断和个性化治疗，有很大的机会改善患者在各种生殖异常中的预后。

二、免疫检测患者的选择

应建议对染色体非整倍体相关的妊娠失败可能性较低的流产患者进行免疫检测。同样，如果存在确诊或强烈怀疑的炎症或自身免疫性疾病的，免疫检测同样是合理的，因为这些疾病可能导致母体不能产生亲源性抗原的免疫耐受，且其可能与已知的各种形式的妊娠失败有关。

患有以下情况的患者应进行免疫学检查。

1. 尽管移植了高质量的胚胎但 IVF 周期仍然失败。

---

*. 遗憾的是，该章原著者 Jeffrey Braverman 在本书出版前就去世了，仅以此章祭奠他，并献给他曾治疗过的无数患者

2. PGS 确定正常的胚胎 IVF 周期仍然失败。

3. 在检测到心跳之前有 2 次或 2 次以上的早期流产（如生化妊娠或卵子萎缩）。

4. 排除受孕产物（POC）的测试显示遗传异常后在检测到有胎儿心跳后仍然流产的。

5. 妊娠物经刮宫后送遗传检测未发现基因异常并有流产的患者。

6. 死产。

7. 妊娠中期 / 晚期妊娠合并症（即先兆子痫、胎盘早剥或早产），然后发生流产或其他生殖异常。

8. 在生育一胎后的继发性不育或妊娠流产，尤其是在上一胎怀孕期间出现有并发症的情况下。

9. 患有子宫内膜异位症并有不止一次流产或 IVF 妊娠失败。

10. 年龄在 40 岁以下，卵子或胚胎质量不佳和（或）孕产妇年龄低，AMH 或 FSH 升高。

11. PCOS 或有明显临床症状（即在单个 IVF 周期收集了 20 个或更多的卵、有妊娠糖尿病史或严重的成年型糖尿病的家族史），以及因妊娠并发症造成的一次以上妊娠失败。

12. 自身免疫性疾病和妊娠早期流产或晚期妊娠并发症（如子痫前期）。

三、是什么打破孕体免疫耐受并导致免疫排斥

几种机制可能导致免疫耐受所涉及的一个或多个步骤的失败，并导致母亲免疫系统无法适当发展或维持对孕体上存在的父源抗原的耐受性。炎症状态，如子宫内膜异位症、PCOS 和自身免疫性疾病，都与炎症细胞因子的产生有关，这些细胞因子可以破坏耐受性环境。炎症细胞因子可促进母体抗原提呈细胞（APC）的成熟和激活，可使幼稚 T 细胞分化偏离调节性 T 细胞（Treg 细胞），而趋向于效应 T 细胞（Teff 细胞）的分化，特别是 Th1 和 Th17 系的分化[5-7]。这可以驱动细胞和体液（抗体）免疫对胚胎父源抗原表达的反应。

例如，子宫内膜异位症与全身炎症水平显著升高有关，许多研究表明，在细胞水平上显著的免疫系统激活和卵泡液、腹膜液和外周血中炎性细胞因子的水平升高。除了对卵巢储备和卵子质量有负面影响外，这种炎症还会显著降低着床率并增加流产和后来妊娠并发症（包括先兆子痫）的风险[8]。正确诊断和治疗子宫内膜异位症对于优化成功妊娠的机会至关重要。但是，通常会忽略许多子宫内膜异位症的常见症状。许多子宫内膜异位症患者很少或甚至没有与子宫内膜异位症相关的典型临床症状。因此，至关重要的是进行能够有效、可靠地用于识别患有"隐匿性"或"沉默性"子宫内膜异位症的患者的基因和免疫测试[9]。

几种自身免疫性疾病也与妊娠失败率的增加有关，包括抗磷脂综合征（APS）、银屑病、系统性红斑狼疮（SLE）和桥本甲状腺炎[10-12]。虽然许多有不良生育病史的患者存在一种或多种自身免疫性疾病，但大部分患者从未经过充分的检测。许多自身免疫性疾病也通常只是在后期才出现临床症状，才会促使患者寻求诊治。然而，众所周知，在临床症状出现之前，显著的免疫系统异常可以存在多年[13]。这些炎症变化也可以触发树突状细胞成熟，偏向 Teff 并远离 Treg 细胞反应。这样，许多育龄女性出现免疫相关妊娠失败，可能是新发的自身免疫性疾病的第一个临床症状。

从最初接触精子和精液到怀孕后期，在任何可能显露在父源性抗原的时候都可能发生母体抗原耐受性的最初破坏。在与伴侣早期发生性行为并早期显露于精子 / 精液时，更趋向于 Teff（和远离

Treg）反应，会导致早期妊娠失败或感知不育（植入失败），最初的耐受性妊娠失败可以出现在妊娠间期，这可能不会对怀孕产生影响或产生很小的影响，但会产生记忆性反应并导致继发性不孕或 RPL。这个问题请参考将在下面讨论的可能发生在正常生育一胎以后的继发性不孕症 /RPL。

四、妊娠失败全面检查的基本组成部分

对具有生殖功能衰竭免疫学疑似病因的患者进行详细而彻底的检查，对于正确识别潜在的遗传和免疫问题，以及对这些免疫遗传问题的性质和强度进行分类以选择合适的治疗方案至关重要。如自身免疫疾病、类风湿关节炎（RA）和 SLE 均会导致严重的炎症，并增加生殖衰竭的风险。然而，这些自身免疫性疾病涉及免疫谱的不同末端，RA 强烈地以 Th1 为主，并且涉及强的细胞免疫反应，而 SLE 强烈地以 Th2 为主，并且涉及强的体液免疫成分。正如区分这些条件以选择正确的治疗方法很重要一样，了解具有生殖衰竭的免疫病因的患者中存在的免疫畸变的性质也至关重要。尽管减少 Th2 的治疗可以有效地治疗强于 Th1 的疾病，但它们可能具有相反的效果，加剧 Th2 的疾病，导致细胞水平和全身炎症水平的激活增加[14]。

由于免疫性妊娠失败的机制很多，简单的检测只能得出二元结论是不够的，并且可能会产生误导。不幸的是，目前应用于生殖免疫学的临床试验大多是这样的，它们会基于一些过时的科学研究。例如，有两种应用很广泛的临床试验分别是 NK 细胞毒性活性（NKa）和白细胞抗体检测（LAD；相当于流式细胞术交叉比对）。对 NKa 的检测通常是唯一误导性的细胞检测，目的是确定与免疫性妊娠失败普遍相关的单一变量。它先是基于对子宫 NK（uNK）细胞功能提出假设，然后再了解 uNK 细胞与血液 NK 细胞在表型和功能上的差异。我们已知，① uNK 细胞的细胞毒性很弱；② uNK 细胞的活性不能从外周血 NK 细胞的活性中推断；③ uNK 细胞的激活对胚胎着床无害，实际上反而对促进这一过程是必需的。根据我们的经验，虽然 NKa 检测可以作为细胞数据的一部分来帮助确定患者潜在免疫问题的性质，但 NKa 没有独立诊断或评估预后的价值。LAD 检测的原理是基于一种"封闭性"抗体，这种抗体可以同存在于胚胎上的父源抗原结合，防止同种异体效应器反应。因此，父源抗体与母源淋巴细胞结合不足是缺陷并需要纠正。尽管存在可执行"封闭性"活性的抗体（通过占据抗原位点但未能引出效应功能），但 LAD 试验并不能评估父源性抗体的抗原特异性、结构和功能，例如，它们是否可以启动补体级联激活。这些抗体至少有触发效应功能的可能性，而且最近许多研究已确定了父源抗原特异性抗 HLA 抗体存在的总体阴性预测价值，包括增加早产风险。不幸的是，对这些缺乏特异性的试验的误解，导致一些患者寻求淋巴细胞免疫治疗（LIT），试图触发父源抗原产生特异性抗体。通过使用更特异性的测试（如下所述），我们发现这些患者通常具有高滴度的父源抗原特异性抗 HLA 抗体，可以牢固地固定补体。因此，在许多情况下，LAD 测试是无效，可能会导致某些患者采取一些措施反而会进一步降低怀孕成功率。

（一）详细的个人史和家族史

根据作者的经验，在患者的病史中，许多与妊娠失败有关的可能免疫指标并未被发现或被忽视，包括子宫内膜异位症和 PCOS 的许多临床症状。确定患者的自身免疫性疾病家族史也很重要，

由于自身免疫性疾病有遗传倾向，因此在家族中有聚集现象，主要是位于 6 号染色体的 MHC/HLA 区域。

（二）母源和父源的基因检测

典型的 HLA Ⅰ类（HLA-A、HLA-B、HLA-C）和Ⅱ类（HLA-DQA1、HLA-DQB1、HLA-DRB1、HLA-DRB3/4/5）位点的完整母源和父源单倍型是检测的一个关键组成部分，该检测允许分析一些变量，这些变量可以影响母体对父源抗原免疫的耐受性。

1. KIR 单倍型与母源和父源 HLA-C 同种异型

uNK 细胞（KIR A 和 KIR B 单倍型）表达的激活和抑制杀伤性免疫样受体（KIRs）的数量和特性，以及子宫间质细胞表达的 HLA-C 同种异型性决定了 uNK 细胞激活的阈值，这对血管生成细胞因子的分泌和螺旋动脉的重建至关重要。研究发现母体 KIR 单倍型、母体 HLA-C 同种异型和胚胎 HLA-C 同种异型的特定组合并不能充分激活未知细胞内的细胞因子分泌，但增加了胎盘发育不良的风险，导致自然流产和先兆子痫及低出生体重儿的发生率增加[15-18]。这些组合包括缺乏激活 KIRs 的母体 KIR 单倍型（缺乏 KIR2DS1 基因的 A 单倍型和 B 单倍型），特别是当胚胎 HLA-C2 等位基因含量大于母体 HLA-C2 等位基因含量时（通过父源贡献的 C2 等位基因）。

2. 自身免疫易感等位基因与单倍型

几乎所有已知的自身免疫性疾病都已确定了遗传易感性，这些疾病主要聚集在 6 号染色体的 MHC/HLA 区域内。这些 HLA 等位基因和单倍型只会导致自身免疫性疾病的发展，在大多数情况下，还需要额外的环境诱导因素和（或）额外的遗传因素来促进自身免疫进展。然而，虽然这些易感等位基因 / 单倍型的存在本身并不能诊断是否真的存在自身免疫性疾病，但从这些免疫数据来看是具有一定启示作用的，它有助于描述潜在的免疫状况。

3. HLA Ⅱ类纯合子

母体 APCs 将父源抗原多肽呈递给与母体 HLA Ⅱ类分子结合的幼稚 T 细胞。抗原多肽与肽结合槽结合并以等位基因的方式限制可结合的肽。因此，母体 HLA Ⅱ类等位基因的纯合性限制了父源抗原的表达，从而也限制了父源抗原特异性 Treg 细胞的分化能力。研究表明，DRB1 位点的纯合性与增加先兆子痫发生风险有关[19]。

4. 缺乏Ⅱ类等位基因错配

MHC 基因，特别是Ⅱ类基因，参与了动物在交配前和交配后对配偶的选择。在动物中已经描述了几种基于 MHC 的交配后选择（隐性雌性选择）机制，包括选择性受精、选择性着床和选择性流产。MHC（HLA）的不相容性在人类妊娠结局中的作用在 20 世纪 80—90 年代进行了广泛的研究，但结果相互矛盾。这些研究包括大量的方法论方法，这些方法论可能对结果不一致产生重大影响。尽管在研究 HLA（in）相容性的影响方面采取了高度不同的方法，但本文献的 Meta 分析表明，在 HLA-DRB1 位点至少共享一个等位基因的夫妇中，复发性流产的风险虽然显著增加，但并不高[20]。最近的几项研究为 HLA Ⅱ类位点的组织不相容性与反复流产和子先兆痫的发生之间的显著负相关提供了进一步的证据[21, 22]。当考虑将 DRB 超型（标记祖先谱系，并因此标记抗原相关 DRB1 等位基因的组）代替单个 DRB1 等位基因时，此效应的意义会进一步提高[23]。

5. Ⅱ类 HY 限制性 HLA（HYrHLA）等位基因

除了具有高度多态性的Ⅰ类和Ⅱ类 HLA 抗原外，HLA 区外编码的多态蛋白肽也能刺激同种 T 细胞的反应。这些抗原被称为次要组织相容性（次要 H）抗原，可通过间接同种识别导致同种异体移植慢性排斥反应。次要 H 抗原包括那些由二倍体常染色体基因，以及 Y 染色体上的基因编码的抗原，称为 HY 抗原。

HY 抗原呈递仅限于Ⅰ类和Ⅱ类 HLA 分子的一小部分。这些 HYrHLA 等位基因包括Ⅱ类 DQB1 * 05:01，DQB1 * 05:02，DRB1 * 15 和 DRB3 * 03:01 等位基因。拥有一个或多个这类Ⅱ型 HYrHLA 等位基因，使得母体免疫系统能够对雄性胚胎上的 HY 抗原产生免疫反应（致敏或效应）。同时发现这些等位基因在生育过一胎的继发性流产的女性中的频率增加，抗 HY 抗体的存在与雄性胚胎的高临床前丢失率有关，尽管雌性胚胎的丢失也增加了，可能是通过表位扩散到了其他父源抗原。存在超过 1 个Ⅱ类 HYrHLA 等位基因，以及怀上一胎妊娠期间的并发症均会增加产生抗 HY 免疫力的风险[24-26]。

6. HLA-G 多态性

HLA-G 是一种非经典的Ⅰ类 HLA 分子，在 EVTS 表面大量表达，并与白细胞（包括 ILT2）上的抑制受体结合。还可以分泌 HLA-G 的亚型，并向 APC 提供耐受性信号，并充当 uNK 细胞上 KIR2DL4 的活化配体。低水平的可溶性 HLA-G 与低着床率、流产和先兆子痫风险增加有关。尽管 HLA-G 的多态性明显低于经典的 HLA 基因，但在 3′ 非翻译区插入 14 碱基可导致 HLA-G 翻译的蛋白水平降低，且该多态性的纯合性与反复流产和先兆子痫的风险增加有关[24, 27]。

（三）细胞分析

1. 淋巴细胞谱系分析

幼稚 CD4+T 细胞在被 APCs 引发后可以分化为多个细胞系之一，取决于所涉及的 APC 的性质以及在引发过程中 APC 分泌的可溶性分子的分布。这些细胞谱系包括 Th1、Th2、Th17 和 Treg 细胞，其特征在于独特的细胞因子表达谱。可通过流式细胞仪鉴定表达这些细胞因子的细胞（Th1 的 IFNγ、Th2 的 IL-4、Th17 的 IL-17 和 Treg 的 IL-10），并确定这些细胞的比例以表征个体的 CD4+ T 细胞谱系。CD8+T 细胞、NKT 细胞和 NK 细胞也存在类似的谱系，这些谱系具有相似的特征。TNFα 阳性细胞的水平也可以用作细胞活化的一般标记。在每一种细胞类型中，这些谱系的相对平衡可以用来帮助描述任何潜在免疫状态的性质。

2. NKa

如上所述，NKa 没有单独作为诊断或评估预后价值。然而，它是一个额外的细胞变量，当与其他遗传和免疫环境因素一起评估时，可以提供有关潜在免疫状况性质的信息。

3. 免疫表型

流式细胞术免疫分型可用于结合细胞表面标记物来鉴定各种细胞类型的相对比例。这可用于检测各种淋巴细胞群（包括 CD4+T 细胞、CD8+T 细胞、CD4+NKT 细胞、CD8+NKT 细胞、总 B 细胞、CD5+B 细胞）的总水平，以及细胞激活标记物（即 HLA-DR+T 细胞）表达它们的激活状态。

Treg 细胞可以通过细胞表面标记的组合进行特异性识别。鉴于这些细胞在早期免疫反应中的重要作用，它们是一种重要的可以准确可靠检测的细胞类型。早期有关妊娠 Treg 细胞水平的临床研究仅使用了非常有限的一组标记物来鉴定 Treg，具有 CD4 和 CD25 的 Treg 细胞被鉴定为 $CD4^+CD25^{high[28]}$。但是，这种表型不能特异性识别 Treg 细胞，而是可以识别更广泛的 T 细胞，包括许多没有抑制功能的非 Treg T 细胞。这些研究得出如下结论，妊娠早期外周血 Treg 细胞增多。然而，最近有研究使用了一组更具体地识别 Treg 细胞的标记物，表明 Treg 细胞在妊娠早期减少，因为它们被招募到蜕膜中了 [29]。我们使用 $CD4^+CD25^+CD127^{low}Foxp3^+$ 来鉴定 Treg 细胞得到数据 [29]，并确定了早期妊娠期间 Treg 细胞水平的变化是妊娠结局的独立因素。

（四）可溶性因子

1. 母体血清细胞因子

血清促炎症细胞因子水平升高见于自身免疫性和炎症性疾病患者，在反复流产史的患者中也发现有血清促炎症细胞因子水平升高。淋巴细胞谱系分析和免疫表型分析有助于描述潜在免疫条件的性质（如 Th1- 或 Th2- 显性），尽管它们在确定全身炎症程度方面较弱。血清细胞因子水平的升高需要大量的组织炎症，募集和激活其他细胞类型，包括巨噬细胞和中性粒细胞，它们可以产生相对较多的细胞因子。

2. 父源精浆细胞因子

精液中存在致敏因子，包括 TGFβ、PGE_2 和 HLA-G，这对于维持母体 APC 的致敏状态和使原始 T 细胞分化偏向于 Treg 细胞系的父源抗原至关重要。父体炎症导致精液中炎性细胞因子水平升高时，可破坏这种耐受性环境，导致母体 APC 成熟，激活 Teff 对父源抗原的反应 [30]。

3. 抗 HLA 抗体

供体特异性抗 HLA 抗体能够介导同种异体移植的急性和慢性排斥反应，是器官移植获得成功的关键障碍 [31]。如上所述，关于 LAD 试验和 LIT，抗 HLA 抗体在妊娠结局中的作用一直存在争议。这一争议至少有一部分是由于方法上的不一致和缺陷。具体来说，许多研究未能确定抗 HLA 抗体的父源抗原特异性、其特异性水平，以及其引发介导组织损伤效应功能的能力，如补体级联激活 [32]。最近的几项研究已明确发现，父源抗原特异性抗 HLA 抗体与胎儿排斥反应和妊娠并发症发生风险明显增加有显著关联，这些并发症包括早产 [33, 34]。父源性 HLA-C 抗原特异性抗体的存在（早期胚胎表达的唯一经典 HLA 位点）也与反复流产的风险增加有关 [35, 36]。

Luminex 单抗原珠（SAB）检测是一种高灵敏度、特异性的检测单个 HLA 抗原的抗 HLA 抗体的方法。结合父源 HLA 单倍型分析，可以确定特定于父源 HLA 抗原的母源抗体的存在和其相对水平。此外，可以通过在此测定中确定其固定 C1q 的能力，由此来评估各个抗 HLA 抗体引发补体级联激活的能力 [37]。除了降低预先形成的 HLA 抗体水平并抑制其效应器功能的治疗方法外，在许多情况下（在一个杂合子的 HLA 位点上有一个父源等位基因的特异性抗体），可以选择缺乏致病性父源抗原的胚胎。

4. 其他可溶性因子

可以检测一系列自身免疫性疾病的各种血清学标志物。APS 是一种自身免疫性疾病，可以介导反复妊娠失败，将在本书的其他章节详细介绍。值得注意的是，虽然产科对 APS 的治疗重点是预防血栓形成，但目前越来越清楚地认识到 APS 只是引发炎症的途径，而不是触发微凝块的形成，是抗磷脂抗体介导了胎盘损伤 [38]。

自身免疫性疾病的其他有用血清学标记物包括：甲状腺自身抗体（抗 TPO、抗甲状腺球蛋白、抗 TSH 受体）、抗核抗体（ANAs）、类风湿因子和抗 CCP 抗体。除了用抗体滴度和染色法对 ANA 进行筛查外，对特定种类的 ANA（即 ANA-Sm、ANA-Ro、ANA-La、ANA-dsDNA 等）进行检测也有助于更具体地评估潜在的自身免疫状况。

生物活性形式的维生素 D[1,25(OH)$_2$D3] 在调节树突状细胞耐受性表型上作用很强，缺乏维生素 D 的患者不孕症和反复妊娠失败的发生率有所增加 [39, 40]。

五、确定诊断

上述测试可以发现存在明确血清标志物的疾病，如抗磷脂综合征、SLE 和桥本甲状腺炎。在其他情况下，将遗传和免疫数据的几个方面综合在一起，仔细考虑患者的个人史和家族史，以及超声检测的结果（包括多普勒分析）可以揭示潜在免疫状态的重要方面。例如，我们在评估上述一组测试中得到的经验可以使我们能够可靠地识别腹腔镜检查证实的"无症状的"子宫内膜异位症患者。

六、孕期母体免疫反应的监测

彻底的初步检查对于建立一个个体的免疫基线是非常重要的，根据这个基线可以比较怀孕期间的各项检测指标，以监测这个孕体的免疫反应。这种监测可以有效地用于评估母体的免疫反应和免疫治疗的有效性。

早孕的特点是向 Th2 进行优势转移，而早期妊娠 Th1/Th2 平衡调节胚胎同种免疫反应性质的研究，在临床生殖免疫学领域中占有十分突出的地位。近年来，人们越来越认识到妊娠免疫应答的 Th1/Th2 模式是不够的，Treg 细胞应答的重要性也越来越突出 [40, 41]。同时，Treg 细胞和 Th17 细胞在许多条件下的相互作用，包括自身免疫和移植耐受性，也越来越被人们所认识。事实上，我们的数据表明，早期妊娠能获得成功的预后最主要的因素（无妊娠并发症的活产）是从外周血到蜕膜的有效 Treg 细胞招募（通过外周血 Treg 细胞减少的百分比来衡量），以及产生 IL-17 的细胞水平没有显著增加，其中包括 Th17 细胞、IL-17 阳性 CD8$^+$T 细胞（Tc17 细胞）、IL-17 阳性 NKT 细胞（NKT 17 细胞）和 IL-17 阳性 NK 细胞（NK17 细胞）。

七、生殖免疫学临床检验的未来

如上所述，SAB 测试可用于检测特定父源 HLA 抗原的体液反应。还开发了检测抗原特异性细胞（T 细胞介导）反应的可靠方法并在移植手术中得到应用。然而，这些检测通过与妊娠无关的直接抗原递呈检测同种异体识别。虽然在技术上更困难，但通过间接抗原递呈检测同种异体识别的类似方法也正在开发中。对父源抗原特异性细胞和体液反应的灵敏、可靠的检测将极大地促进临床生殖免疫学领域的发展。

母体对包括HY抗原在内的父源性次要小H抗原的免疫应答在临床上的相关性也日益得到认可，而检测次要H抗原的免疫应答将进一步提高生殖免疫检测的能力和特异性。

参 考 文 献

[1] Cormick G, Betran AP, Ciapponi A et al. Inter–pregnancy interval and risk of recurrent pre–eclampsia: Systematic review and meta–analysis. *Reprod Health*. 2016;13(1):83.

[2] Kho EM, McCowan LM, North RA et al. Duration of sexual relationship and its effect on preeclampsia and small for gestational age perinatal outcome. *J Reprod Immunol*. 2009;82(1):66–73.

[3] Zhang J, Patel G. Partner change and perinatal outcomes: A systematic review. *Paediatr Perinat Epidemiol*. 2007;21(Suppl 1):46–57.

[4] Rowe JH, Ertelt JM, Xin L, Way SS. Pregnancy imprints regulatory memory that sustains anergy to fetal antigen. *Nature*. 2012;490(7418):102–6.

[5] Shevach EM. Biological functions of regulatory T cells. *Adv Immunol*. 2011;112:137–76.

[6] Yamazaki S, Inaba K, Tarbell KV, Steinman RM. Dendritic cells expand antigen–specific Foxp3+ CD25+ CD4+ regulatory T cells including suppressors of alloreactivity. *Immunol Rev*. 2006;212:314–29.

[7] Yates SF, Paterson AM, Nolan KF et al. Induction of regulatory T cells and dominant tolerance by dendritic cells incapable of full activation. *J Immunol*. 2007;179(2):967–76.

[8] Gupta S, Goldberg JM, Aziz N, Goldberg E, Krajcir N, Agarwal A. Pathogenic mechanisms in endometriosis–associated infertility. *Fertil Steril*. 2008;90(2):247–57.

[9] Khan KN, Fujishita A, Kitajima M, Hiraki K, Nakashima M, Masuzaki H. Occult microscopic endometriosis: Undetectable by laparoscopy in normal peritoneum. *Hum Reprod*. 2014;29(3):462–72.

[10] Pantham P, Abrahams VM, Chamley LW. The role of anti–phospholipid antibodies in autoimmune reproductive failure. *Reproduction*. 2016;151(5):R79–90.

[11] Rademaker M, Agnew K, Andrews M et al. Psoriasis in those planning a family, pregnant or breast–feeding. The Australasian Psoriasis Collaboration. *Australas J Dermatol*. 2018;59(2):86–100.

[12] Knight CL, Nelson–Piercy C. Management of systemic lupus erythematosus during pregnancy: Challenges and solutions. *Open Access Rheumatol*. 2017;9:37–53.

[13] Kokkonen H, Soderstrom I, Rocklov J, Hallmans G, Lejon K, Rantapaa Dahlqvist S. Up–regulation of cytokines and chemokines predates the onset of rheumatoid arthritis. *Arthritis Rheum*. 2010;62(2):383–91.

[14] Vasiliu IM, Petri MA, Baer AN. Therapy with granulocyte colony–stimulating factor in systemic lupus erythematosus may be associated with severe flares. *J Rheumatol*. 2006;33(9):1878–80.

[15] Hiby SE, Apps R, Chazara O et al. Maternal KIR in combination with paternal HLA–C2 regulate human birth weight. *J Immunol*. 2014;192(11):5069–73.

[16] Hiby SE, Apps R, Sharkey AM et al. Maternal activating KIRs protect against human reproductive failure mediated by fetal HLA–C2. *J Clin Invest*. 2010;120(11):4102–10.

[17] Hiby SE, Regan L, Lo W, Farrell L, Carrington M, Moffett A. Association of maternal killer–cell immunoglobulin–like receptors and parental HLA–C genotypes with recurrent miscarriage. *Hum Reprod*. 2008;23(4):972–6.

[18] Hiby SE, Walker JJ, O'Shaughnessy K M et al. Combinations of maternal KIR and fetal HLA–C genes influence the risk of preeclampsia and reproductive success. *J Exp Med*. 2004;200(8):957–65.

[19] de Luca Brunori I, Battini L, Simonelli M et al. HLA–DR in couples associated with preeclampsia: Background and updating by DNA sequencing. *J Reprod Immunol*. 2003;59(2):235–43.

[20] Beydoun H, Saftlas AF. Association of human leucocyte antigen sharing with recurrent spontaneous abortions. *Tissue Antigens*. 2005;65(2):123–35.

[21] Ooki I, Takakuwa K, Akashi M, Nonaka T, Yokoo T, Tanaka K. Studies on the compatibility of HLA–Class II alleles in patient couples with severe pre–eclampsia using PCR–RFLP methods. *Am J Reprod Immunol*. 2008;60(1):75–84.

[22] Triche EW, Harland KK, Field EH, Rubenstein LM, Saftlas AF. Maternal–fetal HLA sharing and preeclampsia: Variation in effects by seminal fluid exposure in a case–control study of nulliparous women in Iowa. *J Reprod Immunol*. 2014;1–1–102:111–9.

[23] Dorak MT, Lawson T, Machulla HK, Mills KI, Burnett AK. Increased heterozygosity for MHC class II lineages in newborn males. *Genes Immun*. 2002;3(5):263–9.

[24] Christiansen OB, Kolte AM, Dahl M et al. Maternal homozygosity for a 14 base pair insertion in exon 8 of the HLA–G gene and carriage of HLA class II alleles restricting HY immunity predispose to unexplained secondary recurrent miscarriage and low birth weight in children born to these patients. *Hum Immun*. 2012;73(7):699–705.

[25] Nielsen HS, Steffensen R, Varming K et al. Association of HY–restricting HLA class II alleles with pregnancy outcome in patients with recurrent miscarriage subsequent to a firstborn boy. *Hum Mol Genet*. 2009;18(9):1684–91.

[26] Nielsen HS, Wu F, Aghai Z et al. H–Y antibody titers are increased in unexplained secondary recurrent miscarriage patients and associated with low male : Female ratio in subsequent live births. *Hum Reprod*. 2010;25(11):2745–52.

[27] Kolte AM, Steffensen R, Nielsen HS, Hviid TV, Christiansen OB. Study of the structure and impact of human leukocyte antigen (HLA)–G–A, HLA–G–B, and HLA–G–DRB1 haplotypes in families with recurrent miscarriage. *Hum Immunol*. 2010;71(5):482–8.

[28] Winger EE, Reed JL. Low circulating CD4(+) CD25(+)

Foxp3(+) T regulatory cell levels predict miscarriage risk in newly pregnant women with a history of failure. *Am J Reprod Immunol*. 2011;66(4):320–8.

[29] Ernerudh J, Berg G, Mjosberg J. Regulatory T helper cells in pregnancy and their roles in systemic versus local immune tolerance. *Am J Reprod Immunol*. 2011;66(Suppl 1):31–43.

[30] Robertson SA, Prins JR, Sharkey DJ, Moldenhauer LM. Seminal fluid and the generation of regulatory T cells for embryo implantation. *Am J Reprod Immunol*. 2013;69(4):315–30.

[31] Montgomery RA, Tatapudi VS, Leffell MS, Zachary AA. HLA in transplantation. *Nat Rev Nephrol*. 2018;14(9):558–70.

[32] Lashley EE, Meuleman T, Claas FH. Beneficial or harmful effect of antipaternal human leukocyte antibodies on pregnancy outcome? a systematic review and meta–analysis. *Am J Reprod Immunol*. 2013;70(2):87–103.

[33] Lee J, Romero R, Xu Y et al. Maternal HLA panel–reactive antibodies in early gestation positively correlate with chronic chorioamnionitis: Evidence in support of the chronic nature of maternal anti–fetal rejection. *Am J Reprod Immunol*. 2011;66(6):510–26.

[34] Lee J, Romero R, Xu Y et al. A signature of maternal anti–fetal rejection in spontaneous preterm birth: Chronic chorioamnionitis, anti–human leukocyte antigen antibodies,

and C4d. *PLOS ONE*. 2011;6(2):e16806.

[35] Meuleman T, Haasnoot GW, van Lith JMM, Verduijn W, Bloemenkamp KWM, Claas FHJ. Paternal HLA–C is a risk factor in unexplained recurrent miscarriage. *Am J Reprod Immunol*. 2018;79(2).

[36] Meuleman T, van Beelen E, Kaaja RJ, van Lith JM, Claas FH, Bloemenkamp KW. HLA–C antibodies in women with recurrent miscarriage suggests that antibody mediated rejection is one of the mechanisms leading to recurrent miscarriage. *J Reprod Immunol*. 2016;116:28–34.

[37] Karahan GE, Claas FHJ, Heidt S. Technical challenges and clinical relevance of single antigen bead C1q/C3d testing and IgG subclass analysis of human leukocyte antigen antibodies. *Transplant Int*. 2018;31(11):1189–97.

[38] Abrahams VM. Mechanisms of antiphospholipid antibody–associated pregnancy complications. *Thromb Res*. 2009;124(5):521–5.

[39] Heyden EL, Wimalawansa SJ. Vitamin D: Effects on human reproduction, pregnancy, and fetal well–being. *J Steroid Biochem Mol Biol*. 2018;180:41–50.

[40] Figueiredo AS, Schumacher A. The T helper type 17/regulatory T cell paradigm in pregnancy. *Immunology*. 2016;148(1):13–21.

[41] Chaouat G. The Th1/Th2 paradigm: Still important in pregnancy? *Semin Immunopathol*. 2007;29(2):95–113.

第 12 章　子宫畸形与反复妊娠丢失

Uterine Anomalies and Recurrent Pregnancy Loss

Daniel S. Seidman　Mordechai Goldenberg　**著**

刘芬婷　李　蓉　**译**

一、概述

目前人们对子宫畸形的病理生理患病率及其影响知之甚少[1]。已报道所得的患病率范围为 0.2%～10.0%[2]。目前较新的影像学方法估计，一般人群的发病率约为 1%，而在反复妊娠丢失（recurrent pregnancy loss，RPL）和妊娠结局不良的女性中，发病率约高出 3 倍[2]。子宫畸形如子宫纵隔、宫腔粘连、息肉或肌瘤，除了导致妊娠丢失外，还容易导致不孕、早产和胎儿异常。这些畸形需要进行手术矫正。因此，准确的诊断以便提供适当的治疗是必要的。

本章节中，回顾了常见的先天性和后天性子宫异常与反复妊娠丢失的关系，并进一步讨论了当代的诊断和治疗选择。

二、Müllerian 管缺陷的发生与分类

雌性生殖道是从 6 周胚胎中发育的两条 Müllerian 管发育而成。Müllerian 管的头端形成输卵管，尾端融合形成子宫、子宫颈和阴道的上 2/3。卵巢和阴道的下 1/3 有独立的胚胎起源。Müllerian 管尾部生长，并被腹膜皱襞包围，随后发展为圆韧带和卵巢韧带。女性性别分化的特征是由于缺乏睾酮和 Müllerian 管抑制物质而导致中肾管的退化。妊娠 9 周时可辨认出子宫颈，妊娠 17 周时子宫肌层完全形成。大约妊娠 9 周后开始阴道发育。子宫阴道板形成于 Müllerian 管的尾芽和泌尿生殖窦的背壁之间。子宫阴道板拉长，形成阴道的下 1/3，而阴道的上 2/3 来自于 Müllerian 管。Müllerian 管向雌性生殖道的完全形成和分化依赖于器官发生、横向和纵向融合及吸收。

在器官发生失败时，单侧或双侧 Müllerian 管可能发育不完全，导致子宫不发育或发育不全（双侧）或单角子宫（单侧）。Müllerian 管融合失败可导致双角或双子宫。垂直融合是指上升的窦腔球茎与下降的 Müllerian 管融合（即下 1/3 和上 2/3 的阴道融合）。完全垂直融合形成正常未闭的阴道，而不完全垂直融合导致处女膜闭锁。

Müllerian 管下段融合后形成中央隔，中央隔随后再吸收形成单个子宫腔和子宫颈。吸收失败则会导致子宫纵隔。

Müllerian 管异常最常用的分类是美国生殖医学学会（ASRM）[3]，如表 12-1 所示。

表 12-1　**Müllerian 管异常分类**

1. Ⅰ类—子宫发育不良 / 不发育	5. Ⅴ类—纵隔子宫
2. Ⅱ类—单角子宫	6. Ⅵ类—弓形子宫
3. Ⅲ类—双子宫	7. Ⅶ类—己烯雌酚（DES）相关的子宫畸形
4. Ⅳ类—双角子宫	

（一）不全纵隔子宫

不全纵隔子宫是 RPL 和复发性妊娠早期丢失的女性中最常见的子宫异常[4]，如果在宫内活胎早期偶然诊断为不全纵隔子宫，或能预测不良的妊娠结局[5]。RPL 与不全纵隔子宫内膜的关系可归因于隔膜结缔组织减少，导致不良的蜕膜化和胎盘形成不良，以及局部肌层收缩不协调。据说纵隔的血管供应比子宫的其他部分要差，从而限制了胚胎的血液供应[6, 7]。然而，Rikken 等[8]对文献的系统回顾发现子宫纵隔与子宫壁相似，由子宫内膜和子宫肌层组成。所有评估血管的影像学研究都发现大部分的子宫纵隔具有血管。组织学研究发现子宫纵隔由覆盖子宫肌层的子宫内膜组成[8]。在 RPL 患者中，子宫腔的畸形程度更高[9]（主要是由于未受影响腔的长度减少，而不是纵隔长度增加）。RPL 中子宫腔畸形的程度越大，越能支持纵隔植入是流产的潜在原因的假设，因为纵隔植入的可能性随着纵隔大小与功能腔比例的增加而增加。

（二）弓形子宫

17% 复发性流产的女性中发现弓形子宫（宫内凹陷＜ 1cm）[9]，而普通人群中只有 3.2%。传统的诊断方法如宫腔镜或腹腔镜很难进行诊断[10]。因此，对其患病率和临床意义知之甚少。尽管许多人认为弓形子宫对生殖和产科结局的影响很小甚至没有影响[11]，但仍有一些研究报告表明弓形子宫导致不良妊娠结局增加，尤其是中期妊娠丢失[10, 12, 13]。Gergolet 等[13]对至少有一次早期流产，具有亚纵隔或弓形子宫，并且接受宫腔镜子宫成形术的女性进行随访。随访发现，进行子宫成形术后，不全纵隔子宫和弓形子宫的流产率相似（分别为 14.0% 和 11.1%）。子宫成形术前，不全纵隔子宫组和弓形子宫组的流产率都比较高。因此，作者得出结论，弓形子宫在手术矫正前后对妊娠结局的影响与不全纵隔子宫相似[13]。

（三）单角子宫

单角子宫是一侧 Müllerian 管发育完全或几乎完全停止的结果（图 12-1）。当发育停止不完全时（90% 的单角子宫患者中），可能出现具有或不具有功能性子宫内膜的残角子宫。单角子宫的发生率约占子宫异常的 6.3%，可能与尿路异常和肾异常有关。在妊娠中，约 1/3 单角子宫会导致流产[5, 14, 15]。高流产率的主要原因是子宫血管异常和肌肉质量下降。

没有外科手术能矫正单角子宫。尽管没有明确的证据表明适用于宫颈功能不全患者，但有研究建议预防性的宫颈环扎术可以预防单角子宫患者的流产[15]。然而，由于目前支持环扎术使用的文献较少，大多数临床医师更倾向于耐心和细心的随访，即经常对宫颈长度进行临床和超声评估。对于有痛经和经血滞留症状的单角子宫患者，通常建议切除空腔的残角子宫。

（四）双子宫

双子宫是由于两个苗勒导管不能完全融合造成的（图 12-2 和图 12-3）。因此，每根导管发育

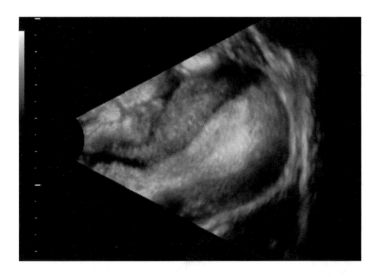

◀ 图 12-1 用容积对比成像 C 平面（VCIC）
对单角子宫进行经阴道三维（3D）超声检查
图片由 Prof. Yaron Zalael MD，Sheba Medical Center，
Tel Hashomer，Israel 提供

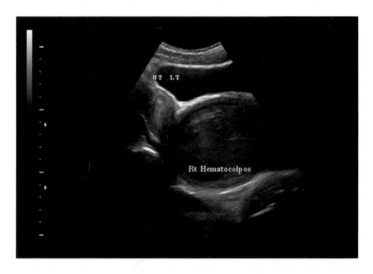

◀ 图 12-2 经阴道二维（2D）超声诊断双子宫
合并右侧阴道阻塞（阴道积血）
图片由 Prof. Yaron Zalael MD，Sheba Medical Center，
Tel Hashomer，Israel 提供

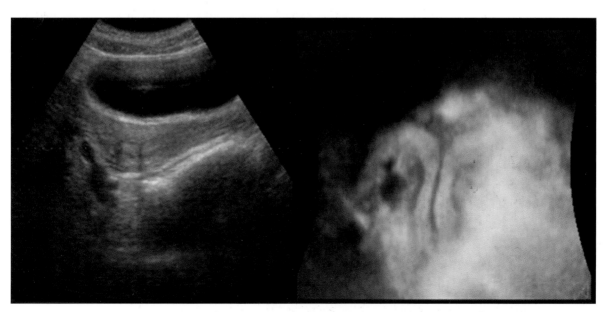

▲ 图 12-3 双子宫的经阴道二维（2D）和三维（3D）超声检查［容积对比成像 C 平面（VCIC）］
图片由 Prof. Yaron Zalael MD，Sheba Medical Center，Tel Hashomer，Israel 提供

成一个单独的单角子宫。两个子宫可能各有一个子宫颈或共用一个子宫颈。在 67% 的病例中，双子宫与两个被薄壁隔开的阴道有关。双子宫相对少见，子宫异常的发生率约为 6.3%[6, 9]。两个子宫并不具备正常功能，流产率为 20.9%，早产率为 24.4%[9, 16]。对 49 名具有双子宫和阴道纵隔的芬兰女性进行长期随访。随访显示，其中 9 名女性有半阴道阻塞（18%）。这 9 名女性中有 8 名女性患有同侧肾缺如[16]。由于子宫难产和畸形，剖宫产率较高[17]。此外，双子宫通常与阴道隔未闭或阻塞有关。生育能力没有明显受损，但或许由于月经逆行，子宫内膜异位症较为常见[16]。

（五）双角子宫

双角子宫是由于 Müllerian 管部分不融合所致（图 12-4）。中央肌层可延伸至子宫颈内口（双角单颈子宫）或外口（双角双颈子宫）。后者有别于双子宫畸形，因为两个角之间有一定程度的融合，而双子宫畸形中，两个角和宫颈完全分离。此外，双角子宫的角还没有完全发育，通常比双子宫的角要小。双角子宫可能是继纵隔和弓形子宫之后最常见的子宫异常[17]。妊娠结局似乎与基底凹陷的严重程度直接相关。一般认为双角子宫不直接影响不孕，但可能与 RPL 有关。双角子宫可以通过子宫成形术矫正。

（六）T 型子宫或畸形子宫

T 型子宫的特征是子宫壁上的子宫肌层过多，形成一个引起宫腔畸形和发育不全的宫腔下缩窄环[18]。欧洲人类生殖与胚胎学会和欧洲妇科内窥镜检查学会专家工作组对子宫畸形的新分类[19]引入了一个新的分类，即畸形子宫。除了纵隔子宫，畸形子宫包含了所有子宫轮廓正常而宫腔形状异常的情况。U1a 或 T 型子宫的特点是子宫腔狭窄，因为侧壁增厚，子宫体占 2/3，子宫颈占 1/3。U1b 类或幼稚子宫，其特征是子宫腔狭窄，侧壁无增厚，子宫体占 1/3 而子宫颈占 2/3。U1c 类或其他，指所有微小畸形的子宫，包括宫底中线处向内突出的组织厚度小于子宫壁厚度的 50% 的畸

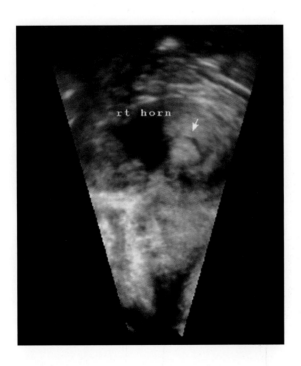

◀ 图 12-4　双角子宫的经阴道三维（3D）超声检查
图片由 Prof. Yaron Zalael MD, Sheba Medical Center, Tel Hashomer, Israel 提供

形[20]。在 ASRM 分类中，这些异常包括在第Ⅶ类中，主要与宫内己烯雌酚（DES）显露有关[3]。然而，在没有 DES 显露的 RPL 中也能发现畸形子宫[20, 21]。

（七）子宫肌瘤

黏液下肌瘤使子宫腔变性，覆盖的子宫内膜通常很薄，无法支持胚胎正常植入过程，因此黏液下肌瘤可能与妊娠丢失有关[22]。壁内和浆膜下纤维瘤目前还不明确。在这些部位，纤维瘤的大小和数量可能是比较重要的。在接受体外受精和卵细胞质内单精子注射（IVF/ICSI）的壁内或黏膜下纤维瘤患者中，即使没有子宫腔变形，植入率和妊娠率也明显较低[22]。子宫肌瘤剔除术后 1 年内观察到的妊娠率高于不明原因不孕夫妇和未经治疗夫妇的妊娠率[23]。一项大型回顾性研究明确了这一观察结果，即虽然非宫腔畸形的纤维瘤不会影响 IVF/ICSI 的结果，但大于 2.85cm 的壁内纤维瘤明显降低了接受 IVF/ICSI 的患者的分娩率[24]，然而，关于 RPL 的可用信息很少。

（八）息肉

息肉是子宫内膜良性增生性生长，也与不良妊娠结局有关。有研究推测，息肉和纤维瘤伴腔内扩张可能成为子宫腔内的异物[25]。此外，息肉和纤维瘤可能导致子宫内膜慢性炎症改变，使其不利于妊娠。一项病例对照研究提出了一种分子机制来支持子宫内膜息肉患者妊娠率降低的临床发现[26]。

由于息肉的存在与不良妊娠预后有关，如果没有其他原因可以解释反复妊娠丢失，通常考虑进行息肉切除术[25, 27]。

（九）宫腔粘连

子宫内粘连是由既往手术史引起，通常是刮宫术，或随后的子宫内膜炎引起。宫内瘢痕可能干扰正常着床，并可能导致妊娠丢失。一项系统性回顾估计，在流产后约 1/5 的女性出现宫内粘连[28]。然而，在这些女性中，超过一半的人，粘连的严重程度是轻微的，具有未知的临床相关性。尽管作者未能确定与流产后宫内粘连和长期妊娠结局相关的研究，Hooker 等[28]在传统的医学或外科治疗后，报道了类似的妊娠结局。

三、子宫完整性检查

（一）超声

经阴道超声（TVS）通常是初步检查，但可以通过三维（3D）超声进一步检查。TVS 可以准确、快速地描述子宫的特征，包括其大小和位置，以及是否存在异常，如双子宫颈、双子宫、纵隔或单角子宫。TVS 还可用于确定子宫肌瘤、子宫内息肉的大小和位置，以及可能提示粘连的不规则子宫内膜。3D 扫描能同时显示子宫腔和子宫底轮廓有助于子宫异常的诊断，并有助于区分纵隔子宫和双角子宫。彩色多普勒超声的应用还可以显示纵隔内的血管，从而能够区分无血管纵隔和有血管纵隔。

3D 超声是诊断先天性子宫异常的准确和可重复的手段[29]（图 12-1 和图 12-5），因为它是无创的，所以与子宫输卵管造影（HSG）、宫腔镜和腹腔镜相比具有明显的优势。大部分的先天性异常

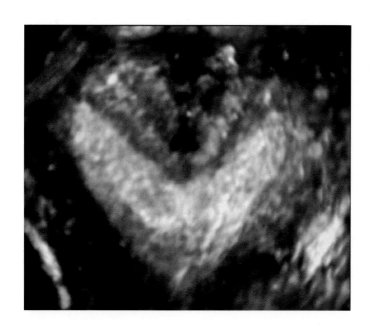

◀ 图 12-5　经阴道三维超声的纵隔子宫（**3D**）

图片由 Prof. Yaron Zalael MD，Sheba Medical Center，Tel Hashomer，Israel 提供

3D 超声的结果显示与 HSG 一致[29]。有研究认为，3D 扫描中同时显示子宫腔和子宫肌层的能力有助于子宫异常的诊断，并有助于区分不全纵隔子宫和双角子宫。

Woelfer 等[12] 评估 1089 名经 3D 超声偶然发现患有先天性子宫异常的、既往无不孕史或 RPL 病史女性的妊娠结局。其中，983 名女性有正常形状的子宫腔，72 个弓形子宫，29 个不全纵隔子宫，5 个双角子宫。与子宫正常的女性相比，不全纵隔子宫的女性妊娠早期丢失比例明显更高。弓形子宫的女性在中期妊娠丢失和早产中所占比例明显更高。Woelfer 等[12] 的研究证明了 3D 超声的潜在价值，并为先天性子宫异常与不良妊娠结局之间的关联提供了证据。

（二）超声子宫造影

经阴道超声子宫造影（SHG）是通过宫内输注等渗盐水进行的。SHG 的敏感性和特异性与宫腔镜相似。通过适当的设置和训练，经阴道 SHG 是一种低成本、简便、有助于诊断子宫畸形的方法。在一项对 54 名原发性或继发性不孕或 RPL 患者，以及临床或超声怀疑异常子宫的研究中，SHG 检测到所有子宫异常[30]。

目前可以将 3D 超声和 SHG 结合起来。Sylvestre 等[31] 对 209 例怀疑有宫内病变的不孕症患者进行了 3D-SHG 研究。其中 92 例病变患者行宫腔镜检查发现，息肉 48 例，黏膜下或壁内肌瘤 35 例，息肉合并肌瘤 3 例，Müllerian 管异常 4 例，子宫内膜增厚 1 例，宫腔粘连 1 例。由于 3D-SHG 可以精确识别和定位病变，因此有研究建议，如果 2D 和 3D-SHG 显示正常，就可以避免宫腔镜等侵入性诊断的操作。

Alborzi 等[32] 对 20 例有 RPL 病史且 HSG 诊断为纵隔或双角子宫的患者进行了前瞻性研究，以确定 SHG 是否能区分纵隔和双角子宫。研究发现，SHG 可有效区分纵隔子宫和双角子宫，并可排除使用腹腔镜区分这些异常的需要。

（三）子宫输卵管造影

子宫输卵管造影（HSG）长期以来被用于评价子宫腔、宫颈管和输卵管的轮廓。非透明的造影剂充满空腔，能够准确识别填充缺陷、瘢痕或纵隔。然而，HSG 不能区分纵隔子宫和双角子宫。此外，HSG 不能确定子宫肌层延伸或宫内病变的大小。因此，HSG 主要用于评估输卵管通畅性，在子宫畸形影像学中的作用有限。

（四）磁共振成像

磁共振成像（MRI）是一种准确、无创评价子宫异常的技术。MRI 已被证明是诊断 Müllerian 管畸形的有价值的工具[33]。尽管大多数异常最初会在 HSG 和 SHG 诊断，但通常需要进一步的影像学检查来明确诊断和阐述二次发现[34]。此时，如果要准确和详细阐述子宫阴道解剖结构，则需要进行 MRI 检查。

由于成本的原因，MRI 的使用仍有一定的局限性。然而，在选定的病例中，使用 MRI 来描绘骨盆软组织可能将大大有助于准确定义异常和制定最合理的矫正手术方案[34]。

（五）诊断性宫腔镜检查

宫腔镜提供了对子宫腔最好和最直接的评估。在操作过程中，可以直接看到宫腔内结构，并在需要时可直接进行活检组织获取。Zupi 等[35]的回顾性研究发现 344 例反复自然流产的女性中的宫腔镜检查结果与严重或轻微子宫异常有关。这些异常与反复流产的风险增加有关[35]。

然而，此检查方法无法评估子宫肌瘤的肌层内扩张程度，因此对其大小的估计仍然不准确。单用宫腔镜不能区分纵隔子宫和双角子宫，需要进行腹腔镜或 SHG 来完成评估。

（六）诊断性腹腔镜

腹腔镜能够评估子宫外表面和其他盆腔结构。腹腔镜用于各种先天性和后天性子宫异常的准确诊断。腹腔镜也用于切除浆膜下和壁内纤维瘤[36]。目前，腹腔镜很少用于阐明子宫的解剖结构，通常是为可能进行介入治疗的女性进行腹腔镜检查。

（七）子宫形态显像方法的选择

超声检查是诊断可疑子宫异常最容易进行且侵入性最小的成像方式（表 12-2）。二维超声可以很好地评估子宫肌层的形态，尤其对确定肌瘤的数量、大小和位置非常有用。SHG 可以准确地描述子宫内息肉，鉴别黏膜下肌瘤和评估子宫纵隔大小。三维超声大大增强了我们鉴别纵隔子宫和双角子宫的能力（图 12-2 至图 12-5）。子宫输卵管造影可以帮助描述子宫腔的完整性，但由于其侵入性和相关的辐射显露，很少用于 RPL 患者。

宫腔镜检查可以用 2～3mm 的检查镜进行，无须使用窥镜、握弹器或麻醉[37]。这个简单的门诊手术能准确评估子宫腔。它仍然是评估宫内粘连的存在和粘连程度的首选方法。这也是评估息肉和黏膜下肌瘤大小和范围的最佳方法。然而，宫腔镜不能完全区分纵隔子宫和双角子宫。

MRI 的作用由于其成本而受到限制。然而，在特定和复杂的病例中，MRI 可能有助于阐明软组织解剖结构的细节，并且可能在制定手术矫正方案时特别有用[33, 34]。

表 12-2　反复妊娠丢失女性子宫异常的影像学评价

影像方法	优　势	劣　势	成　本
超声	可行性高，侵入性小，良好评估肌层形态	子宫轮廓显示不良 宫腔显示不清楚	低
子宫输卵管造影	可显示子宫腔、宫颈管和输卵管的轮廓	显露于辐射 碘敏感风险 痛苦 盆腔炎风险 假阳性率高	中
3D 超声	可观察子宫腔和子宫肌层 可鉴别纵隔子宫和双角子宫	设备不易获得 需要经验丰富的操作员	中
超声子宫造影	可良好评估宫腔情况 输卵管通畅性评估	耗时 宫内粘连假阳性诊断率高	低
诊断性宫腔镜	门诊中最准确的简易评估宫腔的方法	子宫纵隔与双角子宫鉴别诊断的局限性 无输卵管通畅性的相关信息 侵入性 感染、穿孔的风险	中
MRI	有助于阐明软组织解剖结构细节	无输卵管通畅性的相关信息 结果不容易解释	高
诊断性腹腔镜	准确鉴别纵隔子宫和双角子宫	侵入性 需要全身麻醉 术后低发病率	高

四、治疗

总之，在现有文献中，几乎没有证据能表明子宫因素与妊娠丢失有因果关系。然而，有报道表明，治疗子宫相关疾病可以改善生育结局 [38, 39]。现有的证据包括几项观察研究，皆证明生育力的改善，通过宫腔镜下分解宫内粘连，能够获得 32% 到 87% 的足月妊娠率。子宫成形术的结果表明纵隔子宫和妊娠丢失之间有直接的联系。几个病例研究显示，宫腔镜子宫成形术后自然流产率从 91% 下降到 17%。然而，目前还没有前瞻性的对照试验能够提供确凿的证据，证明子宫解剖异常的纠正有利于下一次妊娠。

内镜手术是子宫异常患者的主要治疗方法（表 12-3）。目前手术宫腔镜是一种能够直接纠正宫内病变的方法，如纵隔、子宫纤维瘤或息肉。然而，并不是所有的解剖缺陷都可以通过手术矫正，也不是所有的异常都需要手术治疗。在做出任何治疗决定之前，最关键的一步是精准的影像技术，以明确子宫的异常。

关于 RPL 和子宫异常患者的最佳治疗有许多问题。下一节将根据目前可用的文献讨论各种问题。

（一）子宫息肉是否应该切除

尽管子宫内膜息肉与妊娠丢失之间的关系尚未被证实，但息肉在复发性自然流产患者中更为常

图 12-3　子宫异常及反复妊娠丢失的外科治疗

研　　究	术后发病率	技术难度	受益可能性	成　　本
宫腔镜息肉切除术	+	+	++	+
宫腔镜下粘连松解术	+	+ – ++	+++	+
宫腔镜下子宫肌瘤剔除术	+ – ++	++ – +++	++	+ – ++
宫腔镜子宫成形术治疗纵隔子宫	+	+	++	+ – ++
宫腔镜子宫成形术治疗子宫发育不良 / 己烯雌酚相关的子宫畸形	+	++	+	++
腹部子宫成形术	+++	+++	++	+++
宫颈环扎术	++	++	+	++
输卵管积水中断	++	++	++?	++

+. 低；+++. 高

见 [40]。通常建议手术切除，因为有数据表明宫腔镜息肉切除术可以提高生育率 [25, 27, 38, 41]。然而，很少有关于 RPL 的信息。

经宫腔镜切除是息肉切除术的最佳方法。宫腔镜下息肉切除术可采用镊子切除或轻轻刮除。一项评估 240 例宫腔镜息肉切除术的研究得出结论，切除息肉需要更多的手术时间，并且有更多的甘氨酸吸收和并发症，但复发率低于其他宫腔镜技术 [42]。切除复发率 0%，抓钳复发率 15%[42]。双极电极的引入可以提高门诊宫腔镜子宫内膜息肉切除术的安全性 [43]。

（二）子宫纵隔切除术能否改善妊娠结局

纵隔子宫在反复妊娠丢失的女性中更为普遍 [44]。然而，很难区分"正常"弓形子宫和纵隔子宫（图 12-6 和图 12-7）。为了证实子宫成形术的有效性，需要可靠的诊断。

尽管没有随机对照研究，但是观察研究报道了在复发性流产患者切开纵隔后令人印象深刻的结果 [45, 53]。Fedele 等 [44] 研究了 102 例子宫完全（ n = 23 ）或部分纵隔（ n = 79 ），并且不孕或反复流

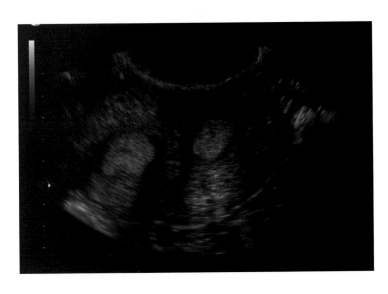

◀ 图 12-6　经阴道二维（2D）超声检查纵隔子宫

图片由 Prof. Yaron Zalael MD, Sheba Medical Center, Tel Hashomer, Israel 提供

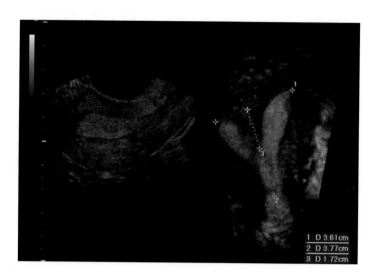

◀ 图 12-7 图 6 中同一患者的纵隔子宫经阴道二维和三维（2D 和 3D）超声 [容积对比成像 C 平面（VCIC）]
图片由 Prof. Yaron Zalael MD，Sheba Medical Center, Tel Hashomer, Israel 提供

产患者的妊娠结局。随访宫腔镜下子宫成形术后 36 个月的累积妊娠率和出生率发现，纵隔子宫组的累积妊娠率为 89% 和出生率为 75%，而不全纵隔子宫组分别为 80% 和 67%。Dalal 等[45] 研究了 72 例不明原因原发性不孕症患者行宫腔镜下纵隔切除术。33 名女性（45.8%）在手术后一年内受孕。其中只有 4 名女性（12%）流产，5 名女性（15%）早产。Sugiura-Ogasawara[39] 发表了一项对 109 名流产 2 次或 2 次以上的女性进行纵隔切开术（宫腔镜下或开放手术）的对比队列研究，并与 15 名未经手术的女性进行活产率比较。尽管这项研究不足以显示出统计学上的显著效果，但手术有 20% 的益处（术后 81% 的活产相比于未手术 61.5% 的活产）[39]。然而，宫腔镜子宫成形术与随后怀孕期间子宫破裂的风险显著增加相关[46-48]。子宫穿孔和（或）使用电外科手术增加了这种风险，但不被认为是独立的风险因素[47]。

Pang 等[49] 提出，纵隔子宫本身并不意味着手术治疗，因为它并不总是与不良的产科结局有关。Heinonen[50] 回顾性分析了 67 名完全隔子宫患者，包括子宫颈和阴道纵隔的结果。分析发现，这与原发性不孕症无关，且有报道未经手术治疗的患者能够成功妊娠。但是在既往只有 1 次流产的女性中仍有争议。有建议采取保守治疗方法，因为预计在既往只有 1 次流产的 80%～90% 的女性中，将在下一次怀孕时获得活产。最近的一篇 Cochrane 综述[51] 总结发现，宫腔镜下子宫纵隔切除术广泛应用于育龄期有纵隔子宫的女性，能够改善妊娠结局，尽管这些女性完全缺乏支持手术的随机对照试验的相关证据。

（三）子宫完全纵隔的患者是否应该保留子宫纵隔的颈部

以往，对于完全纵隔子宫的患者，应保留纵隔的颈部部分，并从内口水平开始解剖，以避免继发性宫颈功能不全。然而，Parsanezhad 等[52] 进行多中心、随机、对照临床试验检查子宫纵隔颈段的分离是否与术中出血、宫颈功能不全或继发不孕有关。28 名子宫完全纵隔且有妊娠损耗或不孕史的女性随机接受子宫成形术，包括分离子宫纵隔颈段手术，或相同的手术但是保留子宫颈段。报道发现，切除颈段比保留纵隔颈段更安全、更容易、更简单[52, 59]。然而，没有随访调查宫颈功能不全情况和随后的活产率。

（四）反复妊娠丢失子宫肌瘤的处理

尽管子宫肌瘤在反复自然流产的女性中更为普遍[53]，但其因果关系仍很难确定。因此，还不确定哪些女性将从肌瘤剔除术中获益最多。主要来自体外受精（IVF）文献的证据表明，只有那些使子宫内膜腔变形的肌瘤才会损害生育能力[24, 54]。宫腔镜切除子宫黏膜下肌瘤 2cm 以上致宫腔畸形者的术后妊娠率较高。

肌瘤的位置和大小是影响未来妊娠成功的两个因素[53, 54]。浆膜下肌瘤对妊娠结局的影响很小，尤其是直径小于 5~7cm 的肌瘤。壁内肌瘤对妊娠结局的影响仍有争议[53]。然而，不侵犯子宫内膜的壁内肌瘤，如果直径小于 4~5cm，也可以认为对妊娠结局相对没有影响。宫腔镜下子宫肌瘤剔除术是治疗黏膜下肌瘤和使宫腔变形的壁内肌瘤的金标准。切除较大的纤维瘤可能需要两个阶段的手术，以避免术中并发症。

对于想要保留子宫的女性来说，保守的子宫肌瘤剔除术是切除大部分壁内和浆膜下子宫肌瘤的金标准。子宫肌瘤剔除术后的妊娠率在 50%~60% 的范围内，大多数都有良好的妊娠结局[24]。但是，腹腔镜子宫肌瘤剔除术后的妊娠中有自发性子宫破裂的报道[55]。

腹腔镜辅助子宫肌瘤剔除术（LAM）是另一种手术方式，通常是一种非常方便且创伤较小的手术方式[56]。在特定的患者中，LAM 是腹腔镜子宫肌瘤剔除术和剖腹子宫肌瘤剔除术的安全有效的替代方法。适应证包括许多大或深壁内肌瘤。LAM 可以更容易地修复子宫和快速粉碎肌瘤细胞。对于希望未来怀孕的女性，LAM 可能是一种更好的方法，因为它可以对子宫壁进行细致的分层缝合，并消除过度的电凝[56]。

子宫肌瘤栓塞术是一种微创技术，已成功用于治疗症状性肌瘤[57]。这种手术并非没有风险，因为子宫肌瘤栓塞术后，有报道出现暂时性卵巢功能衰竭，以及永久性闭经伴子宫内膜萎缩。子宫动脉栓塞术后的妊娠率还不明确。然而，与肌瘤剔除术相比，子宫动脉栓塞术后妊娠并发症的发生率更高[36]。这些并发症包括：早产（OR 6.2%，95% CI 1.4~27.7）、胎位不正（OR 4.3%，95% CI 1.0~20.5）、自然流产、胎盘异常和产后出血。一项前瞻性队列研究对 66 名希望未来怀孕并接受子宫动脉栓塞治疗的女性进行了观察，结果令人震惊[57]。尽管子宫动脉栓塞术在改善出血、肿胀和疼痛症状，以及保留卵巢储备方面是有效的，但在这项研究中，并没有女性在子宫动脉栓塞术后成功分娩[57]。不良的妊娠结局表明，对于患有广泛性纤维瘤的育龄女性，不应常规进行子宫动脉栓塞术[57]。目前在 RPL 中没有相关的肌瘤剔除术和随后妊娠结局随访的试验。

（五）子宫异常的女性是否适合宫颈环扎术

Seidman 等[58]研究了宫颈环扎术对 86 名先天性子宫异常孕妇胎儿存活率的影响，并随机选择 106 名子宫形态正常孕妇作为对照组。两组中分别有 67 名和 29 名孕妇进行了宫颈环扎术。子宫异常行环扎术的女性活产比例（88%）明显高于未行环扎术的女性（47%）。即使只考虑 RPL 患者，环扎术对正常子宫并没有统计学上显著的益处[58]。然而，宫颈环扎术的确切指征仍有争议。宫颈功能不全预防随机环扎试验（CIPRACT）发现，有宫颈功能不全的危险因素和（或）症状和在妊娠 27 周前宫颈长度 < 25mm 的女性，在妊娠 34 周前进行治疗性环扎，并且卧床休息可减少早产和复合新生儿发病率[59]。宫颈功能不全的危险因素包括 DES 显露和子宫异常。

宫颈功能不全是一个具有挑战性的临床诊断，即使是在患者的生殖器结构严重异常，也是一个罕见导致妊娠丢失的原因。只有当存在其他危险因素，如妊娠中期三次或三次以上流产或早产时，才建议对子宫异常和 DES 显露的患者进行预防性环扎术 [56]。

（六）Strassman 开腹子宫成形术在双角子宫患者中是否有作用

Strassman 手术是通过手术将双角子宫的两个角结合起来的。这种手术通常会留下一个带有瘢痕的小洞。据报道，双角子宫的女性在子宫成形术后的生殖能力良好 [60, 61]。此外，（使用 Jones 或 Strassman 技术）治疗双角子宫、T 形子宫或纵隔子宫患者，及其他不适合经宫腔镜手术的盆腔病变相关时，腹部子宫成形术被认为是一种有效的方法 [61]。然而，目前支持手术矫正双角子宫的研究不足，并且似乎很少保证妊娠的维持。在 Sugiura-Ogasawara 等的比较队列研究中 [39]，14 名有 2 次或 2 次以上流产的患者接受了 Strassman 手术治疗，与 32 名未接受手术的女性进行了随后的活产率比较。活产的比例分别为 66.6%（8/12）和 78.65%（22/28）。

（七）输卵管积水是否影响早期复发性流产后的妊娠结局

众所周知，输卵管积水对体外受精的结局有不利影响。Cochrane 系统评价纳入了 5 个随机对照试验，包括 646 名女性 [62]。尽管没有关于活产的试验报道，但在体外受精之前，腹腔镜输卵管积水切除术增加了持续妊娠（OR 2.14%，95% CI 1.23～3.73）和临床妊娠（OR 2.31%，95% CI 1.48～3.62）的概率。在 RPL 中，一项前瞻性随机对照试验 [63] 纳入了 13 名经超声或 HSG 诊断的单侧输卵管积水患者，并且排除了其他流产原因。随机选择患者进行腹腔镜单侧输卵管电灼术或不进行手术治疗。治疗组 7 名患者中有 6 名怀孕，对照组 6 名患者中有 5 名怀孕。治疗组有 5 例而对照组没有 1 例怀孕超过 3 个月。治疗组持续妊娠到 36～40 周，统计学上有显著的差异。作者的结论是，腹腔镜输卵管电灼术可改善既往复发性早期流产和单侧输卵管积水患者的妊娠结局。这项研究显然需要更多的患者样本以进一步证实 [63]。

（八）宫腔镜子宫成形术是否适用于畸形子宫

由于诊断方法的主观性、不同的手术技术，以及缺乏将手术治疗与预期治疗相比较的研究，畸形子宫的治疗仍存在争议 [20]。Di Spiezio Sardo 等 [21] 发现宫腔镜下子宫成形术在扩大宫腔体积、恢复宫腔形态方面具有明显的安全性和有效性。另外有回顾性研究表明宫腔镜下子宫成形术可以改善畸形子宫患者的预后 [20, 64]。Boza 等 [20] 最近报道发现 10 名 RPL 患者中有 8 名在宫腔镜子宫成形术后自然受孕或辅助受孕。在 DES 显露的情况下，24 名中有 23 名传统使用内镜子宫成形术扩大宫腔进行解剖矫正 [65]。最终结果有 15 名被认为是成功的解剖矫正。DES 显露目前已经不存在了。然而，RPL 患者经常诊断出 T 形子宫，而手术矫正仍有争议 [66]。Giacomucci 等 [66] 评估宫腔镜子宫成形术治疗 T 形子宫和 RPL 患者的效果。术前足月分娩率为 5.5%，术后总的足月分娩率为 59%，与既往流产次数相关（P = 0.0008）。作者的结论是术后足月分娩率相比于术前大约高出 10 倍。然而，正如 Giacomucci 等 [66] 的研究所使用的"前后"模型，在该模型中，相同的女性作为自身对照，很难得出任何结论。

目前看来，宫腔镜子宫成形术操作简单，术后后遗症少，似乎是子宫发育不良畸形和有严重不孕和（或）RPL 病史的女性的首选手术 [21, 22, 64]。然而，在宫腔镜下子宫成形术推荐给所有显露 DES、T 型或发育不全畸形子宫和复发性流产的女性之前，还需要更大的样本量和更好的研究设计。

五、结论

尽管现代影像学方法已经广泛地应用，但子宫畸形的患病率和对妊娠的影响仍未得到明确的证实 [13]。因此，对大多数反复流产的女性的筛查或许可以通过超声检查来完成，最好是利用 3D 技术，在特定的病例中，还可以通过注水超声检查来完成 [26]（表 12-2）。对于怀疑有子宫畸形的未确诊病例或流产率较高的女性，可能需要更具侵入性和昂贵的成像方式，包括宫腔镜、腹腔镜和磁共振成像。

子宫畸形的手术治疗仍然缺乏随机对照试验的支持（表 12-3）。一般认为粘连、息肉和突出的黏膜下肌瘤应在宫腔镜下切除。然而，对宫腔镜下子宫纵隔切开的必要性仍有争议，但或许适用于 2 个或 2 个以上妊娠丢失的患者。由于明显的相关发病率和缺乏对照数据，因此很难支持双角子宫进行腹部子宫成形术。目前，腹部子宫成形术仅推荐用于中、晚期反复出现严重问题的少数病例。宫颈环扎术仅适用于临床诊断为宫颈功能不全或有其他危险因素的子宫异常女性。对于输卵管积水和早期复发性流产的女性，应考虑腹腔镜输卵管切除术或近端输卵管阻塞术。

流产似乎是人类生殖过程中不可回避的问题，且并不总是可以被矫正。因此，手术治疗应仔细考虑，并以患者的临床病史为基础，而不仅仅是试图矫正所有子宫解剖的缺陷。

参 考 文 献

[1] Chan YY, Jayaprakasan K, Zamora J et al. The prevalence of congenital uterine anomalies in unselected and high-risk populations: A systematic review. *Hum Reprod Update*. 2011;17:761–71.

[2] Bhagavath B, Ellie G, Griffiths KM, Winter T, Alur-Gupta S, Richardson C, Lindheim SR. Uterine malformations: An update of diagnosis, management, and outcomes. *Obstet Gynecol Surv*. 2017;72:377–92.

[3] The American Fertility Society classifications of adnexal adhesions, distal tubal occlusion, tubal occlusion secondary to tubal ligation, tubal pregnancies, Müllerian anomalies and intrauterine adhesions. *Fertil Steril*. 1988;49:944–55.

[4] Proctor JA, Haney AF. Recurrent first trimester pregnancy loss is associated with uterine septum but not with bicornuate uterus. *Fertil Steril*. 2003; 80:1212–5.

[5] Ghi T, De Musso F, Maroni E et al. The pregnancy outcome in women with incidental diagnosis of septate uterus at first trimester scan. *Hum Reprod*. 2012;27:2671–5.

[6] Dabirashrafi H, Bahadori M, Mohammad K et al. Septate uterus: New idea on the histologic features of the septum in this abnormal uterus. *Am J Obstet Gynecol*. 1995;172:105–7.

[7] Valle RF, Ekpo GE. Hysteroscopic metroplasty for the septate uterus: Review and meta-analysis. *J Minim Invasive Gynecol*. 2013;20:22–42.

[8] Rikken JFW, Leeuwis-Fedorovich NE, Letteboer S et al. The pathophysiology of the septate uterus: A systematic review. *BJOG*. 2019;126(10):1192–9.

[9] Salim R, Regan L, Woelfer B et al. A comparative study of the morphology of congenital uterine anomalies in women with and without a history of recurrent first trimester miscarriage. *Hum Reprod*. 2003;18:162–6.

[10] Pundir J, Pundir V, Omanwa K et al. Hysteroscopy prior to the first IVF cycle: A systematic review and meta-analysis. *Reprod Biomed Online*. 2014;28:151–61.

[11] Jayaprakasan K, Chan YY, Sur S et al. Prevalence of uterine anomalies and their impact on early pregnancy in women conceiving after assisted reproduction treatment. *Ultrasound Obstet Gynecol*. 2011;37:727–32.

[12] Woelfer B, Salim R, Banerjee S et al. Reproductive outcomes in women with congenital uterine anomalies detected by three-dimensional ultrasound screening. *Obstet Gynecol*. 2001;98:1099–103.

[13] Gergolet M, Campo R, Verdenik I et al. No clinical relevance of the height of fundal indentation in subseptate or arcuate uterus: A prospective study. *Reprod Biomed Online*. 2012;24:576–82.

[14] Heinonen PK. Unicornuate uterus and rudimentary horn. *Fertil Steril*. 1997;68:224–30.

[15] Chifan M, Tînovanu M, Grigore M et al. Cervical incompetence associated with congenital uterine

malformations. *Rev Med Chir Soc Med Nat Iasi.* 2012;116:1063–8.

[16] Heinonen P. Clinical implications of the didelphic uterus: Long–term follow–up of 49 cases. *Eur J Obstet Gynecol Reprod Biol.* 2000;91:183–90.

[17] Lin PC. Reproductive outcomes in women with uterine anomalies. *J Womens Health (Larchmt).* 2004;13:33–9.

[18] Ducellier–Azzola G, Lecointre I, Hummel M, Pontvianne M, Garbin O. Hysteroscopic enlargement metroplasty for t–shaped uterus: 24 years' experience at the Strasbourg Medico–Surgical and Obstetrical Centre (CMCO). *Eur J Obstet Gynecol Reprod Biol.* 2018;226:30–34.

[19] Grimbizis GF, Gordts S, Di Spiezio Sardo A et al. The ESHRE/ESGE consensus on the classification of female genital tract congenital anomalies. *Hum Reprod.* 2013;28:2032–44.

[20] Boza A, Akin OD, Oguz SY, Misirlioglu S, Urman B. Surgical correction of T–shaped uteri in women with reproductive failure: Long term anatomical and reproductive outcomes. *J Gynecol Obstet Hum Reprod.* 2019;48:39–44.

[21] Di Spiezio Sardo A, Florio P, Nazzaro G et al. Hysteroscopic outpatient metroplasty to expand dysmorphic uteri (Home–Du Technique): A pilot study. *Reprod Biomed Online.* 2015;30:166–74.

[22] Casini ML, Rossi F, Agostini R et al. Effects of the position of fibroids on fertility. *Gynecol Endocrinol.* 2006;22:106–9.

[23] Rossetti A, Sizzi O, Soranna L et al. Long–term results of laparoscopic myomectomy: Recurrence rate in comparison with abdominal myomectomy. *Hum Reprod.* 2001;16:770–4.

[24] Yan L, Ding L, Li C et al. Effect of fibroids not distorting the endometrial cavity on the outcome of *in vitro* fertilization treatment: A retrospective cohort study. *Fertil Steril.* 2014;10(3):716–1.

[25] Neuwirth RS, Levin B, Keltz MD. Pregnancy rates after hysteroscopic polypectomy and myomectomy in infertile women. *Obstet Gynecol.* 1999;94:168–71.

[26] Rackow BW, Jorgensen E, Taylor HS. Endometrial polyps affect uterine receptivity. *Fertil Steril.* 2011;95:2690–2.

[27] Perez–Medina T, Bajo–Arenas J, Salazar F et al. Endometrial polyps and their implication in the pregnancy rates of patients undergoing intrauterine insemination: A prospective, randomized study. *Hum Reprod.* 2005;20:1632–5.

[28] Hooker AB, Lemmers M, Thurkow AL et al. Systematic review and meta–analysis of intrauterine adhesions after miscarriage: Prevalence, risk factors and long–term reproductive outcome. *Hum Reprod Update.* 2014;20: 262–78.

[29] Berger A, Batzer F, Lev–Toaff A et al. Diagnostic imaging modalities for Müllerian anomalies: The case for a new gold standard. *J Minim Invasive Gynecol.* 2013:S1553–4650.

[30] Bhaduri M, Tomlinson G, Glanc P. Likelihood ratio of sonohysterographic findings for discriminating endometrial polyps from submucosal fibroids. *J Ultrasound Med.* 2014;33:149–54.

[31] Sylvestre C, Child TJ, Tulandi T et al. A prospective study to evaluate the efficacy of two– and three–dimensional sonohysterography in women with intrauterine lesions. *Fertil Steril.* 2003;79:1222–5.

[32] Alborzi S, Dehbashi S, Parsanezhad ME. Differential diagnosis of septate and bicornuate uterus by

sonohysterography eliminates the need for laparoscopy. *Fertil Steril.* 2002;78:176–8.

[33] Marcal L, Nothaft MA, Coelho F et al. Müllerian duct anomalies: MR imaging. *Abdom Imaging.* 2011;36:756–64.

[34] Robbins JB, Parry JP, Guite KM et al. MRI of pregnancy–related issues: Müllerian duct anomalies. *AJR Am J Roentgenol.* 2012;198:302–10.

[35] Zupi E, Marconi D, Vaquero E et al. Hysteroscopic findings in 344 women with recurrent spontaneous abortion. *J Am Assoc Gynecol Laparosc.* 2001;8:398–401.

[36] Seidman DS, Nezhat CH, Nezhat F et al. Minimally invasive surgery for fibroids. *Infert Reprod Med Clin N Am.* 2002;13:375–91.

[37] Sagiv R, Sadan O, Boaz M et al. A new approach to office hysteroscopy compared with traditional hysteroscopy: A randomized controlled trial. *Obstet Gynecol.* 2006;108: 387–92.

[38] Bosteels J, van Wessel S, Weyers S et al. Hysteroscopy for treating subfertility associated with suspected major uterine cavity abnormalities. *Cochrane Database Syst Rev.* 2018;12:CD009461.

[39] Sugiura–Ogasawara M, Lin BL, Aoki K et al. Does surgery improve live birth rates in patients with recurrent miscarriage caused by uterine anomalies? *J Obstet Gynaecol.* 2015;35(2):155–8.

[40] Valli E, Zupi E, Marconi D et al. Hysteroscopic findings in 344 women with recurrent spontaneous abortion. *J Am Assoc Gynecol Laparosc.* 2001;8:398–401.

[41] Kalampokas T, Tzanakaki D, Konidaris S et al. Endometrial polyps and their relationship in the pregnancy rates of patients undergoing intrauterine insemination. *Clin Exp Obstet Gynecol.* 2012;39:299–302.

[42] Preutthipan S, Herabutya Y. Hysteroscopic polypectomy in 240 premenopausal and postmenopausal women. *Fertil Steril.* 2005;83:705–9.

[43] Marsh F, Rogerson L, Duffy S. A randomised controlled trial comparing outpatient versus day case endometrial polypectomy. *BJOG.* 2006;113:896–901.

[44] Fedele L, Arcaini L, Parazzini F et al. Reproductive prognosis after hysteroscopic metroplasty in 102 women: Life–table analysis. *Fertil Steril.* 1993;59:768–72.

[45] Dalal RJ, Pai HD, Palshetkar NP et al. Hysteroscopic metroplasty in women with primary infertility and septate uterus: Reproductive performance after surgery. *J Reprod Med.* 2012;57:13–6.

[46] Patton PE, Novy MJ, Lee DM et al. The diagnosis and reproductive outcome after surgical treatment of the complete septate uterus, duplicated cervix and vaginal septum. *Am J Obstet Gynecol.* 2004;190:1669–75.

[47] Sentilhes L, Sergent F, Roman H et al. Late complications of operative hysteroscopy: Predicting patients at risk of uterine rupture during subsequent pregnancy. *Eur J Obstet Gynecol Reprod Biol.* 2005;120:134–8.

[48] Kerimis P, Zolti M, Sinwany G, Mashiach S, Carp H. Uterine rupture after hysteroscopic resection of uterine septum. *Fertil Steril.* 2002;77(3):618–20.

[49] Pang LH, Li MJ, Li M et al. Not every subseptate uterus requires surgical correction to reduce poor reproductive outcome. *Int J Gynaecol Obstet.* 2011;115:260–3.

[50] Heinonen PK. Complete septate uterus with longitudinal

vaginal septum. *Fertil Steril.* 2006;85:700–5.

[51] Rikken JF, Kowalik CR, Emanuel MH et al. Septum resection for women of reproductive age with a septate uterus. *Cochrane Database Syst Rev.* 2017;1:CD008576.

[52] Parsanezhad ME, Alborzi S, Zarei A et al. Hysteroscopic metroplasty of the complete uterine septum, duplicate cervix, and vaginal septum. *Fertil Steril.* 2006;85:1473–7.

[53] Kolankaya A, Arici A. Myomas and assisted reproductive technologies: When and how to act? *Obstet Gynecol Clin North Am.* 2006;33:145–52.

[54] Oliveira FG, Abdelmassih VG, Diamond MP et al. Impact of subserosal and intramural uterine fibroids that do not distort the endometrial cavity on the outcome of *in vitro* fertilization–intracytoplasmic sperm injection. *Fertil Steril.* 2004;81:582–7.

[55] Seidman DS, Nezhat CH, Nezhat FR et al. Spontaneous uterine rupture in pregnancy 8 years after laparoscopic myomectomy. *J AAGL.* 2001;8:333–5.

[56] Seidman DS, Nezhat FR, Nezhat CH et al. The role of laparoscopic–assisted myomectomy (LAM). *J Society Laparoendos Surg.* 2001;5:299–303.

[57] Torre A, Paillusson B, Fain V et al. Uterine artery embolization for severe symptomatic fibroids: Effects on fertility and symptoms. *Hum Reprod.* 2014;29:490–501.

[58] Seidman DS, Ben–Rafael Z, Bider D et al. The role of cervical cerclage in the management of uterine anomalies. *Surg Gynecol Obstet.* 1991;173:384–6.

[59] Althuisius SM, Dekker GA, Hummel P et al. Final results of the Cervical Incompetence Prevention Randomized Cerclage Trial (CIPRACT): Therapeutic cerclage with bed rest versus bed rest alone. *Am J Obstet Gynecol.* 2001;185:1106–12.

[60] Lolis DE, Paschopoulos M, Makrydimas G et al. Reproductive outcome after Strassman metroplasty in women with a bicornuate uterus. *J Reprod Med.* 2005;50:297–301.

[61] Khalifa E, Toner JP, Jones HW Jr. The role of abdominal metroplasty in the era of operative hysteroscopy. *Surg Gynecol Obstet.* 1993;176:208–12.

[62] Johnson N, van Voorst S, Sowter MC et al. Surgical treatment for tubal disease in women due to undergo *in vitro* fertilisation. *Cochrane Database Syst Rev.* 2010;(1):CD002125.

[63] Zolghadri J, Momtahan M, Alborzi S et al. Pregnancy outcome in patients with early recurrent abortion following laparoscopic tubal corneal interruption of a fallopian tube with hydrosalpinx. *Fertil Steril.* 2006;86:149–51.

[64] Şükür YE, Yakıştıan B, Ömen B et al. Hysteroscopic corrections for complete septate and t–shaped uteri have similar surgical and reproductive outcome. *Reprod Sci.* 2018;25:1649–54.

[65] Garbin O, Ohl J, Bettahar–Lebugle K et al. Hysteroscopic metroplasty in diethylstilboestrol–exposed and hypoplastic uterus: A report on 24 cases. *Hum Reprod.* 1998;13:2751–5.

[66] Giacomucci E, Bellavia E, Sandri F et al. Term delivery rate after hysteroscopic metroplasty in patients with recurrent spontaneous abortion and T–shaped, arcuate and septate uterus. *Gynecol Obstet Invest.* 2011;71:183–8.

127

第 13 章　反复妊娠丢失中的男性因素

The Male Factor in Recurrent Pregnancy Loss

Catherine F. Ingram　Nannan Thirumavalavan　Marc Goldstein　Dolores J. Lamb　著

汤冬冬　译

一、概述

传统观念认为，男性在生育中的作用在受精卵形成以后就结束了，从受精卵形成直到分娩的过程中，一直由母体因素占据主导地位。因此，对夫妇的反复妊娠丢失（recurrent pregnancy loss，RPL）的评估也主要针对女性。美国生殖医学学会（American Society for Reproductive Medicine，ASRM）建议，提供详尽的病史、体格检查、实验室评估（包括染色体核型、抗磷脂综合征的检查、甲状腺功能检查、血红蛋白 A1c 及泌乳素等检查）和影像学（子宫输卵管造影和超声检查等）[1]。然而，最近几十年的研究发现，男性因素在成功的分娩中同样起着决定性的作用。因此，没有明确女性因素的"无法解释"的反复妊娠丢失的患者夫妇，实际上可能与男性因素有关。这是一个新兴的研究领域，随着研究的不断深入，我们对男性因素在反复妊娠丢失中作用的理解也在不断发展。在本章中，我们将回顾反复妊娠丢失中男性因素作用的最新证据。

二、父本基因组在受精和胚胎发育中的作用

受精是从雄性配子（即精子）接触成熟卵母细胞的透明带时开始的。随后，顶体反应发生，在这个过程中，从精子头部释放的顶体酶水解透明带，使精子得以接近卵母细胞膜，精子与卵子融合以后触发卵子细胞膜的快速去极化。紧接着，卵细胞内钙离子的增加激活了透明带反应，细胞释放出颗粒与透明带发生反应，并使其余精子无法进入卵子细胞。

精子与卵子融合以后，整个精子进入卵子细胞，这时精子和卵子的单倍体核被称为原核。由于成熟的卵母细胞缺少中心体，因此必须从精子中获得这种必需的细胞器以实现受精卵的首次有丝分裂[2]。因此，父本的精子在人类受精卵首次有丝分裂过程中至关重要，中心体的缺陷将导致胚胎发育停滞在单细胞阶段[3]。当精子纺锤体介导的胚胎第一次有丝分裂开始后，母本基因组的转录产物开始发挥对卵裂球的调控功能。直到至少 4 个细胞阶段以后，才开始利用父本和母本 DNA 混合形成的胚胎基因组[4]。

尽管精子对于胚胎的发育至关重要，然而父本基因组对于卵母细胞活化并不是必需的。Winston 等在 1991 年进行的一项研究中发现，使用钙离子载体能够激活近一半的新鲜或者老化的人类卵母

细胞开始细胞分裂[5]。但是，这些人类单性生殖细胞都无法发育到超过八细胞阶段，这也从另一个角度突出了雄性配子对于胚胎发育的重要性。除了钙离子载体，DNA 受到无法修复性破坏的哺乳动物精子，也可能使卵子成功受精。Ahmadi 等研究发现用 100 GYγ 射线照射的仓鼠精子与未接受射线照射的对照组之间的卵子受精率没有显著差异[6]。但是，受到射线照射的精子形成的受精卵，后期的胚胎发生能力比未经处理的精子差得多，并且均无法发育到成活子代。

　　尽管人类 DNA 受损的精子同样可以使卵子正常受精，然而受精后的妊娠结局是否会受到影响呢？ Zini 等研究了进行卵细胞质内单精子注射（ICSI）的患者夫妇中，精子 DNA 损伤与辅助生殖结局之间的关系。参与试验的 60 名不育男性根据精子 DNA 损伤程度分为三组，结果发现三组之间在受精率方面没有显著差异，但是，精子 DNA 碎片指数（DNA Fragmentation Index，DFI）> 30% 的男性产生的胚胎质量普遍较低[7]。尽管研究发现各组间的妊娠率没有显著差异，但该研究仅植入了最优质的胚胎。因此，作者推测如果随机植入包含多核卵裂球的胚胎，可能妊娠率会受到较大的影响。所以，有必要进行进一步的研究去探讨精子 DNA 损伤对活产率的影响，尤其是对于尝试自然受孕或宫腔内人工授精（IUI）等无法评估胚胎质量的夫妇。

　　除此以外，分子水平上的研究似乎也进一步证实了上述的临床结论。精子的染色质主要包括三部分结构：大多数精子染色质凝聚在与鱼精蛋白结合的环形区域中[8-11]，一部分与组蛋白结合，一部分与核基质附着[13-15]。受精后不久，精子的鱼精蛋白就被组蛋白替代，同时组蛋白结合区域和与基质相附着的 DNA 传递到胚胎基因组，这个过程对于胚胎发育十分重要[15-17]。一项研究发现，即使基质受损的精子能够完成受精，胚胎也会停滞在单细胞阶段[18]。另一项研究表明，有关精子中与发育相关的基因位点富集了大量表观遗传修饰，也提示其对胚胎发育的重要作用[19]。另外，鱼精蛋白本身对生育就至关重要，其 RNA 已被用于评估患者辅助生殖技术（ART）的成功率[20, 21]。Rogenhofer 等检测了 32 名健康志愿者（精液参数正常，但未确认生育能力）与 25 例原因不明的反复妊娠丢失夫妇中男性精子鱼精蛋白 mRNA 含量，结果发现患有 RPL 的男性精子中鱼精蛋白 1 和鱼精蛋白 2 的 mRNA 水平均显著升高，这也表明鱼精蛋白水平可能受到父本基因组的严格调控。

三、反复妊娠丢失男性相关的实验室检查

（一）精液参数

　　尽管精液分析有很多局限性，但其依然被认为是男性不育的主要检查手段[22-27]。精液分析并不能准确地预测生育能力或活产的能力，而且不同实验室之间可能会存在很大的变异性[25, 26]。同样，标准精液分析在确定 RPL 的男性因素中的作用十分有限。实际上，当前的 ASRM 指南明确指出"标准的精液分析，包括精子形态，似乎并不能用于评估反复妊娠丢失"[1]。Eisenberg 等从孕前就开始对 340 对夫妇进行了一项前瞻性的研究[27]。作者发现，有 28% 的夫妇出现妊娠丢失，然而，妊娠丢失男性和没有妊娠丢失男性之间的精液参数没有任何差异，包括精子浓度、精子总数、精液量、精子活力及精子畸形率等。校正吸烟和饮酒等因素以后，精子的 DNA 损伤（DNA 碎片指数，即 DFI > 30%）是妊娠丢失的唯一危险因素[28-30]。但是，也有一些研究发现，反复妊娠丢失的男性精子运动能力和正常形态率都显著较低[31-34]。值得注意的是，这种关联性并未在其他研究中都得到重

复的结论。因此，精液分析在评估 RPL 的男性因素中似乎意义并不显著。

（二）染色体异常

男性和女性的染色体结构异常都被认为是 RPL 的可确定病因。这些结构异常包括相互易位（24%～50%）、罗伯逊易位（17%～24%）、X 染色体嵌合（4%～12%）和倒位等。ASRM 目前建议 RPL 夫妇都需要常规进行体细胞染色体核型分析[1]。50%～70% 的妊娠丢失都是因为染色体异常，其中最常见的是三体，其次是单倍体和多倍体[35-37]。某些染色体异常的发生频率可能与胎儿的胎龄有关[36]。妊娠丢失的染色体异常主要表现为两种形式——生殖细胞增殖中的随机错误或非随机的染色体异常。生殖细胞增殖中的错误更为常见，并且通常是随机的。因此，无论是否发生过妊娠丢失，这些异常同样可能发生[36]。减数分裂错误通常是由于染色体不分离导致的非整倍体[36, 38]。与生殖细胞增殖中的随机错误不同，非随机染色体异常被认为是造成 RPL 的少数确定原因之一[36]。具体而言，男性因素导致的 RPL 主要是由于非随机的染色体核型异常。

反复妊娠丢失的患者夫妇中，有 2%～4% 携带染色体结构异常，而在一般人群中这一比率要低得多（大约 0.2%）[36, 39, 40]。其中最常见的异常核型是相互易位（24%～50%）、罗伯逊易位（17%～24%）和 X 染色体嵌合（4%～12%），而且染色体异常发生率女性高于男性（女∶男＝2∶1）[41, 42]。其他少见的异常核型包括染色体倒置或者插入。染色体异常的类型和位置对于反复妊娠丢失患者夫妇正常分娩可能性的评估十分重要。出人意料的是，异常染色体传给下一代的风险较预期是偏低的[36]。Carp 等研究发现，父 / 母携带染色体异常的 39 名胎儿中，只有 12 名（30%）的染色体核型异常[38]。Stephenson 等的研究也有类似的发现——36 例父母一方有染色体异常的样本中，33% 的样本为整倍体胚胎[44]。值得庆幸的是，经过适当的遗传咨询和干预，染色体异常患者的活产率有了显著的提高。染色体相互易位的患者夫妻的活产率从 14% 提高到了 63%，染色体罗伯逊易位的活产率从 27% 提高到 69%，染色体倒位的活产率从 31% 提高到了 100%[43]。当然，在干预过程中，一些影响妊娠丢失的其他因素，如抗心磷脂综合征等也得到了纠正。鉴于适当的干预对于改善染色体核型异常患者 RPL 预后的潜力，针对 RPL 患者夫妻双方的染色体核型分析，以及个体化的遗传咨询和诊疗十分重要[44]。

然而，单纯的染色体核型分析具有一定的局限性。例如，体细胞的染色体核型分型会受到变异结构大小的限制，核型分析通常无法检测到小于 5Mb 的结构变化。但是，一些其他的细胞遗传学技术，如比较基因组杂交技术（comparative genomic hybridization，CGH），能够检测到 500bp 甚至以下的染色体微缺失或微重复，但不能检测出平衡易位，如染色体易位或倒位。尽管如此，这种方法仍然可以检测出 RPL 中的男性因素之一——Y 染色体微缺失。与没有妊娠丢失史的对照组相比，RPL 的男性中 Y 染色体微缺失的频率显著增加[45-47]。Wang 等使用 Y 染色体 G 显带技术检测了 507 对具有正常女性内分泌水平和正常精液分析的 RPL 夫妇。与 465 对无 RPL 的对照组夫妇相比，RPL 组的 Y 染色体多态性明显高于对照组（12% vs. 2.2%，$P < 0.05$）[48]。虽然也有一些研究表明 Y 染色体微缺失与 RPL 之间没有关系，但这可能是 Y 染色体微缺失患者整体受精率都普遍较低的原因[44, 49]。Pereza 等进行了一项 Meta 分析，评估了 9 项 Y 染色体微缺失和 RPL 关系的研究，其中 2 项结果为阳性，而 7 项结果为阴性[49]。因此，需要进一步研究证实 Y 染色体微缺失在 RPL 中的

真正作用。另外，也有一些研究表明，诸如 CGH 之类的分子检测技术可以检测出更高的染色体异常发生率，并发现所谓"不明原因"RPL 的真正致病原因[50, 51]。然而，在 RPL 中使用这些技术进行诊断的收益和成本效益目前依然是一个争论很大的话题[40]。

（三）精子非整倍性

精子非整倍性，即正常单倍体精子的染色体增加或减少，在 RPL 的夫妇中的比率显著增加。精子非整倍性的概念源于 20 世纪 90 年代，当时 Giorlandino 等进行了 2 名 RPL 男性的 X、Y、12、13、15、18 和 21 号染色体的精子荧光原位杂交（FISH）分析，结果显示缺体型精子比率显著升高，特别是 15 号染色体（两名患者分别为 12% 和 17%，而正常对照仅为 0.5%）[52]。而在 2001 年，Rubio 等利用 FISH 技术检测了 40 名 RPL 男性精子的 X、Y、13、18、21 号染色体，X 和 Y 染色体，发现 17.5% 的 RPL 患者性染色体二体型增加[53]。

Ramasamy 等在一项更大的回顾性研究中比较了 140 名 RPL 男性的精液与 140 例对照组男性的精液样本，研究发现 RPL 组男性的精子密度（3650 万 / ml vs. 11690 万 / ml，$P < 0.001$）和精子活力（46.7% vs. 62.2%，$P < 0.001$）较对照组显著降低[54]。RPL 组男性精子染色体二体型的比例也显著更高，其中性染色体二体型（1.04% vs. 0.38%，$P = 0.015$），18 号染色体二体型（0.18% vs. 0.03%，$P < 0.001$），13 或 21 号染色体二体型（0.26% vs. 0.08%，$P = 0.002$）。在这项研究中，没有发现非整倍体率与 DNA 碎片率之间的关系。有趣的是，具有正常精子密度和运动能力的 RPL 男性中有 40% 的精子性染色体和常染色体非整倍性增加，这也表明 FISH 作为 RPL 男性精子检查的辅助手段非常有必要。其他一些研究也有类似的发现，但由于所使用的检测探针不同，精子的染色体非整倍体率有所差异[55, 56]。

近期 Esquerre-Lamare 等对 33 例 RPL 病例和 27 例对照进行了一项前瞻性研究[57]，结果发现，RPL 组的 BMI 显著较高（25 vs. 24，$P = 0.025$），并且具有不育家族史的比率较高（53% vs. 24%，$P = 0.031$）。两组之间的 DNA 碎片指数没有差异，但是 RPL 组的精子非整倍体率显著增加（1.07% vs. 0.65%，$P < 0.001$），尤其是 18 号染色体二体（0.08% vs. 0.04%，$P = 0.003$）[57]。

精子 FISH 分析通常用于评估 13、18、21、X 和 Y 染色体。尽管可以对结果进行定量和定性分析，但定性方法可以更方便地识别存在非整倍性风险的患者。精子 FISH 结果异常通常分为两大类：所有检测染色体中非整倍体比率整体增加，或仅仅单个染色体的非整倍体比率增加[58]。多条染色体的非整倍比率增加可能代表减数分裂的异常。不幸的是，FISH 技术并不能用于鉴定出整倍体的精子用于 ART[59]。另外，目前尚无统一的精子非整倍体比率标准用于评估不可能活产或者必须利用 ICSI 助育的指征。然而，尽管精子的 FISH 检测有这些不足之处，利用 FISH 技术评估 RPL 男性的精子非整倍性可以为患者夫妇的预后提供重要的信息。例如，FISH 技术可以帮助量化非整倍性和其他染色体重排传播给后代的可能性。尽管目前尚无干预措施可以减少精子的非整倍性，但经过适当的遗传咨询和干预，RPL 夫妇仍可选择植入前遗传筛选（PGS）后移植整倍体胚胎[31, 44, 58]。如果患者自然受孕，可以进行更严格的产前检查以确保胎儿为整倍体[58]。根据患者夫妇的意愿，甚至可以提供一些其他选择，包括使用供精或者领养。

（四）精子 DNA 质量

精子 DNA 损伤是另外一个与 RPL 密切相关的男性因素。与二倍体细胞不同，单倍体的精子细胞中的遗传物质需要紧密包绕以保护 DNA 免受损伤。如前所述，精子中的 DNA 与鱼精蛋白紧密结合 [60]。某些区域的结合不紧密，可能会导致精子的 DNA 损伤。在精子发生过程或精子运输过程中，许多因素都可能导致 DNA 损伤，包括精子发生过程中的细胞凋亡、DNA 链断裂、内源性半胱氨酸蛋白酶和内切核酸酶的破坏、运输过程中的氧化应激、DNA 损伤修复失败，以及一些环境毒物，如抽烟、放射线或化疗等 [61, 62]。

在 2003 年，Carrell 等的研究比较了 21 名 RPL 男性、42 名普通人群，以及 26 名有正常生育史的志愿者的精液参数和 DNA 碎片指数 [63, 64]，结果表明，与普通人群和正常生育组相比，RPL 组正常形态精子的百分率降低；与正常生育组相比，精子活力降低；使用 TUNEL 技术检测发现 RPL 组男性的精子 DNA 损伤比率显著升高。Absalan 等 [32] 的研究发现 30 名 RPL 男性与 30 例正常对照组相比，RPL 组的精子活力明显降低（64.23% vs. 56.31%，$P < 0.05$），正常精子形态比率显著降低（26.73% vs. 51.56%，$P < 0.05$）。

RZidi-Jrah 等比较 22 名 RPL 男性和 20 名对照组精子时发现 RPL 组男性精子 DNA 碎片率显著增加（17.1% vs. 10.2%，$P = 0.016$）[64]。同时，RPL 组男性精子中核染色质异常脱凝的比例也更高（23.6% vs. 11.18%，$P < 0.001$）。近期，McQueen 等将 517 名 RPL 男性与 384 名对照组男性进行了比较，发现 RPL 组男性精子 DNA 断裂的比率明显更高（平均差异：10.7%，CI 5.82～15.58）[65]。亚组分析显示，不管以 2 次或者 3 次妊娠丢失作为纳入标准，还是以不同检测方法进行分析，RPL 组男性精子的 DFI 依然显著升高。除了精子 DNA 质量下降外，RPL 男性精液中的活性氧也显著增加 [66, 67]。最近的两个报道也表明，增高的精子 DNA 碎片化可能是 RPL 的一个重要的危险因子 [28, 29]。

尽管过去 20 年来不断出现新的证据表明精子 DNA 质量下降会导致 RPL 的发生，但在精子 DNA 质量的评估和异常精子 DNA 质量的处理上仍然是一个巨大的挑战。目前有很多用于评估精子 DNA 质量的检测方法，包括精子染色质浓缩测定法（SCCA）、TUNEL 测定法、精子染色质分散测定法（SCD）和彗星测定法，每种测定法都有其优缺点。由于使用的检测方法迥异，因此对于所谓的"异常"DNA 损伤水平没有公认的临界值。执行这些测试所需的专业知识可能也会限制这项检测技术的临床实用性。但是，测量精子 DNA 损伤程度已成为评估 RPL 夫妇的有用工具。关于精子 DNA 损伤的处理，已经有一些针对 RPL 的干预研究。

Ghanaie 等进行了一项前瞻性研究，以评估精索静脉曲张手术对于 RPL 夫妇的临床意义 [68]。这项研究仅纳入了精液参数正常的男性，将 136 名 RPL 夫妇平均分为对照组和接受精索静脉曲张手术的干预组。干预组的妊娠率显著较高（44.1% vs. 19.1%，$P = 0.003$），每次妊娠的活产率也显著升高（86.7% vs. 30.8%，$P = 0.002$），流产率显著降低（13.3% vs. 69.2%，$P = 0.003$）。精索静脉曲张手术改善妊娠结局可能与精子 DNA 质量提高有关，因为有很多研究均表明精索静脉曲张手术可以改善精子 DNA 质量并减少活性氧含量 [69-73]。Baccetti 等发现精索静脉曲张手术以后，通过电子显微镜观察，男性精子形态有所改善，而 FISH 检测发现精子整倍体性也有所改善 [74]。但是，尚未对男性因素导致的 RPL 情况下的精索静脉曲张手术进行系统的研究，尚需进一步的研究证实这项干预的意义。

四、结论

尽管在过去的 20 年中，我们在理解 RPL 中的男性因素方面取得了长足进步，但我们仍然无法确定 RPL 中明确的男性因素。许多评估方法虽然已经相对成熟，但依然有待进一步研究证实其在改善患者预后方面的潜力。目前正在研究的几个热点领域包括基因突变、微小 RNA 异常和精子表观基因组学。例如，*MTHFR*（一种参与蛋氨酸合成的酶）基因可能与 RPL 有关 [75]。另外，Asadpor 等发现，RPL 男性患者在 X 连锁基因——泛素特异性蛋白酶（*USP26*）基因中具有较高的突变率，该酶参与生殖细胞凋亡、有丝分裂增殖等 [76]。关于表观遗传学，精子中 DNA 甲基化的改变和组蛋白保留的改变也可能与 RPL 有关，这是一个新兴的研究领域 [21, 75, 77, 78]。很多研究已经发现 miRNAs 在 RPL 女性中的作用，现在也在积极地探讨 miRNA 在男性 RPL 中的作用 [79]。

另外，环境因素与基因组之间的相互作用也在继续研究中。我们希望通过进一步的研究，帮助 RPL 夫妇获得更好的临床结局。

资金支持：这项工作得到了 NIH 资助 K12 DK0083014 的部分支持，这是一个多学科的 K12 泌尿学研究（KURe）职业发展计划，该计划由国家肾脏和消化疾病研究所授予 DJL（NT 是 K12 学者）给 Dolores J.Lamb。纽约社区信托基金的 Frederick J. & Theresa Dow Wallace 基金也为 DJL 提供了部分支持。内容完全由作者负责，不一定代表美国国家卫生研究院的官方观点。

参 考 文 献

[1] Practice Committee of the American Society for Reproductive Medicine. Evaluation and treatment of recurrent pregnancy loss: A committee opinion. *Fertil Steril*. 2012;98:1103–11.

[2] Alberts B, Johnson A, Lewis J et al. *Molecular Biology of the Cell*. 4th ed. New York: Garland Science; 2002.

[3] Van Blerkom J. Sperm centrosome dysfunction: A possible new class of male factor infertility in the human. *Mol Hum Reprod*. 1996;2:349–54.

[4] Braude P, Bolton V, Moore S. Human gene expression first occurs between the four– and eight–cell stages of preimplantation development. *Nature*. 1988;332:459–61.

[5] Winston N, Johnson M, Pickering S, Braude P. Parthenogenetic activation and development of fresh and aged human oocytes. *Am Soc Reprod Med*. 1991;56:904–12.

[6] Ahmadi A, Ng SC. Fertilizing ability of DNA–damaged spermatozoa. *J Exp Zool*. 1999;284:696–704.

[7] Zini A, Meriano J, Kader K et al. Potential adverse effect of sperm DNA damage on embryo quality after ICSI. *Hum Reprod*. 2005;20:3476–80.

[8] Hud NV, Vilfan ID. Toroidal DNA condensates: Unraveling the fine structure and the role of nucleation in determining size. *Annu Rev Biophys Biomol Struct*. 2005;34:295–318.

[9] Gineitis AA, Zalenskaya IA, Yau PM, Bradbury EM, Zalensky AO. Human sperm telomere–binding complex involves histone H2B and secures telomere membrane attachment. *J Cell Biol*. 2000;151:1591–8.

[10] Carrell DT, Hammoud SS. The human sperm epigenome and its potential role in embryonic development. *Mol Hum Reprod*. 2009;16:37–47.

[11] Pittoggi C, Renzi L, Zaccagnini G et al. A fraction of mouse sperm chromatin is organized in nucleosomal hypersensitive domains enriched in retroposon DNA. *J Cell Sci*. 1999;112:3537–48.

[12] Adenot PG, Mercier Y, Renard JP, Thompson EM. Differential H4 acetylation of paternal and maternal chromatin precedes DNA replication and differential transcriptional activity in pronuclei of 1–cell mouse embryos. *Development*. 1997;124:4615–25.

[13] Martins RP, Ostermeier GC, Krawetz SA. Nuclear matrix interactions at the human protamine domain: A working model of potentiation. *J Biol Chem*. 2004;279:51862–8.

[14] Nadel B, de Lara J, Finkernagel SW, Ward WS. Cell–specific

organization of the 5S ribosomal RNA gene cluster DNA loop domains in spermatozoa and somatic cells. *Biol Reprod.* 1995;53:1222–8.

[15] van der Heijden GW, Derijck AAHA, Ramos L et al. Transmission of modified nucleosomes from the mouse male germline to the zygote and subsequent remodeling of paternal chromatin. *Dev Biol.* 2006;298:458–69.

[16] Van Der Heijden GW, Ramos L, Baart EB et al. Sperm-derived histones contribute to zygotic chromatin in humans. *BMC Dev Biol.* 2008;8:6–11.

[17] Ward WS. Function of sperm chromatin structural elements in fertilization and development. *Mol Hum Reprod.* 2009;16:30–6.

[18] Shaman JA, Yamauchi Y, Ward WS. The sperm nuclear matrix is required for paternal DNA replication. *J Cell Biochem.* 2007;102:680–8.

[19] Hammoud SS, Nix DA, Zhang H, Purwar J, Carrell DT, Cairns BR. Distinctive chromatin in human sperm packages genes for embryo development. *Nature.* 2009;460:473–8.

[20] Iguchi N, Yang S, Lamb DJ. An SNP in protamine 1: A possible genetic cause of male infertility? *J Med Genet.* 2006;43:382–4.

[21] Rogenhofer N, Ott J, Pilatz A et al. Unexplained recurrent miscarriages are associated with an aberrant sperm protamine mRNA content. *Hum Reprod.* 2017;32:1574–82.

[22] Pfeifer S, Butts S, Dumesic D et al. Diagnostic evaluation of the infertile male: A committee opinion. *Fertil Steril.* 2015;103:e18–25.

[23] Jarow JP, Sharlip ID, Belker AM et al. Best practice policies for male infertility. *J Urol.* 2006;167: 2138–44.

[24] Jarow J, Sigman M, Kolettis PN et al. *American Urological Association. Optimal Evaluation of the Infertile Male. AUA*: 2011. Available at: https://www.auanet.org/guidelines/male-infertility-optimal- evaluation

[25] Oehninger S, Ombelet W. Limits of current male fertility testing. *Fertil Steril.* 2019;111:835–41.

[26] Wang C, Swerdloff RS. Limitations of semen analysis as a test of male fertility and anticipated needs from newer tests. *Fertil Steril.* 2014;102(6):1502–7.

[27] Eisenberg ML, Sapra KJ, Kim SD et al. Semen quality and pregnancy loss in a contemporary cohort of couples recruited before conception: Data from the Longitudinal Investigation of Fertility and the Environment (LIFE) study. *Fertil Steril.* 2017;108:613–9.

[28] Jerre E, Bungum M, Evenson D, Giwercman, A. Sperm chromatin structure assay high DNA stainability sperm as a marker of early miscarriage after intracytoplasmic sperm injection. *Fertil Steril.* 2019;112(1):46–53.

[29] McQueen D, Zhang J, Robins J. Sperm DNA fragmentation and recurrent pregnancy loss: A systematic review and meta-analysis. *Fertil Steril.* 2019;112(1):54–60.

[30] Pacey A, Coughlan C, Clarke H et al. Sperm DNA fragmentation, recurrent implantation failure and recurrent miscarriage. *Asian J Androl.* 2015;17:681.

[31] Ramasamy R, Scovell JM, Kovac JR et al. Fluorescence in situ hybridization detects increased sperm aneuploidy in men with recurrent pregnancy loss. *Fertil Steril.* 2015;103:906–9.

[32] Parifar R, Absalan F, Ghannadi A et al. Value of sperm chromatin dispersion test in couples with unexplained recurrent abortion. *J Assist Reprod Genet.* 2011;29:11–4.

[33] Kavitha P, Malini SS. Positive association of sperm dysfunction in the pathogenesis of recurrent pregnancy loss. *J Clin Diagnostic Res.* 2014;8: OC07–10.

[34] Gil-Villa AM, Cardona-Maya W, Agarwal A et al. Assessment of sperm factors possibly involved in early recurrent pregnancy loss. *Fertil Steril.* 2010;94:1465–72.

[35] Ljunger E, Cnattingius S, Lundin C et al. Chromosomal anomalies in first-trimester miscarriages. *Acta Obstet Gynecol Scand.* 2005;84:1103–7.

[36] Hyde KJ, Schust DJ. Genetic considerations in recurrent pregnancy loss. *Cold Spring Harb Perspect Med.* 2015;5: 1–18.

[37] Silver R, Branch DW. Sporadic and recurrent pregnancy loss. In: Reece E, Hobbins J, eds. *Clinical Obstetrics: The Fetus and Mother.* 3rd ed. Wiley; 2007, pp. 143–60.

[38] Carp H, Toder V, Aviram A et al. Karyotype of the abortus in recurrent miscarriage. *Fertil Steril.* 2001;75:678–82.

[39] Ford HB, Schust DJ. Recurrent pregnancy loss: Etiology, diagnosis, and therapy. *Rev Obstet Gynecol.* 2009;2:76–83.

[40] Tur-Torres MH, Garrido-Gimenez C, Alijotas-Reig J. Genetics of recurrent miscarriage and fetal loss. *Best Pract Res Clin Obstet Gynaecol.* 2017;42:11–25.

[41] Tharapel A, Tharapel S, Bannerman R. Recurrent pregnancy losses and parental chromosome abnormalities: A review. *Br J Obs Gynaecol.* 1985;92:899–914.

[42] Sheth F, Liehr T, Kumari P et al. Chromosomal abnormalities in couples with repeated fetal loss: An Indian retrospective study. *Indian J Hum Genet.* 2013;19:415–22.

[43] Stephenson MD, Sierra S. Reproductive outcomes in recurrent pregnancy loss associated with a parental carrier of a structural chromosome rearrangement. *Hum Reprod.* 2006;21:1076–82.

[44] Ibrahim Y, Johnstone E. The male contribution to recurrent pregnancy loss. *Transl Androl Urol.* 2018;7:S317–27.

[45] Agarwal S, Agarwal A, Khanna A et al. Microdeletion of Y chromosome as a cause of recurrent pregnancy loss. *J Hum Reprod Sci.* 2015;8:159.

[46] Dewan S, Puscheck EE, Coulam CB et al. Y-chromosome microdeletions and recurrent pregnancy loss. *Fertil Steril.* 2006;85:441–5.

[47] Karaer A, Karaer K, Ozaksit G et al. Y chromosome azoospermia factor region microdeletions and recurrent pregnancy loss. *Am J Obstet Gynecol.* 2008;199:662. e1–662.e5.

[48] Quan D-D, Fang J-H, Zuo M-Z et al. Y chromosome polymorphisms may contribute to an increased risk of male-induced unexplained recurrent miscarriage. *Biosci Rep.* 2017;37:BSR20160528.

[49] Pereza N, Črnjar K, Buretić-Tomljanović A et al. Y chromosome azoospermia factor region microdeletions are not associated with idiopathic recurrent spontaneous abortion in a Slovenian population: Association study and literature review. *Fertil Steril.* 2013;99:1663–7.

[50] Thirumavalavan N, Gabrielsen JS, Lamb DJ. Where are we going with gene screening for male infertility? *Fertil Steril.* 2019;111:842–50.

[51] Saldarriaga W, García-Perdomo HA, Arango-Pineda J et al. Karyotype versus genomic hybridization for the prenatal diagnosis of chromosomal abnormalities: A metaanalysis. *Am J Obstet Gynecol.* 2015;212:330.e1–330.e10.

[52] Giorlandino C, Calugi G, Iaconianni L et al. Spermatozoa with chromosomal abnormalities may result in a higher rate of recurrent abortion. *Fertil Steril*. 1998;70:576–7.

[53] Rubio C, Gil–Salom M, Simón C et al. Incidence of sperm chromosomal abnormalities in a risk population: Relationship with sperm quality and ICSI outcome. *Hum Reprod*. 2001;16:2084–92.

[54] Ramasamy R, Scovell JM, Kovac JR et al. Fluorescence in situ hybridization detects increased sperm aneuploidy in men with recurrent pregnancy loss. *Fertil Steril*. 2015;103:906–9.

[55] Bernardini LM, Costa M, Bottazzi C et al. Sperm aneuploidy and recurrent pregnancy loss. *Reprod Biomed Online*. 2004;9:312–20.

[56] Carrell DT, Wilcox AL, Lowy L et al. Elevated sperm chromosome aneuploidy and apoptosis in patients with unexplained recurrent pregnancy loss. *Obstet Gynecol*. 2003;101:1229–35.

[57] Esquerré–Lamare C, Walschaerts M, Chansel Debordeaux L et al. Sperm aneuploidy and DNA fragmentation in unexplained recurrent pregnancy loss: A multicenter case–control study. *Basic Clin Androl*. 2018;28:4.

[58] Kohn TP, Kohn JR, Darilek S et al. Genetic counseling for men with recurrent pregnancy loss or recurrent implantation failure due to abnormal sperm chromosomal aneuploidy. *J Assist Reprod Genet*. 2016;33:571–6.

[59] Ramasamy R, Besada S, Lamb DJ. Fluorescent in situ hybridization of human sperm: Diagnostics, indications, and therapeutic implications. *Fertil Steril*. 2014;102:1534–9.

[60] Cho C, Willis WD, Goulding EH et al. Haploinsufficiency of protamine–1 or –2 causes infertility in mice. *Nat Genet*. 2001;28:82–6.

[61] Herati AS, Lamb DJ. Frontiers in sperm function testing: DNA fragmentation analysis shows promise. *Transl Androl Urol*. 2017;6:S457–8.

[62] Sakkas D, Alvarez JG. DNA fragmentation: Mechanisms of origin, impact on reproductive outcome, and analysis. *Fertil Steril*. 2010;93(4):1027–36.

[63] Carrell DT, Liu L, Peterson CM et al. Sperm DNA fragmentation is increased in couples with unexplained recurrent pregnancy loss. *Syst Biol Reprod Med*. 2003;49:49–55.

[64] Zidi–Jrah I, Hajlaoui A, Mougou–Zerelli S et al. Relationship between sperm aneuploidy, sperm DNA integrity, chromatin packaging, traditional semen parameters, and recurrent pregnancy loss. Presented at the *17th World Congress on in Vitro Fertilization, Tunis, Tunisia, on September 4-7, 2013*. *Fertil Steril*. 2016;105:58–64.

[65] McQueen DB, Zhang J, Robins JC. Sperm DNA fragmentation and recurrent pregnancy loss: A systematic review and meta–analysis. *Fertil Steril*. 2019;112(1):54–60.

[66] Kamkar N, Ramezanali F, Sabbaghian M. The relationship between sperm DNA fragmentation, free radicals and antioxidant capacity with idiopathic repeated pregnancy loss. *Reprod Biol*. 2018;18:330–5.

[67] Jayasena CN, Radia UK, Figueiredo M et al. Reduced testicular steroidogenesis and increased semen oxidative stress in male partners as novel markers of recurrent miscarriage. *Clin Chem*. 2019;65:161–9.

[68] Ghanaie MM, Asgari SA, Dadrass N et al. Effects of varicocele repair on spontaneous first trimester miscarriage: A randomized clinical trial. *Urol J*. 2012;9:505–13.

[69] Alhathal N, San Gabriel M, Zini A. Beneficial effects of microsurgical varicocoelectomy on sperm maturation, DNA fragmentation, and nuclear sulfhydryl groups: A prospective trial. *Andrology*. 2016;4:1204–8.

[70] Smit M, Romijn JC, Wildhagen MF et al. Decreased sperm DNA fragmentation after surgical varicocelectomy is associated with increased pregnancy rate. *J Urol*. 2013;183(1):270–4.

[71] Li F, Yamaguchi K, Okada K et al. Significant improvement of sperm DNA quality after microsurgical repair of varicocele. *Syst Biol Reprod Med*. 2012;58:274–7.

[72] Wang Y–J, Zhang R–Q, Lin Y–J et al. Relationship between varicocele and sperm DNA damage and the effect of varicocele repair: A meta–analysis. *Reprod Biomed Online*. 2012;25:307–14.

[73] Chen S–S, Huang WJ, Chang LS et al. Attenuation of oxidative stress after varicocelectomy in subfertile patients with varicocele. *J Urol*. 2008;179:639–42.

[74] Baccetti BM, Bruni E, Capitani S et al. Studies on varicocele III: Ultrastructural sperm evaluation and 18, X and Y aneuploidies. *J Androl*. 2006;27:94–101.

[75] Yang Y, Luo Y, Yuan J et al. Association between maternal, fetal and paternal MTHFR gene C677 T and A1298C polymorphisms and risk of recurrent pregnancy loss: A comprehensive evaluation. *Arch Gynecol Obstet*. 2016;293:1197–211.

[76] Asadpor U, Totonchi M, Sabbaghian M et al. Ubiquitin–specific protease (USP26) gene alterations associated with male infertility and recurrent pregnancy loss (RPL) in Iranian infertile patients. *J Assist Reprod Genet*. 2013;30:923–31.

[77] Denomme MM, McCallie BR, Parks JC et al. Alterations in the sperm histone–retained epigenome are associated with unexplained male factor infertility and poor blastocyst development in donor oocyte IVF cycles. *Hum Reprod*. 2017;32:2443–55.

[78] Rogenhofer N, Engels L, Bogdanova N et al. Paternal and maternal carriage of the annexin A5 M2 haplotype are equal risk factors for recurrent pregnancy loss: A pilot study. *Fertil Steril*. 2012;98:383–8.

[79] Amin–Beidokhti M, Mirfakhraie R, Zare–Karizi S et al. The role of parental microRNA alleles in recurrent pregnancy loss: An association study. *Reprod Med Online*. 2016;34:325–30.

第三篇

妊娠的发展
The Developing Pregnancy

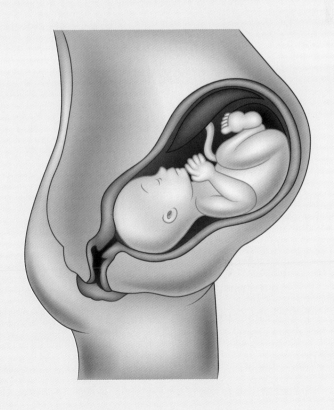

第 14 章　妊娠早期超声随访

Ultrasound Follow–Up in Early Pregnancy

Akhila Vasudeva　Pratap Kumar　著

蒋欢欢　译

一、概述

妊娠早期超声扫描是当代常规产前检查的重要组成部分。对于反复妊娠丢失（recurrent pregnancy loss，RPL）患者来说，常规的妊娠早期扫描非常重要。超声表现异常可能预示妊娠无法继续或出现不良妊娠结局的风险更高，且在这些女性中，染色体或结构畸形更常见。目前最常用的传感器是线性阵列或扇形传感器（3～5MHz，用于腹部检查）和经阴道探头（5～10MHz）。在妊娠早期的超声检查中，10 周前妊娠主要采用经阴道超声检查（transvaginal sonography，TVS），此后主要使用经腹探头进行检查。经阴道探头可作为腹部超声检查的补充，以完成解剖评估。

对于现代超声波机器来说，组织温度的升高通常低于 1℃，基本可以忽略不计。在妊娠早期胚胎发生过程中，常规灰阶超声也不会产生有害作用[1]。当多普勒成像超声脉冲应用保持在低水平且应用次数较少时，虽然其对胚胎的影响是存在的，但目前仍没有证据表明它可以致畸。

二、妊娠早期的正常超声表现

在妊娠早期扫描时，了解胚胎和胎儿的"正常"发育是至关重要的。妊娠早期超声检查的主要目的是确认妊娠是否为宫内及胚胎 / 胎儿的数目，排除稽留流产 / 葡萄胎的可能性。通过孕囊（gestational sac，GS）大小或头臀长度（crown–rump length，CRL）来估算孕周，做非整倍性筛查，并排除结构异常。与此同时，排除子宫异常，评估子宫肌瘤（如果有），以及排除附件疾病也很重要。在多胎妊娠的情况下，绒毛膜的评估也至关重要。

（一）4～5 周

GS 大小可以从末次月经（last menstrual period，LMP）过后 4.4～4.6 周时行超声检查，此时大小为 2～4mm。蜕膜内征（intradecidual sign）和双环征（double decidual sac sign）是宫内妊娠的特有表现，在超声中显示即可排除异位妊娠的可能性[1]。当血清绒毛膜促性腺激素（β–hCG）水平在 1000～2000U/L 时，使用高分辨率经阴道探头观察通常可以观察到宫内孕囊。当 β–hCG 水平高于该值但超声未观察到宫内孕囊会明显增加异位妊娠的可能性。当 β–hCG 水平低于这个值，则无法确定妊娠位置。β-hCG 的逐渐增加有助于提示胚胎的位置及存活可能性。在反复生化妊娠流产中，超声检查的作用不是很明显，因为在极低水平的 β-hCG 时，无法观察到妊娠的超声学证据。

卵黄囊（yolk sac，YS）是位于绒毛膜和羊膜之间的圆形结构，在 5 周时首次显现出来。此时胚胎为 2～3mm 的线性结构，附着于卵黄囊并靠近子宫壁。此阶段可以观察到胎心搏动，但是每分钟搏动次数少于 100 次（100bpm）并不能预示不良妊娠结局，必须进行超声随访[2]。

（二）第 6 周

此阶段超声检查可见心管搏动，胚芽表现为未分化结构。使用 M 模式扫描可以看到平均 130bpm 的心率。如果胚胎小于 4mm，因无心管搏动，无法做出诊断。一旦观察到原始心管搏动，流产的风险就会降低，因为大多数流产是卵子质量不好所致。在第 6 周末，胚胎与卵黄囊分开。在胚胎出现心管搏动后，可观察到原始神经管的解剖结构。在超声检查中，表现为沿胚胎长度分布的低回声纵向结构，以两条平行线的形式可见[2]。

（三）7～9 周

头部和躯干分别可见。在头部内，可以看到对应于第四脑室（菱脑）的颅内囊性结构[2]。此妊娠时期，在部分胚胎中可以看到大脑半球。最初的正常肠疝部位可以评估脐带在胎儿腹壁插入处的回声。

（四）第 8 周

脉络丛变得可见，并且与大脑半球相对应地生长，并发展成横越第四脑室顶部的新月形（图 14-1）。此时第三脑室（间脑）较宽。该妊娠时期，胎儿胃部影像表现为上腹部左侧一个小的回声区，11 周前均可见[2]。在第 8 周末，可以明确看到往复运动的心房和心室壁，且心房成分看起来大于心室成分。第 9 周前，可以清楚地识别胸腔和腹部内容物，并可以在所有胚胎中观察到大脑半球。到第 9 周时，侧脑室迅速增大，而第三脑室变窄。脊柱回声仍然呈现两条平行线。正常的中肠疝呈现为巨大的高回声团。此时长骨、手和脚首次成像。

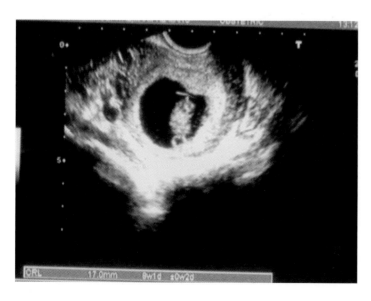

◀ 图 14-1 8 周的 TVS 图像，显示发育中的胚胎和卵黄囊

（五）10～14 周的特殊超声扫描

此时段的扫描需要一种系统的方法用来查看胎儿的解剖结构，类似于中期妊娠超声。目的是获得头部的横断面，以显示骨化的颅骨、中线回声和脑室脉络膜丛（图 14-2）。同时应当获得面部的中央矢状面视图，以显示鼻骨、眼眶和正常面部轮廓。此外，确定脊柱的矢状面以观察完整的背部皮肤结构及从颈部到骶骨的脊柱横向和纵向结构。胸部的横断面显示具有心轴的四腔心脏视图及三血管视图（图 14-3 和图 14-4）；躯干和四肢的横断面和矢状面视图显示左上腹的胃、肾脏（图 14-5）、膀胱（图 14-6）、脐带的腹部插入处及所有长骨、手（图 14-7）和脚。

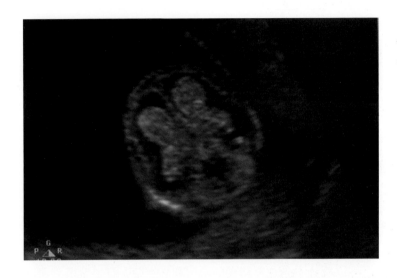

◀ 图 14-2　12 周胎儿中出现脉络丛，显示出典型的"蝴蝶征"

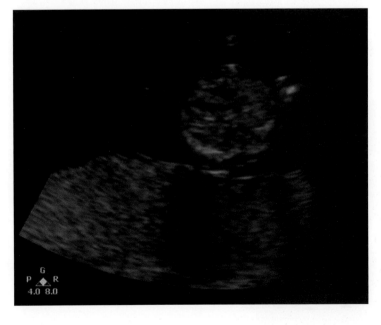

◀ 图 14-3　在 12 周的胎儿中显示的四腔心脏视图

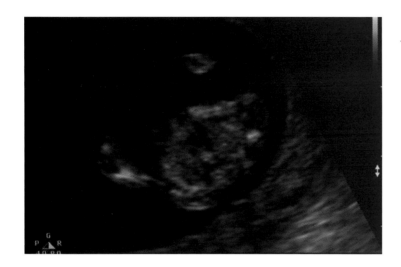

◀图 14-4　在 **12** 周胎儿中可见三血管视图

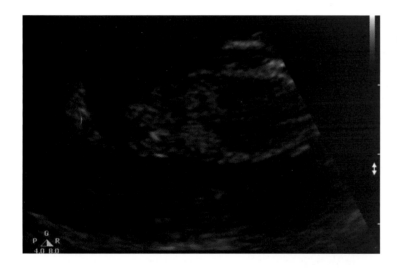

◀图 14-5　在 **11** 周胎儿中可见的肾脏

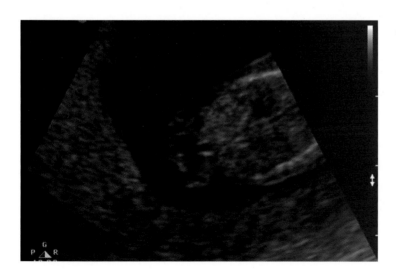

◀图 14-6　在 **11** 周胎儿中可见的膀胱

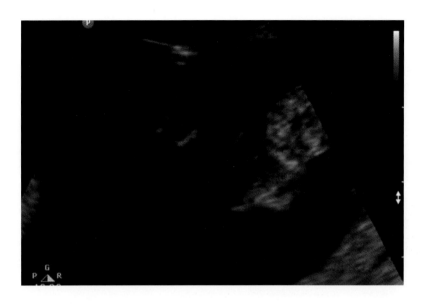

◀ 图 14-7　在一个 11 周的胎儿中显示张开五指的手

三、流产 / 无法存活妊娠的早期扫描诊断

对于无法存活的妊娠或流产的超声诊断标准一直处于争论中[3]。英国皇家妇产科学院对指南进行了审阅[4]，并将定义流产的超声标准修改为以下内容：①平均 GS 直径为 25mm（无明显的卵黄囊），或胚芽的 CRL 为 7mm（后者没有胎儿心脏活动的证据）；②当诊断死胎时，均应进行 TVS；③如果对诊断有任何疑问和（或）女性要求进行再次扫描，则应在从初次扫描起至少 1 周后进行，然后再采取医学或手术措施。同样，这对于第二个观察人员确认这些结果也是一个好方法。如果在重复扫描中仍无胚胎结构，则 GS 大小或 CRL 不增长均强烈表明不能存活的妊娠。

Preisler 等学者进行了一项前瞻性多中心观察性试验，试图验证这些指南对无法存活的妊娠的诊断作用[5]。他们还探索孕龄对平均 GS 直径和 CRL 值解释的影响，同时他们试图确定两次扫描之间的最佳间隔，以明确重复扫描可确诊妊娠失败。这项研究证实了上述诊断标准的实用性。此外，他们发现通过最初的 TVS 检查出的孕龄也是一个重要因素。他们发现，距 LMP 超过 70 天后，没有胚芽的平均直径≥ 18mm 的 GS 和没有可见的心脏活动的 CRL ≥ 3mm 的胚芽均可较为准确地提示早期妊娠失败。间隔 7 天或更长时间后，两次扫描中胚胎均无心脏活动，GS 发育不良（当 GS < 12mm 时，在 14 天内增长未翻倍），无胚芽妊娠，GS 直径平均≥ 12mm 但在 7 天或更长时间后仍未显示出胚胎心跳，均提示早期妊娠失败。

TVS 的常规使用已使得早期妊娠丢失的管理得到改善[3, 6, 7]。一旦明确了流产诊断，部分女性（高达 70%）就会选择期待疗法[6]，其他女性将选择药物或手术治疗。但是，期待疗法或医学管理不包括对反复流产的胚胎进行基因测试。无论选择哪种方法，完全流产的诊断通常被认为是子宫内膜厚度小于 15mm，且没有证据表明有残留的妊娠组织。TVS 是检测残留滋养细胞组织的一种灵敏工具。使用彩色多普勒成像技术，在发生早期流产的情况下，绒毛间隙的血流提示期待疗法的高成功概率。不完全流产的女性 2 周内期待疗法的成功率为 80%～96%，稽留流产的女性为59%～62%，"无胚芽妊娠"女性为 52%[6]。一般认为，应在期待治疗 2 周后清除妊娠组织。使用超声参数来明确手术指征，可以显著减少一些非必要手术，除非需要进行准确的基因检测。在没有先前的超声提示有宫内妊娠的情况下，超声提示完全流产的女性应按照位置不明的妊娠进行治疗，并检测血清 β-hCG 水平来判断妊娠情况。这项检查是必要的，以防遗漏异位妊娠的诊断[3]。

四、先兆流产、绒毛膜下血肿及其意义

妊娠非常早期的阴道出血一般不会影响任何短期或长期结局。相反，在 7～12 周阴道出血不仅与妊娠 14 周前的流产率（5%～10%）有关，而且与不良妊娠结局有关，即使当时有检测到的胎儿心脏活动[6]。在一般产妇中，妊娠早期子宫内血肿的发生率约为 3.1%。胎盘后血肿（尤其是脐带下方）的存在与不良妊娠结局风险增加显著相关[8]，如流产、妊娠高血压、胎盘早剥、早产、胎儿生长受限、胎儿窘迫、羊水粪染、手术分娩、新生儿重症监护收治、胎儿死亡 / 围生期死亡等。血肿的存在可能与蜕膜中的慢性炎症反应有关，导致持续的子宫肌层活动和损伤妊娠。血肿的发生可能是胎盘形成不全的第一个信号，并与急性氧化应激有关，可能损害胎盘和胎膜的后续发育。

五、基于超声参数预测早期妊娠失败的风险

（一）孕囊

当超声提示有孕囊后，胚胎仍存在 11% 左右的死亡率。即使在有胚胎心脏活动的情况下，小于预期的孕囊和生长较慢的孕囊（＜ 1mm/d）仍可预示不良妊娠结局[6]。较小的孕囊（9 周前）与染色体异常有关，如三倍体和 16 三体。若超声检测到孕囊位于宫腔较低位置，且表现为较大、中空、缓慢生长又不规则（图 14-8），也同样提示妊娠失败[9]。

（二）头臀长度

对于发育至 5mm 的胚芽，妊娠丢失率为 7.2%；6～10mm 的胚芽，妊娠丢失率降至 3.3%；

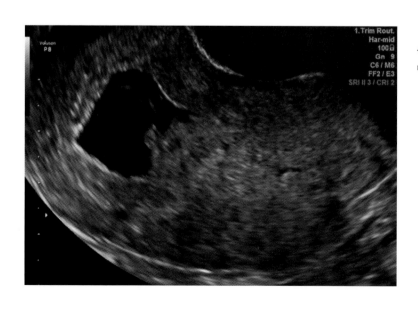

◀ 图 14-8　孕囊形状不规则，位于宫腔中相对较低位置，绒毛蜕膜反应较差

10mm 以上的胚芽，妊娠丢失率降至 0.5%。而小于正常的 CRL 与流产、非整倍性、胎儿死亡和不良妊娠结局（包括胎儿生长受限）有关 [6, 10, 11]。

（三）卵黄囊

次级卵黄囊（secondary yolk sac，SYS）测量对确定早期妊娠结局的预测价值有限。多数在第 3 个月流产的女性妊娠 8 周之前，次级卵黄囊测量值正常，胚胎死亡后仍然可以在孕囊中发现卵黄囊。因此，在大多数异常妊娠中，次级卵黄囊的大小和超声图像的变化可能是胚胎发育不良或胚胎死亡的结果，而不是早期妊娠失败的主要原因 [6]。但是，观察卵黄囊也非常重要，如果卵黄囊较大（> 5.6mm），或者当孕囊平均直径超过 13mm 仍未见卵黄囊时，则需要在 1 周内进行再次 TVS，这可能与早期妊娠失败密切相关 [9]。

（四）胎儿心脏活动

胎儿心脏活动是判断可以继续妊娠的最早证据，最早可出现在停经 36 天时的 TVS。从妊娠 5～9 周开始，平均心率从每分钟 110～175 次迅速增加，随后心率逐渐降低至每分钟 160～170 次。异常胎儿心率（fetal heart rate，FHR）和（或）心动过缓与随后的流产有关，特别是 6～8 周的胎儿心率缓慢可能与随后的胎儿死亡有关。仅仅单次观察到异常缓慢的心率并不一定表明会发生胚胎死亡，但是胚胎心脏活动的持续下降必定与流产有关 [6]。

（五）其他超声标记

孕囊异常形态和胎盘的回声强度 / 厚度增加已被建议作为早期自然流产的超声检查标志 [6]。

（六）预测模型

Stamatopoulos 等学者曾试图开发和测试一种预测模型，以评估早期妊娠超声诊断为宫内活胎妊娠的女性随后发生妊娠失败的风险 [12]。他们发现在 GS/CRL 比值较高的情况下，胚胎心率较高者发生妊娠失败的可能性降低。

六、11 ～ 14 周超声中的非整倍性筛选

在非整倍性无创性产前筛查（noninvasive prenatal screening，NIPS）的时代，妊娠早期联合筛查试验在非整倍性筛查中的作用一直存在争议。NIPS 是非整倍性筛查的一种理想测试方法，具有最高的准确度，但在成本和对一般人群的适用性方面，它又存在自身的局限性。大多数年轻女性中，胎儿结构异常比非整倍性更为普遍，所以 NIPS 不能代替妊娠晚期超声扫描，这些女性中大约一半异常可被有经验的超声医师识别。颈项透明层（nuchal translucency，NT）厚度增加或结构异常需要准确的基因检测，而不是单纯非整倍体筛查 [13]。因此，在组合筛查试验中出现高 / 中等风险结果时，NIPS 可以作为二线策略筛查。比如唐氏综合征（和其他非整倍体）最有效的筛查方法仍然是在妊娠 11～14 周之间进行的联合筛查 [14]，包括测量 NT 值和母体血清中游离 β-hCG 和 PAPP-A 值，检出率高达 80%～90%。目前 NT 已经发展成为唐氏综合征最准确的超声筛查方法。当筛查结果为中等水平时，仍有其他超声检查标志物可用于评估唐氏综合征的风险，如鼻骨、静脉导管多普

勒血流、三尖瓣反流等。11～14 周的超声在非整倍性方面的广泛应用加深了我们对胎儿解剖学和生理学的理解。

荷兰最新的一项前瞻性多中心研究证实，在妊娠早期的后期进行联合筛查试验，可以高度准确地检测出胎儿染色体异常[13]。USGs 由经过 NT 超声扫描培训和认证的操作员执行。在 34 个染色体异常的研究人群中，有 33 个（97%）是在妊娠早期筛查的，这些结果根据 NT 值升高或综合筛查结果的高风险提示所得。

七、妊娠早期超声扫描中结构异常的检测

在 RPL 女性中，胎儿结构异常和非整倍性比普通人群更为常见。尽管并非所有异常都与 RPL 相关，但在早期超声扫描中可以检测到很多异常。有些异常是由于宫腔环境不相容：如果胎儿死亡发生在妊娠早期，则该患者将发生稽留流产；如果胎儿死亡发生较晚，则可能为孕中期胎儿死亡。其他异常与宫腔内环境相容，但与宫腔外因素不相容，如果在出生前未进行干预（例如无脑或肾发育不全），则表现为死产。其他情况与严重疾病有关（如开放性脊膜膨出），在这种情况下，患者可以选择终止妊娠。因此，尽早发现结构异常是目标。大部分（80%）常见的胎儿畸形在妊娠 12 周之前出现，超声技术的进步和高分辨率经阴道设备的改进使胎儿的详细解剖学检查比传统的孕中期超声扫描能更早发现问题[15]。但是，不同研究之间的检出率差异很大，范围是 26%～70%[15-19]。在妊娠早期超声扫描中检测畸形有局限性，超声设备的分辨率约为 1mm，因此，小的胎儿解剖结构是 12 周前检出率的关键制约因素。此外，许多胎儿的异常结构发生在器官发生末期的一个多变时期，许多异常结构可能在妊娠早期结束之前表现不明显，如胼胝体发育不全。同时某些异常的超声特征与常规的妊娠中期异常扫描也不尽相同（如无脑）。相比之下，正常的胎儿发育特征（如中肠疝）具有与病理性脐疝相同的特征，因此，明确孕龄对早期诊断至关重要。

一些畸形大多数情况下可通过超声检出，如无脑畸形，而有些畸形则不能被检测到，如小头畸形。另外，有些异常根据情况可被检测到，包括以下几种情况：第一，对扫描目标的设定及其对胎儿检查时间的影响，超声医师的专业知识，以及所用设备的质量；第二，存在易于检测的潜在异常标志物；第三，妊娠期异常表型表达的演变。

总结所有可以诊断的异常情况超出了本章的范围，读者可以通过其他途径获得全面的综述。然而，多器官扫描是可能的。妊娠早期超声扫描可发现颅骨［即无脑畸形（图 14-9）］和大脑（如前脑无裂畸形[20]）、脊柱[21, 22]、面部和腭部、心脏[23, 24]畸形、先天性膈疝、腹壁缺损（图 14-10）、膀胱、肾脏、胆总管、肝和网膜囊肿、肛门直肠畸形、肠闭锁、骨骼发育不良[25]、脊柱后凸、淋巴水囊瘤和胎儿水肿（图 14-11）。很多方案已经详细说明了如何进行早期解剖测量，指出应获取的视图、应检查的结构和应采取的测量，以便排除或检测早期扫描中可观察的所有异常结构[13]。

一项最近的多中心前瞻性观察研究总结比较了早期妊娠的后期超声扫描（12～13 周）和妊娠中期超声扫描在结构异常检测中的准确性[13]，重申了早期妊娠的后期超声扫描在非整倍 NIPS 时代检测胎儿异常中的重要作用。在这项研究中，所有超声医师均获得 NT 测量的认证。此外，他们还接受了妊娠早期异常检测方面的培训。总体而言，在早期超声扫描中可检测到 23/51（45%）的结

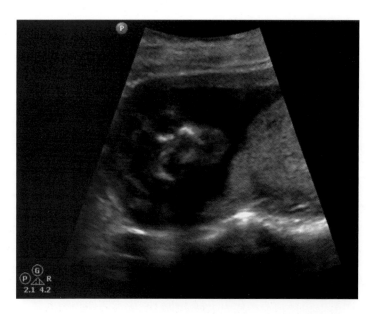

◀ 图 14-9　第 13 周的无脑畸形胎儿的
"米老鼠"征

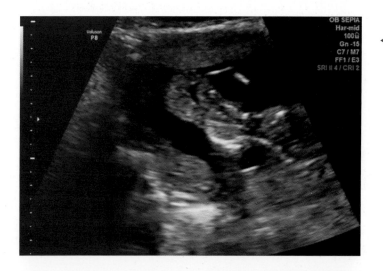

◀ 图 14-10　肝和胃突出腹壁外，腹裂

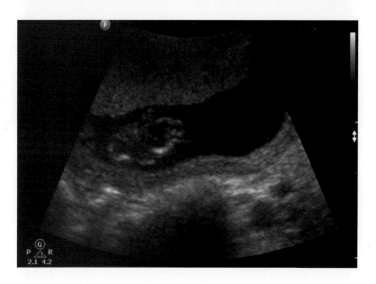

◀ 图 14-11　9 周时的水样变胎儿，显示
出异常的妊娠形态

构异常。所有特别严重和致死的异常结构的检出率为 100%，然而，妊娠早期仅可以检测到 33.3% 的心脏缺陷。在检测到妊娠早期的胎儿结构异常后，有 83% 的父母选择终止妊娠。

当发现异常时，患者通常很难决定要采取哪种措施。对于 RPL 人群，问题更加复杂，因为这些异常妊娠可能是他们通过早期超声扫描到的第一例妊娠，但同时也可能是最后一次妊娠。

八、遗传学进展

在大多数超声异常的案例中，使用显带技术可以检测到胎儿核型正常。然而，基因测试的发展进一步引入了高分辨率测试，这种测试能够诊断出其他遗传异常，以解释异常的超声发现。较新的分子遗传技术，如单核苷酸多态性（single-nucleotide polymorphism，SNP）、二代测序（next-generation sequencing，NGS）及微序列和序列比较基因组杂交（comparative genomic hybridization，CGH）。序列 CGH 可用于检测低至 1Kb 分辨率的拷贝数变异（copy number variations，CNV）[26]。通过将序列 CGH 应用于产前诊断并结合染色体分析，可额外检测到约 3.6% 的临床上重要的基因组失衡，尽管这些病例染色体核型正常，也无论转诊指征如何 [27-30]。当女性在超声检查中检测到结构性畸形时，检出率可提高到 5.2%。序列 CGH 是检测亚显微 CNV 和鉴定整倍体流产候选基因的有用工具 [31]。序列 CGH 可以在未培养的细胞上进行，因此，出结果更快，并且还克服了培养失败、母体污染和常规核型分析导致的较差染色体形态等问题。美国妇产科学会和母婴医学协会在最近的委员会意见（2013 年 12 月，第 581 号）中建议，在超声检查中发现胎儿结构异常时，将序列 CGH 作为产前诊断的首选技术。特别是在胎儿死亡 / 死产的情况下，应首选序列 CGH，因其提高了对病因异常的检测能力。但是，由于目前这方面临床实用数据有限，委员会目前不建议在早期 / 中期妊娠失败中使用序列 CGH。

可以通过确定临床相关的 CNV，以解释整倍体流产的原因。此外，可以识别母体细胞污染（maternal cell contamination，MCC），并可以追踪父母的染色体畸变起源。这些测试还可以应用于之前流产所保留的组织。比较传统的细胞遗传学、SNP、微序列和序列 CGH 这三种技术，其性能特点和评估一致性相似，并且每个平台都有其各自的优缺点。

九、结论

本章概述了早期妊娠超声检查在妊娠诊断和预后中的作用。在妊娠早期，正常的胎儿解剖结构及非整倍体筛查的低风险可以给患者带来安全感，降低患者焦虑。尽早发现严重或致死的胎儿结构异常，可以更早地终止妊娠或提早转诊到高级别医疗机构，在专家指导下进行适当的护理与治疗。

参 考 文 献

[1] Callen PW. The obstetric ultrasound examination. In: Callen PW, ed. *Ultrasonography in Obstetrics and Gynecology*. Philadelphia, PA: Saunders, Elsevier; 2008, pp. 3–25.

[2] Donnelly JC, Malone FD. Early fetal anatomical sonography. *Best Prac Res Clin Obstet Gynaecol*. 2012;26:561–73.

[3] Bourne T, Bottomley C. When is a pregnancy nonviable and

what criteria should be used to define miscarriage? *Fertil Steril.* 2012;98:1091–6.

[4] Royal College of Obstetricians and Gynaecologists. The management of early pregnancy loss. Green–Top Guideline, No. 25, October 2006. Available at: http://www.rcog.org.uk

[5] Preisler J, Kopeika J, Ismail L et al. Defining safe criteria to diagnose miscarriage: Prospective observational multicentre study. *BMJ.* 2015;351:h4579.

[6] Jauniaux E, Johns J, Burton GJ. The role of ultrasound imaging in diagnosing and investigating early pregnancy failure. *Ultrasound Obstet Gynecol.* 2005;25:613–24.

[7] Luise C, Jermy K, May C et al. Outcome of expectant management of spontaneous first trimester miscarriage: Observational study. *BMJ.* 2002;324:873–5.

[8] Sándor M, Melissa B, Joanne S et al. Clinical significance of subchorionic and retroplacental hematomas detected in the first trimester of pregnancy. *Obstet Gynecol.* 2003;102:94–100.

[9] Knez J, Day A, Jurkovic D. Ultrasound imaging in the management of bleeding and pain in early pregnancy. *Best Pract Res Clin Obstet Gynaecol.* 2014;28:621–36.

[10] Pedersen NG, Sperling L, Wøjdemann KR et al. First trimester growth restriction and uterine artery blood flow in the second trimester as predictors of adverse pregnancy outcome. *Eur J Obstet Gynecol Reprod Biol.* 2013;168:20–5.

[11] Mukri F, Bourne T, Bottomley C et al. Evidence of early first–trimester growth restriction in pregnancies that subsequently end in miscarriage. *BJOG.* 2008;115:1273–8.

[12] Stamatopoulos N, Lu C, Casikar I et al. Prediction of subsequent miscarriage risk in women who present with a viable pregnancy at the first early pregnancy scan. *Aust N Z J Obstet Gynaecol.* 2015;55:464–72.

[13] Kenkhuis MJA, Bakker M, Bardi F et al. Effectiveness of 12–13–week scan for early diagnosis of fetal congenital anomalies in the cell–free DNA era. *Ultrasound Obstet Gynecol.* 2018;51:463–9.

[14] Malone FD. First trimester screening for aneuploidy. In: Callen PW, ed. *Ultrasonography in Obstetrics and Gynecology.* Philadelphia: Saunders, Elsevier; 2008, pp. 60–9.

[15] Weisz B. Early detection of fetal structural abnormalities. *Reprod BioMed Online.* 2005;10:541–53.

[16] Novotná M, Hašík L, Svabík K et al. Detection of fetal major structural anomalies at the 11–14 ultrasound scan in an unselected population. *Ceska Gynekol.* 2012;77:330–5.

[17] Pilalis A, Basagiannis C, Eleftheriades M et al. Evaluation of a two–step ultrasound examination protocol for the detection of major fetal structural defects. *J Matern Fetal Neonatal Med.* 2012;25:1814–7.

[18] Jakobsen TR, Søgaard K, Tabor A. Implications of a first trimester Down syndrome screening program on timing of malformation detection. *Acta Obstet Gynecol Scand.* 2011;90:728–36.

[19] Dane B, Dane C, Sivri D et al. Ultrasound screening for fetal major abnormalities at 11–14 weeks. *Acta Obstet Gynecol Scand.* 2007;86:666–70.

[20] Sepulveda W, Dezerega V, Be C. First–trimester sonographic diagnosis of holoprosencephaly: Value of the "butterfly" sign. *J Ultrasound Med.* 2004;23:761–5.

[21] Syngelaki A, Chelemen T, Dagklis T et al. Challenges in the diagnosis of fetal non–chromosomal abnormalities at 11–13 weeks. *Prenat Diagn.* 2011;31:90–102.

[22] Peker N, Yeniel AO, Ergenoglu M et al. Combination of intracranial translucency and 3D sonography in the first trimester diagnosis of neural tube defects: Case report and review of literature. *Ginekol Pol.* 2013;84:65–7.

[23] Borrell A, Grande M, Bennasar M et al. First–trimester detection of major cardiac defects with the use of ductus venosus blood flow. *Ultrasound Obstet Gynecol.* 2013;42:51–7.

[24] Huggon IC, Ghi T, Cook AC et al. Fetal cardiac abnormalities identified prior to 14 weeks' gestation. *Ultrasound Obstet Gynecol.* 2002;20:22–9.

[25] Vimercati A, Panzarino M, Totaro I et al. Increased nuchal translucency and short femur length as possible early signs of osteogenesis imperfecta type III. *J Prenat Med.* 2013;7:5–8.

[26] Kaser D. The status of genetic screening in recurrent pregnancy loss. *Obstet Gynecol Clin North Am.* 2018 Mar;45(1):143–54.

[27] Evangelidou P, Alexandrou A, Moutafi M et al. Implementation of high resolution whole genome array CGH in the prenatal clinical setting: Advantages, challenges, and review of the literature. *Biomed Res Int.* 2013;2013:346762.

[28] Fiorentino F, Caiazzo F, Napolitano S et al. Introducing array comparative genomic hybridization into routine prenatal diagnosis practice: A prospective study on over 1000 consecutive clinical cases. *Prenatal Diagnosis.* 2011;31:1270–82.

[29] Wapner RJ, Martin CL, Levy B et al. Chromosomal microarray versus karyotyping for prenatal diagnosis. *N Eng J Med.* 2012;367:2175–84.

[30] Hillman SC, Pretlove S, Coomarasamy A et al. Additional information from array comparative genomic hybridization technology over conventional karyotyping in prenatal diagnosis: A systematic review and meta–analysis. *Ultrasound Obstet Gynecol.* 2011;37:6–14.

[31] Viaggi CD, Cavani S, Malacarne M et al. First–trimester euploid miscarriages analysed by array–CGH. *J Appl Genet.* 2013;54:353–9.

第 15 章　先兆流产与反复妊娠丢失

Threatened Miscarriage and Recurrent Pregnancy Loss

Howard J. A. Carp　著

王　丹　谢万钦　王　华　译

一、概述

美国国家医学图书馆医学主题词表（2012 年版）将先兆流产定义为妊娠 20 周内宫口未开时的阴道出血。它是妊娠期最常见的并发症，占所有妊娠的 20%。大约有一半的病例[1, 2]可能会导致流产，或者症状消失。而上述定义上存在的问题是，出血可能包括从少量血迹到潜在致命休克的任何情况。出血在反复妊娠丢失（RPL）中尤其令人担忧，因为患者认为另一次流产即将发生。在反复妊娠丢失中，阴道出血是一种常见的并发症。在 Reginald 的系列案例[3]中，162 名女性中有 50 名发生阴道出血，在作者收集的反复妊娠丢失案例[4]中，102 名患者中有 50 名发生阴道出血。出血的原因尚不清楚。在反复妊娠丢失中，75% 是枯萎卵[4]。然而，当妊娠成功且子宫内有活胚胎时，仍有 40%～50% 的患者出血。治疗医师面临的问题是，是否有任何治疗方法可以有效地防止妊娠流产。在某些反复妊娠丢失病例中，患者可能会接受某种形式的治疗以防止再次流产，而是否需要补充治疗也成为问题。许多因素会影响干预的决定，包括自然史、超声心动图上是否有心跳、心跳是否缓慢、胚胎大小、β–hCG 水平低和连续 β–hCG 水平上升不足、孕酮水平可能低、CA–125 水平高。以上所有确定是否需要干预的因素也试图用于确定胚胎的生存能力，因为治疗只能影响活胚胎或 5.5 周之前的胚胎（通常是可以检测到胎儿心脏的最早阶段）。然而，文献检索没有发现任何关于在反复妊娠丢失女性中预防先兆流产发展为流产的治疗的报道，除了最近的 PRISM 试验[5]。

初步评估应该包括窥镜检查，以排除宫颈或阴道出血。体格检查也需要，用于排除生殖器外出血和宫外孕的原因。

二、自然史

如果假设先兆流产是一种同质的情况，那么在大约 50% 的情况下可能会发生流产[1, 2]，或者症状消退。然而，过去的文献中没有提及超声检测胎儿的心跳。在许多情况下，出血可能发生在胎儿死亡后。检测到胎儿心跳后，预后良好。许多观察性研究引述随后发生的流产率为 3%～4%[6]到 15.4%[7]，平均为 8.7%。Weiss 等[8]基于 10～14 孕周活胎将患者纳入数据库，发现如果患者达到 10～14 孕周，24 周前流产的概率为 1%～2%。此外，在 Li 等[9]的研究中，检测到胎儿心跳后流产的可能性为 69/359（14.2%），在 Laufer 等的[10] 包含 185 名多次自然流产的患者队列中，可能性为
22.7%。

（一）预后因子

1. 超声

有许多因素可以帮助确认先兆流产的预后。然而，超声是最有用的。超声可以首先区分宫内妊娠、葡萄胎妊娠或异位妊娠。5.5 周后可见宫内囊。7 周时应该检测到心跳。7 周时直径至少为 15mm 和8 周时直径至少为 21mm 的空囊在预测流产的诊断准确率为 90.8%[11]。当冠臀长度为 4mm 时，应用阴道探头可观察到胎儿心脏活动。胎儿心动过缓及胎龄与冠臀长度的差异是不良预后因素[12, 13]。

2. 孕酮水平

血清孕酮水平通常用于预测妊娠的持续发展。在 Stovall 等[14] 的研究中，与存活妊娠相关的最低孕酮水平为 5.1ng/ml。单次孕酮水平 ≥ 25ng/ml 与 97% 的活妊娠可能性相关。Al-Sebai 等[15] 总结了 358 例小于 18 周的先兆流产，单次孕酮水平 ≤ 45nmol/L（14ng/ml）可用于鉴别流产和持续妊娠（敏感性 87.6%，特异性 87.5%）。在 Arck 等[16] 的研究中，血清孕酮水平小于或等于 12ng/ml 与流产风险增加有关，而在 Lek 等[17] 的研究中，小于 35nmol/L 的血清孕酮水平与流产风险增加相关。

然而，将血清孕酮水平作为流产的预测指标或确定是否需要补充孕酮存在缺陷。孕酮分泌是脉冲式的。血液可能在搏动峰值或最低点被抽取。激素水平可能正常，但由于缺乏孕酮受体而导致组织学异常。与其他可能导致流产的原因一样，低激素水平可能是不能存活的结果。在枯萎卵或胚胎死亡后，没有绒毛循环。绒毛循环衰竭后的滋养层衰竭导致人绒毛膜促性腺激素（hCG）水平降低。如果 hCG 不能刺激黄体，孕酮水平会下降，这解释了排出的机制，但不一定是胚胎死亡或流产的原因。

3. 绒毛膜促性腺激素（hCG）水平

无效妊娠的 hCG 水平通常低于存活妊娠[18]。此外，在注定流产的孕妇中，hCG 水平上升得更慢。β-hCG 水平一般每 48h 增加 1 倍。然而，由于 hCG 是由滋养层产生的，所以枯萎的卵子可能有很高的 hCG 水平。

hCG 有许多亚型。据报道，高糖基化 hCG（hCG-H）是妊娠前 2 周最主要的形式。在孕 2～3 周，侵袭性滋养层活性较高，hCG-H 占总 hCG 的 90%[19]。较之总 hCG，低水平的 hCG-H 可能是更好的标志物。

4. 其他血清标志物

抑制素 A 和激活素 A 与停育性先兆流产有关[20]。CA-125 在流产时持续或增加。在持续妊娠中，CA-125 浓度较低或急剧下降[21]。单次 CA-125 ≥ 43.1U/ml 与流产风险增加相关[22]。

在对 1253 名先兆流产女性的系统回顾分析[23] 中，评估孕酮水平、hCG、PAPP-A 雌二醇和CA-125 作为不能生存的标志物，CA-125 是最敏感的标记物（7 项研究中 648 名女性），敏感性90%（CI 83%～94%），特异性 88%（CI 79%～93%），阳性似然比 7.86（CI 4.23～14.60），阴性似然比 0.10（CI 0.06～0.20）。阴性检测有可能确定那些可能持续妊娠的人。其次的标志物是雌二醇，其敏感性为 45%（CI 6%～90%），特异性 87%（CI 81%～92%），阳性似然比 3.72（95% CI

1.01～13.71），阴性似然比 0.62（CI 0.20～1.84）。

5. 孕酮诱导的阻断因子

孕酮诱导阻断因子（PIBF）是 T 淋巴细胞在孕酮作用下产生的一种抗炎细胞因子。随着滋养细胞的侵袭，产量增加[24]。PIBF 阻断 NK 细胞的细胞毒性活性[25]，增加 IL-10、IL-3 和 IL-4（Th2）的产生[26]，并介导孕酮诱导的蜕膜淋巴细胞毒性抑制[27]。因此 PIBF 与孕酮的抗流产作用有关。据报道，在随之流产的女性中，PIBF 水平较低[16]。尽管 PIBF 早在 20 世纪 90 年代就被报道，但它还没有进入临床应用，也不能作为一种诊断测试。

（二）晚期产科并发症

Ahmed 等[29] 对 89 名先兆流产女性进行了回顾性病例对照研究，她们的年龄和产次与 45 名对照女性相匹配，目的是探讨先兆流产对早孕和晚孕结局的影响。

先兆流产女性的总体不良妊娠结局明显高于对照组（$P = 0.015$）。研究组的流产率明显高于对照组（分别为 16.9% 和 2.2%，$P = 0.001$）。先兆流产后早产、低出生体重和胎膜早破也显著高于对照组（分别为 15.7% vs. 2.2%，$P = 0.001$），（15.7% vs. 2.2%，$P = 0.001$）和（6.7% vs. 4.45%，$P = 0.016$）。其他妊娠结局，如胎膜早破、高血压疾病、宫内生长受限或剖宫产率无显著差异。

三、绒毛膜下血肿

在所有早孕期先兆流产的病例中，约 18% 的患者可见绒毛膜下血肿[30]。有一项在检测胎儿心脏后先兆流产的绒毛膜下血肿自然史的观察研究[31]。流产发生率为 8.9%，与其他先兆流产病例相似。然而，Tuuli 等[32] 的 Meta 分析评估了没有发现胎儿心脏的试验，包括 1735 名患有绒毛膜下血肿的女性。在这些妊娠中，17.6% 发展为流产。目前没有研究报道反复妊娠丢失女性绒毛膜下血肿的预后。

不同的研究者试图搞清血肿大小的影响。Bennet 等[31] 报道大血肿与流产风险增加 3 倍（19% vs. 71%）有关，但血肿的大小在其他研究中没有发现显著意义[33, 34]。任何大小的胎盘后血肿都可能在妊娠的任何阶段受到感染，导致宫缩和随后的流产。

血肿与晚期产科并发症

Nagy 等[35] 对 187 名宫内血肿孕妇和 6488 名对照女性进行了前瞻性研究。发现胎盘后血肿的女性无论是否有外出血，发生严重产科并发症的风险都会增加。

血肿与器械分娩［风险比（RR）= 1.9，CI 1.1～3.2］和剖宫产（RR 1.4，CI 1.1～1.8）的增加相关。血肿组妊娠高血压和子痫前期的风险显著高于对照组（RR 2.1，CI 1.5～2.9 和 RR 4.0，CI 2.4～6.7）。在妊娠晚期，胎盘后血肿被称为胎盘早剥，事实上早剥的发生率更高（RR 5.6，CI 2.8～11.1），胎盘分离异常在血肿组也更为频繁（RR 3.2，CI 2.2～4.7）。血肿患者的围产期并发症也明显较高，包括早产（RR 2.3，CI 1.6～3.2）、宫内发育限制（RR 2.4，CI 1.4～4.1）、胎儿窘迫（RR 2.6，CI 1.9～3.5）、羊水胎粪污染（RR 2.2，CI 1.7～2.9）。新生儿重症监护病房的入院率更高（RR 5.6，CI 4.1～7.6）。此外，血肿组的宫内死亡和围产儿死亡率增加，但这种差异没有达到统计学意义。

四、治疗

据报道，先兆流产发展为流产的概率低至 3%～4%[6] 至 15.4%[7]，平均为 8.7%，是否需要任何治疗尚存在争议。然而，产前抑郁和焦虑症状会影响到 1/4 的孕早期女性，在先兆流产中的患病率更高 [36]。在反复妊娠丢失后出现先兆流产的情况下，焦虑水平甚至更高。据估计，约 30% 的反复妊娠丢失女性患有抑郁症，甚至更高比例的女性具有高度焦虑的状态和特质 [37, 38]。为了确定是否需要治疗，有必要评估治疗后相对于未治疗的结果，同时关注患者的精神状态。以下内容讨论各种形式的治疗。

然而，治疗的结果可能是混杂的，因为先兆流产可能是由于正常胚胎中胎盘的分离，或者是由于防御机制阻止异常胚胎的继续发育。最重要的混杂因素是胚胎结构畸形或染色体畸变。这些在本书的其他地方有更全面的讨论，而且可能已经影响了治疗先兆流产的结果。当有胚胎异常的患者被纳入试验时，会使结果发生负偏离。在任何阴性试验中，应考虑结果的混杂性。在下面提到的任何一项试验中，都没有考虑到胚胎结构缺陷和染色体畸变。

（一）卧床休息

卧床休息是孕期出血的常规处置。然而，几乎没有有效的证据。人们常说，卧床休息可以防止患者孕期压力过大时而又不得不面对的工作和日常琐事的压力。然而，许多女性在进行正常活动而不是躺在床上只想着妊娠的时候，压力反而可能会小一些。Harrison 等 [39] 进行了一项补充 hCG 与卧床休息的随机试验。在卧床休息组，20 名女性中有 15 名流产。作者的结论是，补充 hCG 更优越。在 Cochrane 系统回顾研究中，发现卧床休息没有效果 [40]。Meta 分析只发现了两项研究，包括 84 名女性。在预防流产方面，无论是在医院卧床休息还是在家卧床休息都没有显著差异。（RR 1.54，CI 0.92～2.58）。Bigelow 和 Stone[41] 在一篇综述中引用了 4 篇文献，3 篇文献没有发现卧床休息的好处。关于胎盘后血肿，一篇论文 [42] 指出，当依从性卧床患者与不依从性患者相比，卧床休息的患者流产率更低，足月妊娠率更高（$P = 0.0001$）。

（二）绒毛膜促性腺激素

有多项依据支持补充 hCG 对先兆流产有效。hCG 通过糖基化 hCG 的作用促进着床 [43]。hCG 通过影响血管生成和血管重塑来增加对胚胎的血供，而血管重建对植入和胎盘发育至关重要。hCG 通过上调 VEGF 促进血管生成 [44]。然而，很少有证据表明 hCG 让先兆流产受益。Harrison[39] 对 61 名先兆流产女性进行了 hCG 安慰剂和卧床休息的对比研究。服用 hCG 20 人中有 6 人流产，服用安慰剂 21 人中有 10 人流产，卧床休息组 20 人中有 15 人流产。hCG 的效果明显好于卧床休息，但与安慰剂相比没有优势。Devaseelan 等 [45] 对 3 篇关于绒毛膜促性腺激素和先兆流产的论文进行了 Cochrane 数据库系统性回顾分析，包括 Harrison 的 [39] 试验。Meta 分析 [45] 显示 hCG 组和"无 hCG"（安慰剂组或无治疗组）组之间流产发生率的差异无统计学意义（RR 0.66，95% CI 0.42～1.05）。

（三）孕酮

Wahibi 等 [46] 对口服地屈孕酮与安慰剂的两个试验，以及阴道孕酮的两个试验，进行了分析。总体数据支持补充孕激素，受益有统计学意义（OR = 0.53，CI 0.35～0.79）。值得注意的是，在接受阴道孕酮治疗的女性中，与安慰剂相比，该疗法在减少流产方面没有统计学上的有效性（RR = 0.47，95% CI 0.17～1.30），而口服孕酮（地屈孕酮）有效（RR = 0.54，CI 0.35～0.84）。Carp[47]随后发表了一篇包含 5 项随机临床试验的 Meta 分析，其中包括 660 名患者。结果显示，与标准护理相比，地屈孕酮治疗后流产的概率显著降低（RR = 0.47，CI 0.31～0.7）。对照组女性 24%的流产率（78/325）降低到 13%（44/335），在服用地屈孕酮后，流产率绝对减少 11%。

Lee 等 [48] 发表了先兆流产孕酮的 Meta 分析。4 项阴道孕酮试验的亚组 Meta 分析显示没有一个试验有统计学意义，Meta 分析虽然显示出流产率较低的趋势，但没有达到统计学意义（OR = 0.72，CI 0.39～1.34）。

最近，PRISM 试验的结果已经发表 [5]。PRISM 试验是一项多中心、随机、双盲、安慰剂对照试验，用于评估先兆流产女性使用阴道微粉化孕酮的效用。治疗从出血开始，持续到妊娠 16 周。共有 4153 名女性被随机分配接受孕酮（2079 名女性）或安慰剂（2074 名女性）。孕酮组在至少怀孕 34 周后的活产率为 75%（2025 女性中有 1513 例），安慰剂组为 72%（2013 女性中有 1459 例）（相对比率为 1.03，95% CI 1.00～1.07，P = 0.08）。因此，与上述地屈孕酮试验相比，没有显著效果。然而，当对有 3 次或 3 次以上流产的女性进行亚组分析时，活产率与对照组相比分别为 72%和 57%（相对比率为 1.28，95% CI 1.08～1.51）。因此，对于反复妊娠丢失和阴道出血的患者，给予阴道微粉化黄体酮可能是有益的。然而，很难将 PRISM 研究的结果与同一作者的 PROMISE 研究 [49] 的结果保持一致，后者没有显示阴道微粉化孕酮对复发性流产有任何有益作用。

肌肉注射 17- 羟孕酮醋酸酯或己酸酯的证据很少。然而，Shearman 和 Garrett[50] 发现 17- 羟基孕酮己酸盐对先兆流产没有任何有益作用。考虑到与肌肉注射相关的疼痛和不适及缺乏证据，因此对先兆流产不建议推荐。

1. 孕酮与绒毛膜血肿

孕激素治疗绒毛膜下血肿有两个临床试验，都是开放标签的观察研究。在第一项研究中，Pelinescu Onciul 等 [51] 用微粉化孕酮 600mg/d 治疗 125 名女性，其中 18.7% 的妊娠终止于流产。在第二项研究中 [52]，100 名有先兆流产和胚胎存活的女性接受了地屈孕酮治疗，活产 93 例，流产 7 例。地屈孕酮组的结果显著优于对照组（RR = 2.04，CI 1.05～3.97）。然而，这些结果应该谨慎对待，因为比较两个不同的非随机患者队列存在方法学缺陷。

2. 安全性和不良反应

孕期使用药物时应始终考虑到安全性和不良反应。孕酮本身具有抗雄性激素的作用，并被报道会导致尿道下裂 [53, 54]。从怀孕前 4 周到 14 周服药，孕酮相关的尿道下裂发生在 8.4% 的病例母亲和 2.4% 的对照母亲中（OR 3.7，CI 2.3～6.0）[54]。Check 等 [55] 在 382 名接触孕酮或 17α- 羟孕酮的女性中发现两种心血管畸形、脐膨出、脑积水和扁桃体足伴腭裂。这些研究没有对照组。虽然孕酮已被报道为安全的，但被美国食品药品管理局列为 B 类药物。对孕妇的不良反应包括恶心、头痛和嗜睡。如果阴道给药，出血时会有不适感，如果出血严重，可以冲洗栓剂。

一项对孕期使用地屈孕酮相关的出生缺陷的回顾性研究 [28] 得出结论，地屈孕酮的临床经验没有提供孕期使用地屈孕酮与出生缺陷之间存在因果关系的证据。据估计，在 1977—2005 年期间，约有 3800 万女性接受了地屈孕酮治疗，超过 1000 万胎儿暴露，对母亲似乎也没有什么大的不良反应。

五、心理支持

大约 30% 的反复妊娠丢失女性患有抑郁症，更高比例的女性有高度焦虑的状态和特质[37, 38]。这些夫妇一般得不到社会支持，也可能会面对麻木不仁的态度。为了降低痛苦程度，夫妻通常会远离朋友，得不到他们需要的社会支持。虽然心理支持可能不会影响先兆流产发展为流产的可能性，但心理支持无疑是有益的。无论是家庭医师、妇科医师，甚至是执业护师、主治医师都是提供心理支持的最重要的人。遗憾的是，由于临床工作的压力，以及医师缺乏培训和经验，他们并不总能提供所需的指导。心理学家也许能够提供支持，但并不是所有的患者都愿意接受心理学家的支持。

弥补缺乏来自家庭和朋友支持的一种方法是寻找有相似经历的夫妇。与其他反复妊娠丢失或有先兆流产的夫妇见面，可以减少孤独感，并使夫妇确信他们的反应和感觉是正常的。治疗反复妊娠丢失的单位最好为愿意参加治疗的夫妇建立支持小组。

参 考 文 献

[1] Farrell T, Owen P. The significance of extrachorionic membrane separation in threatened miscarriage. *BJOG*. 1996;103:926–8.

[2] Everett C. Incidence and outcome of bleeding before the 20th week of pregnancy: Prospective study from general practice. *BMJ*. 1997;315:32–4.

[3] Beard RW. Clinical associations of recurrent miscarriage. In: Beard RW, Sharp F, eds. *Early Pregnancy Loss: Mechanisms and Treatment*. London, UK: RCOG; 1988, pp. 3–8.

[4] Carp HJA, Toder V, Mashiach S et al. Recurrent miscarriage: A review of current concepts, immune mechanisms, and results of treatment. *Obst Gynecol Surv*. 1990;45:657–69.

[5] Coomarasamy A, Devall AJ, Cheed V et al. A randomized trial of progesterone in women with bleeding in early pregnancy. *N Engl J Med*. 2019;380:1815–24.

[6] Tannirandorn Y, Sangsawang S, Manotaya S, Uerpairojkit B, Samritpradit P, Charoenvidhya D. Fetal loss in threatened abortion after embryonic/fetal heart activity. *Int J Gynaecol Obstet*. 2003;81:263–6.

[7] Falco P, Milano V, Pilu G, David C, Grisolia G, Rizzo N, Bovicelli L. Sonography of pregnancies with first–trimester bleeding and a viable embryo: A study of prognostic indicators by logistic regression analysis. *Ultrasound Obstet Gynecol*. 1996;7:165–9.

[8] Weiss JL, Malone FD, Vidaver J et al. Threatened abortion: A risk factor for poor pregnancy outcome, a population–based screening study. *Am J Obstet Gynecol*. 2004;190:745–50.

[9] Li TC, Makris M, Tomsu M, Tuckerman E, Laird S. Recurrent miscarriage: Aetiology, management and prognosis. *Hum Reprod Update*. 2002;8:463–81.

[10] Laufer MR, Ecker JL, Hill JA. Pregnancy outcome following ultrasound–detected fetal cardiac activity in women with a history of multiple spontaneous abortions. *J Soc Gynecol Investig*. 1994;1(2):138–42.

[11] Falco P, Zagonari S, Gabrielli S, Bevini M, Pilu G, Bovicelli L. Sonography of pregnancies with first–trimester bleeding and a small intrauterine gestational sac without a demonstrable embryo. *Ultrasound Obstet Gynecol*. 2003;21:62–5.

[12] Makrydimas G, Sebire NJ, Lolis D, Vlassis N, Nicolaides KH. Fetal loss following ultrasound diagnosis of a live fetus at 6–10 weeks of gestation. *Ultrasound Obstet Gynecol*. 2003;22:368–72.

[13] Reljic M. The significance of crown–rump length measurement for predicting adverse pregnancy outcome of threatened abortion. *Ultrasound Obstet Gynecol*. 2001;17:510–2.

[14] Stovall TG, Ling FW, Carson SA, Buster JE. Serum progesterone and uterine curettage in differential diagnosis of ectopic pregnancy. *Fertil Steril*. 1992;57:456–7.

[15] Al–Sebai MA, Kingsland CR, Diver M, Hipkin L, McFadyen IR. The role of a single progesterone measurement in the diagnosis of early pregnancy failure and the prognosis of fetal viability. *Br J Obstet Gynaecol*. 1995;102:364–9.

[16] Arck PC, Rücke M, Rose M et al. Early risk factors for miscarriage: A prospective cohort study in pregnant women. *Reprod Biomed Online*. 2008;17:101–13.

[17] Lek SM, Ku CW, Allen JC Jr, Malhotra R, Tan NS, Østbye T, Tan TC. Validation of serum progesterone <35 nmol/L as a predictor of miscarriage among women with threatened

miscarriage. *BMC Pregnancy Childbirth*. 2017;17:78.

[18] La Marca A, Morgante G, De Leo V. Human chorionic gonadotropin, thyroid function, and immunological indices in threatened abortion. *Obstet Gynecol*. 1998;92:206–11.

[19] Evans J. Hyperglycosylated hCG: A unique human implantation and invasion factor. *Am J Reprod Immunol*. 2016;75:333–40.

[20] Prakash A, Laird S, Tuckerman E, Li TC, Ledger WL. Inhibin A and activin A may be used to predict pregnancy outcome in women with recurrent miscarriage. *Fertil Steril*. 2005;83:1758–63.

[21] Schmidt T, Rein DT, Foth D et al. Prognostic value of repeated serum CA 125 measurements in first trimester pregnancy. *Eur J Obstet Gynecol Reprod Biol*. 2001;97: 168–73.

[22] Fiegler P, Katz M, Kaminski K, Rudol G. Clinical value of a single serum CA–125 level in women with symptoms of imminent abortion during the first trimester of pregnancy. *J Reprod Med*. 2003;48:982–8.

[23] Pillai RN, Konje JC, Tincello DG, Potdar N. Role of serum biomarkers in the prediction of outcome in women with threatened miscarriage: A systematic review and diagnostic accuracy meta–analysis. *Hum Reprod Update*. 2016;22(2):228–3.

[24] Lachmann M, Gelbmann D, Kálmán E et al. PIBF (progesterone induced blocking factor) is overexpressed in highly proliferating cells and associated with the centrosome. *Int J Cancer*. 2004;112:51–60.

[25] Faust Z, Laskarin G, Rukavina D, Szekeres–Bartho J. Progesterone–induced blocking factor inhibits degranulation of natural killer cells. *Am J Reprod Immunol*. 1999;42:71–5.

[26] Szekeres–Bartho J, Wegmann TG. A progesterone–dependent immunomodulatory protein alters the Th1/Th2 balance. *J Reprod Immunol*. 1996;31:81–95.

[27] Laskarin G, Tokmadzić VS, Strbo N et al. Progesterone induced blocking factor (PIBF) mediates progesterone induced suppression of decidual lymphocyte cytotoxicity. *Am J Reprod Immunol*. 2002;48:201–9.

[28] Queisser–Luft A. Dydrogesterone use during pregnancy: Overview of birth defects reported since 1977. *Early Hum Dev*. 1997;85:375–7.

[29] Ahmed SR, El–Sammani M–K, Al–Sheeha MA, Aitallah AS, Jabin Khan F, Ahmed SR. Pregnancy outcome in women with threatened miscarriage: A year study. *Mater Sociomed*. 2012;24:26–8.

[30] Sauebrei EE. Early pregnancy: Pre–embrionic and embrionic periods. In: Sauebrei EE, Nguyen KT, Nolan RL, eds. *A Practical Guide to Ultrasound in Obstetrics and Gynecology*. Philadelphia, PA: Lippincott–Raven; 1998, pp. 122–31.

[31] Bennett GL, Bromley B, Lieberman E, Benacerraf BR. Subchorionic hemorrhage in first–trimester pregnancies: Prediction of pregnancy outcome with sonography. *Radiology*. 1996;200:803–6.

[32] Tuuli MG, Norman SM, Odibo AO, Macones GA, Cahill AG. Perinatal outcomes in women with subchorionic hematoma: A systematic review and meta–analysis. *Obstet Gynecol*. 2011;117:1205–12.

[33] Pedersen JF, Mantoni M. Large intrauterine haematomata in threatened miscarriage. Frequency and clinical consequences. *Br J Obstet Gynaecol*. 1990;97:75–7.

[34] Dickey RP, Olar TT, Curole DN, Taylor SN, Matulich EM. Relationship of first trimester subchorionic bleeding detected by color Doppler ultrasound to subchorionic fluid, clinical bleeding and pregnancy outcome. *Obstet Gynecol*. 1992;80:415–20.

[35] Nagy S, Bush M, Stone J, Lapinski RH, Gardó S. Clinical significance of subchorionic and retroplacental hematomas detected in the first trimester of pregnancy. *Obstet Gynecol*. 2003;102:94–100.

[36] Zhu CS, Tan TC, Chen HY, Malhotra R, Allen JC, Østbye T. Threatened miscarriage and depressive and anxiety symptoms among women and partners in early pregnancy. *J Affect Disord*. 2018;237:1–9.

[37] Klock SC, Chang G, Hiley A et al. Psychological distress among women with recurrent spontaneous abortion. *Psychosomatics*. 1997/10/07 ed. 1997;38:503–7. Available from: http://www.ncbi.nlm.nih.gov/pubmed/9314720

[38] Craig M, Tata P, Regan L. Psychiatric morbidity among patients with recurrent miscarriage. *J Psychosom Obstet Gynaecol*. 2002;23:157–64.

[39] Harrison RF. A comparative study of human chorionic gonadotropin, placebo, and bed rest for women with early threatened abortion. *Int J Fertil Menopausal Stud*. 1993;38:160–5.

[40] Aleman A, Althabe F, Belizan J, Bergel E. Bed rest during pregnancy for preventing miscarriage. *Cochrane Database Syst Rev*. 2005; Article ID CD003576.

[41] Bigelow C, Stone J. Bed rest in pregnancy. *Mt Sinai J Med*. 2011;78:291–302.

[42] Ben–Haroush A, Yogev Y, Mashiach R, Meizner I. Pregnancy outcome of threatened abortion with subchorionic hematoma: Possible benefit of bed–rest? *Isr Med Assoc J*. 2003;5:422–4.

[43] Cole LA. New discoveries on the biology and detection of human chorionic gonadotropin. *Reprod Biol Endocrinol*. 2009;26:7–8.

[44] Licht P, Lösch A, Dittrich R, Neuwinger J, Siebzehnrübl E, Wildt L. Novel insights into human endometrial paracrinology and embryo–maternal communication by intrauterine microdialysis. *Hum Reprod Update*. 1998;4: 532–8.

[45] Devaseelan P, Fogarty PP, Regan L. Human chorionic gonadotrophin for threatened miscarriage. *Cochrane Database Syst Rev*. 2010; Article ID CD007422.

[46] Wahabi HA, Fayed AA, Esmaeil SA, Al Zeidan RA. Progestogen for treating threatened miscarriage. *Cochrane Database Syst Rev*. 2011; Article ID CD005943.

[47] Carp H. A systematic review of dydrogesterone for the treatment of threatened miscarriage. *Gynecol Endocrinol*. 2012;28:983–90.

[48] Lee HJ, Park TC, Kim JH, Norwitz E, Lee B. The influence of oral dydrogesterone and vaginal progesterone on threatened abortion: A systematic review and meta–analysis. *Biomed Res Int*. 2017; Article ID 3616875.

[49] Coomarasamy A, Williams H, Truchanowicz E et al. A Randomized trial of progesterone in women with recurrent miscarriages. *N Engl J Med*. 2015;373:2141–8.

[50] Shearman RP, Garrett WJ. Double–blind study of effect of 17– hydroxyprogesterone caproate on abortion rate. *Br Med*

J. 1963;1(5326):292–5.

[51] Pelinescu–Onciul D, Radulescu–Botica R, Steriu M, Cheles C, Varlas V. Terapia cu progesteron micronizat a hematoameloreciduale. *Infomedica.* 1999;2S:32–5.

[52] Pelinescu–Onciul D. Subchorionic hemorrhage treatment with dydrogesterone. *Gynecol Endocrinol.* 2007;23(Suppl 1):77–81.

[53] Kallen B, Martinez–Frias ML, Castilla EE et al. Hormone therapy during pregnancy and isolated hypospadias:
An international case–control study. *Int J Risk Saf Med.* 1992;3:183–98.

[54] Carmichael SL, Shaw GM, Laurent C, Croughan MS, Olney RS, Lammer EJ. Maternal progestin intake and risk of hypospadias. *Arch Pediatr Adolesc Med.* 2005;159:957–62.

[55] Check JH. The risk of fetal anomalies as a result of progesterone therapy during pregnancy. *Fertil Steril.* 1986;45:575–7.

第 16 章　宫颈环扎术与子宫托的作用

The Role of Cerclage and Pessaries

Israel Hendler　Howard J. A. Carp　著

刘芬婷　李 蓉　译

一、概述

宫颈功能不全是指在没有宫缩或分娩的情况下子宫颈不能维持妊娠，其临床诊断的特征为反复无痛性宫颈扩张和活胎在孕中期自发性流产。然而，导致中期妊娠流产还有其他的诱因，如胎膜自发破裂、出血或感染，表明原发性宫颈功能不全并非中期妊娠流产的唯一原因[1]。宫颈功能不全最早在 1678 年的英文文献中被描述，但是目前仅能通过结合其临床特征和不良的妊娠结局进行回顾性的诊断。详细的病史采集和病例分析在宫颈功能不全的诊断中比精确的影像学检查和其他辅助检查更为重要。宫颈功能不全可能并不常见，但是由于缺乏清晰的诊断依据，其准确的发病率仍不明确。

由 Shirodkar 于 1955 年首次提出宫颈环扎术，该技术是治疗真性宫颈功能不全的有效措施。但由于缺乏标准的诊断依据，宫颈环扎术的适应证仍不明确，从而影响最佳术式和手术时机的判断。本章节着重阐述宫颈功能不全的诊断，超声随访子宫颈长度对具有早产或中期妊娠流产风险的孕妇进行产科管理，环扎术在反复妊娠丢失中的注意事项，经宫颈与经腹宫颈环扎术的作用，以及进行手术的最佳时机和方法。

二、病理生理学

宫颈功能不全的病理生理机制暂不明确。子宫颈在妊娠 20 周左右由 Müllerian 管远端融合再通形成，主要由肌肉组织和纤维结缔组织形成[2]。纤维组织主要负责维持宫颈的张力强度，张力从宫颈外口到宫体成比例增加。宫颈功能不全与宫颈峡部张力缺失有关[3]。虽然已有多种病理生理机制，但是由于无法在足月产或早产之前、当时以及之后对宫颈进行活检，因此限制了对各种机制的进一步验证。在 1996 年，Iams 等[4]认为，宫颈功能并不能单纯概括为功能正常或功能不全。研究对 2915 例妊娠 24 周的孕妇进行了经阴道超声检查，结果显示宫颈长度与早产风险之间存在显著的关系，即使在宫颈长度超过 10% 百分位的孕妇中，早产的风险也随着宫颈长度的减少而增加。因此，宫颈长度是评估宫颈功能的间接指标，该指标应视为一个连续变量，而不是二分类变量。然而 Iams 等[4]的研究结果表明，在妊娠 24 周的孕妇中，宫颈长度呈正常的钟形曲线分布，平均值

（±SD）为 35.2±8.3mm，因此较短的宫颈长度可能是正常现象，不一定是早产的明确标志。宫颈长度与妊娠时长直接相关，宫颈长度越短，早产的可能性越大。但是子宫颈在妊娠期是一个动态结构，偶尔会缩短，与子宫收缩没有明显关系。Iams 等 [4] 提出了宫颈顺应性(功能)的连续变量模型，该模型类似于其他身体特征（如身高和体重）在种群中的自然生物学变化。在该模型中，宫颈顺应性与宫颈长度在女性中存在差异，这些只是评估子宫功能和影响分娩时间的部分指标；许多先天性子宫颈缩短的孕妇可足月分娩 [5-9]。

三、宫颈功能不全的危险因素和病因

（一）先天性因素

子宫颈先天功能性缺陷包括：解剖异常［先天性 Müllerian 管异常包括再通障碍如纵隔子宫、融合障碍如双角子宫，以及弓状子宫、宫内己烯雌酚（DES）显露，或胶原紊乱（Ehlers-Danlos 综合征）］。先天性缺陷可以证明宫颈功能不全具有家族倾向。例如，在一项研究中，125 名宫颈功能不全患者中有 34 名（27%）的一级亲属有相同的诊断，而无患病对照组的 165 名女性均没有宫颈功能不全家族史。

（二）获得性因素

1. 产科创伤

在分娩过程中可能会发生宫颈裂伤，包括自然分娩、钳产、负压吸引术或剖宫产。宫颈裂伤可能会削弱宫颈力量并导致宫颈功能不全 [10]。Levine 等 [11] 描述了剖宫产对再次妊娠早产风险的影响，研究发现与第一产程的剖宫产相比，第二产程的剖宫产在再次妊娠中自发早产的发生概率增加了 6 倍。术中操作导致早产风险的可能性有 3 种：①子宫横切口位于子宫下段，即子宫颈的上方；②剖宫产的切口缝合进子宫颈；③胎儿分娩时撕裂至宫颈。这些术中操作常发生在剖宫产的第二阶段并导致创伤，从而改变宫颈的完整性和强度，从而影响未来的妊娠。

2. 机械性扩张

妇科手术期间子宫颈的机械性扩张可能会削弱子宫颈的力量。既往宫颈机械性扩张是最常见的相关危险因素之一。Meta 分析发现越来越多的自愿终止妊娠与自发早产的风险增加有关。

3. 宫颈上皮内瘤变的治疗

宫颈活检、激光消融、环形电切术（LEEP）或冷刀锥切术都可能削弱宫颈的功能 [12]。然而在大多数宫颈功能不全的病例中无法完全确定已知的风险因素。

（三）宫颈功能不全的诊断

目前，孕前检查在宫颈功能不全高风险的孕妇中并不能做出有效精准的诊断。过去，临床医师建议进行多种检查以诊断宫颈功能不全，包括经子宫输卵管造影和（或）宫腔镜评估宫颈管的宽度，插入不同直径的宫颈扩张器（Hegar 试验），Foley 导管球囊扩张通过内口后拔出所需的力量，每周一次行宫颈球囊扩张和阴道检查等不同方法测量延伸宫颈所需的力量，评估反复妊娠丢失高风险孕妇妊娠中期宫颈软化和缩短情况。这些检查的有效性都没有在严格的临床研究中得到证实，其明显不足是未能解释妊娠对子宫颈动力的影响。

随着经阴道超声的出现，对宫颈长度测量，诸如缩短、消失和扩张伴有漏斗状和膜脱垂等特征，使临床医师能够在症状出现之前进行预测。然而，目前还不清楚宫颈缩短是否表示存在原发性宫颈功能不全疾病。由于没有任何可靠、客观的方法来区分宫颈功能不全和其他导致宫颈过早改变的原因，因此实际的诊断方法是结合病史特征（如既往宫颈无痛性扩张、宫颈手术史）与超声检查结果进行评估。

四、宫颈环扎术

1955 年，Shirodkar 首次报道了 30 例经阴道宫颈环扎术。这 30 名孕妇有 4～11 次晚期流产史。环扎术建立在反复阴道检查确诊内口薄弱的基础上。许多研究者报道了各种阴道环扎的术式，其中最常见的是 McDonald 术式。在首次提出至今，环扎术适应证如下：①现有妊娠伴既往妊娠中期无痛性宫颈扩张史（体格检查发现）；②不可归因于其他原因的反复妊娠中期流产。70 年后，尽管对宫颈功能不全的诊断标准仍有争议，而且对其益处也存在不确定性，但是环扎术在全世界范围内仍以 1∶54～1∶220 的比例进行。

（一）宫颈环扎术术式

1. McDonald 环扎术

McDonald 环扎术是最常用的环扎方法。该技术通过窥阴器显露子宫颈，在子宫颈周围尽可能高地缝入丝线，单丝尼龙缝线或编织缝合线以接近内口的水平。缝线通常放置在阴道和子宫颈的交界处，缝合 5 到 6 针。尤其注意子宫颈后部的缝合，缝针在该部位很难插入，并且进针深度必须足够深，缝线必须牢牢拉紧以闭合内口，最后在子宫颈的前方打结，并留出足够长的缝线残端以利于后续的操作，或者再打一个更浅的结，以利于在随后移除时识别线。如果打了较浅的结，则移除缝线时必须注意第二个结，以防止剪短两个结之间的缝线并将缝线留在原处。

许多术者对 McDonald 术式进行改良，缝合时改为缝合 3 到 4 针，改良 McDonald 术式更为简单且同样有效。

2. Shirodkar 环扎术

Shirodkar 环扎术包括阴道黏膜切开，收缩膀胱和直肠以显露子宫颈内口。在原始术式中，要从大腿外侧去除的一条筋膜带用作缝合材料。如今，McDonald 术式已使用丝线或编织带作为缝合材料。在 Shirodkar 术式中，缝线可以像 McDonald 术式一样在前部或后穹隆部打结。前结需要显露在阴道中，后结可以埋在阴道黏膜下。埋入的线结需尽可能保持无菌状态以防止感染从非无菌的阴道传播到无菌宫颈组织。环扎完成后，需要关闭前切口和后切口。

Caspi 等 [13] 对 Shirodkar 术式进行改良，首先在前穹隆部做一个横向切口，缝线从前切口在黏膜下经内口平面的一侧穿过，在子宫颈后部的黏膜出针然后打结。在一项随机试验中，90 名受试者接受改良 Shirodkar 术式和 Shirodkar 术式并进行比较。在 90 位受试者中，部分已接受 McDonald 术式但仍无效果，部分存在宫颈解剖结构异常，不利于进行 McDonald 术式。研究报道妊娠结局在两种术式无明显差异。研究人员认为，改良 Shirodkar 术式具有操作简单，易于操作及降低严重阴道感染发生率的优势。使用改良 Shirodkar 术式可以将缝线放置在 McDonald 缝线上方 2～3cm 处。

最近应用了另一种改良 Shirodkar 术式，术中在前、后穹隆切开后分离主要韧带，然后将缝线放置在子宫动脉下方，正好位于相对无血管的空间的主韧带上方。但是必须注意将缝线直接放在子宫的侧面，以免对子宫动脉和输尿管造成伤害。该技术可以达到相当于腹腔环扎的高度。

3. 腹部环扎术

在某些情况下，子宫颈会因先前的创伤（包括失败的经阴道环扎术）而产生瘢痕并变得易于撕裂，因此从技术上不可能采用阴道入路。隐藏的宫颈顶部撕裂或者既往创伤引起整个宫颈阴道内部分切除，在这些情况下需要采取腹部入路。文献中有许多关于腹部环扎术的系列报告，但是缺乏循证的试验。随着经验和熟练程度的提高，腹腔镜已取代开腹手术而广泛应用于腹腔环扎术。

主要有两种腹腔镜下环扎术式。Anthony 术式中，首先定位子宫动脉，并在子宫动脉的内侧建立隧道。然后用一条 5mm 的 Mersilene 胶带穿过隧道并在前面打结。问题在于，如果需要移除缝线则需要进行剖腹手术或腹腔镜检查[14]。

在 Topping 和 Farquharson 术式中，缝线穿过肌肉或者子宫内侧血管位于主韧带上方的峡部，并在其前方缝合打结[15]。

（二）环扎术的循证依据

1. 基于病史适应证环扎

以往，少数妊娠中期反复妊娠丢失或早产被认为是由于先天性或获得性宫颈力量薄弱所致，可通过基于病史进行环扎术有效治疗。1993 年，医学研究委员会 / 皇家妇产科学院（MRC–RCOG）公布了史上最大的一项随机环扎试验[16]。有 1292 名有早产或宫颈手术史的孕妇随机接受宫颈环扎术及除非有明确指示，否则不进行手术。环扎组 33 周前分娩显著降低（13% vs. 17%，$P = 0.03$）。极低体重儿的分娩率也有相应的差异（10% vs. 13%，$P = 0.05$）。作者总结发现，预防早产中每 25 人中有 1 人需接受治疗。因此作者建议既往有 3 次或 3 次以上妊娠 37 周前分娩的女性应该行环扎术。目前认为符合以下所有标准的孕妇应在 12～14 周时行环扎术：① 2 个或多个连续的妊娠中期妊娠丢失或 3 个以上早期（＜ 34 周）早产；②存在宫颈功能不全的危险因素，包括宫颈外伤史和（或）已排除连续妊娠中的短产或早产；③排除早产的其他原因（如感染、胎盘出血、多胎妊娠）。

Cochrane 数据库的 Meta 分析研究了 15 项环扎试验，试验中的孕妇被随机分为环扎组、替代治疗组（如孕酮）或不治疗组[17]。尽管环扎术对降低早产率有统计学意义，但对围产儿发病率和死亡率没有显著影响。此外，环扎术与产妇发病率和剖宫产率的增加有关（后者解释了孕妇行环扎术后，新生儿呼吸系统发病率的非显著性增加）。

2. 基于超声适应证环扎

大多数疑似宫颈功能不全的女性并不符合上述的宫颈环扎术标准。Meta 分析发现在单胎妊娠、早产、24 周前宫颈长度＜ 25mm 的孕妇中行环扎术后，35 周前早产发生率为 28.4%（71/250），而未行环扎术的孕妇为 41.3%（105/254）（RR 0.70，CI 0.55～0.89）[18]。环扎术也能显著减少妊娠 37、32、28 和 24 周前的早产。围产期综合死亡率和发病率显著降低（环扎术后 15.6%，而无环扎术后 24.8%，RR 0.64，CI 0.45～0.91)。

因此，在确定短宫颈时行环扎术（"基于超声适应证环扎"）可有效减少早产，其妊娠结局与基于病史适应证环扎相当，并可避免约 60% 基于病史的患者行环扎术。

在对单胎妊娠和无早产孕妇随机试验的最新 Meta 分析中[19]，修改了基于超声适应证环扎的标准。报道表明在妊娠中期宫颈长度 < 25mm 时，环扎术似乎并不能预防早产或改善新生儿的状况。然而在宫颈长度（CLs）< 10mm 时，联合安胎药或者抗生素等辅助治疗能有效改善妊娠结果。

图 16-1A 显示的是正常子宫颈的超声图。由于宫颈长度缩短是一个连续的变化过程，因此超声可以在外口受到影响之前检测到内口的扩张。图 16-1B 显示宫颈管的缩短。图 16-2 显示内口漏斗形成和宫颈管缩短。然而，经宫颈超声检查仍有许多缺点。图 16-3 显示了一个明显正常的子宫颈，然而轻度宫底施压会使功能不全变得明显，并且多胎生育可扩张宫颈即使无宫颈功能不全。因此，经宫颈超声的结果并不总是正确的。

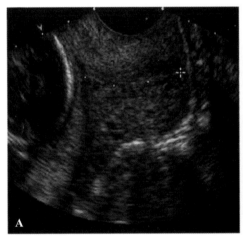 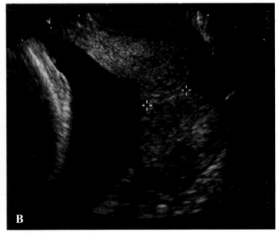

▲ 图 16-1　超声检测宫颈长度

A. 正常宫颈长 35mm；B. 短宫颈 14mm；超声图显示宫颈正常。A 图子宫颈完全闭合，长度为 35mm（如卡尺所示）；B 图子宫颈长 14mm，但功能正常

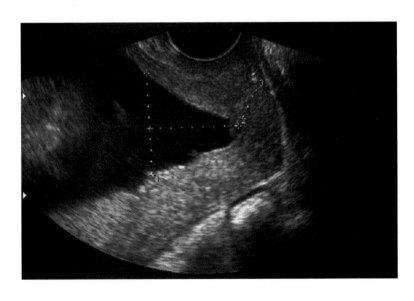

◀图 16-2　宫颈功能不全超声图
子宫颈内口扩张成漏斗状，从漏斗内口到外口的剩余宫颈管非常短

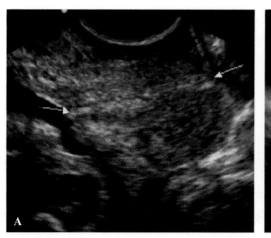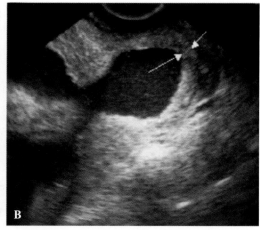

▲ 图 16-3　动态宫颈
A. 宫颈无宫底压力；B. 宫颈有宫底压力。在检查过程中，用轻的宫底压力即可将宫颈从 28mm 缩短到 0mm

反复妊娠丢失后宫颈功能不全[20]、晚期流产及早产的发生率会升高[20, 21]，而这一较高的发病率是否足以证明定期对人群进行筛查是值得商榷的。在接受筛查的患者中，建议在 16 周时开始行宫颈长度筛查，特别是在有早中期流产、反复妊娠中期流产或曾行冷刀锥切术的女性。只要宫颈长度 ≥ 30mm，一般每 2 周重复一次超声检查直到 24 周，如果宫颈长度为 25～29mm，超声检查则增加到每周 1 次，预期宫颈改变将出现于明显的早产或胎膜破裂症状前 3～6 周。

应用孕激素、17α- 羟基孕酮己酸酯、阴道微粒化孕酮或强孕酮可有效预防早产的发生。目前没有一项随机对照试验直接比较了孕激素与宫颈环扎术预防妊娠中期超声短宫颈、单胎妊娠和早产的效果。但间接比较 Meta 分析得出的结论是，阴道微粒化孕酮和环扎术在预防该人群早产方面同样有效[22]。根据已有随机试验中直接比较的证据，试验用己内酯酸式 17α- 羟基孕酮治疗早产的患者，如果宫颈长度缩短至 25mm 以下则进行环扎术。试验中对有宫颈功能不全危险因素，且未曾分娩的女性在 18～24 周内进行经阴道超声（TVU）宫颈长度测量，并通过阴道微粒化孕酮治疗宫颈缩短（≤ 20mm）。一项包含 5 项试验的 Meta 分析发现，短宫颈的孕妇使用阴道孕酮可降低自发早产率及新生儿的综合发病率和死亡率。

如果患者出现早产或妊娠中期丢失，后续妊娠的管理如前所述。如果患者可足月分娩，则需在 18～24 周再次进行宫颈长度测量，如果宫颈短则给予阴道微粒化孕酮治疗。

3. 基于体格检查适应证环扎术

患者在妊娠中期可能出现轻微或无症状，而体格检查显示宫颈扩张。偶尔在 TVU 中发现较短的宫颈（如 < 5mm）后可能会出现这种情况。这些患者是否需要接受治疗主要取决于是否有需要迅速分娩的情况，如是否有明显感染、胎膜破裂或大出血。在没有分娩指征的情况下则要考虑孕龄和宫颈扩张程度。其妊娠管理的目标是延长妊娠期，并在可能发生早产时改善新生儿结局[23-25]。

几项研究的数据表明，在某些情况下，妊娠 27 周前宫颈明显扩张并有胎膜膨出可能是行"补救环扎术"（也称为"heroic 环扎术"或"紧急环扎术"）的合适指标。一项小型随机试验、前瞻性研究和回顾性队列研究发现，当在小于 27 周时指检发现宫颈扩张和可见胎膜时，行补救环扎术可延长妊娠期并改善妊娠结局。由于人群不同，这些研究最终结局也各不相同。基于体格检查适应证

162

环扎，只适合于有可视胎膜且没有感染、分娩和阴道出血（早剥）等情况的孕妇。

对于没有感染临床症状的孕妇，应考虑羊膜穿刺术以排除亚临床感染。

4. 既往环扎术后的成功结果

宫颈环扎术后妊娠时间延长，并不能证实宫颈功能不全的诊断，因为许多宫颈缩短的孕妇，在没有手术干预的情况下也有良好的妊娠结局。如前所述，在随机试验和对照研究中，约 60% 有早产或反复妊娠晚期流产孕妇的宫颈长度维持在 25mm 以上，且在不进行环扎的情况下反复早产 / 丢失的发生率较低。因此，在随后的妊娠中再次行环扎术并不是必需的。

在没有适当指征但接受了环扎术的孕妇中，尤其是那些在 36～37 周取出环扎术，而随后 2 周内未分娩的孕妇，在随后的妊娠中使用 TVU 测量宫颈长度比基于病史适应证环扎更有利于降低早产的风险可能。

5. 既往环扎术后的失败结果

行经阴道环扎术后仍有早产迹象的女性，经腹环扎术或能够成功改善妊娠结局。

6. 双胎妊娠

最近，Saccone 等[26] 对双胎妊娠中环扎术现象进行了 Meta 分析。在 3 项随机试验的 Meta 分析中，对怀有双胎且宫颈长度小于 25mm 的女性行宫颈环扎术，结果并不支持宫颈环扎术。环扎组分娩时胎龄提前（30.33 周 vs. 34.20 周，$P = 0.007$），并且小于 34 周的早产在环扎组更为严重（62.5% vs. 24.0%，OR1.17，95% CI 0.23～3.79）。因此，双胎妊娠不仅不是环扎术的指征，甚至是环扎术的禁忌证。事实上，即使在 Saccone[26] Meta 分析之前，美国妇产科学会[27] 指出，环扎术可能会增加双胎妊娠发生 PTB 的风险，即使是超声波检测到的宫颈长度 < 25mm 也不推荐使用环扎术。同样的禁忌证也适用于既往有环扎术指征的患者。13 周时选择性环扎也不适用。

然而，问题是环扎术是否有益，在某些情况下是否有意义。Houlihan 等[28] 对 40 例双羊双胎妊娠和双绒双胎妊娠进行回顾性队列研究。在 16～24 周超声测定宫颈长度为 1～24mm 的患者中，小于 32 周的早产发生率显著降低（RR 0.40，95% CI 0.20～0.80）。

Abassi[29] 报道了 27 例 21.5 ± 2.6 周的急救环扎术。手术治疗者分娩孕周明显提前（分别为 28.9 ± 6.1 周和 24.2 ± 2.6 周，$P = 0.03$），但术后 < 34 周和 < 28 周早产发生率较低，$P = 0.02$。最近的一项 Meta 分析[30] 纳入了 16 项研究，包含了 1211 名女性。结果表明，与对照组相比，宫颈长度 < 15mm 的双胎妊娠行环扎术可显著延长妊娠时间，平均差异为 3.89 周（95% CI 2.19～5.59），并可分别减少妊娠 < 37 周（RR 0.86，95% CI 0.74～0.99），妊娠 < 34 周（RR 0.57，95% CI 0.43～0.75）和 < 32 周（RR 0.61，95% CI 0.41～0.90）的早产。对于宫颈扩张大于 10mm 的女性，环扎术与妊娠期的显著延长相关，平均差异为 6.78 周（95% CI 5.32～8.24），分别可减少妊娠 < 34 周（RR 0.56，95% CI 0.45～0.69），妊娠 < 32 周（RR 0.50，95% CI 0.38～0.65），妊娠 < 28 周（RR 0.41，95% CI 0.20～0.85）和 < 24 周（RR 0.35，95% CI 0.18～0.67）的早产，与对照组相比围产儿结局改善。然而，对于宫颈长度正常的双胎妊娠（如既往早产史的女性有环扎术指征或仅仅是双胎妊娠），由于研究数据有限，环扎术的疗效还不明确。

因此，环扎术的指征是否是偶然的仍然是一个问题。显然，良好的临床判断是必不可少的。

五、子宫托

另一种用于环绕支撑子宫颈的技术是子宫托。Arabin 子宫托是最常用的一种。不过，使用子宫托并非新鲜的想法。1959 年，Cross 描述了在宫颈功能不全、撕裂伤或子宫畸形的患者中使用环形子宫托[31]。从那时起，其他设备包括 Hodge 子宫托和甜甜圈形子宫托（图 16-1 显示了霍奇子宫托的原位超声图）也逐渐开始应用。子宫托的作用是从后面压迫关闭内口，并改变宫颈管的倾斜度。这种位置的改变可以防止直接压迫子宫内口膜和子宫颈本身。因此，子宫的重量可能指向子宫前下段，而不是子宫颈。子宫托是通过压缩剩余宫颈组织的附着物来保护宫颈黏液塞的。宫颈黏液塞可保护宫腔免受上行感染及随后的流产或早产[32, 33]。TVU 也显示了子宫托插入后的宫颈延长[34]。

最常用的子宫托是由 Arabin 设计的。它是一个圆锥形柔韧的硅胶子宫托。圆顶形状类似阴道穹窿，因此它能够包围靠近内口的宫颈部分。它有不同的大小，且在硅胶上有穿孔，以便排出阴道穹窿的阴道分泌物。

（一）子宫托的优势

与环扎术相比，子宫托有许多优点。无须麻醉剂就可以安装子宫托，并且它不像环扎术那样具有侵入性。宫颈组织内没有异物，降低了感染的风险。宫颈组织撕裂时，缝合处的组织收缩或受压坏死，均无开窗现象。与其他子宫托一样，Arabin 子宫托改变了子宫颈的角度[35, 36]，使子宫颈的角度往锐角方向发展，从而使子宫重量转移到前段。这种角度的改变被认为是为了防止直接压迫宫颈内口的羊膜。子宫托还通过关闭内口来保护宫颈黏液塞。宫颈黏液塞可预防上行感染[35, 36]。环扎术，另一方面，相当于引进一个异物接近黏液塞，可能会增加感染风险。如果有羊膜破裂，最好切除缝合的环扎带，以防止感染。然而，如果患者得到了保守的治疗，子宫托却可以保留在原位[37]。此外，移除子宫托也相对容易。因为在某些环扎术中，缝合线可能会嵌入，使得移除环扎带变得非常困难。其中一位作者（HC）曾在一位怀了双胞胎的早孕流产患者身上发现，由于子宫颈压力过大，子宫颈被切断移除。21 周放入一个子宫托后出现胎膜早破。

（二）正确放置子宫托

如果使用 Arabin 子宫托，应该先润滑子宫托，夹在拇指和其余手指之间，放入阴道口。在阴道内，展开子宫托，使较小的内环朝向子宫颈。圆顶被推向阴道穹窿直到宫颈被完全包围。一旦到位，患者感觉不到子宫托。随后，可以进行指检或超声检查，以确认宫颈凸向子宫托内环。Arabin 和 Alfirevic[38] 发表了一份表格，建议在不同的适应证中使用不同尺寸的子宫托。

如果分娩迫在眉睫或者出现有效宫缩的话，应该取下子宫托。然而，正常情况下，在大约 37 周时，子宫托将被移除。如果有宫颈水肿，移除时患者可能会感觉疼痛。在任何情况下，子宫颈都应该通过子宫托圆顶的内环向后推出。

（三）结果

Arabin 发表了一项研究结果，对 46 名 24 周前宫颈长度＜ 25mm 的女性进行了研究[35]。23 名女性被放入了子宫托，与另外 23 名接受期待治疗的女性进行了结果比较。子宫托组分娩时的平均胎龄为 35^{+6} 周，对照组为 33^{+2} 周（ $P = 0.02$ ）。

对于宫颈短（小于 25mm ）的患者，进行了两个随机对照试验，然而，结果存在差异。在 Goya 等 [37] 的试验中，与预期治疗组的 193 名女性相比，使用子宫托组的患者在 37 周前早产的发生率统计学上显著降低（RR 0.36，CI 0.27～0.49 ）。34 周前（RR 0.24，CI 0.13～0.43 ）和 28 周前（RR 0.25，CI 0.09～0.73 ）的出生率也较低。此外，与预期治疗组相比，子宫托组的女性需要的催产药（RR 0.63，95% CI 0.50～0.81 ）和皮质类固醇（RR 0.66，95% CI 0.54～0.81 ）也比较少。然而，Hui 等 [40] 的试验也评估了在常规中期妊娠超声检查中选择宫颈长度较短的单胎妊娠女性放置子宫托后的情况。子宫托组分娩时的平均胎龄为 38.1 周，而预期治疗组为 37.8 周。28 周、34 周或 37 周前的分娩率也没有显著差异。然而，在 Hui 等 [40] 的研究中，一些有望受益的女性被排除在外，例如，在前一次怀孕中有环扎术、宫颈扩张或有宫颈功能不全病史的女性被排除在外。

子宫托放置已经在双胎妊娠中检测过了 [40, 41]。同样，结果各不相同。在 Hui 等 [40] 的试验中，预防性使用子宫托并没有减少不良的围产结局。然而，在 20 周宫颈长度小于 38mm 的女性亚组中，子宫托组新生儿预后不良的发生率为 12%（ 9/78 ），而预期治疗组为 29%（ 16/55 ）。子宫托的主要影响是 32 周前分娩明显减少（RR 0.49，CI 0.24～0.97 ）。然而，在 Merced 等 [41] 的试验中，观察到 34 周前的早产率存在显著差异。子宫托组中发生 PTB 为 11/67（ 16.4% ）而对照组中 21/65（ 32.3% ）（ RR 0.51，CI 0.27～0.97 ）。早产率< 28 周和< 37 周无显著性差异。子宫托组要求新发的先兆早产进行再入院检查的频率较低（RR 0.28，CI 0.10～0.80 ）。小于 2500g 的新生儿数量也显著减少（ RR 0.25，CI 0.15～0.43 ）。

六、治疗方式的比较

与其他治疗方式相比，子宫托治疗的效果似乎没有什么差别。Alfirevic 等 [42] 比较了三组既往早产史和宫颈短女性的队列研究。142 名女性进行了环扎术。59 名女性接受了阴道孕酮治疗，42 名女性接受了子宫托治疗。在围产期丢失、新生儿发病率或早产方面没有显著差异，但阴道孕酮组 34 周前的出生率高于子宫托组。Dang 等 [39] 在一项随机试验中，对 300 例双胎妊娠的女性进行了阴道微粒孕酮与子宫托组的比较。在双胎妊娠且宫颈长度小于 38mm 的女性中，两组妊娠小于 34 周时早产的发生率相似。然而，在宫颈长度< 28mm 的女性中，子宫托组妊娠不到 34 周的早产率从 46%（ 16/35 ）显著降低到 21%（ 10/47 ）（ RR 0.47，CI 0.24～0.90 ）。

目前还没有足够的证据来支持对有早产风险的女性（包括单胎和双胎）进行子宫托或者环扎术的常规治疗。许多因素共同导致了子宫颈缩短和早产，认为一种治疗方式可以造福所有女性的想法远非现实。每位患者都需要因人而异和量身定做的治疗方案。

参 考 文 献

[1] Dulay, AT. Cervical Insufficiency. Merck Manual Professional: Gynecology and Obstetrics: Abnormalities of Pregnancy.

[2] Crosby WM, Hill EC. Embryology of the Müllerian duct

system. Review of present–day theory. *Obstet Gynecol*. 1962;20:507.

[3] Danforth DN. The fibrous nature of the human cervix, and its

relation to the isthmic segment in gravid and nongravid uteri. *Am J Obstet Gynecol.* 1947;53:541–60.

[4] Iams JD, Goldenberg RL, Meis PJ et al. The length of the cervix and the risk of spontaneous premature delivery. National Institute of Child Health and Human Development Maternal Fetal Medicine Unit Network. *N Engl J Med.* 1996;334:567–72

[5] Berghella V, Owen J, MacPherson C et al. Natural history of cervical funneling in women at high risk for spontaneous preterm birth. *Obstet Gynecol.* 2007;109:863–9.

[6] Heath VC, Southall TR, Souka AP et al. Cervical length at 23 weeks of gestation: Prediction of spontaneous preterm delivery. *Ultrasound Obstet Gynecol.* 1998;12:312–7

[7] Crane JM, Hutchens D. Transvaginal sonographic measurement of cervical length to predict preterm birth in asymptomatic women at increased risk: A systematic review. *Ultrasound Obstet Gynecol.* 2008;31:579–87.

[8] Committee opinion no. 522: Incidentally detected short cervical length. *Obstet Gynecol.* 2012;119:679–82.

[9] Tsoi E, Fuchs IB, Rane S et al. Sonographic measurement of cervical length in threatened preterm labor in singleton pregnancies with intact membranes. *Ultrasound Obstet Gynecol.* 2005;25:353–6

[10] Harlap S, Shiono PH, Ramcharan S et al. A prospective study of spontaneous fetal losses after induced abortions. *N Engl J Med.* 1979;301:677–81.

[11] Levine LD, Sammel MD, Hirshberg A et al. Does stage of labor at time of cesarean delivery affect risk of subsequent preterm birth? *Am J Obstet Gynecol.* 2015;212:360.e1–7

[12] Sjøborg KD, Vistad I, Myhr SS et al. Pregnancy outcome after cervical cone excision: A case–control study. *Acta Obstet Gynecol Scand.* 2007;86:423–8.

[13] Caspi E, Schneider DF, Mor Z, Langer R, Weinraub Z, Bukovsky I. Cervical internal os cerclage: Description of a new technique and comparison with Shirodkar operation. *Am J Perinatol.* 1990;7:347–9.

[14] Anthony GS, Walker RG, Robins JB. The use of transabdominal cervicoisthmic cerclage in successive pregnancies. *Eur J Obstet Gynecol Reprod Biol.* 2006;125:271–2.

[15] Topping J, Farquharson RG. Transabdominal cervical cerclage. *Br J Hosp Med.* 1995;54:510–2.

[16] MRC/RCOG Working Party on Cervical Cerclage. Final report of the Medical Research Council/Royal College of Obstetricians and Gynaecologists multicentre randomised trial of cervical cerclage. *Br J Obstet Gynaecol.* 1993;100:516–23.

[17] Alfirevic Z, Stampalija T, Medley N. Cervical stitch (cerclage) for preventing preterm birth in singleton pregnancy. *Cochrane Database Syst Rev.* 2017; Article ID CD008991.

[18] Berghella V, Rafael TJ, Szychowski JM et al. Cerclage for short cervix on ultrasonography in women with singleton gestations and previous preterm birth: A meta–analysis. *Obstet Gynecol.* 2011;117:663–71.

[19] Berghella V, Ciardulli A, Rust OA et al. Cerclage for sonographic short cervix in singleton gestations without prior spontaneous preterm birth: Systematic review and meta–analysis of randomized controlled trials using individual patient–level data. *Ultrasound Obstet Gynecol.*

2017;50:569–77.

[20] Sheiner E, Levy A, Katz M et al. Pregnancy outcome following recurrent spontaneous abortions. *Eur J Obst Gynecol Reprod Biol.* 2005;118:61–5

[21] Hughes N, Hamilton EF, Tulandi T. Obstetric outcome in women after multiple spontaneous abortions. *J Reprod Med.* 1991;36:165–6.

[22] Conde–Agudelo A, Romero R, Nicolaides K et al. Vaginal progesterone vs. cervical cerclage for the prevention of preterm birth in women with a sonographic short cervix, previous preterm birth, and singleton gestation: A systematic review and indirect comparison metaanalysis. *Am J Obstet Gynecol.* 2013;208:42.

[23] Airoldi J, Pereira L, Cotter A et al. Amniocentesis prior to physical exam–indicated cerclage in women with midtrimester cervical dilation: Results from the expectant management compared to Physical Exam–indicated Cerclage international cohort study. *Am J Perinatol.* 2009;26:63–8.

[24] Pereira L, Cotter A, Gómez R et al. Expectant management compared with physical examination–indicated cerclage (EM–PEC) in selected women with a dilated cervix at 14(0/7)–25(6/7) weeks: Results from the EM–PEC international cohort study. *Am J Obstet Gynecol.* 2007;197:483.

[25] Berghella V, Ludmir J, Simonazzi G et al. Transvaginal cervical cerclage: Evidence for perioperative management strategies. *Am J Obstet Gynecol.* 2013;209:181–92.

[26] Saccone G, Rust O, Althuisius S, Roman A, Berghella V. Cerclage for short cervix in twin pregnancies: Systematic review and meta–analysis of randomized trials using individual patient–level data. *Acta Obstet Gynecol Scand.* 2015;94:352–8

[27] American College of Obstetricians and Gynecologists. ACOG Practice Bulletin No.142: Cerclage for the management of cervical insufficiency. *Obstet Gynecol.* 2014;123:372–9.

[28] Houlihan C, Poon LC, Ciarlo M, Kim E, Guzman ER, Nicolaides KH. Cervical cerclage for preterm birth prevention in twin gestation with short cervix: A retrospective cohort study. *Ultrasound Obstet Gynecol.* 2016;48:752–6.

[29] Abbasi N, Barrett J, Melamed N. Outcomes following rescue cerclage in twin pregnancies. *J Matern Fetal Neonat Med.* 2018;31:2195–220

[30] Li C, Shen J, Hua K. Cerclage for women with twin pregnancies: A systematic review and metaanalysis. *Am J Obstet Gynecol.* 2019;220(6):543–57.e1.

[31] Cross R. Treatment of habitual abortion due to cervical incompetence. *Lancet.* 1959;274:127.

[32] Becher N, Adams Waldorf K, Hein M et al. The cervical mucus plug: Structured review of the literature. *Acta Obstet Gynecol Scand.* 2009;88:502–13.

[33] Lee DC, Hassan SS, Romero R et al. Protein profiling underscores immunological functions of uterine cervical mucus plug in human pregnancy. *J Proteomics.* 2011;74:817–28.

[34] Mendoza M, Goya M, Gascon A et al. Modification of cervical length after cervical pessary insertion: Correlation weeks of gestation. *J Matern Fetal Neonat Med.* 2017;30:1596–601.

[35] Arabin B, Halbesma JR, Vork F et al. Is treatment with vaginal pessaries an option in patients with a sonographically detected short cervix? *J Perinat Med.* 2003;31:122–33.

[36] Goya M, Pratcorona L, Higueras T et al. Sonographic cervical length measurement in pregnant women with a cervical pessary. *Ultrasound Obstet Gynecol.* 2011;38: 205–9.

[37] Goya M, Pratcorona L, Merced C et al. Cervical pessary in pregnant women with a short cervix (PECEP): An open-label randomised controlled trial. *Lancet.* 2012;379:1800–6.

[38] Arabin B, Alfirevic Z. Cervical pessaries for prevention of spontaneous preterm birth: Past, present and future. *Ultrasound Obstet Gynecol.* 2013;42:390–9

[39] Dang VQ, Nguyen LK, Pham TD et al. Pessary compared with vaginal progesterone for the prevention of preterm birth in women with twin pregnancies and cervical length less than 38 mm: A randomized controlled trial. *Obstet Gynecol.* 2019;133:459–67.

[40] Hui SY, Chor CM, Lau TK et al. Cerclage pessary for preventing preterm birth in women with a singleton pregnancy and a short cervix at 20 to 24 weeks: A randomized controlled trial. *Am J Perinatol.* 2013;30:283–8.

[41] Merced C, Goya M, Pratcorona L et al. Cervical pessary for preventing preterm birth in twin pregnancies with maternal short cervix after an episode of threatened preterm labor: Randomised controlled trial. *Am J Obstet Gynecol.* 2019;221(1):55.e1–55.e14.

[42] Alfirevic Z, Owen J, Carreras Moratonas E et al. Vaginal progesterone, cerclage or cervical pessary for preventing preterm birth in asymptomatic singleton pregnant women with history of preterm birth and a sonographic short cervix. *Ultrasound Obstet Gynecol.* 2013;41(2):146–51.

第 17 章　在反复妊娠丢失中哪些遗传筛查是合适的

What Genetic Screening Is Appropriate in Recurrent Pregnancy Loss?

Howard Cuckle　著

沈鉴东　马　翔　刘嘉茵　译

一、概述

近几十年来，胎儿非整倍体产前筛查已经从最初的中孕期单一血清标记物检测逐步发展到包括早、中孕期的多个血清标记物和胎儿超声标记物相互结合的复杂方案。根据筛查结果综合评估胎儿受累风险的高低，对于高风险的孕妇需要接受有创产前诊断咨询。

最近的两项技术发展改变了之前的产前筛查方案。第一，孕妇血浆中细胞游离 DNA（cell-free DNA，cfDNA）作为单一筛查标志物较之前所有筛查方案均具有明显的优势。第二，产前染色体微阵列技术（chromosomal microarray，CMA）能够准确检测到染色体亚显微结构的缺失和重复，而这是之前传统细胞遗传学核型分析所不能检测到的，这极大地丰富了对有创性产前诊断所获得的胎儿样本的诊断潜能。

反复妊娠丢失（recurrent pregnancy loss，RPL）夫妇在接下来的妊娠中，胎儿染色体异常风险增加。而且，他们往往更加不愿意接受绒毛膜绒毛取样（chorionic villus sampling，CVS）和羊膜穿刺，这样会增加流产风险的有创性产前诊断。所以，这类夫妇可能需要一些不同的筛查选项。

为了确定这些人群最适合采用哪些筛查方案，本章内容讨论了目前所有的筛查方案。筛查属于公共卫生范畴，因此，筛查策略的选择必须基于普通人群。对于那些愿意自己支付医疗费用的人来说，这未必是最好的检测选项。这两种情况本章均有讨论。

二、常规筛查的目的

染色体异常筛查的目的是为了鉴别出染色体异常胎儿高风险的孕妇，从而减少不必要的有创检查带来的花费和损伤风险。地方政策和国家方针划定什么样的截断值作为有创检查的风险阈值，一般是由医疗保健提供者、报销费用和专业机构综合平衡得到的结果。在 70 000 名新生儿核型筛查中发现，新生儿染色体异常（不包括嵌合体）相对少见，约 0.6%[1]。所以，从最早期开始，无选择性全面的有创性产前检测策略就没有被采纳，而这些有创性检查主要针对那些高龄女性和有染色体异常家族史的人群。

研究显示，孕产妇年龄 30 岁、35 岁、40 岁和 45 岁时，Down 综合征（21 三体）的出生患病率分别为 0.11%、0.26%、0.98% 和 3.5%[2]。在 35—39 岁和 40—44 岁的孕妇人群中，常见的常染色体三体综合征，如 Down 综合征、Edwards 综合征（18 三体）、Patau 综合征（13 三体），其风险预估值分别为 0.48% 和 1.6%，而如果包含所有染色体异常时，风险预估值分别为 0.81% 和 2.4%[3]。染色体异常家族史带来的生育风险远高于母源染色体平衡易位携带者[4]，而后者相对于父源携带者和非携带者夫妇，其风险仅略高于母亲特定年龄的风险。曾生育 Down 综合征非携带者夫妇在中孕期 Down 综合征的额外风险是 0.54%，而其他染色体非整倍体的额外风险是 0.24%[5]。

针对这两类高风险人群的检测对预防出生患病率影响甚微，因为大部分胎儿染色体异常发生在年轻女性，并且是散发的。基于这样的考虑，促使侵入性产前检测新方法的不断发展。

三、传统筛查模式

从 20 世纪 80 年代中期开始，一系列母体血清非整倍体标记物被发现，包括：人绒毛膜促性腺激素（hCG）、游离人绒毛膜促性腺激素 β 亚单位（β-HCG）、甲胎蛋白（AFP）、非结合雌三醇（uE$_3$）、抑制素 A 和妊娠相关血浆蛋白 A（PAPP-A）。与此同时，研究者们还发现了更具有特征性的早孕期超声标记物，包括：颈项透明带（NT）、鼻骨（NB）、三尖瓣反流（TR）和静脉导管（DV）。

同时测定各种标记物组合，形成了第一个有效筛选方案的基础。常常通过统计模型来计算预期的检出率和假阳性率，来衡量给定的筛查策略的功效。

（一）四联筛查

AFP、游离 β-hCG、uE$_3$ 和抑制素 A 是中孕早期最好的母体血清筛查标记物组合。当采用足月 1/250 的风险截断值（英国标准），该模型预测 Down 综合征的检出率和假阳性率分别为 68% 和 4.2%[6]。而在美国，通常采用中孕期 1/270 的风险截断值，相当于足月 1/350 的风险截断值，检出率和假阳性率分别为 73% 和 5.9%。

（二）联合筛查

孕 10 周的 PAPP-A、游离 β-hCG 检测及孕 11 周的 NT 测量是最被广泛使用的早孕期联合筛查方案。该模型预测 Down 综合征检出率为 82%，假阳性率为 2.4%[6]。在美国，该方案预期检出率和假阳性率分别为 84% 和 3.2%。

相同的标记物筛查也可以检测到大部分 Edwards 综合征病例。在中孕期，这需要设置独立的风险截断值，但在早孕期，大多数是由于 Down 综合征风险增加而被检测到的。由于 Down 综合征高风险，许多其他严重但非致命的染色体异常也偶然被发现[7]。虽然更多的是与极端标志物水平相关，特别是 NT[8]，但计算其他疾病的风险并不是常规做法。

序贯筛查也被用于提高 Down 综合征和其他常见三体综合征的检出率，常见于以下两种形式。

（三）酌情筛查

这是最有效的序贯筛查方案。该方案开始于早孕期，综合妊娠第 11 周标记物检测，采用最高的风险截断值，从而筛选出少数孕妇进行 CVS。其余的孕妇则进行中孕期的四联标记物筛查，通过综合 7 个早、中孕期的标记物水平进行风险预测。当设置足月 1/250 的风险截断值，该模型预测 Down 综合征的检出率和假阳性率分别为 88% 和 1.6%；当设置中孕 1/270 的风险截断值，该模型预测的检出率和假阳性率分别为 89% 和 2.0%[6]。

（四）整合筛查

整合筛查的基础是采用早、中孕期最好的标记物：早孕期的 PAPP-A 和 NT，中孕期的四联标记物。与酌情筛查不同，所有孕妇均接受早、中孕期的标志物检测，直到所有筛查都完成才报告结果。这种保密性的筛查（早孕期指标）会带来伦理和实际操作问题。并且，该模型预测的结果和酌情筛查相似：当设置足月 1/250 的风险截断值时，Down 综合征的检出率和假阳性率分别为 87% 和 1.6%；当设置中孕 1/270 的风险截断值时，检出率和假阳性率分别为 89% 和 2.1%[6]。所以，该方案没有被广泛使用。

当合并更新的早孕期超声标记物，如 NB、TR 和 DV，可以大大提高对常见三体和其他染色体异常的检出率。例如，在联合筛查方案中常规加入 NB 测量可以改进 Down 综合征的筛查效果：当设置足月 1/250 的风险截断值时，检出率和假阳性率分别为 90% 和 1.4%；当设置中孕 1/270 的风险截断值时，检出率和假阳性率分别为 91% 和 1.8%[6]。如果在酌情筛查方案中加入 NB 测量时，Down 综合征的检出率和假阳性率分别为 91% 和 0.8%（足月 1/250 的风险截断值），或 92% 和 0.9%（中孕 1/270 的风险截断值）[6]。

引入中孕期超声标记物也是可能的，其中一个选择就是测量三个"面部轮廓"指标，测量的平面同双顶径，包括：颈项皮肤褶皱（NF）、鼻骨长度（NBL）和前鼻骨厚度（PT），这些指标结合四联筛查的模型预测效果可以比得上早孕期联合筛查，Down 综合征的检出率和假阳性率分别为 87% 和 1.8%（足月 1/250 的风险截断值），或者 89% 和 2.4%（中孕 1/270 的风险截断值）[6]。

并且，通过中孕晚期异常扫描和遗传超声测定的所谓"软"标记可以用于修正风险值。这些不是非常特征性的非整倍体标记物，用于筛查 Down 综合征的检出率和假阳性率分别为 69% 和 5%[9]。然而，一些临床医师确实在使用这些筛查，特别是用于那些早中孕期筛查发现临界风险的女性。以往常常这样简单的选择，当出现一个或多个这样的"软"标记而又没有禁忌证时，倾向于进一步侵入性检测。这种简单的处理方式不再是可取的，取而代之的是、先前的风险需要通过一系列"软"标记的似然比来修正[10]。

四、cfDNA 筛查

与传统方法相比，孕妇血浆 cfDNA 检测在筛查 Down 综合征、Edwards 综合征和 Patau 综合征方面更为有效，它也可以应用于性染色体异常（sex chromosome abnormalities, SCAs）的筛查。然而，临床医师和患者都需要意识到这项新技术的局限性。特别是，错误地认为 cfDNA 筛查是一种产前诊断而替代目前的侵入性检测。事实上，当 cfDNA 筛查为"阳性"时，需要进一步行 CVS 或羊膜穿刺来确认诊断 [11]。

最近发表的关于 cfDNA 筛查结果的 Meta 分析 [12]，包含了 47 项研究数据，这些研究是具有完整结局信息的高危孕妇的回顾性血浆样本（大部分是在侵入性产前诊断前抽取），或者在常规产前筛查中抽取的前瞻性样本。回顾性研究可以假定为基本无偏倚，但是前瞻性研究可能因为不完全随访和"生存"偏倚（被检测到的非存活病例的纳入）过高地估计了检出率。

然而，目前有些实际问题限制其广泛应用，包括经济学、无法解释的结果、患者的选择、原则上可行的不同方案的指针。

（一）初级 cfDNA 筛查

这一方案是针对所有女性，仅包括回顾性研究，可能提供一个保守的性能评估，估计 Down 综合征的检出率为 99.3%，假阳性率为 0.11%。

基于相同的研究，初级 cfDNA 筛查对于 Edwards 综合征和 Patau 综合征的检出率分别为 97% 和 90%，与仅采用 Down 综合征风险截断值的传统联合筛查的偶然检出率相当。对于 Turner 综合征和其他 SCAs，检出率分别为 93% 和 94%，这远高于联合筛查。然而，Meta 分析中的大多数研究都排除了嵌合体病例，这是 Turner 综合征的一个特殊问题，因为在活产病例中 Turner 综合征嵌合体很常见。因此，研究中的大部分病例可能是最终会自然流产的妊娠，并没有充分反映临床上更重要的存活病例 [13]。

初级 cfDNA 筛查所有非整倍体的假阳性率接近 0.8%，显著低于联合筛查的 5%。初级 cfDNA 筛查对于 Down 综合征的阳性预测值（PPV）是 1/2，也远高于联合筛查的 1/50。

在传统筛查中，非整倍体不一致的双胞胎生化标记物水平介于非整倍体一致双胞胎和正常双胞胎之间，因此检出率降低。在 cfDNA 筛查中也可以看到类似的结果，但 cfDNA 筛查性能还是远高于联合筛查：一篇包含 11 个研究的 Meta 分析显示 [12, 14 - 18]，Down 综合征检出率为 97%，Edwards 综合征检出率为 90%，Patau 综合征检出率为 100%，假阳性率为 0.06%。有一项研究显示，联合筛查的 Down 综合征检出率为 90%，假阳性率为 5.9%[19]。

有一定比例的 cfDNA 筛查失败，需要重新采样。大约 2% 的无检测结果主要是由于孕妇血浆中胎儿 cfDNA 比例过低或者临界值。在双胞胎中、孕期过早采样或肥胖女性的检测失败率更高。间隔一周或以上重新采样可以获得一部分的检测结果，但是仍然有大约 1/3 的样本无法获得检测结果。

增加了 Down 综合征的检出率并具有很低的假阳性率，这提示初级 cfDNA 筛查应该取代传统筛查方案。然而，一个重要的限制因素就是 cfDNA 检测的单位成本过高。从公共卫生学的角度出发，最重要的财政考虑是避免一个由传统筛查方案漏检的 Down 综合征患儿的出生的"边际成本"。一些研究已对此进行了评估，并发现"边际成本"将比 Down 综合征相关的终生成本高几倍，除非 cfDNA 检测的单位成本大幅下降，事实上，cfDNA 检测成本已经正在下降中 [20]。

（二）二级 cfDNA 筛查

在这种选择中，cfDNA 仅限于传统筛查结果阳性的女性。由于 cfDNA 检测比侵入性产前诊断便宜，至少花费不增加。但是，尽管假阳性率非常低，但检出率低于传统产前诊断。

七项研究报道了常规筛查结果阳性的患者中选择 cfDNA 进一步检测 [21-27]，选择比例在不同研究之间显著不同，其中只有三项研究是更多的女性选择 cfDNA 而不是侵入性产前检测。

（三）酌情 cfDNA 筛查

这一方案类似于传统的酌情筛查方案，选择传统筛查 20% 最高风险的孕妇进一步行 cfDNA 检测，该模型预测的 Down 综合征检出率和假阳性率分别为 94% 和 0.02%。即使以 cfDNA 检测的当前单位成本来计算，此方案也具有成本效益 [20]。也可以通过增加早孕期联合筛查标记物来增强酌情 cfDNA 筛查方案的效果，当增加两种母体血清标记物、胎盘生长因子（PlGF）和 AFP，将使 Down 综合征检出率提高到 96%。

五、常规绒毛膜绒毛取样或羊膜穿刺术

美国妇产科学会建议，无论孕妇是否有特定适应证，都应为所有孕妇提供"诊断性检测筛查"[28]。任何一个公共卫生系统都会因为其高成本而禁止这一策略，尽管它可以最大化地检出染色体异常。当然，CVS 和羊膜穿刺术的损害也需要慎重考虑。

目前只有一项羊膜穿刺术的随机临床试验，试验组和对照组之间胎儿丢失的差异率为 0.8%[29]。随机试验比较了 CVS 与羊膜穿刺术的结局，CVS 组的胎儿丢失率略有增加。然而，当联合筛查阳性的孕妇被随机分配到侵入性产前检测组和 cfDNA 检测组时，两组的胎儿丢失率相似 [30]。并且，一篇最近的系统综述纳入了非随机对照研究，比较这两种采样术具有相似的胎儿丢失率 0.4%[31]。

非随机对照研究数据的一个问题在于，接受侵入性产前检测的孕妇与未行检测的孕妇具有先天不同的胎儿丢失风险。最近的研究也考虑到了这个不同点。在一个包含超过 30 000 名孕妇的早孕期 Down 综合征风险筛查研究中，逻辑回归分析被用于计算胎儿丢失风险 [32]，2396 名行 CVS 的孕妇胎儿丢失率没有显著增加。一项来自丹麦的包含 150 000 名孕妇的全国性研究，对联合筛查阳性后接受和未接受侵入性产前检测的孕妇行分层比较分析 [33]，没有发现接受 CVS 或羊膜穿刺术的孕妇增加胎儿丢失风险。

从这些最近的分析得出的结论是，在有经验的医师操作下，侵入性产前诊断的危害远小于过去，甚至可以忽略不计。然而，应该指出的是，目前在一些地方接受 cfDNA 检测的孕妇比例增长迅速，故此接受侵入性手术的病例数量随之下降，这可能会大大减少具有足够 CVS 和羊膜穿刺术经验的医师的数量。

（一）产前染色体微阵列芯片

侵入性产前诊断在检测染色体异常的敏感性有一定的局限，传统核型分析为 5～10Mb，比较基因组杂交（CGH）为 3Mb。反之，使用染色体微阵列技术（CMA）进行分子核型分析可以检测除平衡重排之外的亚显微结构改变或拷贝数变异（copy-number variants，CNV）。在过去 20 年中，使用这种技术在成人和儿童中鉴别出具有智力障碍或畸形特征的 CNV 方面积累了丰富的经验。现在可以将相同的方法用于 CVS 和羊膜穿刺术样本。

在对 4282 个样本的 CMA 和标准核型分析的"背靠背"研究中，除了预期不可识别的平衡重

排和三倍体，CMA 检测到所有通过核型分析发现的异常 [34]。

此外，在整倍体妊娠中，CMA 检测到 2.5% 具有已知的病理表型或潜在临床意义的病例，另外有 3.4% 的变异具有不确定的临床意义。随着时间和经验的积累，约 50% 的变异很可能被证明是良性的。

cfDNA 和侵入性检测之间的选择在是否具备 CMA 技术的中心可能会有所不同，因为 CMA 可以鉴别核型分析无法检测到的已知或潜在的具有临床意义的微缺失 / 微重复综合征。因为这类综合征的表型常常包括身体畸形，所以对于那些超声筛查发现异常 [34] 或孤立性 NT 超过 3.5mm[35] 的孕妇行侵入性产前检测，CMA 的异常检出率最高。即使对那些传统 Down 综合征筛查阳性的孕妇，也可以获得显著的异常检出率。另一方面，CMA 可能会发现未知临床意义的或仅有轻度表型的变异，给孕妇带来相当大的焦虑感，以及可能导致基本正常妊娠的潜在终止。

（二）扩展 cfDNA 筛查

主要的商业机构已经将 cfDNA 筛查扩展到包括一些 CNV，现在所有的机构筛查方案都包括 22q11.2 微缺失综合征。很多机构还包含了一些不太常见但表型严重的综合征，如 Williams–Beuren 综合征（7q11）、Prader–Willi 综合征和 Angelman 综合征（15q11–12）、Miller–Dieker 综合征（17p13）、Smith–Magenis 综合征（17p11）、Wolf–Hirschhorn 综合征（4p16）、cri–du–chat 综合征（5p15）、Langer–Giedon 综合征（8q23–24）、1p36 微缺失综合征、Jacobsen 综合征（11q24.1）等。微缺失检测的能力受限于可识别缺失的最小片段大小、测序深度 [36]，以及有些方法中的可提供信息的 SNPs 位点数。

不同于常见非整倍体筛查，CNV 筛查效能很难量化。例如，22q11.2 的检出率很可能被高估，因为在回顾性研究中，大片段缺失和显著表型易于被确定，而在前瞻性研究中，轻微表型的病例可能很多年都不会被发现。此外，回顾性评估是基于少数病例，以及人工合成的补充样本。假阳性率更容易评估，但是需要在同时评估检出率的实验室之间比较才有意义。由于实验室接诊患者类型不同，阳性预测值的直接评估会有偏倚。然而，就目前所有的文献数据分析提示，微缺失综合征的纳入筛查没有显著增加假阳性率，阳性预测值也和常见非整倍体筛查的阳性预测值相当。

六、高风险人群的公共卫生政策

非整倍体筛查最初并不是用于所有女性，仅针对那些根据母亲年龄和家族史尚未被视为高风险的女性。在美国，最激烈的争论是，"传统"高危人群中的那些希望接受诊断检测的女性被提供不太明确的筛查替代方案是不公平的。最终，认识到这种混合政策效率低下，因为有许多潜在风险较低的女性接受了侵入性检测，且筛查是统一提供的。

一般来说，RPL 女性接下来妊娠胎儿染色体异常风险增加，但是不会很显著。一项包含 47 000 名女性的侵入性产前诊断研究显示，胎儿染色体非整倍体风险随着先前流产次数稳步增加 [37]。在调整了年龄、胎次和检查指征后，1 次、2 次和 3 次或 3 次以上流产相对于无流产史的优势比分别为 1.21、1.26 和 1.51。对于 30 岁复发性流产的女性来说，其妊娠风险几乎不会超过 35 岁女性的妊娠风险，而后者也不再是常规侵入性产前诊断的指征。然而，通过对一个或多个流产胎儿或其父母的细胞遗传学分析，可能鉴别出特殊高风险夫妇。

如果胎儿染色体具有不平衡重排，应该进行父母的细胞遗传学核型分析以确定其中一方是否是平衡重排的携带者。复发风险取决于特定的重排类型，对于一些异常情况，还取决于携带者父母的性别[38]。即使胎儿组织中未发现不平衡易位，父母核型分析也可能发现结构异常，但是这样的检测并不是常规策略。在平衡易位携带者夫妇中，尽管不平衡易位不能解释更多的流产病因[41]，也不过多地增加整个染色体异常风险[42]，但其随后的妊娠更有可能以胎儿丢失为结束[39, 40]。

如果流产的胎儿具有常见的常染色体三体，则可以假定，与染色体三体活产一样，这会增加后续妊娠的风险。但是，没有直接证据表明这种影响。先前 SCA 妊娠的存在似乎并未显著增加后续妊娠中染色体三体的风险[43]。

七、RPL 夫妇的个体化选择

那些已知具有染色体平衡结构重排者，似乎是 CVS 或羊膜穿刺术侵入性产前诊断的指征。然而，有两个报道在这些夫妇中发现不平衡易位胎儿的风险并不高[40, 44]，来自荷兰的 26 对夫妇和来自日本的 23 对夫妇的侵入性产前诊断仅发现 1 例异常（2.0%）。虽然胎儿平衡重排的机会很高，但是考虑到携带父母不受影响，可以推定平衡重排胎儿也不受累。对于那些病因不明的患者，如果不考虑经济问题，主要选择是在侵入性产前诊断和筛查之间。

如果是以最大限度地检测染色体异常并提供早期保障为目的，则侵入性检测将是首选。最近的研究可以减轻对于这些手术相关的医源性胎儿丢失的担忧。可能在有经验的医师操作 CVS 和羊膜穿刺术时，并不会显著增加 RPL 患者预期的胎儿丢失率。

对于希望完全避免任何额外的胎儿丢失风险的夫妇，在各种筛查方案中，cfDNA 筛查优于其他方案，或能成为首选方法。当 cfDNA 筛查加上一组微缺失和微重复综合征时，该方案就更具有吸引力。

然而，还有一种在公共卫生项目中常常不被采纳的选项，就是当风险较高或者接近临界值时，使用传统标记物和 cfDNA 的连续序贯筛查。可以通过早、中孕期测量相关筛查标记物来重新评估风险和提供保障。在可能的情况下，不仅仅是那些常规可用的标记物，所有可能的标记物都将用来计算和修正风险，包括：①早孕期超声 NB、TR、DV、血清 PlGF、AFP；②中孕早期 NF、NBL、PT；③中孕晚期软标记物。除了 Down 综合征和 Edwards 综合征，所有类型的非整倍体风险都应该计算和修正。

随着阳性结果的积累，旨在向 RPL 女性连续分析非整倍体风险的序贯筛查方案必然会导致更高的总体假阳性率。公共卫生筛查中使用的风险截断值被用来预测资源的使用，尽管在实践中通常不太严格遵守某一截断值，而只是作为行动的指南。在序贯筛查情况下，可以考虑选择比人群筛选中使用的更低的风险截断值。如果风险增加的下一步是 cfDNA 检测，那么也可以选择侵入性产前诊断。但是，如果发现极端超声标记物，如 NT 显著增高或显著性的心脏缺陷，则可能需要使用 CMA 进行侵入性检测。

八、结论

近年来，针对胎儿染色体异常的公共卫生筛查项目已变得越来越有效，尽管各地区之间的规定差异很大。与此发展并行，侵入性产前诊断变得既安全又全面。虽然 RPL 夫妇再次妊娠胎儿染色体异常的风险增加，但并没有大到需要与普通人群选择不同的筛查方案。尽管如此，鉴于对确保结局需求的增加，RPL 夫妻可能更愿意选择一种以最小的风险提供最大检出率的筛查方案。在这些情况下，也可选择连续序贯评估策略。

参 考 文 献

[1] Hook EB, Hammerton JL. The frequency of chromosome abnormalities detected in consecutive newborn studies; differences between studies; results by sex and severity of phenotypic involvement. In: Hook EB, Porter IH, eds. *Population Cytogenetics: Studies in Humans*. New York: Academic Press; 1977, pp. 63–79.

[2] Cuckle HS, Wald NJ, Thompson SC. Estimating a woman's risk of having a pregnancy associated with Down's syndrome using her age and serum alpha–fetoprotein level. *Br J Obstet Gynaecol*. 1987;94:387–402.

[3] Hook EBH. Chromosomal abnormalities: Prevalence, risks and recurrence. In: Brock DJH, Rodeck CH, Ferguson–Smith MA, eds. *Prenatal Diagnosis and Screening*. Edinburgh: Churchill Livingstone; 1992, pp. 351–92.

[4] Boué A, Gallano P. A collaborative study of the segregation of inherited chromosome arrangements in 1356 prenatal diagnoses. *Prenat Diagn*. 1984;4:45–67.

[5] Arbuzova S, Cuckle H, Mueller R et al. Familial Down syndrome: Evidence supporting cytoplasmic inheritance. *Clin Genet*. 2001;60:456–62.

[6] Cuckle HS, Pergament E, Benn P. Multianalyte maternal serum screening for chromosomal abnormalities and neural tube defects. In: Milunsky A, Milunsky JM, eds. *Genetic Disorders and the Fetus: Diagnosis, Prevention and Treatment*, 7th ed. Hoboken: Wiley–Blackwell; 2016, pp. 483–540.

[7] Davis C, Cuckle H, Yaron Y. Screening for Down syndrome– incidental diagnosis of other aneuploidies. *Prenat Diagn*. 2014;34:1044–8.

[8] Kagan KO, Avgidou K, Molina FS et al. Relation between increased fetal nuchal translucency thickness and chromosomal defects. *Obstet Gynecol*. 2006;107:6–10.

[9] Aagaard–Tillery KM, Malone FD, Nyberg DA et al. Role of second–trimester genetic sonography after Down syndrome screening. *Obstet Gynecol*. 2009;114:1189–96.

[10] Agathokleous M, Chaveeva P, Poon LCY et al. Meta– analysis of second–trimester markers for trisomy 21. *Ultrasound Obstet Gynecol*. 2013;41:247–61.

[11] Benn P, Borell A, Chiu R et al. Aneuploidy screening: A position statement from a committee on behalf of the board of the international society for prenatal diagnosis. *Prenat Diagn*. 2015;35:725–34.

[12] Gil MM, Accurti V, Santacruz B et al. Analysis of cell– free DNA in maternal blood in screening for aneuploidies: Updated meta–analysis. *Ultrasound Obstet Gynecol*. 2017;50:302–14.

[13] Hook EB, Warburton D. Turner syndrome revisited: Review of new data supports the hypothesis that all viable 45X cases are cryptic mosaics with a rescue cell line implying an origin by mitotic loss. *Hum Genet*. 2014;133:417–24.

[14] Sehnert AJ, Rhees B, Comstock D et al. Optimal detection of fetal chromosomal abnormalities by massively parallel DNA sequencing of cell–free fetal DNA from maternal blood. *Clin Chem*. 2011;57:1042–9.

[15] Leung TY, Qu JZZ, Liao GJW et al. Noninvasive twin zygosity assessment and aneuploidy detection by maternal plasma DNA sequencing. *Prenat Diagn*. 2013;33:675–81.

[16] Srinivasan A, Bianchi D, Liao W et al. Maternal plasma DNA sequencing: Effects of multiple gestation on aneuploidy detection and the relative cell–free DNA (cffDNA) per fetus. *Am J Obstet Gynecol*. 2013;Suppl:S31.

[17] Bevilacqua E, Gil MM, Nicolaides KH et al. Performance of screening for aneuploidies by cell–free DNA analysis of maternal blood in twin pregnancies. *Ultrasound Obstet Gynecol*. 2015;45:61–6.

[18] Fosler L, Winters P, Jones KW et al. Aneuploidy screening using noninvasive prenatal testing in twin pregnancies. *Ultrasound Obstet Gynecol*. 2017;49:470–7.

[19] Madsen HN, Ball S, Wright D et al. A reassessment of biochemical marker distributions in trisomy 21–affected and unaffected twin pregnancies in the first trimester. *Ultrasound Obstet Gynecol*. 2011;37:38–47.

[20] Nshimyumukiza L, Menon S, Hina H et al. Cell–free DNA noninvasive prenatal screening for aneuploidy versus conventional screening: A systematic review of economic evaluations. *Clin Genet*. 2018;94:3–21.

[21] Chetty S, Garabedian MJ, Norton ME. Uptake of noninvasive prenatal testing (NIPT) in women following positive aneuploidy screening. *Prenat Diagn*. 2013;33: 542–6.

[22] Shah F, French KS, Osann K et al. Impact of cell–free fetal DNA screening on patients' choice of invasive procedures after a positive California Prenatal Screen result. *J Clin Med*. 2014;3:849–64.

[23] Chan YM, Leung WC, Chan WP et al. Women's uptake of non–invasive DNA testing following a high–risk screening

test for trisomy 21 within a publicly funded healthcare system: Findings from a retrospective review. *Prenat Diagn.* 2015;35:342–7.

[24] Manegold–Brauer G, Berg C, Flöck A et al. Uptake of non–invasive prenatal testing (NIPT) and impact on invasive procedures in a tertiary referral center. *Arch Gynecol Obstet.* 2015;292:543–8.

[25] Poon CF, Tse WC, Kou KO, Leung KY. Uptake of noninvasive prenatal testing in Chinese women following positive Down syndrome screening. *Fetal Diagn Ther.* 2015;37:141–7.

[26] Chitty LS, Wright D, Hill M et al. Uptake, outcomes, and costs of implementing non–invasive prenatal testing for Down's syndrome into NHS maternity care: Prospective cohort study in eight diverse maternity units. *BMJ.* 2016 4;354:i3426.

[27] Cheng Y, Leung WC, Leung TY et al. Women's preference for non–invasive prenatal DNA testing versus chromosomal microarray after screening for Down syndrome: A prospective study. *Br J Obstet Gynaecol.* 2018;125:451–9.

[28] American College of Obstetricians and Gynecologists' Committee on Practice Bulletins—Obstetrics; Committee on Genetics; Society for Maternal–Fetal Medicine. Practice Bulletin No. 162: Prenatal diagnostic testing for genetic disorders. *Obstet Gynecol.* 2016;127:e108–22.

[29] Tabor A, Philip J, Madsen M et al. Randomised controlled trial of genetic amniocentesis in 4606 low–risk women. *Lancet* 1986;1(8493):1287–93.

[30] Malan V, Bussières L, Winer N et al. Effect of cell–free DNA screening vs direct invasive diagnosis on miscarriage rates in women with pregnancies at high risk of trisomy 21. *J Am Med Assoc.* 2018;320:557–65.

[31] Beta J, Lesmes–Heredia C, Bedetti C, Akolekar R. Risk of miscarriage following amniocentesis and chorionic villus sampling: A systematic review of the literature. *Minerva Ginecol.* 2018;70:215–19.

[32] Akolekar R, Bower S, Flack N et al. Prediction of miscarriage and stillbirth at 11–13 weeks and the contribution of chorionic villus sampling. *Prenat Diagn.* 2011;31:38–45.

[33] Wulff CB, Gerds TA, Rode L et al. Danish Fetal Medicine Study Group. Risk of fetal loss associated with invasive testing following combined first–trimester screening for Down syndrome: A national cohort of 147,987 singleton pregnancies. *Ultrasound Obstet Gynecol.* 2016;47:38–44.

[34] Wapner RJ, Martin CL, Levy B et al. Chromosomal microarray versus karyotyping for prenatal diagnosis. *N Engl J Med.* 2012;367:2175–84.

[35] Grande M, Jansen FA, Blumenfeld YJ et al. Genomic microarray in fetuses with increased nuchal translucency and normal karyotype: A systematic review and meta–analysis. *Ultrasound Obstet Gynecol.* 2015;46:650–58.

[36] Benn P, Cuckle H. Theoretical performance of non–invasive prenatal testing for chromosome imbalances using counting of cell–free DNA fragments in maternal plasma. *Prenat Diagn.* 2014;34:778–8.

[37] Bianco K, Caughey B, Shaffer BL et al. Spontaneous abortion and aneuploidy. *Obstet Gynecol.* 2006;107:1098–102

[38] Benn PA. Prenatal diagnosis of chromosome abnormalities through chorionic villus sampling and amniocentesis. In: Milunsky A, Milunsky JM, eds. *Genetic Disorders and the Fetus: Diagnosis, Prevention and Treatment,* 7th ed. Hoboken: Wiley–Blackwell; 2016, pp. 178–266.

[39] Carp H, Feldman B, Oelsner G et al. Parental karyotype and subsequent live births in recurrent miscarriage. *Fertil Steril.* 2004;81:1296–301.

[40] Sugiura–Ogasawara M, Ozaki Y, Sato T et al. Poor prognosis of recurrent aborters with either maternal or paternal reciprocal translocations. *Fertil Steril.* 2004;81:367–73.

[41] Carp H, Guetta E, Dorf H et al. Embryonic karyotype in recurrent miscarriage with parental karyotypic aberrations. *Fertil Steril.* 2006;85:446–50.

[42] Franssen MTM, Korevaar JC, van der Veen F et al. Reproductive outcome after chromosome analysis in couples with two or more miscarriages: Case–control study. *Br Med J.* 2006;332:759–63.

[43] Warburton D, Dallaire L, Thangavelu M et al. Trisomy recurrence: A reconsideration based on North American data. *Am J Hum Gent.* 2004;75:376–85.

[44] Goddijn M, Joosten JHK, Knegt AC et al. Clinical relevance of diagnosing structural chromosome abnormalities in couples with repeated miscarriage. *Hum Reprod.* 2004;19:1013–7.

第18章 反复妊娠丢失后的产科结局

Obstetric Outcomes after Recurrent Pregnancy Loss

Rakefet Yoeli–Ullman　Howard J. A. Carp　Shali Mazaki–Tovi **著**

王 丹　谢万钦　王 华 **译**

一、概述

反复妊娠丢失对于患者和医师来说都是生殖医学中最具挑战性的疾病之一。在这一领域进行的绝大多数研究都是在探索病因、预测，以及治疗难题的方法。传统观点认为，有过反复妊娠丢失史的患者度过了妊娠的前三个月，主要并发症的风险不会显著增加。然而，在过去的十多年里，已经有证据表明，反复妊娠丢失与妊娠并发症（包括早产、子痫前期、胎儿生长受限、妊娠期糖尿病、胎儿畸形、胎盘早剥和围产儿死亡率）之间存在联系。这种联系的基本原理取决于几个观察结果：①反复妊娠丢失和上述妊娠并发症具有相似的危险因素和诱发条件；②观察研究强调了这两种情况之间的关系；③流行病学研究确定反复妊娠丢失是妊娠并发症的一个重要和独立的危险因素；④相似的治疗方法已被证明对反复妊娠丢失和一些妊娠并发症都是有效的。本章介绍了反复妊娠丢失与几种常见重要的妊娠并发症之间关联的证据，为这种联系提出了一个合理的解释并对文献进行批判性评价。

二、自发性早产

关于自发性早产与反复妊娠丢失之间的关系，存在着互相矛盾的证据（表18-1）。一些研究没有区分人工早产和自然早产。此外，反复妊娠丢失与某些引起医源性早产的妊娠并发症（如子痫前期、胎儿生长受限等）有共同的风险因素。因此，在解析两者之间的真正关系时又增加了一层复杂性。

Hughes 等[1] 对88例有3次或3次以上连续流产史的女性的产科结局进行了检查，并将结果与从当地产科人群中抽取的对照组进行了比较。早产率（12.5%）与对照组无差异。Sheiner 等[2] 进行了一项群体研究，对有或没有2次或2次以上连续流产的女性进行单胎妊娠评估。研究包括154 294例单胎分娩。在这些分娩中，7503例发生在反复妊娠丢失的患者中。自然早产在两组之间没有显著差异，研究组早产胎膜早破（PPROM）的发生率显著高于对照组（分别为6.5%和5.6%；$P < 0.001$）。

在两项特别注明的随机试验中，早产率与一般人群相比相对较低。Schleussner 等[3] 进行了一项

表 18-1 反复妊娠丢失与自发性早产的关联

研究 (n)	对照组 (n)	研究组早产率 (%)	对照组早产率 (%)	P	备注
Hughes 等 [1] 88	12 590	11/88（12.5%）	1 075/12 590（8.5%）	统计学无显著差异（NS）	
Cozzolino [40] 53	65	6/53（11.3%）	1/65（1.5%）	P = 0.05	OR 8.17, CI 0.95~7 0.1
Sheiner [2] n=7503	n=146 791	6.5%	5.6%	P < 0.001	PPROM
Schleussner [3] 总 n=449 研究组 （达肝素）n=226 对照组（未治疗）n=223	无对照	总：38/449（8.5%） 研究组：20/226（8.8%） 对照组：18/223（8%）	无对照		
Kaandorp [4] 总妊娠 n=200 阿司匹林+那曲肝素 n=69 阿司匹林 n=61, 安慰剂 n=70	无对照	总：11/200（5.5%） 阿司匹林+那曲肝素：7/69（10.1%） 阿司匹林：1/61（1.6%） 安慰剂：3/70（4.3%）	无对照		
Shapira [47] 总 n=306 原发性反复妊娠丢失 n=123 继发性反复妊娠丢失 n=183	无对照	总：47/306（15.3%） 原发性反复妊娠丢失：26/123（21.1%） 继发性反复妊娠丢失：21/182（11.5%）	无对照		
Reginald [5] n=175	正常人群	28%		P < 0.05	
Tulppala [6] n=63	无对照	9.7%			
Jivraj [7] n=162	n=24 699	22/162（13%）	959/24 699（3.9%）	P < 0.01	
Thom [8] n=583	n=2820	63/583（11.1%）	220/2820（7.8%）		RR 1.5, 95% CI 1.1~2.1
Brown [16] 1次流产史 n=6105 2次流产史 n=1813 ≥3次流产史 n=978	n=44 308				1次：OR 1.7, CI 1.52~1.83 2次：OR 2.0, CI 1.73~2.37 ≥3次：OR 3, CI 2.47~3.70
Hammoud [17] 1次流产 n=5 973 2次流产 n=908 ≥3次流产 n=225	n=52 280	1次：527/5973（8.8%） 2次：90/908（9.9%） ≥3次：32/225（14.2%）	3552/52 280（6.8%）	P < 0.001	

多中心、随机对照试验，包括 449 名至少连续 2 次早期流产或 1 次晚期流产的女性。干预组的女性在怀孕 24 周内接受 5000U 的达肝素钠。研究组和对照组的早产率分别为 8.8% 和 8%（P = 0.24），以任何标准来看，这都是一个相当低的比率。类似地，Kaandrop 等 [4] 报道了一项随机试验的结果，该试验包括 364 名有不明原因反复妊娠丢失史、正准备怀孕或怀孕不足 6 周的女性。参与者被随机分配到不同组，每天服用 80mg 阿司匹林加皮下注射那屈肝素，或单独服用 80mg 阿司匹林或安慰剂，对应的早产率分别为 10.1%、1.6% 和 4.3%。在一项综合分析中，早产率仅为 5.5%，对于荷兰的普通人群来说，这是一个非常低的比率。

相比之下，其他人已经发现早产与反复妊娠丢失之间存在关联。Reginald 等 [5] 在一项回顾性观察队列研究中评估了 97 名复发性流产女性中 175 例妊娠的结果，这些女性随后的妊娠进展超过 28 周。研究结果没有与在同一家医院就诊的对照组进行比较，而是与苏格兰 1973—1979 年间的标准数据进行比较。早产的患病率明显增高。Tulppala 等 [6] 对 63 名反复妊娠丢失的女性进行了一项前瞻性研究，并提出了包括抗磷脂综合征在内的详细调查方案的研究结果。早产率（9.7%）呈上升趋势。遗憾的是，结果没有与任何对照人群进行比较。Jivraj 等 [7] 研究了 1992—1998 年 162 例复发性流产女性队列，以当地人群作对照。在有反复妊娠丢失史且妊娠超过 24 周的 162 例女性中，有 22 例（13%）早产，而对照组 24 699 例中有 959 例（3.9%）早产（P < 0.01）。Thom 等 [8] 分析了华盛顿州 1984—1987 年的出生证明记录，以检验自然流产、反复妊娠丢失和随后不良妊娠结局之间的关系。638 名有 3 次或 3 次以上流产的女性的结果与先前没有自然流产的女性的结果进行了比较（n = 3099）。反复妊娠丢失的女性在妊娠 37 周以下分娩的风险更高（RR 1.5，95% CI 1.1～2.1）。重要的是，一些流行病学研究已经确认反复早产是早产的重要危险因素 [9-15]。

最近的两项研究通过证明"剂量依赖性效应"支持早产和反复妊娠丢失之间的关联。Brown 等 [16] 利用美国围产期合作项目的数据对活产单胎出生进行了研究。与没有流产史的女性相比，有过 1 次、2 次或 3 次及以上流产的女性早产的可能性分别是 1.7 倍（95% CI 1.52～1.83）、2.0 倍（95% CI 1.73～2.37）和 3.0 倍（95% CI 2.47～3.70）（定义为怀孕 37 周以下分娩）。在考虑产科和医疗史、生活方式和人口统计学因素后，这些结果仍然显著。Hammoud 等 [17] 分析了从德国石勒苏益格 – 荷斯坦州收集的围产期数据库的数据。1991—1997 年间，共有 170 254 例分娩，59 386 例未产单胎妊娠。在 59 386 例（38%）未产妇中，5973 例（10.1%）有 1 次流产史，908 例（1.5%）有 2 次流产史，225 例（0.4%）有 3 次及以上流产史。早产的风险随着先前自然流产次数的增加而增加。与没有流产史的女性（3552/6.8%）相比，曾有过 1 次（527/8.8%）、2 次（90/9.9%）或 3 次及以上（32/14.2%）流产的女性更有可能早产（P < 0.001）。PPROM 研究也发现了类似的增加：对照组：1354/2.6%，对比 1 次流产 192/3.2%，2 次 46/5.1% 和 3 次及以上 15/6.7%（P < 0.001）。Logistic 回归分析用于校正吸烟状况、母亲年龄和肥胖。有 3 次或 3 次以上流产史的患者早产的风险是无流产史女性的 2 倍以上（OR 2.46，CI 1.68～3.60）。

虽然反复妊娠丢失和早产之间的关联机制尚未阐明，但有几种可能的解释。通过宫颈机械扩张或渗透扩张的刮宫术可以解释这种联系。Saccone 等 [18] 报告了对 36 项研究（1 047 683 名女性）进行系统回顾和 Meta 分析的结果。有刮宫史的女性早产的风险明显高于对照组（5.7% vs .5.0%，OR 1.44，95% CI 1.09～1.90）。作者提出刮宫手术是早产的独立危险因素。通过对包含 1 853 017 名女性在内的 21 项研究进行系统回顾和 Meta 分析，Lemmers 等 [19] 也报道了类似的发现。Lemmers 等 [19] 讨论了宫颈扩张 – 刮宫术是否会增加随后早产的风险，发现刮宫术增加了早产的概率，如果以怀孕 37 周为时间节点，OR 值为 1.29（95% CI 1.17～1.42）。妊娠 32 周的 OR 值为 1.69（95% CI 1.20～2.38），妊娠 28 周的 OR 值为 1.68（95% CI 1.47～1.92）。当对照组为药物流产或人工流产的女性（OR 1.19；95% CI 1.10～1.28）时，风险仍然增加。当多次刮宫史与无刮宫史的女性比较时，早产（> 37 周）的 OR 值为 1.74（95% CI 1.10～2.76）。对于自发性早产，OR 值为 1.44（95% CI 1.22～1.69）。总的来说，这些数据可能暗示了先前的清宫手术和随后的早产之间的因果关系。与反复妊娠丢失和早产有关的其他危险因素包括子宫畸形 [20] 和感染（即细菌性阴道病和宫颈内感染）[21]。

三、先兆子痫前期与妊娠高血压

Hughes 等 [1] 对 88 名既往有 3 次或 3 次以上连续流产史的女性的产科结局进行了检查，并将结果与从当地产科人群中抽取的对照组进行了比较（表 18-2）。两组的先兆子痫发生率相似（分别为 2.3% 和 2.6%）。同样，Jivraj 等 [7] 研究了由 162 例复发性流产女性组成的队列，并与当地对照组比较，发现两组间妊娠高血压或先兆子痫前期的发生率（6.7%）没有差异。Sheiner 等 [2] 报道了 7503 名反复妊娠丢失孕妇和 146 791 名对照组的先兆子痫发生率相似（两组均为 3.5%，OR 1，95% CI 0.9～1.2）。值得注意的是，重度先兆子痫在有、无反复妊娠丢失史女性中的发生率有显著差异 1.6% vs. 1.1%；OR1.5；95% CI1.3～1.8；$P < 0.001$。

与这些报道一致的是，最近几项多中心随机试验发现，反复妊娠丢失患者先兆子痫的发生率较低。Schleussner 等 [3] 报道，在干预组（接受 5000U 达特肝素钠治疗）女性中，先兆子痫的发生率为 3/226 例，对照组发生率为 6/223 例（1.3% vs. 2.6%，$P = 0.74$）。Kaandorp 等报道 [4]，在有不明原因的反复妊娠丢失史的孕妇中，每天服用 80mg 阿司匹林加那屈肝素组，单独服用 80mg 阿司匹林组和安慰剂组的先兆子痫发生率分别为 2.9%、1.6% 和 1.4%。值得注意的是，在 364 名受试者中只有一例出现了 HELLP 综合征。

Trogstad 等 [22] 在挪威母婴队列的基础上进行了一项研究，这是一个以人口为基础的大型妊娠队列，样本包括 1999—2005 年间 20 846 例未经产女性的单胎妊娠。作者发现先兆子痫的风险在 3 次或 3 次以上流产后增加，但在 1 次或 2 次流产后没有增加。只有结合不孕症治疗史（OR 2.4，95% CI 1.11～5.18），这种关联才具有统计学意义。Weintraub 等 [23] 的研究进一步支持了反复妊娠丢失与先兆子痫的关系。这项病例对照研究旨在评估反复妊娠丢失出现之前活产中妊娠并发症的患病率。一次活产后至少有 2 次连续自然流产的女性（$n = 58$）与对照组（无复发流产的女性；$n = 232$）匹配。在反复妊娠丢失前的活产中，先兆子痫（轻度和重度）的发生率显著高于对照组（10.3% vs. 3.9%，$P = 0.04$）。

先兆子痫和原因不明的反复妊娠丢失之间关联可能是由于内皮功能紊乱。Germain 等 [24] 测定既往健康怀孕女性（$n = 22$）、重度先兆子痫患者（$n = 25$）和反复妊娠丢失患者（$n = 29$）的肱动脉反应性和与内皮功能障碍相关的因素，如血胆固醇、尿酸、亚硝酸盐、L- 精氨酸、血管内皮生长因子和可溶性血管内皮生长因子受体 –1。与对照组（4.5%）相比，先兆子痫组（40%）和反复妊娠丢

表 18-2 反复妊娠丢失与先兆子痫 / 妊娠高血压的关联

	研究组 (n)	对照组 (n)	研究组先兆子痫 / 妊娠高征率 (%)	对照组先兆子痫 / 妊高征率 (%)	P 值	备注
Hughes 等 [1]	88	n = 15 590	2/88 (2.3%)	333/15, 5 90 (2.1%)	统计学无显著差异 (NS)	先兆子痫 (PET)
Jivraj [7]	162	n = 24 699	13/162 (8%)	2643/24, 699 (10.7%)	NS	高血压相关疾病
Sheiner [2]	7 503	n = 146 791	轻度 PET: 3.5% 重度 PET: 1.6%	轻度 PET: 3.4% 重度 PET: 1.1%	NS P < 0.001	
Schleussner [3]	总: 449 达肝素: 226 对照 (不给药): 223	无对照	总: 9/449 (2%) 研究组: 3/226 (1.3%) 对照组: 6/223 (2.6%)			PET
Kaandorp [4]	总妊娠: 200 阿司匹林 + 那曲肝素: 69 阿司匹林: 61 安慰剂: 70	无对照	总: 4/200 (2%) 阿司匹林 + 那曲肝素: 2/69 (2.9%) 阿司匹林: 1/61 (1.6%) 安慰剂: 1/70 (1.4%)			PET
Shapira [47]	总: n = 306 原发性流产 n = 123 继发性流产 n = 183	无对照	总: 20/306 (6.5%) 原发性流产: 9/123 (7.4%) 继发性流产: 11/183 (6%)			
Trogstad [22]	总: 3159 1 次流产: 2556 2 次流产: 473 ≥ 3 次流产: 130	n = 17 687	总: 165/3159 (5.2%) 1 次: 133/2556 (5.2%) 2 次: 21/473 (4.4%) 3 次: 11/130 (8.5%)	956/17 687 (5.4%)	NS	
Cozzolino [40]	53	65	妊娠高血压: 2/53 (3.8%) PET: 1/53 (1.9%)	妊娠高血压 2/65 (3.1%) PET: 1/65 (1.5%)	NS NS	
Weintraub [23]	58	232	6/58 (10.3%)	9/232 (3.9%)	P = 0.04	反复妊娠丢失前的 PET

失组（45%）的内皮依赖性舒张功能显著降低。此外，与对照组相比，两个研究组都表现出低血清亚硝酸盐和高胆固醇。

另一个反复妊娠丢失和先兆子痫可能关联的机制是肥胖。肥胖与反复妊娠丢失[25, 26]和先兆子痫有关[27, 28]。据报道，肥胖患者先兆子痫患病率高出 2～4 倍[29]。一项针对母体 BMI 和先兆子痫的 Meta 分析表明，BMI 每增加 5～7kg/m^2，先兆子痫的风险就会加倍[30]。关于肥胖与反复妊娠丢失之间的关系，学者们提出了几种解释：①过多的脂肪组织可以通过增加糖基化血红蛋白的浓度和降低对氧的亲和力而导致缺氧状态。这种相对低氧血症可导致异常胎盘形成，严重者可导致流产，中度者可导致先兆子痫[31]；②亚临床炎症是肥胖的一个特征，而过度的炎症反应可能使女性易患子痫前期和反复妊娠丢失；③与正常体重的孕妇相比，肥胖孕妇潜在高血压或糖尿病的风险要高出 3～10 倍。

一些常见和重要的病理生理机制和易感因素与先兆子痫和妊娠高血压有关，包括抗磷脂综合征[32]、血栓形成[33, 34]、内分泌紊乱[35]、胎儿和母体遗传不匹配[36]和免疫异常[37, 38]。

四、宫内生长受限和小于胎龄

Hughes 等[1]对 88 名既往有 3 次或 3 次以上连续流产史的女性的产科结局进行了检查，并将结果与从当地产科人群中抽取的对照组进行了比较（表 18-3）。小于胎龄儿的患病率（3.4%）与对照组无差异。Sheiner 等[2]对反复妊娠丢失与宫内生长受限（IUGR）/ 小于胎龄（SGA）之间的关系进行了研究，该研究属于最大规模的人群研究之一，包括 7503 例复发性流产患者和 146 791 例对照组。两组 IUGR 发生率相同（2%）。

与其他妊娠并发症一样，有证据支持 IUGR 和反复妊娠丢失之间的联系。Reginald 等[5]在一项回顾性观察队列研究中评估了 97 名反复妊娠丢失女性中 175 例妊娠的结果，这些女性随后的妊娠进展都超过 28 周。结果与苏格兰 1973—1979 年间的标准数据进行了比较，他们报道了 30% 的宫内生长受限发生率，对标准苏格兰人群来说相对危险度为 3。Tulppala 等[6]对 63 例反复妊娠丢失的女性进行了一项前瞻性研究，结果没有与任何对照组进行比较。胎儿生长受限的患病率（20%）似乎有所增加。同样，Thom 等[8]提出 IUGR 的相对风险（RR）为 2.0（95% CI 1.4～2.8）。

Basso 等[9]分析了丹麦一个以人口为基础的队列，包括 45 449 名在 1 次或多次自然流产前有活产的女性，以及 9752 名连续 2 次活产的随机样本。他们报道有 2 次或 2 次以上流产（OR 1.4，95% CI 1.2～1.6）的 IUGR 风险增加。同样，Jivraj 等[7]研究了 162 例反复妊娠丢失女性与当地对照组，发现有和无反复妊娠丢失史患者的 SGA 发生率有显著差异（分别为 13% 和 2.1%）。

先兆子痫小于胎龄或宫内生长受限可能有相似的原因，包括螺旋动脉生理性转化失败、抗血管生成状态、内皮细胞功能障碍和母体血管内炎症反应增加。因此，反复患者易发生先兆子痫的因素可能影响胎儿生长并导致宫内生长受限。值得注意的是，有人提出，代谢状态的改变，包括肥胖、胰岛素抵抗和血脂异常使孕妇易患先兆子痫，而缺乏这些代谢改变将导致小于胎龄或宫内生长受限新生儿[39]。

表18-3 反复妊娠丢失与宫内生长受限、小于胎龄的关联

	研究组 (n)	对照组 (n)	研究组 宫内生长受限 (%)	对照组 宫内生长受限 (%)	P 值	备 注
Hughes 等 [1]	88	12 590	3/88 (3.4%)	180/12 590 (1.4%)	统计学无显著差异 (NS)	
Sheiner [2]	7503	146 791	2%	2%	NS	
Cozzolino [40]	53	65	4/53 (7.5%)	3/65 (4.6%)	NS	
Schleussner [3]	总: 449 达肝素: 226 对照 (不给药): 223	无对照	总: 11/449 (2.4%) 达肝素: 5/226 (2.2%) 对照: 6/223 (2.6%)			宫内生长受限或胎盘功能不足
Kaandorp [4]	总妊娠: 200 阿司匹林 + 那曲肝素: 69 阿司匹林: 61 安慰剂: 70	无对照	总: 18/200 (9%) 阿司匹林 + 那曲肝素: 6/69 (8.7%) 阿司匹林: 7/61 (11.5%) 安慰剂: 5/70 (7.1%)			
Shapira [47]	总: 306 原发性反复妊娠丢失: 123 继发性反复妊娠丢失: 183	无对照	总: 14/306 (4.5%) 原发性反复妊娠丢失: 11/123 (8.9%) 继发性反复妊娠丢失: 3/183 (1.6%)			
Reginald [5]	175	正常产科人群	30%			研究组宫内生长受限发生率比对照组高 3 倍
Tulppala [6]	63	无对照	20%			
Thom [8]	631	n = 3065	60/631 (9.5%)	141/3065 (4.6%)	相对概率 2.0, CI 1.4~2.8	
Basso [9]	45 449	9752				≥2 次流产后宫内生长受限风险增加 OR 值为 1.4, CI 1.2~1.6
Jivraj [7]	162	24 699	21/162 (13%)	523/24 699 (2.1%)	< 0.001	

五、妊娠期糖尿病

Cozzolino 等[40]进行了一项回顾性队列研究，调查了反复妊娠丢失女性（$n = 53$）和产前检查低风险夫妇（$n = 65$）的不良妊娠结局（表 18-4）。既往有反复妊娠丢失的女性患妊娠期糖尿病的风险显著增加，研究组有 12 例（22.6%），对照组有 3 例（4.6%）（OR 6.04，95% CI 1.60～22.76，$P = 0.007$）。Romero 等[41]在一项研究中使用果糖胺作为平均血糖指标，研究对象包括 117 名原因不明的反复妊娠丢失女性及 117 名年龄匹配的对照组，其中对照组女性至少有 1 次足月无并发症妊娠，且妊娠损失不超过 1 次。反复妊娠丢失患者的平均果糖胺浓度（224.1 ± 28.79μmol/ml）高于对照组（188.9 ± 19.3μmol/ml，$P < 0.001$）。当对反复妊娠丢失患者和对照组根据 BMI 进行分层时，这种差异仍然存在。然而，反复妊娠丢失患者和对照组中果糖胺升高（> 285μmol/L）的女性比例相似。

Vaquero 等[42]报道了一项前瞻性、双中心试验研究的结果，包括 82 名患有反复妊娠丢失和抗磷脂综合征的女性。一个中心有 29 名患者接受泼尼松和小剂量阿司匹林治疗，另一个中心有 53 名患者接受 IVIG 治疗。在泼尼松联合低剂量阿司匹林治疗组中，妊娠期糖尿病的发生率明显高于 IVIG 治疗组（14% vs. 5%，$P < 0.05$）。显然，我们不能排除泼尼松的致糖尿病效应来解释这一发现。Hughes 等[1]也报道了反复妊娠丢失与妊娠期糖尿病的关系（研究组为 17%，对照组为 2.8%，$P < 0.05$）。Sheiner 等[2]的报道研究组为 8.6%，对照组为 4.3%（$P < 0.001$）。

反复与妊娠期糖尿病关系的分子机制尚未完全确定。一个有趣的报道可能会为这种关系提供新的线索。Andraweera 等[43]研究了肥胖相关基因（FTO）rs9939609 单核苷酸多态性与反复妊娠丢失的关系。这是一项候选基因关联研究，包括 202 名有 2 次或 2 次以上妊娠早期流产且没有活产的 Sinhalese 地区女性，以及 202 名年龄和种族匹配的没有流产史和有 2 个或 2 个以上存活孩子活产的女性。与对照组相比，在反复妊娠丢失女性中，FTO rs9939609 单核苷酸多态性的 AA 基因型和 A 等位基因的频率增加（AA：OR 3.8，95% CI 1.8～8.0，$P = 0.0002$，A：OR 1.6，95% CI 1.2～2.2，$P = 0.002$）。

六、胎儿畸形

关于反复妊娠丢失与先天性异常之间的相关联的数据很少。Thom 等[8]检查了华盛顿州的出生证明记录，包括 638 名有 3 次或更多次流产的女性和一组没有流产史的女性（$n = 3099$）。患有反复妊娠丢失的女性有更高的先天畸形分娩风险（RR 1.8，95% CI 1.1～3.0）。反复妊娠丢失免疫治疗试验组研究[44]显示先天异常率为 4%，高于一般人群的预期。Schoenbaum 等[45]回顾了波士顿女性医院 1975 年和 1976 年连续分娩的 5003 例记录，并分析了妊娠 27 周或更大的单胎分娩情况。他们将有过 1 次近期人工流产或自然流产的女性与怀孕或产次相似且未发生流产的女性进行了比较，发现近期流产女性的后代先天畸形发生率增加。最后，有一些病例报道称染色体畸变会导致反复妊娠丢失和胎儿畸形[46]。现在随着超声检测胎儿畸形的进展，许多患者选择终止妊娠。因此，反复妊娠丢失史女性妊娠出生时的异常发生率可能不会高于一般人群。

表 18-4　反复妊娠丢失与妊娠糖尿病的关联

	研究组 (n)	对照组 (n)	研究组妊娠糖尿病 (%)	对照组妊娠糖尿病 (%)	P 值	备 注
Cozzolino [40]	53	65	12/53（22.6%）	3/65（4.6%）	P = 0.007	OR 6.04, CI 1.60~22.76
Romero [41]	117	117	3/117（2.5%）	0/117	统计学无显著差异（NS）	妊娠糖尿病根据果糖胺水平定义
Vaquero [42]	总 n = 82 泼尼松 + 阿司匹林 n = 29 静脉免疫球蛋白 n = 53	无对照	总 5/63（7.9%） 泼尼松 + 阿司匹林 3/22（14%） 静脉免疫球蛋白 2/41（5%）			
Shapira [47]	总 n = 306 原发性反复妊娠丢失 n = 123 继发性反复妊娠丢失 n = 183	无对照	总 43/306（14%） 原发性反复妊娠丢失 24/123（19.5%） 继发性反复妊娠丢失 19/183（10.4%）			
Hughes [1]	n = 88	n = 12 590	15/88（17%）	359/12 590（2.8%）	P < 0.05	
Sheiner [2]	n = 7503	n = 146 791	8.6%	4.3%	P < 0.001	
Tulppala [6]	n = 63	无对照	22.8%			
Jivraj [7]	n = 162	n = 24 699	3/162（1.8%）	198/24 699（0.8%）	NS	

185

七、胎盘早剥

只有两项病例对照研究比较了有无反复妊娠丢失患者胎盘早剥的发生率。Thom 等 [8] 和 Sheiner 等 [2] 都没有发现反复妊娠丢失患者胎盘早剥的风险增加。然而，如果将两项研究合并在一起，胎盘早剥的风险是显著的（OR 5.8，CI 5.1～6.6）。

与 Sheiner[2] 等的报道相比，上述合并分析中 2 个中心随机试验发现反复妊娠丢失患者胎盘早剥的发生率非常低。Schleussner 等 [3] 报道，干预（接受 5000U 达特肝素治疗）组中胎盘早剥的患病率为 0/226 名女性，对照组为 1/223（0% vs. 0.4%，P = 0.5）。Kaandorp 等 [4] 在一项包括 364 名反复妊娠丢失患者的研究中没有发现 1 例胎盘早剥。值得注意的是，Kaandorp 等 [4] 的研究排除了非典型流产患者。

Shapira 等 [47] 在一项对 420 名连续 2 次或 2 次以上流产患者进行的回顾性队列研究中，发现 162 名初次流产者和 258 名继发流产者在随后的（指数）妊娠中的早剥发生率没有显著差异（分别为 2.4% 和 0.5%，P = 0.3）。

八、围产期死亡率

只有少数研究报道了产前死亡与反复妊娠丢失之间的关系，没有一个研究报道这种并发症的风险增加。Hughes 等 [1] 报道，88 例有 3 次或 3 次以上连续流产史的女性围产期死亡率为 0%，对照组为 0.46%。Jivraj 等 [7] 报道，反复妊娠丢失女性的围产期死亡率为 2/162（1.2%），对照组为 247/24 699（1.0%）。重要的是，Jivraj 等 [7] 的研究只包括怀孕超过 24 周的妊娠。Sheiner 等 [2] 进行了最大规模的基于人群的研究，探讨了反复妊娠丢失与围产期死亡之间的关系。7503 名反复妊娠丢失患者围产期死亡率为 1.7%，146 791 例对照组围产期死亡率为 1.4%（P = 0.12）。

Van Oppenraaij 等 [49] 报道了几项研究的结果，其中确定了单次流产女性的围产期死亡率。这些研究发现宫内胎儿死亡的风险增加（OR 1.9，95% CI 1.1～3.6），新生儿死亡风险增加（OR 2.2，95% CI 1.1～4.8）[8, 45, 48]。如前所述，在包括 2 次或 2 次以上流产的患者在内的研究中未发现围产期死亡率较高的风险。

九、结论

反复妊娠丢失患者发生妊娠并发症的风险似乎会增加。然而，对这一结论应谨慎解释，因为①反复妊娠丢失复杂本质（即多种病因和多种疾病机制）严重阻碍了许多研究的外部有效性；②现有数据不足以证明因果关系；③文献稀少且文献中的发现不一致；④没有干预性研究比较有无 RPL 的患者，以确定预防妊娠并发症的治疗在这组患者中是否有效。尽管有这些局限性，我们建议积极的产前护理，不要将这些患者视为"低风险"。产科并发症的预防性治疗（例如，预防先兆子痫的小剂量阿司匹林，或经常性的超声宫颈长度测量以防止早产）的作用值得商榷。有必要进行前瞻性、介入性、精心设计的研究，以确定反复妊娠丢失患者产科并发症风险增加，并提供个性化和有效的治疗。

参 考 文 献

[1] Hughes N, Hamilton EF, Tulandi T. Obstetric outcome in women after multiple spontaneous abortions. *J Reprod Med.* 1991;36(3):165–6.

[2] Sheiner E, Levy A, Katz M, Mazor M. Pregnancy outcome following recurrent spontaneous abortions. *Eur J Obstet Gynecol Reprod Biol.* 2005;118(1):61–5.

[3] Schleussner E, Kamin G, Seliger G et al. Low–molecular–weight heparin for women with unexplained recurrent pregnancy loss: A multicenter trial with a minimization randomization scheme. *Ann Intern Med.* 2015;162(9):601–9.

[4] Kaandorp SP, Goddijn M, van der Post JA et al. Aspirin plus heparin or aspirin alone in women with recurrent miscarriage. *N Engl J Med.* 2010;362(17):1586–96.

[5] Reginald PW, Beard RW, Chapple J et al. Outcome of pregnancies progressing beyond 28 weeks gestation in women with a history of recurrent miscarriage. *Br J Obstet Gynaecol.* 1987;94(7):643–8.

[6] Tulppala M, Palosuo T, Ramsay T, Miettinen A, Salonen R, Ylikorkala O. A prospective study of 63 couples with a history of recurrent spontaneous abortion: Contributing factors and outcome of subsequent pregnancies. *Hum Reprod.* 1993;8(5):764–70.

[7] Jivraj S, Anstie B, Cheong YC, Fairlie FM, Laird SM, Li TC. Obstetric and neonatal outcome in women with a history of recurrent miscarriage: A cohort study. *Hum Reprod.* 2001;16(1):102–6.

[8] Thom DH, Nelson LM, Vaughan TL. Spontaneous abortion and subsequent adverse birth outcomes. *Am J Obstet Gynecol.* 1992;166(1 Pt 1):111–6.

[9] Basso O, Olsen J, Christensen K. Risk of preterm delivery, low birthweight and growth retardation following spontaneous abortion: A registry–based study in Denmark. *Int J Epidemiol.* 1998;27(4):642–6.

[10] Ko YL, Wu YC, Chang PC. Physical and social predictors for pre–term births and low birth weight infants in Taiwan. *J Nurs Res.* 2002;10(2):83–9.

[11] Henriet L, Kaminski M. Impact of induced abortions on subsequent pregnancy outcome: The 1995 French national perinatal survey. *BJOG.* 2001;108(10):1036–42.

[12] Zhou W, Sorensen HT, Olsen J. Induced abortion and subsequent pregnancy duration. *Obstet Gynecol.* 1999;94(6):948–53.

[13] Tough SC, Svenson LW, Johnston DW, Schopflocher D. Characteristics of preterm delivery and low birthweight among 113,994 infants in Alberta: 1994–1996. *Can J Public Health.* 2001;92(4):276–80.

[14] Algert C, Roberts C, Adelson P, Frommer M. Low birth–weight in NSW, 1987: A population–based study. *Aust N Z J Obstet Gynaecol.* 1993;33(3):243–8.

[15] Lang JM, Lieberman E, Cohen A. A comparison of risk factors for preterm labor and term small–for–gestational–age birth. *Epidemiology.* 1996;7(4):369–76.

[16] Brown JS Jr., Adera T, Masho SW. Previous abortion and the risk of low birth weight and preterm births. *J Epidemiol Community Health.* 2008;62(1):16–22.

[17] Hammoud AO, Merhi ZO, Diamond M, Baumann P. Recurrent pregnancy loss and obstetric outcome. *Int J Gynaecol Obstet.* 2007;96(1):28–9.

[18] Saccone G, Perriera L, Berghella V. Prior uterine evacuation of pregnancy as independent risk factor for preterm birth: A systematic review and metaanalysis. *Am J Obstet Gynecol.* 2016;214(5):572–91.

[19] Lemmers M, Verschoor MA, Hooker AB et al. Dilatation and curettage increases the risk of subsequent preterm birth: A systematic review and meta–analysis. *Hum Reprod.* 2016;31(1):34–45.

[20] Reichman D, Laufer MR, Robinson BK. Pregnancy outcomes in unicornuate uteri: A review. *Fertil Steril.* 2009;91(5):1886–94.

[21] Penta M, Lukic A, Conte MP et al. Infectious agents in tissues from spontaneous abortions in the first trimester of pregnancy. *New Microbiol.* 2003;26(4):329–37.

[22] Trogstad L, Magnus P, Moffett A, Stoltenberg C. The effect of recurrent miscarriage and infertility on the risk of pre–eclampsia. *BJOG.* 2009;116(1):108–13.

[23] Weintraub AY, Sheiner E, Bashiri A, Shoham–Vardi I, Mazor M. Is there a higher prevalence of pregnancy complications in a live–birth preceding the appearance of recurrent abortions? *Arch Gynecol Obstet.* 2005;271(4):350–4.

[24] Germain AM, Romanik MC, Guerra I et al. Endothelial dysfunction: A link among preeclampsia, recurrent pregnancy loss, and future cardiovascular events? *Hypertension.* 2007;49(1):90–5.

[25] Cavalcante MB, Sarno M, Peixoto AB, Araujo JE, Barini R. Obesity and recurrent miscarriage: A systematic review and meta–analysis. *J Obstet Gynaecol Res.* 2019;45(1):30–8.

[26] Sugiura–Ogasawara M. Recurrent pregnancy loss and obesity. *Best Pract Res Clin Obstet Gynaecol.* 2015;29(4):489–97.

[27] Sibai BM, Ewell M, Levine RJ et al. Risk factors associated with preeclampsia in healthy nulliparous women. The Calcium for Preeclampsia Prevention (CPEP) Study Group. *Am J Obstet Gynecol.* 1997;177(5):1003–10.

[28] Cnattingius S, Bergstrom R, Lipworth L, Kramer MS. Prepregnancy weight and the risk of adverse pregnancy outcomes. *N Engl J Med.* 1998;338(3):147–52.

[29] Sebire NJ, Jolly M, Harris JP et al. Maternal obesity and pregnancy outcome: A study of 287,213 pregnancies in London. *Int J Obes Relat Metab Disord.* 2001;25(8):1175–82.

[30] Odden N, Henriksen T, Holter E, Grete SA, Tjade T, Morkrid L. Serum adiponectin concentration prior to clinical onset of preeclampsia. *Hypertens Pregnancy.* 2006;25(2):129–42.

[31] King JC. Maternal obesity, metabolism, and pregnancy outcomes. *Annu Rev Nutr.* 2006;26:271–91.

[32] Schreiber K, Radin M, Sciascia S. Current insights in obstetric antiphospholipid syndrome. *Curr Opin Obstet Gynecol.* 2017;29(6):397–403.

[33] Pritchard AM, Hendrix PW, Paidas MJ. Hereditary thrombophilia and recurrent pregnancy loss. *Clin Obstet Gynecol.* 2016;59(3):487–97.

[34] Carp HJ. Thrombophilia and recurrent pregnancy loss.

Obstet Gynecol Clin North Am. 2006;33(3):429–42.

[35] Pluchino N, Drakopoulos P, Wenger JM, Petignat P, Streuli I, Genazzani AR. Hormonal causes of recurrent pregnancy loss (RPL). *Hormones (Athens).* 2014;13(3):314–22.

[36] Hiby SE, Regan L, Lo W, Farrell L, Carrington M, Moffett A. Association of maternal killer–cell immunoglobulin–like receptors and parental HLA–C genotypes with recurrent miscarriage. *Hum Reprod.* 2008;23(4):972–6.

[37] Wang NF, Kolte AM, Larsen EC, Nielsen HS, Christiansen OB. Immunologic abnormalities, treatments, and recurrent pregnancy loss: What is real and what is not? *Clin Obstet Gynecol.* 2016;59(3):509–23.

[38] Carp HJ, Sapir T, Shoenfeld Y. Intravenous immunoglobulin and recurrent pregnancy loss. *Clin Rev Allergy Immunol.* 2005;29(3):327–32.

[39] Ness RB, Sibai BM. Shared and disparate components of the pathophysiologies of fetal growth restriction and preeclampsia. *Am J Obstet Gynecol.* 2006;195(1):40–9.

[40] Cozzolino M, Rizzello F, Riviello C, Romanelli C, Coccia EM. Ongoing pregnancies in patients with unexplained recurrent pregnancy loss: Adverse obstetric outcomes. *Hum Fertil (Camb).* 2018;1–7.

[41] Romero ST, Sharshiner R, Stoddard GJ, Ware Branch, Silver RM. Correlation of serum fructosamine and recurrent pregnancy loss: Case–control study. *J Obstet Gynaecol Res.* 2016;42(7):763–8.

[42] Vaquero E, Lazzarin N, Valensise H et al. Pregnancy outcome in recurrent spontaneous abortion associated with antiphospholipid antibodies: A comparative study of intravenous immunoglobulin versus prednisone plus low–dose aspirin. *Am J Reprod Immunol.* 2001;45(3):174–9.

[43] Andraweera PH, Dekker GA, Jayasekara RW, Dissanayake VHW, Roberts CT. The obesity–related FTO gene variant associates with the risk of recurrent miscarriage. *Acta Obstet Gynecol Scand.* 2015;94(7):722–6.

[44] Worldwide collaborative observational study and meta–analysis on allogenic leukocyte immunotherapy for recurrent spontaneous abortion. Recurrent Miscarriage Immunotherapy Trialists Group. *Am J Reprod Immunol.* 1994;32(2):55–72.

[45] Schoenbaum SC, Monson RR, Stubblefield PG, Darney PD, Ryan KJ. Outcome of the delivery following an induced or spontaneous abortion. *Am J Obstet Gynecol.* 1980;136(1):19–24.

[46] Al–Achkar W, Moassass F, Al–Ablog A, Liehr T, Fan X, Wafa A. Chromosomal aberration leads to recurrent pregnancy loss and partial trisomy of 5p12–15.3 in the offspring: Report of a Syrian couple and review of the literature. *Zhonghua Nan Ke Xue.* 2015;21(3):219–24.

[47] Shapira E, Ratzon R, Shoham–Vardi I, Serjienko R, Mazor M, Bashiri A. Primary vs. secondary recurrent pregnancy loss––epidemiological characteristics, etiology, and next pregnancy outcome. *J Perinat Med.* 2012;40(4):389–96.

[48] Bhattacharya S, Townend J, Shetty A, Campbell D, Bhattacharya S. Does miscarriage in an initial pregnancy lead to adverse obstetric and perinatal outcomes in the next continuing pregnancy? *BJOG.* 2008;115(13):1623–9.

[49] van Oppenraaij RH, Jauniaux E, Christiansen OB, Horcajadas JA, Farquharson RG, Exalto N. ESHRE Special Interest Group for Early Pregnancy (SIGEP). Predicting adverse obstetric outcome after early pregnancy events and complications: A review. *Hum Reprod Update.* 2009;15:409–21.

第四篇

治 疗
Management

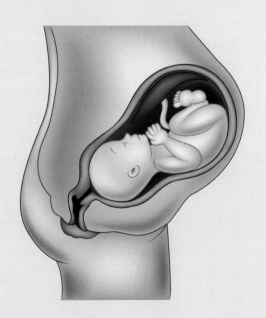

第 19 章　反复妊娠丢失的研究方案

Investigation Protocol for Recurrent Pregnancy Loss

Howard J. A. Carp　著

邹慧娟　许孝凤　译

一、概述

在本书的第一版和第二版中，对反复妊娠丢失（RPL）管理指南的三个版本：即英国皇家妇产科医师学会（RCOG）[1]指南、美国妇产科医师学会（ACOG）[2]指南和欧洲人类生殖与胚胎学学会（ESHRE）[3]指南进行了对比。国际妇产科联合会（FIGO）也即将发布一项指南，该指南将总结前面指南中提到的各项特征。此外，还有许多不同国家协会的其他指南。然而，各种指南在对反复妊娠丢失的定义、研究和治疗的纳入标准、研究和管理建议方面都有所不同。各种指南都将反复妊娠丢失归为一种同类条件，但是对复发性流产这一疾病的治疗却没有考虑到不同患者的个体差异，以及预后不同。作者将患者分为三类：预后良好、预后中等及预后不良（表 19-1）。Saravelos和 Li[4]将患者分类为Ⅰ和Ⅱ两种类型，Ⅰ型是指反复妊娠丢失是偶然发生的、没有潜在的病理学特征及预后良好；Ⅱ型则是指出现了潜在的病理学特征，目前尚无法通过常规临床检查确诊，并且预后较差的反复妊娠丢失。我们认为，可能不仅只有一种治疗方法，第 3 章显示了方法上的差异，无论是将所有患者作为一个均质组，还是针对特定患者的具体诊断和需求来制订治疗方案。在本章中，将讨论一些标准方案，以及可能适合特定患者的其他一些方法。

表 19-1　根据临床特征判定相关预后

	预后良好	预后一般	预后不良
流产次数	2～3	4	5、6、7、8、9
年龄	20 岁	30 岁	40 岁
胚胎非整倍性	非整倍体	整倍体	整倍体
1° 或 2° 中止	2°	1° 或 3°	1° 或 3°
早期或晚期丢失	早期	早期	晚期
生育力	正常生育		无法孕育
NK 细胞	正常		高表达

二、不同的指南

这些指南各不相同是因为它们由不同小组的调查人员编写的，并被认为适用于当地情况。英国皇家妇产科医师学会（RCOG）[1] 指南必须考虑在英国治疗的可能性，并且主要的提供者是国家卫生服务局（NHS）。如果 RCOG 认为对大多数患者进行不必要的研究是被推荐的，NHS 将无法支付这些费用。RCOG 还认识到，其指南中推荐的治疗方案是 NHS 提供补贴的基础，因此，该指南建议被认为是最具成本效益的研究和治疗方法。

美国生殖医学学会（ASRM）指南 [2] 是针对美国当前的实际情况而制定的。美国是一个非常好打官司的国家，内科医师若未按照指南原则进行治疗则会被起诉，并且法院将指导原则视为一套指示而非指导原则。ASRM 指南在其方法上是非常自由的，不像 RCOG 指南那样教条。ASRM 认识到不推荐或排除可能用于诉讼的特征。

欧洲人类生殖与胚胎学学会（ESHRE）[3] 指南是由一组来自欧洲各个国家的研究人员撰写的，每个研究人员在医疗保健方面都有不同的理念。该指南在声明不推荐各种治疗方式方面比 ASRM 指南更具教条性。但是"不推荐"表示 ESHRE 认为证据不足以做出积极的建议，不推荐并不意味着禁忌。

国际妇产科联合会（FIGO）提出的指南将基于前面 3 个指南的建议。然而 FIGO 必须认识到，其建议针对的是资源有限得多的发展中国家。必须为推荐某些调查和治疗设立一个标准，许多发展中国家应努力实现这些目标。因此，FIGO 的建议可能再次与这 3 个已确立的指南不同。

（一）RCOG 指南

RCOG 指南 [1] 试图尽可能以证据为基础提出建议，证据分类见表 19-2。推荐研究导致流产的各种原因，并根据可靠证据水平对治疗方法进行分级。根据指南制定小组的临床经验，缺乏证据的领域被称为"良好实践要点"，而证据主要取自对照试验的 Cochrane 登记册。该指南根据最新的"悉尼标准"[5]，推荐进行胎儿核型分型、三维超声检查、水声成像或宫腔镜检查子宫异常，对抗磷脂综合征（APS）进行检测并解释，并使用肝素和阿司匹林治疗。有趣的是，除非在受孕产物中发现染色体不平衡的异常情况，否则不建议进行双亲核型分析。这样做的理由是，平衡的亲代重排只有 2% 的收益率，如果检测只有 0.8% 的概率会发生不平衡易位，因此，这是不符合成本效益的筛查。该指南表明，没有足够的证据去评估孕激素、人绒毛膜促性腺激素（hCG）的补充及细菌性阴道病，

表 19-2　证据等级

Ⅰa	从随机对照试验的 Meta 分析中获得的证据
Ⅰb	从至少一项随机对照试验中获得的证据
Ⅱa	从至少一项设计良好的无随机对照研究中获得的证据
Ⅱb	从至少一种其他类型设计良好的准试验研究中获得的证据
Ⅲ	从精心设计的非试验性描述性研究中获得的证据，如比较研究、相关性研究和案例研究
Ⅳ	从专家委员会的报道或观点和（或）权威人士的临床经验中获得的证据

也不建议评估甲状腺功能、抗甲状腺抗体、同种异体免疫测试和免疫疗法，以及评估 TORCH（弓形虫、其他病原微生物、风疹病毒、巨细胞病毒和单纯疱疹病毒）和其他感染因素。该指南保留了对遗传性血栓形成的判断，表明其可能与妊娠中期流产有关，但与早期妊娠流产无关。指南指出，尽管进行了详细的调查研究，但仍有相当大比例的复发性流产病因无法解释，仅通过支持治疗对未来妊娠成功的预后为 75%。然而该指南也发现随着产妇年龄的增加和流产次数的增多，预后会恶化。

（二）ASRM 指南

ASRM 指南 [2] 比 RCOG 指南的教条少得多。该指南认为 2 次妊娠丢失是研究调查的证据。ASRM 指南并没有将其建议建立在严格的循证方法之上，也没有声明不应该调查或治疗新的具有争议的病因。反复妊娠丢失的各种可疑原因要么被推荐，要么不被推荐，要么声称价值可疑。与 RCOG 指南类似，ASRM 指南没有考虑不同类型的患者或预后不同。它确实明确指出，不应将其解释为专属的治疗过程或程序。该指南还指出，可以根据个别患者的需求、资源和机构或实践类型的局限性来保证实践中的各种变化。与 RCOG 指南不同，ASRM 指南建议对父母进行染色体核型分析，并建议如果父母中一人的染色体异常，则应为这对夫妇提供产前诊断，但不建议对流产组织进行基因评估。该指南指出，尽管子宫隔对妊娠早期丢失的作用存在争议，仍建议进行子宫腔评估，并支持切除子宫隔，宫腔粘连和息肉的切除术也被认为具有争议和没有有效证据；建议筛选抗磷脂抗体，使用阿司匹林和普通肝素而不是低分子量肝素进行治疗；据说黄体酮支持无效，但在某些患者中可能占有一席之地；不建议筛查抗甲状腺抗体或感染，如衣原体、支原体或细菌性阴道病；既不推荐同种异体免疫试验、父本白细胞免疫，也不推荐静脉注射免疫球蛋白（IVIg）；没有提及补充人绒毛膜促性腺激素。

（三）ESHRE 指南

2018 年版 ESHRE[3] 指南最全面，共 154 页。该指南包括 60 条基于循证学建议，其中 31 条被提出为强力建议，29 条为有条件建议，17 条为良好的实践要点。其支持对反复妊娠丢失夫妇进行研究和治疗的证据是中等且有限。指南撰写委员会在发布他们建议之前，尽可能寻求广泛的基础，该手稿已发送给各个"利益相关者"以征求意见。ESHRE 收到了来自 15 个国家和两个国家学会的 23 位审稿人的 307 条评论，然而指南中却存在许多不一致之处。其中一个是 ESHRE 认识到每个患者都有不同的选择，应该帮助每个患者做出与其价值观和偏好相一致的管理决策，但是其指南却指出遵守指南中的建议可以当作质量标准或性能指标。因此 ESHRE 提示可以将其指南视为一套说明，而不是建议指南。另一个不一致之处在于人绒毛膜促性腺激素的使用，尽管该指南指出，"最近在 Cochrane 的综述中总结了有关人类绒毛膜促性腺激素（hCG）改善反复妊娠丢失女性患者 LBR 的研究 [6]，结果表明，使用 hCG 来预防反复妊娠丢失具有显著优势"。但是该指南进一步指出："没有足够的证据推荐使用 hCG 来改善反复妊娠丢失女性患者的活产率"。实际上，除了在 APS 和对左甲状腺素治疗显效的甲状腺功能减退症上使用低剂量的阿司匹林和预防性剂量的抗凝血药外，ESHRE 不建议采取任何干预措施。

ESHRE 是评估生活方式因素（如吸烟、肥胖、咖啡因摄入和过量饮酒）的唯一指南，但是调整生活方式因素的证据极其有限，因此该指南还提出了一项研究议程。

表 19-3 对比了 3 种指南中针对各种研究和治疗方式的建议。依赖这些准则可能会使医师在进行哪些检查和提供哪种治疗方面感到困惑。

表 19-3 对反复妊娠丢失研究和治疗 3 个版本指南的比较

研究或治疗	RCOG 指南	ASRM 指南	ESHRE 指南
父母核型	不推荐	推荐	不常规推荐；取决于风险
胎儿核型分析	推荐	不推荐	不推荐，除非出于解释目的
子宫腔评估	推荐	证据不足	推荐
子宫隔切除术	证据不足	应该被考虑	证据不足
抗磷脂综合征评估（抗心磷脂抗体和狼疮抗凝物）	推荐	推荐	推荐
肝素和阿司匹林治疗抗磷脂综合征	推荐	推荐	≥ 3 次流产 对于 2 次流产参照试验性研究处理
黄体期检查	—	不推荐	不推荐
补充孕激素	证据不足	可能有益	不推荐
补充人绒毛促性腺激素	证据不足	—	证据不足
细菌性阴道病	证据不足	不推荐	—
传染病		不推荐	不推荐
遗传性血栓形成	建议用于孕中期的流产	不建议使用，除非有血栓形成的高风险	除研究或其他风险因素外，不建议使用
抗凝血药治疗遗传性血栓形成	证据不足	不建议使用，除非有血栓形成的高风险	无证据
甲状腺功能	—	推荐	推荐 包括抗甲状腺微粒体抗体
催乳素测定	—	推荐	不推荐，但 Rx 推荐
TORCH 检测	不推荐	不推荐	—
同种异体免疫测试	不推荐	不推荐	不推荐
免疫治疗	不推荐	不推荐	不推荐
悉心护理	证据不足	推荐	推荐
饮食、吸烟、饮酒	—	—	推荐
叶酸治疗高同型半胱氨酸血症	—	—	证据不足
补充维生素	—	—	建议使用维生素 D
类固醇	不推荐	不推荐	不推荐
男性因素	—	不推荐	不推荐

三、入选标准

（一）2 次或 3 次流产

"不同指南"中列出的标准方案在研究对象和研究标准方面有所不同。ASRM 指南 [2] 建议在 2 次或 2 次以上妊娠流产后进行检查，而 RCOG [1] 指南则建议在 3 次或以上流产后进行评估。ESHRE 将复发性流产的定义从其之前的 3 次或 3 次以上妊娠流产更改为其 2018 年准则的 2 次或 2 次以上妊娠流产。

ASRM 将 2 次或 2 次以上流产定义为 RPL。因为多项研究表明，连续 2 次流产（24%～29%）后发生后续流产的风险仅比发生 3 次或以上自然流产（31%～33%）的女性略低 [7, 8]。ESHRE 采用了"2 次或 2 次以上"的定义，就不会错失对抗磷脂综合征女性的治疗。图 19-1 给出了在 2 次、3 次或 5 次以上流产后的预后评估，在 2 次或 2 次以上妊娠失败后，大约有 80% 的概率在第 3 次怀孕时活产，但是这些数字一直存在争议 [7, 8]。Jaslow 等 [7] 表示女性在 2 次妊娠失败后，发现异常的频率既没有改变，也没有增加（2 次妊娠失败后为 41%，3 次妊娠失败后为 40%，而 4 次或更多次妊娠失败后为 42%）。

如果在 2 次流产后假定活产率为 80%，那么"2 次或更多"的定义会出现问题，因为在任何治疗效果研究试验中，对照组的活产率为 80%。因此，将有 2 次流产的患者纳入试验将排除任何阳性结果。所以，ASRM 明确指出了研究仅限于 3 次或 3 次以上流产的患者。但是 ESHRE 没有给出这样的警告。"3 次或 3 次以上"的定义也存在问题，特别是如果该女性年龄超过 35 岁，或者这对夫妻受孕困难并且无法等待第 3 次流产就可以开始进行治疗。而先前的流产次数不是唯一的预后因素。产妇年龄、并发的不育症和先前的整倍体丢失是强有力的预后因素（请参阅"影响后续预后的因素"）。活产的 80% 预后可能仅适用于有 2 次损失的年轻患者。

（二）生化妊娠

当无法通过超声观察到妊娠囊时，有关生化妊娠流产的指南各不相同。根据定义，所有生化妊娠的位置都不明确，有些生化妊娠是异位妊娠。此外，hCG 阳性结果低表达可能是由于子宫内膜或

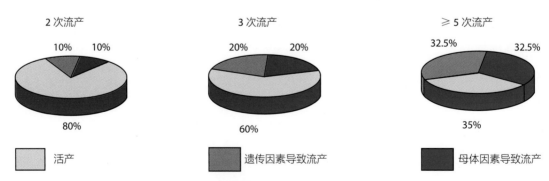

▲ 图 19-1　先前流产次数及对孕产妇的治疗效果

如果不进行治疗，2 次流产的患者有 80% 的机会活产。如果随后发生的流产中有 50% 是染色体异常，那么任何旨在纠正产妇流产的治疗方法只能将活产率从 80% 提高到 90%。为了显示 80%～90% 的统计显著性，需要进行大型试验。因此，大多数用于 2 次流产的治疗方案都是无效的。用 3 例流产治疗只能使活产率提高 20%。但是，如果对预后较差的患者进行治疗，则活产率可提高 32%，相对容易显示出统计学上显著的治疗效果

垂体 hCG 处于"虚幻"状态。因此，ASRM [9] 的最新修订将流产定义为，通过超声检查或组织病理学检查证实的妊娠丢失。作者 [10] 先前将生化妊娠定义为，在不给予 hCG 且超声未显示妊娠囊的一个周期内，βhCG 水平为 10～1000U/L，但为了更加严谨，只有接受 2 个读数显示水平升高时才接受生化妊娠。ESHRE 根据血清或尿中 βhCG 水平降低将不可见的妊娠定义为自然妊娠终止（超声显示未着床）和生化妊娠（未进行超声检查）[11]。正如 Kolte 等所述，ESHRE 在其指南中将生化妊娠列为流产 [12]。结果表明，每增加一次不可见的流产，活产婴儿的相对危险度（RR）为 0.90（95% CI 0.83～0.97），与每次临床流产对应的相对危险度 0.87（95% CI 0.80～0.94）相比，差异无统计学意义。

（三）妊娠丢失的上限

多少周之前妊娠产物丢失可被称为流产也有着类似的不一致性。传统上，任何在生存能力之前丧失的怀孕都被视为流产。北美最近的定义流产是 20 周之前妊娠产物丢失，ESHRE 认为流产是妊娠 24 周之前妊娠产物丢失，但是有许多人在 24 周或 24 周之前出生，因此，术语"反复妊娠丢失"取代了术语"复发性流产"。在定义流产上限的差异上也引起了混乱。普雷斯顿等 [13] 在有关遗传性血栓形成性疾病的领先论文中，对"流产"的评估长达 27 周。Ober 等（Ober，个人研究）在论文中经常引用不连续流产和妊娠 29 周妊娠失败患者来证明父本白细胞免疫治疗无效 [14]。Laskin [15] 在一篇论文中通常引用妊娠 31 周失败的患者来表明类固醇在抗磷脂综合征中没有疗效。很难相信，在 27 周、29 周或 31 周时失败 2 次的患者进行的研究与失败 5 次或以上的患者具有相关性。

（四）胚胎遗传学评估

胚胎非整倍性是流产的最常见单一原因。对有 3 次或 3 次以上流产患者的基因使用核型分析技术检测显示，可能有 29%[16]～60%[17] 是非整倍体。但是据报道，如果在 2 次或 2 次以上流产患者中使用分子技术，则发病率为 90%[18]。这些流产中的染色体异常通常在正常染色体的父母中开始出现，因此随着流产次数的增加，患者的发病率下降也就不足为奇 [19]。图 19-2 显示了 Ogasawara 等 [19]、Goldstein 等 [20] 和作者的文章中胚胎非整倍体发生率的下降，Stern 等 [17] 表示在平均 3.5 次流产的女性中胚胎染色体畸变的发生率为 60%，而 Carp 等 [16] 文章表示在平均 4.7 次流产的女性中胚胎染色体畸变的发生率为 29.5%，因此这也就不足为奇。

ESHRE 或 ASRM 指南不建议使用胚胎染色体分析，而 RCOG 指南建议使用。在实践中，胚胎染色体分析是美国大多数重要中心的诊断标准，但在英国并不常见。ESHRE 声称对流产的遗传分析仅作为参考，但是这些信息非常重要，因为通过胚胎的基因构成可以做出准确诊断且给出预后，并可以通过植入前非整倍体基因检测（PGT-A）直接治疗以防止复发。

由于胚胎非整倍性可能是偶然发生且不会复发，有两家出版物报道了胚胎非整倍性之后的活产率 [16, 19]。图 19-3 显示了胚胎非整倍性的预后。胚胎非整倍性具有良好的预后。因此据报道，如果存在非整倍性，则几乎不需要进一步研究 [21]。令人困惑的是，就在 2018 年 ESHRE 还是不支持胚胎基因检测的。

然而，尽管 ESHRE 不推荐常规双亲核型分析，但表示应该根据个人评估做出决定。作者已经发表了在重复非整倍性或在父母染色体畸变存在下的非整倍性中，建议使用植入前非整倍体基因检测（PGT-A）[22]。

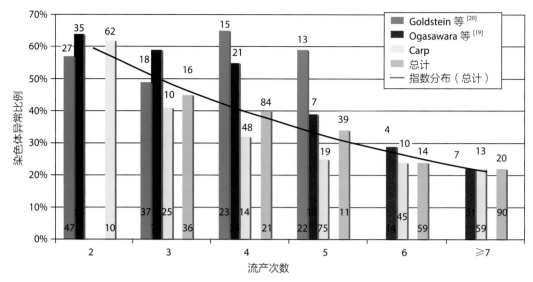

▲ 图 19-2 　胚胎非整倍体发生率随流产次数的增加而降低（累积结果包括作者文献在内）

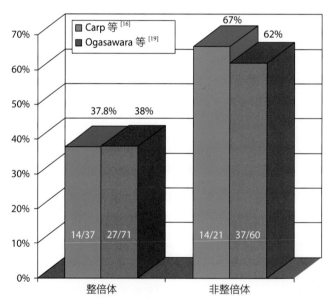

非整倍体流产后的活产的 OR 值
3.28 (95% CI 0.94～11.9) Carp 等 [16]
2.62 (95% CI 1.21～5.67) Ogasawara 等 [19]

▲ 图 19-3 　根据胎儿核型判断随后妊娠的结局
非整倍体流产后的优势比为 3.28（95% CI 0.94～11.9）[16]，或 2.62（95% CI 1.21～5.67）[19]

四、影响后续预后的因素

在复发性流产的某些亚组（反复生化妊娠、体外受精、抗磷脂综合征、高龄女性）中复发率是未知的，在第 1 章和表 19-1 中有详细描述某些因素有助于预测预后，分别为：既往妊娠流产次数，孕妇年龄 [23]，一级、二级或三级流产状态（二级流产比一级流产预后好）[24]，既往流产的核型 [16, 19]，并发不孕症 [25]，包括自然杀伤（NK）细胞（请参阅第 11 章）在内的免疫功能，以及早期或晚期妊娠流产，因为晚期流产患者的预后往往较差 [26]。既往妊娠流产次数是最重要的因素。第 1 章中的图 1-1 显示，活产率随着流产次数的增加而下降。

图 19-1 显示了对 2 次流产患者治疗效果的评估。如果活产率是 80%，而随后的流产中有 50% 是染色体异常的，那么任何旨在纠正产妇流产原因的治疗方法都只能将活产率从 80% 提高到 90%。要使 80%～90% 具有统计学意义，需要进行大规模试验，因此任何 2 次流产患者的试验都将显示任何治疗均无效。甚至 ASRM 指南指出 2 次或 2 次以上流产是调查和治疗的基础，也建议研究试验应限于 3 次或 3 次以上妊娠流产的患者。表 19-1 显示了根据各种预后因素得出的预后的粗略分级，并应该让医师和患者对相对预后有一个大致的了解。

（一）预后良好的患者

预后良好的患者包括 2 次或可能 3 次妊娠早期流产的年轻患者，她们可能需要较少的检查。但是她们确实需要诊断以保证其预后，并且后续定期进行适当的超声扫描使患者及其伴侣确信怀孕进展正常。如果患者再次流产，我们应该进一步进行完整的染色体分析和可能的胚胎检查使他们放心，对于"预后良好"的患者是否需要经验性药理学支持是值得怀疑的。部分介绍检查的患者就出现了有关问题，例如，如果发现拥有两个耗竭卵子的患者同时患有子宫隔，那么子宫隔是否是病因或者是否应被切除，这是值得怀疑的。早在 40 多年前人们就描述了子宫隔会导致妊娠中晚期胎儿流产 [27]，因此没有证据表明子宫隔是 RPL 的病因。是否被保留，还是因为它可能导致晚期妊娠流产和早产，我们应将它切除，这些问题应与患者及其伴侣讨论，同时切记患者的观点与官方指南中规定的观点一样有效。在任何反复流产的诊所中，大多数患者将会预后良好，他们预后良好的治疗方法不应影响预后不良患者的治疗。

（二）一般预后的患者

这些患者包括 3 次甚至 4 次流产的女性。3 次流产后活产的预后约为 60%（4 次流产后为 40%）（图 19-1）。如图 19-1 所示，试验中治疗孕产妇因素可使活产率提高约 25%，因此对孕产妇因素进行干预试验将需要大量的数据才能显示疗效具有统计学意义。例如，复发性流产免疫疗法试验小组（RMITG）对 419 名患者进行父本白细胞免疫试验的疗效具有统计学意义 [25]，但在 Ober 等 [14] 200 名患者的试验中则并非如此。我们认为应该对预后一般的患者进行研究，并应尽可能针对病因进行治疗，然而，即使采用最严格包括胚胎基因检测在内的检测方法，仍然有 50% 的 RPL 患者无法解释其原因 [7]。有证据表明 [6, 28-31]，在这些患者中可根据经验使用孕激素或者 hCG 进行治疗，虽然没有指南表明且尚有争议，但这些激素可使预后提高约 25%。在 2 次怀孕之间没有确诊激素是否缺乏就给予激素治疗，这是经验性治疗。

当临床表现与实验室检查不一致时，可能会出现问题。例如，在患有抗磷脂抗体和非整倍体流产的患者是否应该接受抗凝血药治疗，这可能与预后良好的患者一样，需要技术和经验来解释结果。

如果有初步诊断，应相应地采取治疗措施。下面给出一些示例：

- 对于是否应检查双亲染色体畸变存在意见分歧。ESHRE 或 RCOG 不建议进行检查。但是如果胎儿确实以不平衡的形式遗传了染色体畸变，则植入前遗传学诊断可能是合适的治疗方法。

- 当存在胎儿核型异常时，通常预后良好。但是也有反复出现非整倍性患者（图 19-3），PGT-A 可能适合用于重复非整倍性的情况。
- 通常认为抗磷脂抗体是导致妊娠流产的一个原因。目前似乎三版指南都表明并支持了对其治疗。但是目前尚无抗凝和阿司匹林治疗抗磷脂综合征的安慰剂对照试验，也没有证据表明阿司匹林具有疗效。相反，关于 5 次阿司匹林试验的两篇 Meta 分析未能发现任何疗效 [32, 33]。
- 遗传性血栓形成导致妊娠流产也是有争议的。它们似乎与妊娠后期流产有关，而不是妊娠早期流产 [13]。我们用抗凝血药（通常是低分子量肝素依诺肝素）研究和治疗遗传性血栓形成患者，治疗的原理在第 9 章的图 9-2 中显示，活产率似乎增加了 25%。
- 确定子宫畸形位置的试验也很少。由于宫腔镜或三维超声带来的不适感很小，已有取代子宫输卵管造影术的趋势。但是宫腔镜检查不能区分纵隔子宫和双角子宫，超声检查可能是区分纵隔子宫和双角子宫的最佳方法。如果考虑宫腔镜纵隔切开术，这种区别是必要的，有 1 例纵隔子宫切开术对照试验 [34] 显示，活产率提高 20% 的趋势不明显，而三版指南都认为该试验不足以证明需要子宫手术。

（三）预后不良的患者

作者将连续流产 5 次或以上的患者定义为预后不良。Saravelos 和 Li [4] 将这些患者归为 2 型 RPL。在文献中对它们的描述很少，也几乎没有相关试验课题，而这些患者约占我们所有患者的 30%。如果按照 ASRM 或 ESHRE 将 2 次或 2 次以上流产才定义为 RPL 患者，他们的比例会更低。预后不良的患者通常已经给予了已探讨过的经验治疗，如激素补充剂、抗凝血药、宫腔镜手术及常用的体外受精。此外可能还有抗磷脂综合征患者治疗失败，以及因子宫畸形手术后仍然流产的患者，但大多数患者都没有进行过胎儿遗传学分析。在 5 次或 5 次以上流产后，胎儿染色体畸变的概率比 3 次流产后要小。对于预后不良的患者，可以取回先前流产的组织标本，可以固定玻片或石蜡切片，可用于比较基因杂交（CGH）或子代筛选（NGS）[35, 36]。如果其中一个胚胎是非整倍体，则应考虑使用 PGT-A，但是如果胚胎是整倍体，PGT-A 也不一定会导致活产。我们对这些患者进行的治疗方法是如同免疫学检测一样具有争议的检查和治疗。

在其他治疗失败的预后不良的患者中，使用 IVIg 免疫疗法似乎比 2~3 次流产患者具有更大的效果 [37, 38]。父本白细胞免疫和 IVIg 的随机试验和 Meta 分析不适合判断预后不良患者的疗效，因为预后良好和预后一般的患者会掩盖其结果。对于预后一般的患者，我们分析了胚胎的基因组成，如果免疫治疗失败但胚胎核型正常，代孕可能是胎儿存活的唯一方法。

五、顽固性患者

拥有 3 次流产史的患者有 30%~40% 的概率发生第 4 次流产，有 4 次流产史的患者有 50%~60% 的概率再次发生流产，因此 3 次流产后，有 15%~24% 的患者随后会再次发生 2 次流产。在各指南中没有一个指南为顽固性患者提供任何指导建议，他们仅为首次妊娠提出建议。以下是作者的方法：如果下一次流产发生在妊娠早期，则应该对胚胎进行基因检测，将近 90% 的流产患者都能通过分子技术找到病因。必要时可以对先前的组织学标本进行 CGH 或 NGS 检查，或者有条件者可以进行胚胎镜检查以排除异常。如果胚胎是非整倍体或其他异常，这种异常可能是孤立事件，下一次妊娠将会预后较好。如果治疗由于孕产妇因素导致的流产，则应复查诊断。如果诊断没有错，则胎儿异常可能是一个混杂因素，在这种情况下，完全有理由重复相同的处理。但是在反复非整倍的情况下，PGT-A 可能是活动整倍体胚胎的唯一机会。

如果在基因检测中胚胎是整倍体，则应考虑其他形式的治疗，例如，在给予孕酮治疗的情况下，hCG 或免疫疗法也应该考虑进去。

如果在妊娠中期或晚期发生流产，可能需要进行宫腔镜检查（如果以前没有检查）或宫腔镜复查来排除子宫异常；如果应用抗凝血药治疗抗磷脂综合征，则需要增加剂量，或者考虑使用类固醇或羟氯喹治疗；如果在妊娠晚期治疗失败且出现产科并发症导致流产，则尽可能静脉注射免疫球蛋白（IVIg）进行治疗。有 5 次或 5 次以上流产极顽固病例中，可能需要进行静脉注射免疫球蛋白或代孕等非常规或非循证治疗。图 19-4 显示取决于预后好坏的顽固性患者的治疗流程图。

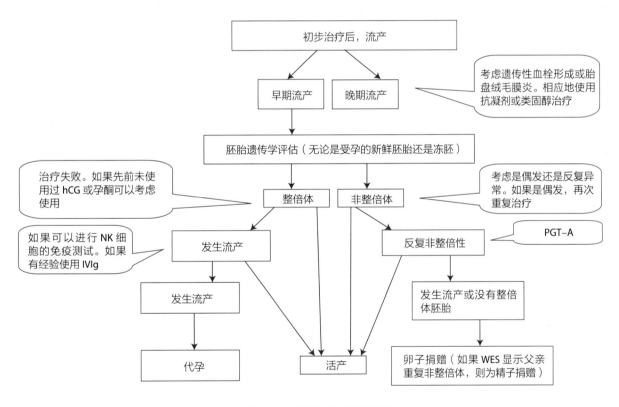

▲ 图 19-4 顽固性患者的流程图

六、特定形式的流产

大多数反复妊娠丢失源于衰老卵子的丢失，因为在超声检查中未检测到胎儿心跳或者胎儿影。我们倾向于根据"影响预后的因素"中列出的条款来评估这些患者，并通过遗传学发现对其进行治疗。

（一）妊娠中期复发胎儿死亡

妊娠中期复发胎儿死亡的患者预后要比妊娠早期流产的患者差[26]。染色体畸变在妊娠中期导致流产的机会比在妊娠早期少[13]，但可能会造成胎儿结构异常，因此超声仔细检查有助于诊断，同时胚胎检查也可诊断胎儿结构异常。由于糖尿病易致胎儿异常，因此应及早排除糖尿病。

与妊娠早期流产相比，抗磷脂综合征或遗传性血栓形成这两种血栓的机制更容易导致胎儿死亡，如果在妊娠中期复发胎儿死亡并发这两种情况的任一种，则必须使用抗凝血药进行治疗。

另一种已经被确认的疾病是慢性组织细胞间质炎[39]，该病与流产、胎儿生长受限和子宫内胎儿死亡等高度复发的严重产科并发症密切相关[40]。此病因尚不清楚，但母体免疫细胞在母胎界面异常募集表明母体对胎儿组织的异常免疫反应。据报道使用类固醇的免疫抑制作用比抗凝血药和阿司匹林更有效[41]。

（二）活胚丢失

活胚可能在妊娠早期或妊娠中期丢失。这类流产的显著特征是子宫开始收缩伴阴道出血，随后胎儿死亡，可能有胎盘分离和胎盘后血肿形成。活胚的丢失很有可能是由于子宫或其他母体因素引起的，而胚胎或胎儿因素造成丢失较少。在妊娠早期会有典型的临床症状，胚胎发育正常时子宫突然开始收缩，随后发生流产。在这种类型的流产中，我们建议对子宫异常和感染进行检查。合并有胎盘后血肿的孕妇可能会被感染，当被感染时子宫会迅速收缩，并排出子宫内容物。Pelinescu-Onciul[42]报道在防止胎盘后血肿进展为流产时使用地屈孕酮比黄体酮更有效。

在妊娠中期发生流产时，应对子宫异常、感染及糖尿病（易引起感染）进行检查。在妊娠中期出现宫缩时，使用宫缩抑制药可能是合适的，但尚未进行合理的试验来确定最佳管理过程。

（三）混合型妊娠丢失

在许多情况下，每次妊娠丢失可能都有不同的临床表现。例如，在妊娠中期卵子可能会耗竭，随后活胎儿流产，紧接着胚胎死亡（稽留流产）。这些有 2～3 次流产史的患者发生混合型妊娠丢失相对频繁，但在 5 次或 5 次以上流产患者身上少见。造成患者发生混合型流产的病因可能是偶然的，并且预后良好，因此作者认为他们可能不需要积极治疗。

七、结论

反复妊娠丢失不是一种单一的状态，因此没有哪一种指南最为合适。标准指南的目的是向几乎没有 RPL 经验的医师提供建议，然后做出最佳的诊断和治疗，这是完全值得称赞的。标准方案试图确保患者得到有效的治疗，而不是无效治疗。然而本章列出的标准方案可能弊大于利，因为他们将复发性流产视为同一均质组，指南的建议排除了对其亚组患者的治疗。制定最佳的检查方案取决于对病因的准确诊断和指导治疗。胎儿基因评估和胚胎检查为更准确诊断胚胎或胎儿流产病因提供了可能性。在大批患者身上试验未见有效的治疗方法，而用于诊断准确的亚组患者时可能会发现非常有效。

参 考 文 献

[1] RCOG guideline 2011 Royal College of Obstetricians and Gynaecologists. The investigation and treatment of couples with recurrent miscarriage. Guideline no.17, April 2011. www.rcog.org.uk

[2] Practice Committee of American Society for Reproductive Medicine. Evidence–based guidelines for the investigation and medical treatment of recurrent miscarriage. *Fertil Steril.* 2012;98:1103–11.

[3] ESHRE Guideline Group on RPL; Atik RB, Christiansen OB et al. ESHRE guideline: Recurrent pregnancy loss. http://www.eshre.eu/Guidelines–and–Legal/Guidelines.

[4] Saravelos SH, Li TC. Unexplained recurrent miscarriage: How can we explain it? *Hum Reprod.* 2012;27:1882–6.

[5] Miyakis S, Lockshin MD, Atsumi T et al. International consensus statement on an update of the classification criteria for definite antiphospholipid syndrome (APS). *J Thromb Haemost.* 2006;4:295–306.

[6] Morley LC, Simpson N, Tang T. Human chorionic gonadotrophin (hCG) for preventing miscarriage. *Cochrane Database Syst Rev.* 2013; Article ID CD008611.

[7] Jaslow CR, Carney JL, Kutteh WH. Diagnostic factors identified in 1020 women with two versus three or more recurrent pregnancy losses. *Fertil Steril.* 2010;93:1234–43.

[8] Lee GS, Park JC, Rhee JH, Kim JI. Etiologic characteristics and index pregnancy outcomes of recurrent pregnancy losses in Korean women. *Obstet Gynecol Sci.* 2016;59:379–87.

[9] American Society for Reproductive Medicine. Definitions of infertility and recurrent pregnancy loss. *Fertil Steril.* 2013;99:63.

[10] Carp HJA, Toder V, Mashiach S et al. The effect of paternal leucocyte immunization on implantation after recurrent biochemical pregnancies and repeated failure of embryo transfer. *Am J Reprod Immunol.* 1994;31:112–5.

[11] Kolte AM, Bernardi LA, Christiansen OB, Quenby S, Farquharson RG, Goddijn M, Stephenson MD; ESHRE Special Interest Group, Early Pregnancy. Terminology for pregnancy loss prior to viability: A consensus statement from the ESHRE Early Pregnancy Special Interest Group. *Hum Reprod.* 2015;30:495–8.

[12] Kolte AM, van Oppenraaij RH, Quenby S, Farquharson RG, Stephenson M, Goddijn M, Christiansen OB; ESHRE Special Interest Group Early Pregnancy. Non–visualized pregnancy losses are prognostically important for unexplained recurrent miscarriage. *Hum Reprod.* 2014;29:931–7.

[13] Preston FE, Rosendaal FR, Walker ID et al. Increased fetal loss in women with heritable thrombophilia. *Lancet.* 1996;348:913–6.

[14] Ober C, Karrison T, Odem RR et al. Mononuclear–cell immunisation in prevention of recurrent miscarriages: A randomised trial. *Lancet.* 1999;354:365–9.

[15] Laskin CA, Bombardier C, Hannah ME et al. Prednisone and aspirin in women with autoantibodies and unexplained recurrent fetal loss. *N Engl J Med.* 1997;337:148–53.

[16] Carp H, Toder V, Aviram A et al. Karyotype of the abortus in recurrent miscarriage. *Fertil Steril.* 2001;75:678–82.

[17] Stern JJ, Dorfmann AD, Gutiérrez–Najar AJ, Cerrillo M, Coulam CB. Frequency of abnormal karyotypes among abortuses from women with and without a history of recurrent spontaneous abortion. *Fertil Steril.* 1996;65:250–3.

[18] Popescu F, Jaslow CR, Kutteh WH. Recurrent pregnancy loss evaluation combined with 24–chromosome microarray of miscarriage tissue provides a probable or definite cause of pregnancy loss in over 90% of patients. *Hum Reprod.* 2018;33:579–87.

[19] Ogasawara M, Aoki K, Okada S et al. Embryonic karyotype of abortuses in relation to the number of previous miscarriages. *Fertil Steril.* 2000;73:300–4.

[20] Goldstein M, Svirsky R, Reches A, Yaron Y. Does the number of previous miscarriages influence the incidence of chromosomal aberrations in spontaneous pregnancy loss? *J Matern Fetal Neonatal Med.* 2017;30:2956–60.

[21] Khalife D, Ghazeeri G, Kutteh W. Review of current guidelines for recurrent pregnancy loss: New strategies for optimal evaluation of women who may be superfertile. *Semin Perinatol.* 2019;43:105–15.

[22] Carp HJA, Dirnfeld M, Dor J et al. ART in recurrent miscarriage: Pre–implantation genetic diagnosis/screening or surrogacy? *Hum Reprod.* 2004;19:1502–5.

[23] Lund M, Kamper–Jørgensen M, Nielsen HS et al. Prognosis for live birth in women with recurrent miscarriage: What is the best measure of success? *Obstet Gynecol.* 2012;119:37–43.

[24] Carp HJA. Update on recurrent pregnancy loss. In: Ratnam SS, Ng SC, Arulkumaran S, eds. *Contributions to Obstetrics & Gynaecology.* Singapore: Oxford University Press; 2000.

[25] Recurrent Miscarriage Immunotherapy Trialists Group. Worldwide Collaborative Observational Study and metaanalysis on allogenic leucocyte immunotherapy for recurrent spontaneous abortion. *Am J Reprod Immunol.* 1994;32:55–72.

[26] Goldenberg RL, Mayberry SK, Copper RL et al. Pregnancy outcome following a second–trimester loss. *Obstet Gynecol.* 1993;81:444–6.

[27] Rock JA, Jones HW. The clinical management of the double uterus. *Fertil Steril.* 1977;28:798–806.

[28] Carp H. A systematic review of dydrogesterone for the treatment of recurrent miscarriage. *Gynecol Endocrinol.* 2015;31:422–30.

[29] Kumar A, Begum N, Prasad S, Aggarwal S, Sharma S. Oral dydrogesterone treatment during early pregnancy to prevent recurrent pregnancy loss and its role in modulation of cytokine production: A double–blind, randomized, parallel, placebo–controlled trial. *Fertil Steril.* 2014;102:1357–63.

[30] Saccone G, Schoen C, Franasiak JM, Scott RT Jr, Berghella V. Supplementation with progestogens in the first trimester of pregnancy to prevent miscarriage in women with unexplained recurrent miscarriage: A systematic review and meta–analysis of randomized, controlled trials. *Fertil Steril.* 2017;107:430–8.

[31] Carp HJA. Recurrent miscarriage and hCG supplementation: A review and metaanalysis. *Gynecol Endocrinol.* 2010; 26:712–6.

[32] Empson M, Lassere M, Craig JC et al. Recurrent pregnancy loss with antiphospholipid antibody: A systematic review of therapeutic trials. *Obstet Gynecol.* 2002;99:135–44.

[33] Amengual O, Fujita D, Ota E et al. Primary prophylaxis to prevent obstetric complications in asymptomatic women with antiphospholipid antibodies: A systematic review. *Lupus.* 2015;24:1135–42.

[34] Sugiura–Ogasawara M, Lin BL, Aoki K et al. Does surgery improve live birth rates in patients with recurrent miscarriage caused by uterine anomalies? *J Obstet Gynaecol.* 2015 Feb;35(2):155–8.

[35] Gliem TJ, Aypar U. Development of a chromosomal microarray test for the detection of abnormalities in formalin–fixed, paraffin–embedded products of conception specimens. *J Mol Diagn.* 2017;19:843–7.

[36] Sahoo T, Dzidic N, Strecker MN et al. Comprehensive genetic analysis of pregnancy loss by chromosomal microarrays: Outcomes, benefits, and challenges. *Genet Med.* 2017;19:83–9.

[37] Carp HJA, Toder V, Gazit E. Further experience with intravenous immunoglobulin in women with recurrent miscarriage and a poor prognosis. *Am J Reprod Immunol.* 2001;46:268–73.

[38] Yamada H, Kishida T, Kobayashi N et al. Massive immunoglobulin treatment in women with four or more recurrent spontaneous primary abortions of unexplained aetiology. *Hum Reprod.* 1998;13:2620–3.

[39] Labarrere C, Mullen E. Fibrinoid and trophoblastic necrosis with massive chronic intervillositis: An extreme variant of villitis of unknown etiology. *Am J Reprod Immunol Microbiol.* 1987;15:85–91.

[40] Boyd TK, Redline RW. Chronic histiocytic intervillositis: A placental lesion associated with recurrent reproductive loss. *Hum Pathol.* 2000;31:1389–96.

[41] Ozawa N, Yamaguchi K, Shibata M et al. Chronic histiocytic intervillositis in three consecutive pregnancies in a single patient: Differing clinical results and pathology according to treatment used. *J Obstet Gynaecol Res.* 2017;43:1504–8.

[42] Pelinescu–Onciul D. Subchorionic hemorrhage treatment with dydrogesterone. *Gynecol Endocrinol.* 2007; 23 (Suppl 1):77–81.

第 20 章　争议：孕激素应该用于反复妊娠丢失的评估

Debate: Should Progestogens Be Used in Recurrent Pregnancy Loss? Yes

Ashok Kumar　Simar Kaur　著

王田娟　译

一、概述

孕激素对不明原因反复妊娠丢失（RPL）女性早期妊娠中的支持作用一直是有争议的，引起了广泛讨论。是否给予病因不明的反复妊娠丢失女性孕激素治疗是在临床实践中困扰每一位妇产科医师的问题。在讨论反复妊娠丢失患者是否应使用孕激素治疗时伴随着一些问题：为何孕激素在 RPL 患者中起效？这是否有一些科学的证据？孕激素在临床使用中是否确实有效？或孕激素在使用时是否经常是无效的？何种孕激素作用更好？什么时间是给药开始的理想时间或理想的给药途径？问题有很多，围绕这些问题产生很多争议。

约 50% 的 RPL 女性其病因仍然未明确[1]。争议的焦点在于如何对患有不明原因 RPL 女性进行最佳治疗。虽然已有几种不同程度成功的治疗方法被提议用于处理这种类型的患者，但由于对该病的病因了解有限，目前尚无特效的治疗方案。除了支持疗法，或所谓的"温柔关怀疗法"，最常用的药物治疗就是孕激素治疗。

孕激素由排卵后的黄体产生直到胎盘功能建立。这种所谓的黄体胎盘转移出现在妊娠的第 7～11 周。在转移过程中，由于黄体功能受限或胎盘产生的延迟，内源性孕激素的分泌可能会减少。大多数流产发生于这一孕激素缺乏的时期。Csapo 等[2] 研究了黄体切除诱导的孕激素撤退对孕早期人类子宫对催产素和前列腺素反应的影响。在妊娠 7 周之前的黄体切除术会导致流产。米非司酮，一种孕激素受体拮抗药，阻断孕激素受体，导致胎儿死亡和胎盘剥离。伴随各种不同风险因素的女性［如黄体功能不全，接受体外受精（IVF）治疗的女性，反复妊娠丢失史，以及承受一定压力的孕妇］都会受到内源性孕激素分泌减少的影响。

孕激素治疗不明原因 RPL 成功的依据是它同时具有内分泌和免疫功能[3]。孕激素分泌不足可表现为子宫内膜发育不良或对胎儿抗原的免疫反应不足，从而导致自然流产。孕激素诱导子宫内膜分泌改变，使子宫内膜对胚胎有更高的容受性，促进胚胎的成功植入和正常妊娠。孕激素同样减少前列腺素的合成，使子宫肌层平滑肌舒张，诱导子宫处于静态，并阻止会导致流产的子宫收缩。孕激素的分泌作用同样包括宫颈基质降解，改变针对宫颈上行性炎症或感染的屏障功能，减少缝隙连接形成，并降低催产素受体表达[4]。

孕激素的免疫调节作用是通过孕酮诱导阻断因子（progesterone- induced blocking factor，PIBF）介导的。PIBF 是在孕激素存在下被激活的母体淋巴细胞分泌的。PIBF 介导的胚胎保护性免疫调节作用主要包括 Th1/Th2 细胞因子的漂移、蜕膜自然杀伤细胞（NK）活性的降低及针对胎儿抗原的不对称阻断抗体的产生[5, 6]。

二、有效的证据

Hussain 等[7] 开展了一项针对 3 次及以上不明原因反复妊娠丢失女性的队列研究。在尿妊娠试验阳性当天检测血清孕酮水平，并于 48h 后重复检测。针对初始血清孕酮水平低于 40nmol/L 或 48h 后上升小于 15% 的女性给予微粒化黄体酮阴道栓 400mg 治疗，每天 2 次，直到妊娠第 12 周。共研究 203 个妊娠周期孕激素治疗的效果。使用孕激素治疗后的活产率和重复流产率分别为 63%（95% CI 56%～70%）和 36%（95% CI 30%～43%）。因为研究中没有对照组，这一结果与类似的历史数据进行对比，历史数据显示 3 次不明原因妊娠丢失后的流产率为 45%，表明在使用孕激素治疗后流产率有明显的下降（36% vs. 45%）[7]。

除了微粒化黄体酮，孕激素的立体异构体—地屈孕酮在各种临床试验中得到广泛研究。地屈孕酮的生物利用度是孕激素本身的 5～6 倍，受体结合选择性更高[8]。这说明地屈孕酮的口服治疗剂量明显降低，大约是微粒化黄体酮剂量的 1/10～1/20。El-Zibdeh[9] 在 180 名孕妇中开展了一项对比地屈孕酮和人绒毛膜促性腺激素疗效的三臂试验，试验组中都联合标准化支持治疗，而对照组只接受标准化支持治疗。该研究招募的女性都小于 35 岁、有 3 次不明原因的反复流产史。所有女性都接受标准化支持治疗，包括补充多种维生素，建议卧床休息，以及在产前门诊定期随访。82 名女性从妊娠确诊开始到 12 周接受地屈孕酮 10mg（每天 2 次）联合标准化支持治疗，50 名女性从妊娠确诊到 12 周接受 hCG 5000U 肌内注射（每 4 天 1 次）联合标准化支持治疗，而对照组的 48 名女性只接受标准化支持治疗。对照组的流产率（29%；14/48）显著高于地屈孕酮组（13.4%，11/82）（P ≤ 0.05）。hCG 组（18%，9/50）与对照组两组之间的流产率无显著性差异[9]。

Kumar 等[10] 最近开展了一项针对从确认妊娠开始到孕 20 周接受地屈孕酮（10mg 每天 2 次，n = 175）或安慰剂（10mg 乳糖，n = 173）治疗的双盲、随机、安慰剂对照试验。研究纳入年龄为 18～35 岁、有 3 次及以上妊娠早期不明原因妊娠丢失、目前处于妊娠前 3 个月（孕 4～8 周最佳）的女性。地屈孕酮组的流产率（12/175）显著低于安慰剂组（29/173），分别是 6.9% 和 16.8%（P = 0.004）。地屈孕酮组分娩时的平均胎龄与安慰剂组相比显著增加（分别为 38.0 ± 2.0 周和 37.2 ± 2.4 周，P = 0.002）。同时，地屈孕酮组的早产、剖宫产和低出生体重也有减少的趋势。这项研究支持在反复流产的女性中使用地屈孕酮来降低流产风险[10]。

Coomarasamy 等[11] 开展了一项多中心、随机、安慰剂对照试验，以研究微粒化黄体酮治疗是否会增加不明原因反复流产女性的活产率。孕激素组的活产率为 65.8%，与安慰剂对照组 63.3% 的活产率相当。这项试验表明，微粒化黄体酮阴道栓的使用并没有显著提高活产率。

这些相互矛盾的结果需要解释。微粒化黄体酮在子宫内膜对胚胎植入的容受性方面起作用。然而在 PROMISE 试验 [11] 中发现，这个作用的开始时间比植入时间晚得多。微粒化黄体酮被发现如果在植入之前或期间开始使用可发挥积极的作用。然而，与黄体酮相比，地屈孕酮在改善内皮下血流方面有更有效的作用，因此，即使在 4～8 周开始服用也有效。此外，在 PROMISE 试验中 [11]，年龄达 39 岁的女性也被纳入研究，高龄孕妇由于胎儿染色体异常会导致更高的自发性流产风险。母亲年龄对经历 3 次流产的女性的胎儿染色体异常率有影响，即 < 35 岁的女性为 60.0%，≥ 35 岁的女性为 78.3%[12]。

Ismail 等 [13] 最近发表的一项随机双盲安慰剂对照试验研究了在确认妊娠前黄体期孕激素在黄体期的早期应用在预防 RPL 女性流产中的作用。Ismail 等 [13] 和 PROMISE[11] 的试验主要的区别在于孕激素开始应用的时间是在胚胎植入和确认妊娠之前。不明原因 RPL 患者被随机分为两组：一组（ n = 340 ）接受黄体酮阴道栓治疗，400mg，每天 2 次；另一组（ n = 335 ）接受安慰剂阴道栓剂治疗。治疗在超声检测到排卵开始从黄体期直到确认妊娠并持续到孕 28 周。与安慰剂组相比，黄体酮组在 20 周之前的流产率显著减少（ 12.4% vs. 23.3%，P = 0.001 ），且黄体酮组的活产率显著高于安慰剂组［ 273（ 91.6% ）vs. 199（ 77.4% ），P = 0.001 ］。该研究还强调了孕激素的免疫调节作用。对两组女性预先测定血清 IL-10、IL-2 和 IFNγ 的基线水平，并在妊娠早期、中期和晚期重复测量。虽然两组在孕前的细胞因子水平没有统计学意义上的差异，但在黄体酮组中，IL-10 的水平在妊娠早期、中期和晚期均显著升高，IL-2 和 IFNγ 的水平在妊娠期显著降低。IL-2 和 IFNγ 是促炎性 Th1 反应的细胞因子，抑制妊娠的维持，而 IL-10 是一种抗炎的 Th2 细胞因子。因此，研究表明，黄体酮促进 Th1/Th2 细胞因子的漂移，有助于维持妊娠。

Kumar 等 [10] 的发现得到了 Carp[14] 随后的 Meta 分析的支持，该 Meta 分析总结发现，与标准治疗相比，地屈孕酮在不明原因 RPL 中的治疗更受青睐。此项 Meta 分析纳入了共 509 名女性的 13 项地屈孕酮治疗的研究（包括 2 个随机试验和 1 个非随机对照试验）。纳入研究的女性随机分配，对地屈孕酮治疗组与标准化卧床休息或安慰剂干预治疗组的继发流产率或持续妊娠率进行比较。地屈孕酮治疗组的流产率为 10.5%（ 29/275 ），而对照组为 23.5%（ 流产 OR 0.29，CI 0.13～0.65，绝对流产率降低 13% ）[14]。

最近发表的 Lotus1 研究 [15] 证实了地屈孕酮对 IVF 患者黄体支持的有效性。Lotus1 是一项国际 Ⅲ 期随机对照试验，比较口服促孕激素 30mg/d 与微粒化黄体酮阴道栓 600mg/d 在 IVF 中的黄体支持效果。黄体支持从取卵当天开始一直持续到妊娠 12 周。试验的主要目的是研究如何提高妊娠率，由阴道超声确定妊娠 12 周时胎儿心跳存在。Lotus1 试验表明，地屈孕酮组对于黄体的支持作用并没有优于微粒化黄体酮组，两组在孕 12 周的妊娠率分别为 37.6% 和 33.1%。Lotus1 表明两种药的母胎安全性是相似的，提示口服地屈孕酮能替代微粒化黄体酮阴道栓用于黄体支持，因为其给药方式更简单。Lotus1 还表明两种药物的母体和新生儿安全性是相似的，提示口服地屈孕酮能替代微粒化黄体酮阴道栓用于黄体支持，因为其给药方式更简单。

除了孕激素对子宫内膜的分泌作用外，孕激素还影响子宫内膜血管系统的结构和功能改变，从而进一步改善种植窗子宫内膜的容受性。孕酮可上调子宫动脉和螺旋动脉中内皮型一氧化氮合酶（ eNOS ）的表达。人们普遍认为一氧化氮有助于血管扩张、蜕膜形成和滋养层侵袭期间的子宫内膜重塑，并调节子宫内膜功能，如容受性、着床和月经[16]。

在印度进行的一项初步研究[17]研究了不明原因 RPL 女性使用地屈孕酮和微粒化黄体酮阴道栓的内膜下血流参数。在这项随机、单盲研究中，在 6～7 周经阴道超声确认胎心后，一组女性（ n = 50）接受口服地屈孕酮 10mg，每天 2 次；另一组（ n = 51）接受微粒化黄体酮阴道栓 100mg，每天 3 次直到孕 12 周。孕 7 周时行子宫动脉血流多普勒评估，于 4 周后复查。采用孕激素治疗的两组，多普勒指数明显下降，舒张末期流速增强。口服地屈孕酮在改善内膜血流方面和微粒化黄体酮有相同的效果。然而，地屈孕酮（92%）不良妊娠的挽救率比微粒化黄体酮（82.3%）高[17]。

Saccone 等[18]最近对 10 项随机对照试验进行系统综述和 Meta 分析，包括 PROMISE 试验[11]和 Kumar 的研究[10]。这项 Meta 分析共纳入 1586 名不明原因 RPL 女性，研究妊娠早期补充孕激素对预防不明原因 RPL 女性流产的作用。10 项试验的汇总数据显示，有不明原因反复流产史的女性，在妊娠早期和 16 周前随机接受孕激素治疗，其随后流产的风险较低（RR 0.72，95% CI 0.53～0.97），活产率较高（RR 1.07，95% CI 1.02～1.15）。Meta 分析还总结出合成孕激素，包括每周肌肉注射17- 羟基孕酮己酸盐，与较低的复发流产风险相关，但微粒化孕酮与复发流产风险的降低无关。

Haas 等[19]最新发表的一项纳入了 11 项试验共 2359 名女性的关于孕激素和反复妊娠丢失的Cochrane 综述。该项 Meta 分析总结，妊娠早期对反复流产的女性使用孕激素可将流产率从 26.3%降低到 19.4%（RR 1.11，95% CI 1.00～1.24）。然而，该分析无法得出关于最佳给药途径的结论。

2015 年欧洲孕激素协会关于预防和治疗先兆流产和反复妊娠丢失的指南建议，有 3 次或 3 次以上原因不明的反复妊娠丢失史的女性，口服地屈孕酮可以降低流产率[20]。

总之，是否应该补充孕激素？答案是肯定的。这是有理论基础的，而且没有不良反应，大量的报道证实了孕激素在提高活产率和减少后续流产的发生方面的有效性。此外，正如许多研究所示，地屈孕酮似乎比孕激素本身有更明显的疗效。

参 考 文 献

[1] Practice Committee of the American Society for Reproductive Medicine. Evaluation and treatment of recurrent pregnancy loss: A committee opinion. *Fertil Steril*. 2012;98(5):1103–11.

[2] Csapo AI, Pulkkinen MO, Kaihola HL. The effect of luteectomy–induced progesterone–withdrawal on the oxytocin and prostaglandin response of the first trimester pregnant human uterus. *Prostaglandins*. 1973;4(3):421–9.

[3] Szekeres–Bartho J, Balasch J. Progestagen therapy for recurrent miscarriage. *Hum Reprod Update*. 2008;14(1): 27–35.

[4] Arck P, Hansen PJ, Mulac Jericevic B, Piccinni MP, Szekeres–Bartho J. Progesterone during pregnancy: Endocrine–immune cross talk in mammalian species and the role of stress. *Am J Reprod Immunol*. 2007;58(3):268–79.

[5] Blois SM, Joachim R, Kandil J et al. Depletion of CD8+ cells abolishes the pregnancy protective effect of progesterone substitution with dydrogesterone in mice by altering the Th1/Th2 cytokine profile. *J Immunol*. 2004;172:5893–9.

[6] Faust Z, Laskarin G, Rukavina D, Szekeres–Bartho J. Progesterone induced blocking factor inhibits degranulation of

natural killer cells. *Am J Reprod Immunol*. 1999;42(2):71–5.

[7] Hussain M, El–Hakim S, Cahill DJ. Progesterone supplementation in women with otherwise unexplained recurrent miscarriages. *J Hum Reprod Sci*. 2012;5(3):248–51.

[8] Gruber CJ, Huber JC. The role of dydrogesterone in recurrent (habitual) abortion. *J Steroid Biochem Mol Biol*. 2005;97(5):426–30.

[9] El–Zibdeh MY. Dydrogesterone in the reduction of recurrent spontaneous abortion. *J Steroid Biochem Mol Biol*. 2005;97(5):431–4.

[10] Kumar A, Begum N, Prasad S, Aggarwal S, Sharma S. Oral dydrogesterone treatment during early pregnancy to prevent recurrent pregnancy loss and its role in modulation of cytokine production: A double–blind, randomized, parallel, placebo–controlled trial. *Fertil Steril*. 2014;102(5):1357–63.

[11] Coomarasamy A, Williams H, Truchanowicz E et al. A randomized trial of progesterone in women with recurrent miscarriages. *N Engl J Med*. 2015;373(22):2141–8.

[12] Choi TY, Lee HM, Park WK, Jeong SY, Moon HS. Spontaneous abortion and recurrent miscarriage: A

comparison of cytogenetic diagnosis in 250 cases. *Obstet Gynecol Sci*. 2014;57(6):518–25.

[13] Ismail AM, Abbas AM, Ali MK, Amin AF. Peri–conceptional progesterone treatment in women with unexplained recurrent miscarriage: A randomized double–blind placebo–controlled trial. *J Matern Fetal Neonatal Med*. 2018,31(3):388–94.

[14] Carp H. A systematic review of dydrogesterone for the treatment of recurrent miscarriage. *Gynecol Endocrinol*. 2015;31(6):422–30.

[15] Tournaye H, Sukhikh GT, Kahler E, Griesinger G. A Phase III randomized controlled trial comparing the efficacy, safety and tolerability of oral dydrogesterone versus micronized vaginal progesterone for luteal support in in vitro fertilization. *Hum Reprod*. 2017;32(5):1019–27.

[16] Osol G, Mandala M. Maternal uterine vascular remodeling during pregnancy. *Physiology*. 2009;24:58–71.

[17] Ghosh S, Chattopadhyay R, Goswami S, Chaudhary K, Chakravarty B, Ganesh A. Assessment of sub–endometrial

blood flow parameters following dydrogesterone and micronized vaginal progesterone administration in women with idiopathic recurrent miscarriage: A pilot study. *J Obstet Gynecol Res*. 2014;40(7):1871–6.

[18] Saccone G, Schoen C, Franasiak JM, Scott RT Jr, Berghella V. Supplementation with progestogens in the first trimester of pregnancy to prevent miscarriage in women with unexplained recurrent miscarriage: A systematic review and meta–analysis of randomized, controlled trials. *Fertil Steril*. 2017;107(2):430–8e3.

[19] Haas DM, Hathaway TJ, Ramsey PS. Progestogen for preventing miscarriage in women with recurrent miscarriage of unclear etiology. *Cochrane Database Syst Rev*. 2018; Article ID CD003511.

[20] Schindler AE, Carp H, Druckmann R et al. European Progestin Club Guidelines for prevention and treatment of threatened or recurrent (habitual) miscarriage with progestogens. *Gynecol Endocrinol*. 2015;31(6):447–9.

207

第21章 争议：孕激素不应用于反复妊娠丢失的评估

Debate: Should Progestogens Be Used in Recurrent Pregnancy Loss? No *

Roy Mashiach 著

王田娟 译

一、概述

停经 7 周前切除黄体可导致流产。利用孕激素治疗可以使妊娠得以维持，但雌激素没有这种作用[1]。黄体功能不全被认为是 35%～40% 不明原因反复妊娠丢失的潜在病因，表现为血清孕酮水平低和子宫内膜活检时相异常[2, 3]。然而，没有复发流产（RM）史的女性也可能在 50% 的单个月经周期和 25% 的连续月经周期出现提示黄体期功能不全的子宫内膜组织学表现[4]。一项患病率研究显示，可生育患者、不孕不育患者和反复妊娠丢失患者之间的子宫内膜活检时相异常发生率无任何显著差异，这就使这种干预措施的作用受到质疑[5]。一项研究对 74 名 RM 女性在孕 10 周前检测发现在流产或成功怀孕的女性中，孕二醇分泌曲线并无差异[5]。事实上，雌三醇是一个较好的预后指标，在那些最终流产的患者中数值较低。

Yan 等[6] 检测了 132 名不明原因 RM 女性的孕前周期黄体中期的血清孕酮水平，对继发流产和活产女性中的黄体中期血清孕酮进行了比较。血清孕酮浓度在活产组（$n = 86$）和流产组（$n = 46$）分别为 42.3 ± 2.4nmol/L 和 42.5 ± 3.2nmol/L。因此黄体中期孕酮检测并不能预测继发流产的发生。Ogasawara 等[7] 提出黄体中期孕酮水平低于 10ng/ml（作为黄体期功能不全的标志）不能预测有连续 2 次不明原因的早期妊娠流产女性未来的妊娠丢失。

黄体酮可以调节免疫反应以获得成功的妊娠结局。孕酮可上调蜕膜自然杀伤细胞和胎盘淋巴细胞上的孕酮受体。上调的细胞可合成孕酮诱导的阻断因子（PIBF），介导孕酮的免疫调节和抗流产作用[8]。T 细胞系统，尤其是 Th1 细胞，通过释放诱导细胞毒性和炎症反应的 Th1 细胞因子（如 TNFα），或与 B 细胞产生相关的 Th2 细胞因子（如 IL-10）来调节这种免疫反应[9]。正常妊娠中的血清细胞因子谱向 Th2 转移，而在 RM 患者中，以 Th1 应答为主[10]。有报道提出，针对 RM 患者，孕激素肌内注射可将其可溶性 TNF 受体的含量恢复到与无该病史的女性一致的水平[11]。PIBF 是调节孕激素功能的主要调节因子，与健康妊娠患者相比，RM 患者的表达显著降低[12]。在妊娠过程中，

---

*. 本章由 Roy Mashiach 在第 2 版基础上修订，第 2 版的作者是 Aisha Hameed、Shazia Malik 和 Lesley Regan。

检测不孕症患者和志愿者在不同的妊娠周期的血清样本中 PIBF 和孕激素水平，妊娠包括自然妊娠或胚胎移植，无论是否涉及内源性、外源性孕激素或各种合成孕激素暴露。孕激素单独作用而不暴露于胎儿同种异体刺激下，能够显著增加血清 PIBF 产生 [13]。

二、临床数据

Daya[14] 对 3 项研究孕激素对 RM 女性妊娠支持作用有效性的对照试验中首次进行了 Meta 分析。尽管这 3 项试验 [15-17] 都没有达到统计学意义，但汇总数据表明怀孕维持至 20 周的优势比（OR）为 3.09（95% CI 1.28～7.42），表明孕激素具有显著的作用。然而 Daya 的 Meta 分析 [14] 中纳入的 3 项试验使用了不同的孕激素、植入物、醋酸甲羟孕酮和 17- 己酸羟孕酮。当时还没有生理孕酮可供检测。2003 年发表的 Cochrane Meta 分析再次回顾这些数据总结得出，孕激素治疗组女性的流产风险显著降低（OR 0.37，95% CI 0.17～0.91）[18]。

针对现有试验的进一步分析，引起了对参与者数目过少导致试验质量较差这一事实的注意（修改后的 Jadad 质量评分范围为 0/5～2/5）。这些作者承认，孕激素补充是趋向于有益的，流产率降低了 42%～69%，但他们强调，除了 4 项研究中的一项外，所有研究都存在较宽的置信区间，没有统计学上的显著差异。此外，他们还强调，对于其他重要的临床相关结果，如活产率等，还没有相关的数据 [19]。Cochrane 最新 Meta 分析报告对 225 名有 3 次或 3 次以上连续早期流产史的女性进行的 4 项临床试验总结表明，孕激素治疗组与安慰剂或未接受治疗组相比，流产率显著降低（OR 0.39，95% CI 0.21～0.72）。然而，该方法的质量再次被认为很差 [20]。

三、PROMISE 试验

鉴于试验质量差、试验缺乏同质性、评估的孕激素不同、每个试验的患者人数少，因此有必要进行高质量、大范围、多中心的试验来评估生理性孕激素的作用，PROMISE 试验 [21] 由此被提出。试验是随机对照的，对一组有 3 次及以上流产史的大型队列（836）给予微粒化黄体酮阴道栓治疗，与对照组进行比较，评估孕 24 周后的活产数。试验使用大剂量孕激素（800mg），以避免使用次优剂量混淆结果，在多中心和多国进行，未发现微粒化黄体酮起有益作用。在一项意向治疗分析中，404 名女性被随机分配接受孕激素或安慰剂治疗（共 432 名女性）。活产率在孕激素组为 65.8%（262/398），在对照组为 63.3%（271/428）（RR 1.04，95% CI 0.94～1.15）。因此，作者总结在妊娠早期使用孕激素并不会提高有不明原因 RM 史女性的活产率。

四、对 PROMISE 试验的批判

（一）亚组分析

由于 PROMISE 试验没有对胚胎的基因异常进行亚组分析而受到批判。由于受试者人数众多（836），随机分组应将每个亚组的患者数量平均分配给试验的每个治疗组。在分析不同个体人口统

计学数据时，发现两组患者在不同的预后因素（如母亲年龄、种族和胎次）方面相似。此外，针对 4 次或 4 次以上流产的患者进行了亚组分析。4 次或 4 次以上流产的患者活产率为 45.3%（183/404），对照组为 44.4%（192/432）。因此，对于面临 3 次或 3 次以上流产患者的医师是否应该开黄体酮的问题，可以明确地回答为不。

（二）治疗的开始

在 PROMISE 试验中，一旦诊断出怀孕，就开始治疗。有人声称，孕前的变化发生在黄体期，治疗可能开始得太晚而没有显示出明显的益处。Stephenson 等 [22] 发现在黄体期开始使用微粒化黄体酮的患者妊娠成功率高于对照组：68%（86/126）vs. 51%（19/37）；（OR 2.1，95% CI 1.0～4.4）。然而，人们不可能提前知道那些先前流产的女性什么时候会怀孕，她们也不能一直在所有周期中使用孕激素治疗直到怀孕。特别是年龄较大的女性，或人工生殖技术后流产的女性，成功怀孕有时可能需要很多年。

（三）其他孕激素

PROMISE 试验评估了孕酮的作用，而没有评估其他孕激素的作用。因为孕激素没有集体作用，而且每一种都有不同的药理作用，所以其他孕激素应该进行评估。然而，其他孕激素应该像孕酮一样接受严格的评价。没有其他的试验验证 Daya[14] 的 Meta 分析中使用的孕激素（植入物、己酸 17- 羟孕酮和醋酸甲羟孕酮）。这些孕激素中的每一种都单独地被发现没有任何有益的作用。唯一有证据表明起作用的孕激素是地屈孕酮。在使用孕激素与否的争论中，Kumar 等 [23] 开展的一项针对孕激素使用的双盲随机试验作为推荐孕激素使用的证据。读者可以自行决定将这篇论文和其他一些更小样本的试验纳入 Meta 分析是否足以证明使用地屈孕酮是正确的。但是，必须要注意 Kumar 等 [23] 是在检测到胎心后才开始治疗，即在卵子受损（这构成了相当数量的 RM）导致的流产发生之后才开始治疗。

（四）PRISM 治疗

与 PROMISE 试验类似，PRISM 试验 [24] 是一项利用微粒化黄体酮阴道栓治疗先兆流产的随机对照试验。虽然结果显示，微粒化黄体酮并没有显著的益处，但令人惊讶的是，微粒化黄体酮对 RM 后先兆流产亚组的女性有显著的益处（RR 1.28，95% CI 1.08～1.51，$P = 0.007$），因此这部分与 PROMISE 研究的结果相矛盾。然而，在反复妊娠丢失后有流产风险的女性代表了一个可能是真正的孕激素缺乏症，从而孕激素治疗对这类亚群有效。

最近的一项研究使用了 250 万名患者的数据，比较了孕早期子宫内暴露地屈孕酮的婴儿与未接受这种药物治疗的对照组婴儿的先天性畸形发生率。在 777 422 个案例中共有 8508 名儿童（4417 名男孩，4091 名女孩）在妊娠早期暴露于地屈孕酮。地屈孕酮的使用增加了尿道下裂（OR 1.28，95% CI 1.06～1.55），整体心血管畸形（OR 1.18，CI 1.06～1.33），脊柱裂（OR 2.29，CI 1.32～3.97），脑积水（OR 2.04，CI 1.28～3.25）的风险。在敏感性分析中，接受 IVF 和 ART 同时使用地屈孕酮的患者也被纳入案例，发现隐睾症（OR 1.37，CI 1.19～1.58）和先天性髋关节脱位（OR 1.58，CI 1.42～1.78）的发生风险都增加。

五、总结

关于孕早期补充孕激素的疗效的研究很少。在 PROMISE 研究之前，参与者的总数很少，没有达到产生有意义的结果所需要的标准。PROMISE 研究表明，微粒化黄体酮补充是无效的。其他孕激素的作用仍有待阐明，然而有证据表明，对于反复妊娠丢失患者且有先兆流产的亚组患者，地屈孕酮和微粒化黄体酮是有益的。更重要的是，虽然对母亲或胎儿没有明显不良反应的报告，已有报告表明，孕激素的抗雄激素作用会导致尿道下裂、心血管畸形、脊柱裂、脑积水 [25, 26]。

参 考 文 献

[1] Csapo AI, Pulkkinen MO, Ruttner B et al. The significance of the human corpus luteum in pregnancy maintenance. I. Preliminary studies. *Am J Obstet Gynecol.* 1972;112:1061–7.

[2] Jones GS. The luteal phase defect. *Fertil Steril.* 1976;27: 351–6.

[3] Daya S, Ward S. Diagnostic test properties of serum progesterone in the evaluation of luteal phase defects. *Fertil Steril.* 1988;49:168–70.

[4] Davis OK, Berkeley AS, Naus GJ et al. The incidence of luteal phase defect in normal, fertile women, determined by serial endometrial biopsies. *Fertil Steril.* 1989;51:582–6.

[5] Klopper A, Michie EA. The excretion of urinary pregnanediol after the administration of progesterone. *J Endocrinol.* 1956;13:360–4.

[6] Yan J, Liu F, Yuan X, Saravelos SH, Cocksedge K, Li TC. Midluteal serum progesterone concentration does not predict the outcome of pregnancy in women with unexplained recurrent miscarriage. *Reprod Biomed Online.* 2013;26: 138–41.

[7] Ogasawara M, Kajiura S, Katano K et al. Are serum progesterone levels predictive of recurrent miscarriage in future pregnancies? *Fertil Steril.* 1997;68:806–9.

[8] Szekeres–Bartho J, Faust Z, Varga P. The expression of a progesterone–induced immunomodulatory protein in pregnancy lymphocytes. *Am J Reprod Immunol.* 1995;34: 342–8.

[9] Druckmann R, Druckmann MA. Progesterone and the immunology of pregnancy. *J Steroid Biochem Mol Biol.* 2005;97:389–96.

[10] Raghupathy R, Makhseed M, Azizieh F et al. Cytokine production by maternal lymphocytes during normal human pregnancy and in unexplained recurrent spontaneous abortion. *Hum Reprod.* 2000;15:713–8.

[11] Chernyshov VP, Vodyanik MA, Pisareva SP. Lack of soluble TNF–receptors in women with recurrent spontaneous abortion and possibility for its correction. *Am J Reprod Immunol.* 2005;54:284–91.

[12] Szekeres–Bartho J, Barakonyi A, Miko E et al. The role of gamma/delta T cells in the feto–maternal relationship. *Semin Immunol.* 2001;13:229–33.

[13] Cohen RA, Check JH, Dougherty MP. Evidence that exposure to progesterone alone is a sufficient stimulus to cause a precipitous rise in the immunomodulatory protein

the progesterone induced blocking factor (PIBF). *J Assist Reprod Genet.* 2016;33:221–9.

[14] Daya S. Efficacy of progesterone support for pregnancy in women with recurrent miscarriage. A meta–analysis of controlled trials. *Br J Obstet Gynaecol.* 1989;96:275–80.

[15] Levine L. Habitual abortion. A controlled study of progestational therapy. *West J Surg Obstet Gynecol.* 1964;72:30–6.

[16] Swyer GI, Daley D. Progesterone implantation in habitual abortion. *Br Med J.* 1953;1:1073–7.

[17] Goldzieher W. Double–blind trial of a progestin in habitual abortion. *JAMA.* 1964;188:651–4.

[18] Oates–Whitehead RM, Haas DM, Carrier JA. Progestogen for preventing miscarriage. *Cochrane Database Syst Rev.* 2003; Article ID CD003511.

[19] Coomarasamy A, Truchanowicz EG, Rai, R. Does first trimester progesterone prophylaxis increase the live birth rate in women with unexplained recurrent miscarriages? *Br Med J.* 2011;342.d1914.

[20] Haas DM, Ramsey PS. Progestogen for preventing miscarriage. *Cochrane Database Syst Rev.* 2013; Article ID CD003511

[21] Coomarasamy A, Williams H, Truchanowicz E et al. A randomized trial of progesterone in women with recurrent miscarriages. *N Engl J Med.* 2015;373:2141–8.

[22] Stephenson MD, McQueen D, Winter M, Kliman HJ. Luteal start vaginal micronized progesterone improves pregnancy success in women with recurrent pregnancy loss. *Fertil Steril.* 2017;107:684–90.

[23] Kumar A, Begum N, Prasad S, Aggarwal S, Sharma S. Oral dydrogesterone treatment during early pregnancy to prevent recurrent pregnancy loss and its role in modulation of cytokine production: A double–blind, randomized, parallel, placebo–controlled trial. *Fertil Steril.* 2014;102:1357–63.

[24] Coomarasamy A, Devall AJ, Cheed V et al. A randomized trial of progesterone in women with bleeding in early pregnancy. *N Engl J Med.* 2019;380:1815–24.

[25] Carmichael SL, Shaw GM, Laurent C, Croughan MS, Olney RS, Lammer EJ. Maternal progestin intake and risk of hypospadias. *Arch Pediatr Adolesc Med.* 2005;159:957–62.

[26] Koren G, Gilboa D, Katz R. Fetal safety of dydrogesterone exposure in the first trimester of pregnancy. *Clin Drug Investig.* 2019. doi: 10.1007/s40261–019–00862–w.

第 22 章　补充人类绒毛膜促性腺激素在反复妊娠丢失中的应用

Human Chorionic Gonadotropin Supplementation in Recurrent Pregnancy Loss

Carlo Ticconi　Adalgisa Pietropolli　C. V. Rao　著

邹慧娟　许孝凤　译

一、概述

评价人绒毛膜促性腺激素（hCG）在反复妊娠丢失（RPL）中的作用仍然是一个挑战。评估过程中存在诸多问题：① RPL 缺少统一的定义（直到最近，连续 2 次流产才被定义为 RPL[1, 2]，而不是之前定义的 3 次或 3 次以上）；②多因素病因使患有 RPL 的女性成为不均一的人群，其中可能涉及多种风险因素[3, 4]，例如，以前的研究没有排除有抗磷脂抗体或胚胎非整倍体的女性；③不同的诊疗机构诊断 RPL 的标准不同[5, 6]；④对于患有 RPL 的女性开展高质量的研究面临困难和挑战[4, 7]；⑤并且更重要的是，胚胎着床成功与妊娠建立和维持的因素极其复杂。

尽管在 RPL 的发生机制方面取得了研究进展，但仍有近 50% 的 RPL 被认为是"不明原因的"[5, 8-9]。在目前尚无统一诊断标准的情况下，大多数关于 hCG 的试验都是通过尿 hCG 进行的。尽管在没有遗传或其他原因证据的情况下，hCG 的补充似乎是治疗 RPL 女性的合理选择，但仅有几项精心设计的关于 hCG 补充剂的临床研究。在这些不确定的背景下，必须判断是否需要补充 hCG。

hCG 是人类成功怀孕的最重要分子。它参与了妊娠的启动、维持和发育过程中的许多活动。hCG 在整个怀孕期间至分娩持续起作用。在本文中，根据 hCG 的生理作用和有关在妊娠早期使用 hCG 的临床证据，探讨 hCG 治疗 RPL 女性的可能性和局限性。

二、人绒毛膜促性腺激素在妊娠中的作用

（一）hCG 分子

hCG 是一种异源二聚体糖蛋白，由非共价连接的 α 亚基和 β 亚基组成。α 亚基是 TSH、FSH、hCG 和黄体生成激素（LH）的共同亚基，由位于 6qq2.1–23 染色体上的单个基因（CGA）编码。hCG 的 β 亚基由位于染色体 19q13.32 上的 6 个不同的非等位基因组成，即 CGB1、CGB2、CGB3、CGB5、CGB7 和 CGB8[10-11]。hCG 的 β 亚基与 LH 有 82% 的同源性，并与相同的质膜 LH/hCG 受体

结合，这是一种七跨膜 G 偶联蛋白 [12-13]。尽管 LH 和 hCG 具有相同的受体，但有明确的证据表明，它们激活的一些下游细胞内通路是不同的 [10, 14-15]。虽然 LH 存在于所有物种中，但 hCG 仅存在于灵长类动物中。hCG 似乎在进化上发展得相对较晚，且起源于黄体生成素。hCG 在人类妊娠的启动、维持和发育中起着多重作用 [10, 15]。hCG 与 LH/hCG 受体结合激活的主要细胞内信号通路，以及它们已知的细胞效应，如图 22-1 所示。

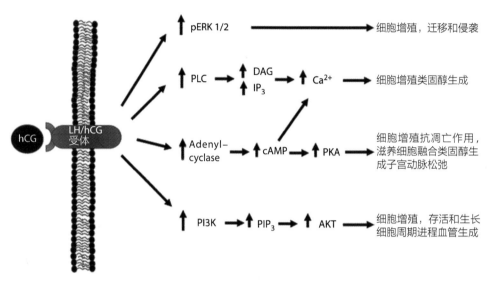

▲ 图 22-1 **hCG 与 LH/hCG 受体结合后激活的主要细胞内信号通路示意**

一些生理效应的调节通路重叠。ERK 1/2 . 磷酸化细胞外信号调节激酶 1 和 2；PLC. 磷脂酶 C；DAG. 甘油二酯；IP3. 三磷酸肌醇；Ca^{2+}. 细胞内游离钙；cAMP. 环磷酸腺苷；PKA. 蛋白激酶 A；PI3 K. 磷脂酰肌醇 3– 激酶；PIP3. 三磷酸肌醇；AKT. 蛋白激酶 B

hCG 是一种高度糖基化的分子，其分子量的 30% 左右由碳水化合物部分构成 [16]。它至少存在 5 种亚型：hCG、硫酸化 hCG、高糖基化 hCG（H-hCG）、不含 hCG 的 β 亚基和 H-hCG 的游离 β 亚基。不同亚型的生物活性可能会有所不同，但目前尚未完全了解。

hCG 在胎盘组织中是以旁分泌和自分泌来发挥作用的。它对目标组织如黄体和各种非性腺组织的作用本质上是内分泌作用。最近，一些报告表明，常规的 hCG 和 H-hCG 在胎盘中具有不同的非重叠细胞起源，并且在妊娠期有不同的作用。常规的 hCG 可诱导孕激素的分泌、促进血管生成、促进滋养细胞的分化、为胚胎植入行内膜准备，而 H-hCG 则通过促进细胞滋养层细胞的生长和侵袭来促进着床。此外，H-hCG 被认为可以激活转化生长因子 β Ⅱ 受体，而普通的 hCG 则激活经典的 hCG/LH 受体 [17-21]。这些分析是基于可辩驳的数据。

（二）hCG 在妊娠期间的作用

合体滋养层细胞产生的 hCG 发挥各种作用 [22]，旨在帮助胚胎着床、促进妊娠维持和继续。功能性 hCG/LH 受体在许多胎儿和母体组织中存在表达，包括免疫系统的细胞。表 22-1 中总结了这些作用。hCG 在子宫内膜间质细胞的蜕膜化、配子受精、囊胚在子宫内膜的种植以及妊娠的持续至分娩均起作用 [49-50]。hCG 的部分作用是针对卵巢、子宫内膜、胎盘、胎膜、子宫肌层和母体免疫系统，而另一些作用则是针对母体和胎儿的多个其他靶组织。

表 22-1　人绒毛膜促性腺激素主要促妊娠作用总结

作　用	细胞/组织靶点	作用方式	说　明	参考文献
刺激孕酮产生	黄体	内分泌	妊娠的第 8~10 周发挥作用	[23]
刺激孕酮产生	合胞体滋养细胞	自分泌/旁分泌	整个妊娠期间均发挥作用	[24, 25]
促进滋养细胞分化为合胞体滋养细胞	细胞滋养层细胞	旁分泌	妊娠早期发挥作用，随后逐渐减弱	[26]
促进子宫血管生成和血流	子宫动脉	旁分泌	妊娠前半段时期很明显，后逐渐变慢	[27, 28]
促进脐带循环和胎盘生长	脐带和胎盘	旁分泌和自分泌	整个妊娠期间	[29]
抑制子宫肌层收缩	子宫肌层	旁分泌	整个妊娠期间至分娩开始	[30-34]
促进胚胎着床	子宫内膜	旁分泌/自分泌	诱导子宫内膜蜕膜化和同步化；间质发育的改变	[13, 35-38]
母胎界面的免疫调节作用	免疫系统细胞	旁分泌/自分泌	刺激子宫 NK 细胞 产生耐受 DC 促进 Treg 细胞 细胞因子的调控 合体滋养细胞中 2，3-吲哚胺双加氧酶的产生和上调	[39-44]
抗凋亡和蜕膜化作用	子宫内膜	旁分泌	妊娠早期尤为重要	[45-47]
滋养层细胞侵袭力的增强	绒毛外滋养层细胞	自分泌/旁分泌	H-hCG 被认为起主导作用，但不能排除常规的 hCG 的作用	[11, 17, 18, 48]

NK. 自然杀伤淋巴细胞；DC. 树突状细胞；Treg. 调节性 T 淋巴细胞；H-hCG. 高糖基化 hCG

（三）对黄体的作用

人绒毛膜促性腺激素除了刺激黄体产生孕酮外，还能刺激松弛素、抑制素和前列腺素 E2 的分泌。据报道，松弛素可以降低子宫内膜基质金属蛋白酶 1 和 3 的水平，从而维持子宫内膜胶原含量[51]。hCG 通过环磷酸腺苷介导的上调环氧合酶 -2[47] 和 17β- 雌二醇分泌来刺激前列腺素（PG）E2 的产生[52]。

（四）子宫作用

在 20 世纪 90 年代，有报道称 hCG 促进子宫内膜血管内皮生长因子的分泌[27]，促进发育中的新血管的生成，以及后来螺旋动脉到子宫胎盘动脉的血管重塑。hCG 参与人子宫内膜间质细胞向蜕膜的分化。子宫肌层平滑肌细胞的收缩似乎是被 hCG 所抑制，这可能是由于间隙连接的下调所导致的。

（五）免疫作用

hCG 可能具有免疫调节作用。有证据表明，Th1 和 Th2 细胞因子之间的适当平衡可能是维持妊娠所必需的。Th2 细胞因子，如白细胞介素（IL）-3、粒细胞 - 巨噬细胞集落刺激因子（GM-CSF）和表皮生长因子（EGF），在体外刺激胎盘细胞增殖[53]，可使滋养细胞分泌 hCG 和 hPL 激素[54]。Uzumcu 等[55] 对 hCG 刺激子宫内膜细胞因子的产生进行了评估。随着 hCG 剂量的增加，TNFα 和 IL-6 的分泌也依赖性地增加。据报道，hCG 也可以刺激人单核细胞 IL-1β 的分泌，抑制 IL-2 的表达[55]。

三、妊娠早期应用 hCG 的临床研究

基于 hCG 的上述促孕作用，人们进行了各种各样的研究，以探讨 hCG 在妊娠早期的治疗作用。到目前为止，这些研究的结果显示了一种有益的趋势，但仍被认为不足以得出确切的结论。然而，必须记住的是，迄今为止进行的研究已用于所有临床诊断为 RPL 的患者，而不是研究一部分最有可能从治疗中获益的患者的临床疗效。

（一）hCG 在辅助生殖技术中的应用

已有许多学者针对 hCG 在辅助生殖技术（ART）中女性黄体支持的影响进行了研究。这些研究在最近的 Cochrane 系统评价中与黄体酮的使用一起进行了回顾[56]。分析得出结论，与安慰剂相比，尽管证据并不确凿，但在黄体期补充 hCG 可能与更高的活产率有关。然而，hCG 的补充可能会增加卵巢过度刺激综合征的发病率[56]。最近，一项大范围的，包括 12 项随机对照试验（RCT）并对 4038 名接受 ART 的不孕女性进行 hCG 宫内给药的 Cochrane 系统评价的结论显示，在卵裂期进行胚胎移植时，使用 hCG 剂量为 500U 或更大剂量时的妊娠结局是有希望的[57]。然而，由于在所选的 12 项研究中，有 9 项发现较高的偏倚风险，且在亚组分析中获得了阳性结果，因此，作者认为，大剂量的 hCG 使用应谨慎对待。其他较新的前瞻性研究表明，hCG 宫内给药治疗反复种植失败有显著疗效[58, 59]。

（二）先兆流产

一项 Cochrane 系统评价回顾了 3 项随机对照试验（312 名受试者女性）在使用 hCG 治疗先兆流产方面的研究[60]。其中一项研究被认为使用了较差的方法，其他 2 项研究则不能支持 hCG 的常规使用[60]。因此，目前文献不支持将 hCG 用于先兆流产。值得注意的是，上述 Meta 分析中均未报告 hCG 任何不良反应。

（三）反复妊娠丢失

已有 2 项 Meta 分析，研究 hCG 预防 RPL 女性随后流产的有效性[61, 62]。在 2000 年，Scott 和 Pattison[61] 选择并回顾了 4 项随机对照试验，发现在有 RPL 病史的女性中，hCG 的使用与降低流产风险相关（OR 0.26%；95% CI 0.14～0.52）。然而，他们敦促在解释结果时要谨慎，因为其中 2 项研究的研究方法质量很差。总体结论是，对于不明原因反复自然流产的女性没有足够的证据来证明在妊娠期间使用 hCG 可以预防流产[61]。

在最新的 Cochrane 系统评价中，Morley 等初步选定 12 项研究进行评估[62]。然而，由于同时并发不孕治疗[63]、患者选择偏倚[64]、同时服用了其他药物[65]、缺乏安慰剂组或未治疗的对照组[66] 及不合适的研究设计[67]，有 5 项研究被排除。另外有 2 项研究包括在内，因为在分析时它们正在等待分类。Bailie 和 Sadler 的另一项随机对照试验在两次 Cochrane Meta 分析中似乎都遗漏了。对 5 项研究进行的初步分析显示，在减少 RPL 女性随后流产方面，hCG 的治疗在统计学上有显著优势[71-75]（表 22-2）。然而，由于综合比较中的统计异质性（$I^2 = 39\%$），通过排除两项早期研究进行了连续分析[71, 72]。这项限制性分析显示 hCG 的作用在统计学上并不显著，合并 RR = 0.74（95% CI 0.44～1.23）。但是，重要的是要指出，所有已发表的研究都显示出 hCG 的益处。因此，显著性的丧失更多的是与去除数字有关，而不是与去除有偏见的论文有关。作者的结论是，在有 RPL 病史的女性中，使用 hCG 预防进一步的妊娠丢失在统计学上无明显趋势。所以，尚无足够证据支持在临床实践中对病因未知的 RPL 女性补充 hCG。此外，未观察到 hCG 的不良影响。

表 22-2　**Morley 等在 Cochrane 系统评价中纳入的随机临床试验**[62] **关于治疗性使用 hCG 预防 RPL 女性连续妊娠流产的研究**

作者（发表年份）	受试者女性人数（hCG 治疗组 / 对照组）	说　明	使用的 hCG 类型	结果（hCG 治疗组 / 对照组的流产数）	风险比（95% CI）	参考文献
Svigos（1982）	13/15	未治疗	u-hCG（Pregnyl®）	1/9	RR 0.13（0.02～0.51）	[71]
Harrison（1985）	10/10	安慰剂	u-hCG（Profasi®）	0/7	RR 0.07（0.00～1.03）	[72]
Harrison（1992）	36/39	安慰剂	u-hCG（Pregnyl®）	6/8	RR 0.81（0.31～2.11）	[73]
Quenby（1994）	42/39	安慰剂	u-hCG（Profasi®）	6/6	RR 0.93（0.33～2.64）	[74]
El-Zibdeh（2005）	50/48	未治疗	u-hCG（Profasi®）/（Pregnyl®）	9/14	RR 0.62（0.30～1.29）	[75]
总　计	151/151			22/44	RR 0.51（0.32～0.81）	

除上述 Meta 分析外，其他有关 RPL 中 hCG 治疗的非随机研究均显示有益效果。在一项关于 328 名女性的研究中，其中 199 名接受过 u-hCG 治疗，129 名未经治疗的对照组，Carp 观察到使用 hCG 有 15% 的统计显著优势（OR 1.88%，95% CI 1.16～3.04）[76]。基于作者建立的理论模型，这一结果低于预期的 20% 的效益。然而，当分析仅在 5 次或 5 次以上流产、预后差的女性亚组时，hCG 的益处更明显，绝对受益率为 34%（或 4.33%，95% CI 1.7～11.3），且符合上述理论模型[77]。Walker 最新的 Meta 分析中包括 Carp 的[76] 研究与 Sadler 和 Baillie 的研究[70]。Walker[78] 的报告包括 671 名女性（hCG 治疗组和对照组），其中 RR 0.44（95% CI 0.31～0.63）。

Fox 等最近发表了另一项关于在患有不明原因 RPL 的女性中补充 hCG（在黄体中期单次注射）的回顾性队列研究[79]。98 名患有 RPL（定义为连续 2 次或 2 次以上妊娠早期丢失）的女性在黄体中期接受 hCG（r-hCG/u-hCG，Pregnyl®/NOVAREL®）治疗，或在监测的周期中不接受治疗。结果表明 hCG 有有益的作用。考虑到所有变量，只有使用了 hCG 与持续妊娠率在统计学上有显著的关联（OR 4.65，95% CI 1.61～11.69）。此外，hCG 的使用使成功妊娠的 RR 增加了 2.4（95% CI 1.3～4.5），流产风险降低了 38%（RR 为 0.38%，95% CI 0.19～0.76）[79]。然而，必须记住，在没有妊娠时，黄体期 hCG 可能会导致"生化妊娠"的误诊。

四、结论和未来方向

人绒毛膜促性腺激素（hCG）对人类妊娠的发生和维持至关重要。在一部分女性中使用 hCG 成功预防 RPL，推测是因为 hCG 水平不够和（或）hCG 的质量受到影响。无论哪种情况，外源性 hCG 给药有望补偿内源性 hCG。hCG 在早孕并发症，尤其是 RPL 中的应用，仅限于显示可能和（或）潜在的有益效果的研究中。对 hCG 治疗的 Cochrane Meta 分析中，关于 RPL 的显著效益只得出了模棱两可的结论。然而，目前的证据受到了研究数量少、研究之间的异质性和患者选择的限制。因此，最新的 RPL 指南指出"没有足够的证据支持使用 hCG 来提高 RPL 和黄体功能不全女性的活产率"[2]。

我们认为，关于补充 hCG 的有益效果的大量证据不能忽视，但是，迫切需要进行进一步精心设计的随机对照试验，以证实或否定补充 hCG 在预防 RPL 流产中的作用。除了 Fox 等的研究，到目前为止进行的所有先前的研究都是使用的尿 hCG。由于患有 RPL 的女性是一个不均一的人群，有可能患有不明原因 RPL 女性的特定亚组（如妊娠丢失率较高的女性）可以从 hCG 治疗中显著受益，而不是所有的 RPL 患者都能从中受益。在进行此类研究之前，当临床医师认为有较大好处时应慎重考虑使用 hCG。

参 考 文 献

[1] Practice Committee of the American Society for Reproductive Medicine. Definition of infertility and recurrent pregnancy loss: A committee opinion. *Fertil Steril*. 2013;99:63.

[2] ESHRE Early Pregnancy Guideline Development Group. Recurrent Pregnancy Loss: Guideline of the European Society of Human Reproduction and Embryology. November 2017:1–153. Available at: https://www.eshre.eu/Guidelines-and-Legal/Guidelines/Recurrent-pregnancy-loss.aspx

[3] Christiansen OB, Steffenson R, Nielsen H, Varming K. Multifactorial etiology of recurrent miscarriage and its

scientific and clinical implications. *Gynecol Obstet Invest.* 2008;66:257–67.

[4] Gibbins K, Flint Porter T. The importance of an evidence–based workup for recurrent pregnancy loss. *Clin Obstet Gynecol.* 2016;59:456–63.

[5] El Hachem H, Crepaux V, May–Panloup P et al. Recurrent pregnancy loss: Current perspectives. *Int J Womens Health.* 2017;9:331–45.

[6] Van den Berg MMJ, Vissenberg R, Goddijn M. Recurrent miscarriage clinics. *Obstet Gynecol Clin North Am.* 2014;41:145–55.

[7] Christiansen OB. Research methodology in recurrent pregnancy loss. *Obstet Gynecol Clin North Am.* 2014;41: 19–39.

[8] Kutteh WH. Novel strategies for the management of recurrent pregnancy loss. *Semin Reprod Med.* 2015;33:161–8.

[9] Practice Committee of the American Society for Reproductive Medicine. Evaluation and treatment of recurrent pregnancy loss: A committee opinion. *Fertil Steril.* 2012;98:1103–11.

[10] Choi J, Smitz J. Luteinizing hormone and human chorionic gonadotropin: Origins of difference. *Mol Cell Endocrinol.* 2014;383:203–13.

[11] Fournier T. Human chorionic gonadotropin: Different glycoforms and biological activity depending on its source of production. *Ann Endocrinol (Paris).* 2016;77:75–81.

[12] Bulun SE. Physiology and pathology of the female reproductive axis. In: Melmed S, Polonsky KS, Larsen P, Kronenberg HM, eds. *Williams Textbook of Endocrinology.* 12th edn. Philadelphia, PA: Elsevier Saunders; 2011, pp. 581–660.

[13] Filicori M, Fazleabas AT, Huhtaniemi I et al. Novel concepts of human chorionic gonadotropin: Reproductive system interactions and potential in the management of infertility. *Fertil Steril.* 2005;84:275–84.

[14] Riccetti L, Yvinec R, Klett D et al. Human luteinizing hormone and chorionic gonadotropin display biased agonism at the LH and LH/CG receptors. *Sci Reports.* 2017;7:940.

[15] Casarini L, Santi D, Brigante G, Simoni M. Two hormones for one receptor: Evolution, biochemistry, actions and pathophysiology of LH and hCG. *Endocr Rev.* 2018;39(5):549–92.

[16] Paulesu L, Rao CV, Ietta F et al. hCG and its disruption by environmental contaminants during human pregnancy. *Int J Mol Sci.* 2018;19:914.

[17] Cole LA. HCG variants, the growth factors which drive human malignancies. *Am J Cancer Res.* 2012;2:22–35.

[18] Cole LA. hCG, the wonder of today's science. *Reprod Biol Endocrinol.* 2012;10:24.

[19] Fournier T, Guibourdenche J, Evain–Brion D. Review: hCGs: Different sources of production, different glycoforms and functions. *Placenta.* 2015;36(Suppl 1)(Trophoblast Research):S60–5.

[20] Berndt S, Blacher S, Munaut C et al. Hyperglycosylated human chorionic gonadotropin stimulates angiogenesis through TGF–β receptor activation. *FASEB J.* 2013;27: 1309–21.

[21] Koistinen H, Hautala L, Koli K, Stenman U–H. Absence of TGF–β receptor activation by highly purified hCG preparations. *Mol Endocrinol.* 2015;29:1787–91.

[22] Lei ZM, Rao CV. Endocrinology of trophoblast tissue. In:

Becker K, ed. *Principles and Practice of Endocrinology and Metabolism.* 3rd edn. Philadelphia, PA: Lippincott Williams & Wilkins; 2001, pp. 1096–102.

[23] Devoto L, Fuentes A, Kohen P et al. The human corpus luteum: Life cycle and function in natural cycles. *Fertil Steril.* 2009;92:1067–79.

[24] Chaudhary J, Bhattacharyya S, Das C. Regulation of progesterone secretion in human syncytiotrophoblast in culture by human chorionic gonadotropin. *J Steroid Biochem Mol Biol.* 1992;42:425–32.

[25] Bhattacharyya S, Chaudhary J, Das C. Antibodies to hCG inhibit progesterone production from human syncytiotrophoblast cells. *Placenta.* 1992;13:135–9.

[26] Shi Q, Lei Z, Rao C, Lin J. Novel role of human chorionic gonadotropin in differentiation of human cytotrophoblasts. *Endocrinology.* 1993;132:1387–95.

[27] Zygmunt M, Herr F, Keller–Schoenwetter S et al. Characterization of human chorionic gonadotropin as a novel angiogenic factor. *J Clin Endocrinol Metab.* 2002;87: 5290–6.

[28] Toth P, Li X, Rao CV et al. Expression of functional human chorionic gonadotropin/human luteinizing hormone receptor gene in human uterine arteries. *J Clin Endocrinol Metab.* 1994;79:307–15.

[29] Rao CV, Li X, Toth P et al. Novel expression of functional human chorionic gonadotropin/luteinizing hormone receptor in human umbilical cords. *J Clin Endocrinol Metab.* 1993;77:1706–14.

[30] Ambrus G, Rao CV. Novel regulation of pregnant human myometrial smooth muscle cell gap junctions by human chorionic gonadotropin. *Endocrinology.* 1994;135:2772.

[31] Belmonte A, Ticconi C, Dolci S et al. Regulation of phosphodiesterase 5 expression and activity in human pregnant and non–pregnant myometrial cells by human chorionic gonadotropin. *J Soc Gynecol Investig.* 2005;12:570–7.

[32] Slattery MM, Brennan C, O'Leary MJ, Morrison JJ. Human chorionic gonadotropin inhibition of pregnant human contractility. *Br J Obstet Gynaecol.* 2001;108:704–8.

[33] Doheny HC, Houlihan DD, Ravikumar N et al. Human chorionic gonadotropin relaxation of human pregnant myometrium and activation of the BKCa channel. *J Clin Endocrinol Metab.* 2003;88:4310–5.

[34] Eta E, Ambrus G, Rao CV. Direct regulation of human myometrial contractions by human chorionic gonadotropin. *J Clin Endocrinol Metab.* 1994;79:1582–6.

[35] Tapia–Pizarro A, Archiles S, Argandoñ F et al. hCG activates Epac–Erk1/2 signaling regulating Progesterone Receptor expression and function in human endometrial stromal cells. *Mol Hum Reprod.* 2017;23:393–405.

[36] Cameo P, Srisuparp S, Strakova Z, Fazleabas AT. Chorionic gonadotropin and uterine dialogue in the primate. *Reprod Biol Endocrinol.* 2004;2:50.

[37] Makrigiannakis A, Vrekoussis T, Zoumakis E et al. The role of HCG in implantation: A mini–review of molecular and clinical evidence. *Int J Mol Sci.* 2017;18:1305.

[38] Strug MR, Su R, Young JE et al. Uterine human chorionic gonadotropin infusion in oocyte donors promotes endometrial synchrony and induction of early decidual markers for stromal survival: A randomized clinical trial.

Hum Reprod. 2016;31:1552–61.

[39] Schumacher A. Human chorionic gonadotropin as a pivotal endocrine immune regulator initiating and preserving fetal tolerance. *Int J Mol Sci.* 2017;18:2166.

[40] Kane N, Kelly R, Saunders PTK, Critchley HOD. Proliferation of uterine natural killer cells is induced by human chorionic gonadotropin and mediated via the mannose receptor. *Endocrinology.* 2009;150:2882–8.

[41] Wan H, Versnel MA, Leijten LME et al. Chorionic gonadotropin induces dendritic cells to express a tolerogenic phenotype. *J Leukoc Biol.* 2008;83:894–901.

[42] Poloski E, Oettel A, Ehrentraut S et al. JEG-3 trophoblast cells producing human chorionic gonadotropin promote conversion of human CD4+FOXP3– T cells into CD4+FOXP3+ regulatory T cells and foster T cell suppressive activity. *Biol Reprod.* 2016;94(5):106.

[43] Bansal AS, Bora SA, Saso S et al. Mechanism of human chorionic gonadotrophin–mediated immunomodulation in pregnancy. *Expert Rev Clin Immunol.* 2012;8:747–53.

[44] Lei ZM, Yang M, Li X et al. Upregulation of placental indoleamine 2,3–dioxygenase by human chorionic gonadotropin. *Biol Reprod.* 2007;76:639–44.

[45] Kajihara T, Uchino S, Suzuki M et al. Human chorionic gonadotropin confers resistance to oxidative stress–induced apoptosis in decidualizing human endometrial stromal cells. *Fertil Steril.* 2011 15;95:1302–7.

[46] Lovely LP, Fazleabas AT, Fritz MA et al. Prevention of endometrial apoptosis: Randomized prospective comparison of human chorionic gonadotropin versus progesterone treatment in the luteal phase. *J Clin Endocrinol Metab.* 2005;90:2351–6.

[47] Han SW, Lei ZM, Rao CV. Treatment of human endometrial stromal cells with chorionic gonadotropin promotes their morphological and functional differentiation into decidua. *Mol Cell Endocrinol.* 1999;147:7–16.

[48] Tao Y–X, Lei ZM, Hofmann GE, Rao CV. Human intermediate trophoblasts express chorionic gonadotropin/luteinizing hormone receptor gene. *Biol Reprod.* 1995;53:899–904.

[49] Ticconi C, Zicari A, Belmonte A et al. Pregnancy–promoting actions of hCG in human myometrium and fetal membranes. *Placenta.* 2007;28(Suppl A):S137–43.

[50] Ticconi C, Piccione E, Belmonte A, Rao CV. HCG: A new kid on the block in prematurity prevention. *J Matern Fetal Neonatal Med.* 2006;19:687–92.

[51] Goldsmith LT, Weiss G, Palejwala S et al. Relaxin regulation of endometrial structure and function in the rhesus monkey. *Proc Natl Acad Sci U S A.* 2004;101:4685–9.

[52] Chatterjee A, Jana NR, Bhattacharya S. Stimulation of cyclic AMP, 17 β oestradiol and protein synthesis by human chorionic gonadotropin in human endometrial cells. *Hum Reprod.* 1997;12:1903–8.

[53] Chaouat G, Menu E, Wegmann TG. Role of lymphokines of the CSF family and of TNF, gamma interferon and IL–2 in placental growth and fetal survival studied in two murine models of spontaneous resorptions. In: Chaouat G, Mowbray JF, eds. *Cellular and Molecular Biology of the Maternal-fetal Relationship*, Paris: INSERM/John Libbey Eurotext; 1991; p. 91.

[54] Garcia–Lloret MI, Morrish DW, Wegmann TG et al.

Demonstration of functional cytokine–placental interactions: CSF–1 and GM–CSF stimulate human cytotrophoblast differentiation and peptide hormone secretion. *Exp Cell Res.* 1994;214:46–54.

[55] Uzumcu M, Coskun S, Jaroudi K, Hollanders JMG. Effect of human chorionic gonadotropin on cytokine production from human endometrial cells In Vitro. *Am J Reprod Immunol.* 1998;40:83–8.

[56] Van der Linden M, Buckingham K, Farquhar C et al. Luteal phase support for assisted reproduction cycles. *Cochrane Database Syst Rev.* 2015; Article ID CD009154.

[57] Craciunas L, Tsampras N, Coomarasamy A, Raine–Fenning N. Intrauterine administration of human chorionic gonadotropin (hCG) for subfertile women undergoing assisted reproduction. *Cochrane Database Syst Rev.* 2016; Article ID CD011537.

[58] Yu N, Zhang B, Xu M et al. Intrauterine administration of autologous peripheral blood mononuclear cells (PBMCs) activated by HCG improves the implantation and pregnancy rates in patients with repeated implantation failure: a prospective randomized study. *Am J Reprod Immunol.* 2016;76:212–6.

[59] Li S, Wang J, Cheng Y et al. Intrauterine administration of hCG–activated autologous human peripheral blood mononuclear cells (PBMC) promotes live birth rates in frozen/thawed embryo transfer cycles of patients with repeated implantation failure. *J Reprod Immunol.* 2017;119:15–22.

[60] Devaseelan P, Fogarty PP, Regan L. Human chorionic gonadotrophin for threatened miscarriage. *Cochrane Database Syst Rev.* 2010; Article ID CD007422.

[61] Scott JR, Pattison N. Human chorionic gonadotrophin for recurrent miscarriage. *Cochrane Database Syst Rev.* 2000; Article ID CD000101.

[62] Morley LC, Simpson N, Tang T. Human chorionic gonadotrophin (hCG) for preventing miscarriage. *Cochrane Database Syst Rev.* 2013; Article ID CD008611.

[63] Baber RJ, Kuan R, Porter RN, Saunders DM. Early pregnancy support in an *in vitro* fertilization program: Does human chorionic gonadotropin reduce the miscarriage rate? *Asia Oceania J Obstet Gynaecol.* 1988;14:453–5.

[64] Blumenfeld Z, Ruach M. Early pregnancy wastage: The role of repetitive human chorionic gonadotropin supplementation during the first 8 weeks of gestation. *Fertil Steril.* 1992;58:19–23.

[65] Nagpal M, Malhotra R. Should human chorionic gonadotropin supplementation be used as a routine prophylaxis in high risk pregnancies? *J Obstet Gynecol India.* 2001;51:65–7.

[66] Shu J, Miao P, Wang RJ. Clinical observation on effect of Chinese herbal medicine plus human chorionic gonadotropin and progesterone in treating anticardiolipin antibody–positive early recurrent spontaneous abortion. *Chin J Integr Traditional Western Med* 2002;22:414–6.

[67] Qureshi NS, Edi–Osagie EC, Ogbo V et al. First trimester threatened miscarriage treatment with human chorionic gonadotrophins: A randomised controlled trial. *Br J Obstet Gynaecol.* 2005;112:1536–41.

[68] El–Zibdeh MY. Randomised controlled trial comparing the efficacy of reducing spontaneous abortion following

treatment with progesterone and human chorionic gonadotrophin hormone (hCG). *Fertil Steril.* 1998;70(3 Suppl 1):S77–S78.

[69] El–Zibdeh MY. Randomized clinical trial comparing the efficacy of dydrogesterone and human chorionic gonadotropin. *Climacteric.* 2002;5(Suppl 1):136.

[70] Sandler SW, Baillie P. The use of human chorionic gonadotropin in recurrent abortion. *S Afr Med J.* 1979;55:832–5.

[71] Svigos J. Preliminary experience with the use of human chorionic gonadotrophin therapy in women with repeated abortion. *Clin Reprod Fertil.* 1982;1:131–5.

[72] Harrison RF. Treatment of habitual abortion with human chorionic gonadotropin: Results of open and placebo controlled studies. *Eur J Obstet Gynecol Reprod Biol.* 1985;20:159–68.

[73] Harrison RF. Human chorionic gonadotrophin (hCG) in the management of recurrent abortion; results of a multicentre placebo–controlled study. *Eur J Obstet Gynecol Reprod Biol.* 1992;47:175–9.

[74] Quenby S, Farquharson RG. Human chorionic gonadotropin supplementation in recurring pregnancy loss: A controlled trial. *Fertil Steril.* 1994;62:708–10.

[75] El–Zibdeh MY. Dydrogesterone in the reduction of recurrent spontaneous abortion. *J Steroid Biochem Mol Biol.* 2005;97:431–4.

[76] Carp HJA. hCG supplementation in recurrent miscarriage: Pros and cons. In: Kumar A, Rao CV, Chaturvedi PK, eds. *Gonadal and Nongonadal Actions of Gonadotropins.* New Delhi: Narosa Publishing; 2010, pp. 171–80.

[77] Carp HJA. Investigation protocol for recurrent pregnancy loss. In: Carp HJA, ed. *Recurrent Pregnancy Loss, Causes, Controversies and Treatment.* London, UK: Informa Healthcare; 2007, pp. 269–80.

[78] Walker J. Debate: Should human chorionic gonadotropin supplementation be used? Yes. In: Carp HJA, ed. *Recurrent Pregnancy Loss: Causes, Controversies, and Treatment.* 2nd edn. Boca Raton: CRC Press, Taylor & Francis Group; 2015, pp. 143–7.

[79] Fox C, Azores–Gococo D, Swart L et al. Luteal phase HCG support for unexplained recurrent pregnancy loss–a low hanging fruit? *Reprod Biomed Online.* 2017;34(3):319–24.

第23章 抗磷脂综合征的产科患者管理

Antiphospholipid Syndrome: Management of the Obstetric Patient

Ashley E. Benson　D. Ware Branch　著

柏文心　赵爱民　译

一、概述与背景介绍

抗磷脂综合征（APS）是一种以血栓或产科并发症为主要临床表现的自身免疫性疾病，并伴有循环抗磷脂抗体（aPL）阳性。其诊断需至少间隔12周2次以上的中度或高度aPL抗体阳性[1]。aPL抗体包含一系列结合糖蛋白磷脂复合物的自身抗体。目前国际上的诊断共识[1]认为aPL相关抗体包括狼疮凝集物（LAC）、抗心磷脂抗体（aCL）和抗β_2糖蛋白I（aβ_2-GP$_1$）抗体3种。

APS相关性血栓形成几乎可以在任何动脉或静脉血管床上出现。其中最常见的血栓表现是深静脉血栓，尤其是下肢深静脉血栓形成。而最常见的动脉血栓表现是中风和短暂性脑缺血发作（TIA）[2, 3]。专家估计，6%～15%的DVT病例与aPL抗体阳性相关，并主要归因于APS[3]，而9%～24%的中风或TIA与aPL抗体阳性相关[3, 4]。需要注意的是，浅静脉血栓形成不是APS的临床诊断标准。

产科APS的临床诊断标准包括如下3点[1]。

- 复发性（连续3次或以上）胚胎前或妊娠＜10周的流产（复发性早期流产）。
- 1次或更多次的不能解释的＞10周的流产。
- 因子痫前期或胎盘功能不全导致的＜34周的早产。

这些产科的临床标准实际上是相对非特异性的，每种标准都有许多促因或病因（如反复早期流产或发生由于子痫前期导致死胎的母亲年龄）。现有文献对于描述aPL抗体与APS临床标准的相关性存在明显的局限性。这些局限性与所使用的aPL抗体测试的种类和数量、阳性结果的定义、确定阳性结果阈值的方法、验证性测试的缺乏及研究设计的性质有关[3, 5, 6]。在这种背景下，每种产科临床标准与aPL抗体之间的实际关系值得继续研究。

在作者的临床诊治经验中，复发性的早期流产是诊断APS最常见的产科临床标准。根据现有文献，2%～6%的复发性早期流产女性的aPL抗体结果为阳性[3]。一些专家[7-9]，包括我们犹他大学的研究小组[10]，发现只有不到5%的复发性流产女性的aPL结果符合国际共识标准[1]。由于其他健康受试者中同样存在一定比例的aPL抗体阳性者[11, 12]，进行进一步研究以确定复发性早期流产与aPL抗体之间的确切关系是有必要的。

重度子痫前期和（或）胎盘功能不全导致的胎儿死亡和早产被广泛认为是 APS 的更特异性的临床表现[2]。关于其他原因不明的流产，一项对 100 多名妊娠 22 周后胎死宫内的女性和 250 多名对照组的病例对照研究发现，至少一个 aPL 抗体为阳性结果的 OR 值为 2.0（95% CI 0.9～4.8），但 LAC 的 OR 值为 4.3（95% CI 1.0～18.4）[13]。一项针对死产与活产结局的基于人群的多中心协作网状病例对照研究[14]发现，aPL 抗体（包括 aCL 或 aβ_2-GP$_1$ 抗体）在 9.6% 的妊娠 ≥ 20 周的胎儿死亡病例中检测呈阳性。排除其他可解释的病例后，IgG-aCL 和 IgM-aCL 抗体阳性分别可使死产的发生率提升 5 倍和 2 倍，而 IgG-aβ_2-GP$_1$ 抗体可使死产的发生率提升 3 倍。两项针对患有典型 APS 的女性进行的两项前瞻性观察研究发现，尽管在使用肝素和低剂量阿司匹林（LDA）治疗后，仍有 10% 以上的病例出现胎儿死亡[15, 16]。

早期的关于 aPL 抗体与重度子痫前期导致的早产（< 34 周）之间关系的研究表明，8%～15% 的此类病例 aPL 抗体检测呈阳性[17-20]。前段提到的两项前瞻性观察性研究发现，尽管在接受了肝素或低分子量肝素（LMWH）和 LDA 的治疗后，仍有 9%～10% 的 APS 患者在妊娠期发生重度子痫前期[15, 16]。针对胎盘功能不全但不伴有先兆子痫的研究较少。一项针对妊娠 36 周前因重度子痫前期或胎盘功能不全而早产的女性进行的前瞻性病例对照研究发现，只有 10% 左右的病例 aPL 抗体呈阳性，而在对照组中这一比例不足 2%[21]。

二、APS 的实验室诊断

APS 的诊断有赖于中高滴度的 LAC 和（或）aCL 和（或）抗 β_2-GP$_1$ 抗体阳性。由于在非自身免疫病情况下也可能出现短暂的阳性试验结果，因此需要至少间隔 12 周重复检测 aPL 抗体均为阳性才能诊断 APS[1]。所有 3 种抗体试验（LAC、IgG 和 IgM aCL，及 IgG 和 IgM 抗 β_2-GP$_1$ 抗体）都需要检测，并根据其中一项或多项抗体阳性结果对患者进行分类[1, 22]：

- I 类：存在多项 aPL 抗体阳性（任意组合）。
- IIa 类：仅 LAC 阳性。
- IIb 类：仅 aCL 阳性。
- IIc 类：仅抗 β_2-GP$_1$ 抗体阳性。

LAC 的存在（即 I 类或 IIa 类）是血栓形成和中、晚期妊娠并发症的最重要抗体危险因素[15, 23]。所有 3 种 aPL 抗体（LAC、中高滴度 aCL 和中高滴度抗 β_2-GP$_1$）均符合国际实验室阳性标准的患者被称为"三重阳性"患者。

三、妊娠相关 APS 的管理

孕前评估应包括 aPL 抗体的检测，这里要强调确诊 APS 需要至少间隔 12 周重复测定到符合国际标准的阳性试验结果。此外，对患者进行风险分级十分重要。

- 对于 LAC 阳性或"三重阳性"的患者，尽管有标准的治疗方法，但至少有 1/3 的病例仍会发生包括胎儿死亡和因重度子痫前期或胎盘功能不全而早产在内的不良妊娠结局[15, 24, 25]。LAC

阴性（因此不是三重阳性）的患者通常使用标准疗法有良好的结局。

- 同样在标准疗法的情况下，母亲有血栓史或其他自身免疫性疾病（如 SLE）也会增加其中、晚期妊娠不良结局的风险[15, 26]。
- 患有慢性高血压或肾功能不全的女性发生不良妊娠结局的风险增加。

对孕期 APS 管理的理想目标是最大限度地降低孕产妇和胎儿 / 新生儿发生不良结局的风险。母亲的风险包括与 APS 相关的血栓栓塞、灾难性 APS 和妊娠期高血压疾病相关的风险。胎儿 / 新生儿风险包括流产、胎儿死亡和与早产相关的风险。目前针对妊娠 APS 的治疗大多还是选择肝素或低分子肝素和 LDA。这种治疗方法可以预防母体血栓形成，并可能改善妊娠结局。专家们推荐孕前首先使用 LDA，因为它可能对早期着床有益，并可以提高活产率[15]。肝素或更常使用的低分子肝素应在孕早期发现 hCG 阳性或超声证实的宫内妊娠后开始使用。

那些有血栓史的 APS 患者，特别是那些维持长期抗凝治疗的患者，需要在孕前或孕早期从长期抗凝疗法逐渐过渡到低分子肝素治疗（表 23-1）。无血栓史的 APS 患者应使用预防剂量的 LMWH 和 LDA 进行治疗。

表 23-1　产科 APS 的治疗

APS 临床表现	治疗选择	评　价
合并血栓史	长期抗凝的患者：足剂量低分子肝素加小剂量阿司匹林 非长期抗凝的患者：中等剂量或足剂量低分子肝素加小剂量阿司匹林	合并血栓史的 APS 患者有复发血栓的风险，通常采用长期抗凝治疗，如服用华法林。华法林应在妊娠 6 周前停用，以避免发生华法林相关的胚胎疾病
无血栓史		
复发性早期流产	小剂量阿司匹林或预防剂量低分子肝素加小剂量阿司匹林	关于复发性早期流产，一些研究表明单用 LDA 就能获得较高的活产率，同时另一些研究则表明联合使用肝素没有任何益处（进一步讨论见正文）
死胎史或因重度子痫前期或胎盘功能不全导致的早产史	预防剂量低分子肝素加小剂量阿司匹林	关于肝素对具有死胎史或因重度子痫前期或胎盘功能不全导致的早产史的患者的收益尚不明确，LAC 结果反复呈阳性或合并有 aCL 或 $a\beta_2$-GP_1 抗体中高滴度阳性患者妊娠期血栓形成风险增加，针对此类患者，应考虑使用预防剂量低分子量肝素

有一些研究对普通肝素和低分子肝素的疗效进行了随机对照试验，其研究对象为以复发性早期流产为主要临床表现的 APS 患者[27-32]。其中 4 项研究发现，在 LDA 治疗的基础上联合使用肝素可明显提升活产率，尽管这些研究中治疗组的活产范围差异很大（表 23-2）。其中 2 个试验[28, 30]结果表明，在 LDA 治疗的基础上联合使用肝素没有额外益处，仅使用 LDA 治疗的患者就可以获得较高的活产率（70%～75%）。单独使用 LDA 治疗以复发性早期流产为主要临床表现的 APS 患者，其活产率可超过 70%[33-34]。两项比较普通肝素和低分子肝素的研究发现，在以复发性早期流产为主要临床表现的 APS 患者中，其妊娠结局没有显著差异。

表 23-2　肝素药物和低剂量阿司匹林治疗试验的选择特点

文献（年份）	N	aCL-IgG 阳性（GPL 单位）	ACL-IgM 阳性（MPL 单位）	LAC	LDA+ 肝素活产率	LDA+ 肝素活产率
Kutteh（1996）	50	≥ 27	≥ 27	LAC 除外	80%	44%
Rai（1997）	90	> 5	> 5	RVVT	71%	42%
Farquharson（2002）	98	> 9	> 5	DRVVT	78%	72%
Goel（2006）	72	> 17	未做	未做	85%	62%
Laskin（2009）	42	> 15	> 25	DRVVT, PTT-LA, DiPT, KCT	77%	76%
Alalaf（2012）	141	> 15	> 25	aPTT, KCT, DRVVT, DiPT	86%	72%
平均值					79%（71%～86%）	67%（42%～76%）

aPTT. 活化部分凝血活酶时间；DiPT. 稀释凝血酶原时间；DRVVT. 稀释罗素毒时间；KCT. 高岭土凝血时间；PTT-LA. 部分凝血活酶时间 - 狼疮抗凝敏感时间；RVVT. 罗素毒液时间

专家们指出，现有的临床试验在受试者纳入标准（如先前的妊娠损失次数、妊娠损失的胎龄）和实验室标准（如阳性试验结果的不同阈值、低滴度患者的纳入及缺乏验证性试验）方面高度不一致 [5, 6]，并且并没有将胚胎非整倍体作为流产的原因排除在外。此外，一些试验 [27-29] 是在现行国际共识 [1] 发表之前完成的，并且每个已发表试验中包含的一些受试者不符合目前公认的 APS 诊断标准。除此之外，目前仍然缺乏针对那些因死胎以及因重度子痫前期或胎盘功能不全导致早产而确诊 APS 的患者的临床治疗试验。

在这一背景下，一项重要的评估认为，目前推荐的治疗方案在预防不良妊娠结局方面的效果尚不确定。然而，有几个临床要点值得我们思考。首先，患有 APS 和既往血栓史的女性在妊娠期间和产后应使用适当的抗凝血药进行治疗 [37, 38]。其次，LAC 阳性或 aPL"三重阳性"及反复呈中高滴度 aCL 或 aβ$_2$-GP$_1$ 抗体阳性的患者，发生妊娠相关性血栓的风险更高 [39]，针对此类患者，临床上倾向于在妊娠期和产后均使用肝素或低分子肝素。最后，在确认安全的情况下，大多数发生疑似与 APS 相关的不良妊娠结局的患者会选择接受治疗。经验表明，预防剂量的抗凝血药，特别是低分子肝素，在规范应用的情况下极少引起如骨质疏松 [40, 41]、出血倾向或肝素诱导的血小板减少 [42] 等不良反应。

四、APS 妊娠的产科护理

确诊 APS 的女性其产科并发症的发病率因患者病史和实验室表现而异。此外，那些以复发性早期流产为主要临床表现的 APS 患者，其妊娠中晚期并发症如死胎、子痫前期和胎盘功能不全的发生风险并不会显著升高。例如，在一项 NOH-APS 观察性研究 [16] 中，以复发性早期流产为主要临床表现的 APS 患者中重度子痫前期的发生率约为 5%（而对照组为 1.6%），相较之下，有死胎史的患者的这一比例为 14%。一项前瞻性观察性研究发现，尽管使用了肝素和 LDA 治疗，仍有近 20% 的 APS 患者发生不良妊娠结局（如死胎、因先兆子痫或胎盘功能不全而早产），并且对于 LAC 阳性或有血栓史的女性，其预后更差（约为对照组的 2 倍）[15]。鉴于 APS 患者的风险状况，专家建议增加产检频率、定期产科 B 超检查、监测母亲血压，并在 32 周开始进行胎儿监护，若出现临床症状，则应在更早的时候开始。此外，定期监测相关的实验室指标，包括血小板计数等，是十分必要的。

（一）高危 APS 与难治病例

如前几节所述，APS 患者可在其实验室和临床表现的基础上，根据不良妊娠结局发生风险进行分级。在一项 PROMISSE 研究中，64 名 LAC 结果呈反复阳性的女性发生胎儿死亡、34 周前因妊高征或胎盘功能不全导致早产、小于胎龄儿或与早产相关的新生儿死亡的比例约为 39%[15]。一项回顾性研究[43] 对 750 名 aPL 抗体阳性并至少存在 1 个 APS 临床表现的患者进行了研究，结果发现 aPL 抗体"三重阳性"的女性，尽管使用了肝素加 LDA 联合治疗，其良好妊娠结局的比例仍只有 30%。相比之下，抗体低滴度 [44]、IgM 同种型抗 β_2-GP$_1$ 抗体阳性 [45]、aCL 或抗 β_2-GP$_1$ 抗体单阳性的 APS 患者的成功妊娠率为 77%～97%[15, 26, 46]。就临床表现而言，在既往有血栓史、孕前发病或有 SLE 病史的 APS 患者中，即使经过治疗后仍可能导致不良妊娠结局 [15, 26, 43]。

临床医师已经在高危 APS 患者和使用肝素（LMWH）、LDA 治疗难治性患者中寻求并尝试了替代疗法。这些替代疗法基本是在肝素和 LDA 的基础上联合使用其他治疗药物。对有关此类替代治疗的报告结果还需谨慎，因为它们基本是回顾性的，并且没有对与已知不良妊娠结局相关的混杂因素匹配的患者进行适当的比较。研究人员报告称，在低分子肝素和 LDA 外联合使用小剂量的泼尼松龙（10mg/d，直到孕 14 周）[47] 或羟氯喹（HCQ）[48] 可以改善妊娠结局。最近一项关于高危 APS 妊娠的回顾性国际多中心研究得出结论：对于有 1 次或多次常规治疗无效的患者，加用 HCQ 治疗可以显著提高活产率 [49]，不过，这项研究中没有考虑到胚胎非整倍体作为流产的原因。此外，在一些针对高危或难治性产科 APS 的回顾性病例研究中，对使用静脉注射免疫球蛋白（IVIG）和（或）血浆置换的成功妊娠结局也有不同程度的报道 [50-57]。最近，一项回顾性多中心研究发现，与接受常规治疗相比，有既往血栓史的"三重阳性"APS 患者接受替代疗法者的活产率明显升高 [58]。最后，有一个研究团队报告了使用普伐他汀治疗 APS 患者可以改善妊娠结局 [59]。

五、研究局限性和未来研究方向

尽管目的是好的，现有的对高危 APS 患者以及那些肝素和 LDA 难治性患者的研究尚存在缺陷，主要包括这些研究为回顾性研究、缺乏合适的对照组和混杂因素分析、纳入不同临床和实验室特征的患者、根据医师个人偏好采用不同的治疗方案、对同一患者的既往妊娠结局进行了不恰当的统计分析等方面。因此，我们认为现有的研究尚无法得出正确的结论。然而，我们也意识到，进行设计合理的随机对照临床治疗试验在高危或难治性产科 APS 患者上较难进行。罕见疾病由于其较少的符合条件的受试者、受试者分布分散及缺乏适当的对照组等特点，本身就很难研究。此外，设计合理的研究之所以困难的一部分原因在于大型、设计合理和实施得当的多中心研究的研究成本和其本身面临的困难较高。因此，为了探究在高危或难治性产科 APS 患者中，在肝素加 LDA 的常规治疗的基础上，联合使用其他药物是否对活产率有益处，需要多个医学中心共同努力，并且需要符合以下要求[60]。

- 前瞻性研究。
- 使用核心实验室对 aPL 将结果进行确认。
- 对先前的不良妊娠结局和其他相关病史进行详细的定义。
- 标准化治疗和产前管理方案。
- 方案偏差的识别和统计责任。
- 一个适当的对照组，若为回顾性，则需要有足够的样本量。
- 与实验室特征和潜在混杂因素（如慢性高血压或血栓史）匹配的数据。

参 考 文 献

[1] Miyakis S, Lockshin MD, Atsumi T et al. International consensus statement on an update of the classification criteria for definite antiphospholipid syndrome (APS). *J Thromb Haemost*. 2006;4(2):295–306.

[2] Cervera R, Piette JC, Font J et al. Antiphospholipid syndrome: Clinical and immunologic manifestations and patterns of disease expression in a cohort of 1,000 patients. *Arthritis Rheum*. 2002;46(4):1019–27.

[3] Andreoli L, Chighizola CB, Banzato A, Pons–Estel GJ, Ramire de Jesus G, Erkan D. Estimated frequency of antiphospholipid antibodies in patients with pregnancy morbidity, stroke, myocardial infarction, and deep vein thrombosis: A critical review of the literature. *Arthritis Care Res*. 2013;65(11):1869–73.

[4] Bushnell CD, Goldstein LB. Diagnostic testing for coagulopathies in patients with ischemic stroke. *Stroke*. 2000;31(12):3067–78.

[5] de Jesus GR, Agmon–Levin N, Andrade CA et al. 14th International Congress on Antiphospholipid Antibodies Task Force report on obstetric antiphospholipid syndrome. *Autoimmun Rev*. 2014;13(8):795–813.

[6] Clark CA, Laskin CA, Spitzer KA. Anticardiolipin antibodies and recurrent early pregnancy loss: A century of equivocal evidence. *Hum Reprod Update*. 2012;18(5):474–84.

[7] Pengo V, Ruffatti A, Del Ross T et al. Confirmation of initial antiphospholipid antibody positivity depends on the antiphospholipid antibody profile. *J Thromb Haemost*. 2013;11(8):1527–31.

[8] Clark CA, Davidovits J, Spitzer KA, Laskin CA. The lupus anticoagulant: Results from 2257 patients attending a high–risk pregnancy clinic. *Blood*. 2013;122(3):341–7; quiz 466.

[9] Cohn DM, Goddijn M, Middeldorp S, Korevaar JC, Dawood F, Farquharson RG. Recurrent miscarriage and antiphospholipid antibodies: Prognosis of subsequent pregnancy. *J Thromb Haemost*. 2010;8(10):2208–13.

[10] Bowman ZS, Wunsche V, Porter TF, Silver RM, Branch DW. Prevalence of antiphospholipid antibodies and risk of subsequent adverse obstetric outcomes in women with prior pregnancy loss. *J Reprod Immunol*. 2015;107:59–63.

[11] de Groot PG, Lutters B, Derksen RH, Lisman T, Meijers JC, Rosendaal FR. Lupus anticoagulants and the risk of a first episode of deep venous thrombosis. *J Thromb Haemost*. 2005;3(9):1993–7.

[12] Shi W, Krilis SA, Chong BH, Gordon S, Chesterman CN. Prevalence of lupus anticoagulant and anticardiolipin antibodies in a healthy population. *Aust N Z J Med*. 1990;20(3):231–6.

[13] Helgadottir LB, Skjeldestad FE, Jacobsen AF, Sandset PM, Jacobsen EM. The association of antiphospholipid antibodies with intrauterine fetal death: A case–control study. *Thromb Res*. 2012;130(1):32–7.

[14] Silver RM, Parker CB, Reddy UM et al. Antiphospholipid antibodies in stillbirth. *Obstet Gynecol*. 2013;122(3):641–57.

[15] Lockshin MD, Kim M, Laskin CA et al. Prediction of adverse pregnancy outcome by the presence of lupus anticoagulant, but not anticardiolipin antibody, in patients with antiphospholipid antibodies. *Arthritis Rheum*. 2012;64(7):2311–8.

[16] Bouvier S, Cochery–Nouvellon E, Lavigne–Lissalde G et al. Comparative incidence of pregnancy outcomes in treated obstetric antiphospholipid syndrome: The NOH–APS observational study. *Blood*. 2014;123(3):404–13.

[17] Branch DW, Andres R, Digre KB, Rote NS, Scott JR. The association of antiphospholipid antibodies with severe preeclampsia. *Obstet Gynecol*. 1989;73(4):541–5.

[18] Kupferminc MJ, Fait G, Many A, Gordon D, Eldor A, Lessing JB. Severe preeclampsia and high frequency of genetic thrombophilic mutations. *Obstet Gynecol*. 2000;96(1):45–9.

[19] Lee RM, Brown MA, Branch DW, Ward K, Silver RM. Anticardiolipin and anti–beta2–glycoprotein–I antibodies in preeclampsia. *Obstet Gynecol*. 2003;102(2):294–300.

[20] Mello G, Parretti E, Marozio L et al. Thrombophilia is significantly associated with severe preeclampsia: Results of a large-scale, case-controlled study. *Hypertension*. 2005;46(6):1270–4.

[21] Gibbins KJ, Tebo AE, Nielsen SK, Branch DW. Antiphospholipid antibodies in women with severe preeclampsia and placental insufficiency: A case-control study. *Lupus*. 2018;27(12):1903–10.

[22] Pengo V, Banzato A, Bison E et al. Laboratory testing for antiphospholipid syndrome. *Int J Lab Hematol*. 2016;38 (Suppl 1):27–31.

[23] Galli M, Luciani D, Bertolini G, Barbui T. Lupus anticoagulants are stronger risk factors for thrombosis than anticardiolipin antibodies in the antiphospholipid syndrome: A systematic review of the literature. *Blood*. 2003;101(5):1827–32.

[24] Ruffatti A, Tonello M, Cavazzana A, Bagatella P, Pengo V. Laboratory classification categories and pregnancy outcome in patients with primary antiphospholipid syndrome prescribed antithrombotic therapy. *Thromb Res*. 2009;123(3):482–7.

[25] Ruffatti A, Tonello M, Del Ross T et al. Antibody profile and clinical course in primary antiphospholipid syndrome with pregnancy morbidity. *Thromb Haemost*. 2006;96(3):337–41.

[26] Ruffatti A, Tonello M, Visentin MS et al. Risk factors for pregnancy failure in patients with anti-phospholipid syndrome treated with conventional therapies: A multicentre, case-control study. *Rheumatology (Oxford)*. 2011;50(9):1684–9.

[27] Kutteh WH. Antiphospholipid antibody–associated recurrent pregnancy loss: Treatment with heparin and low-dose aspirin is superior to low-dose aspirin alone. *Am J Obstet Gynecol*. 1996;174(5):1584–9.

[28] Farquharson RG, Quenby S, Greaves M. Antiphospholipid syndrome in pregnancy: A randomized, controlled trial of treatment. *Obstet Gynecol*. 2002;100(3):408–13.

[29] Rai R, Cohen H, Dave M, Regan L. Randomised controlled trial of aspirin and aspirin plus heparin in pregnant women with recurrent miscarriage associated with phospholipid antibodies (or antiphospholipid antibodies). *BMJ*. 1997;314(7076):253–7.

[30] Laskin CA, Spitzer KA, Clark CA et al. Low molecular weight heparin and aspirin for recurrent pregnancy loss: Results from the randomized, controlled HepASA Trial. *J Rheumatol*. 2009;36(2):279–87.

[31] Goel N, Tuli A, Choudhry R. The role of aspirin versus aspirin and heparin in cases of recurrent abortions with raised anticardiolipin antibodies. *Med Sci Moni*. 2006;12(3):Cr132–136.

[32] Alalaf S. Bemiparin versus low dose aspirin for management of recurrent early pregnancy losses due to antiphospholipid antibody syndrome. *Arch Gynecol Obstet*. 2012;285(3):641–7.

[33] Silver RK, MacGregor SN, Sholl JS, Hobart JM, Neerhof MG, Ragin A. Comparative trial of prednisone plus aspirin versus aspirin alone in the treatment of anticardiolipin antibody–positive obstetric patients. *Am J Obstet Gynecol*. 1993;169(6):1411–7.

[34] Pattison NS, Chamley LW, Birdsall M, Zanderigo AM, Liddell HS, McDougall J. Does aspirin have a role in improving pregnancy outcome for women with the antiphospholipid syndrome? A randomized controlled trial. *Am J Obstet Gynecol*. 2000;183(4):1008–12.

[35] Stephenson MD, Ballem PJ, Tsang P et al. Treatment of antiphospholipid antibody syndrome (APS) in pregnancy: A randomized pilot trial comparing low molecular weight heparin to unfractionated heparin. *J Obstet Gynaecol Can*. 2004;26(8):729–34.

[36] Noble LS, Kutteh WH, Lashey N, Franklin RD, Herrada J. Antiphospholipid antibodies associated with recurrent pregnancy loss: Prospective, multicenter, controlled pilot study comparing treatment with low-molecular-weight heparin versus unfractionated heparin. *Fertil Steril*. 2005;83(3):684–90.

[37] Bates SM, Greer IA, Middeldorp S, Veenstra DL, Prabulos AM, Vandvik PO. VTE, thrombophilia, antithrombotic therapy, and pregnancy: Antithrombotic Therapy and Prevention of Thrombosis, 9th ed: American College of Chest Physicians Evidence-Based Clinical Practice Guidelines. *Chest*. 2012;141(2 Suppl):e691S–736S.

[38] Practice Bulletin No. 132: Antiphospholipid syndrome. *Obstet Gynecol*. 2012;120(6):1514–21.

[39] Lefevre G, Lambert M, Bacri JL et al. Thrombotic events during long-term follow-up of obstetric antiphospholipid syndrome patients. *Lupus*. 2011;20(8):861–5.

[40] Rodger MA, Kahn SR, Cranney A et al. Long-term dalteparin in pregnancy not associated with a decrease in bone mineral density: Substudy of a randomized controlled trial. *J Thromb Haemost*. 2007;5(8):1600–6.

[41] Ruiz-Irastorza G, Khamashta MA, Hughes GR. Heparin and osteoporosis during pregnancy: 2002 update. *Lupus*. 2002;11(10):680–2.

[42] Fausett MB, Vogtlander M, Lee RM et al. Heparin-induced thrombocytopenia is rare in pregnancy. *Am J Obstet Gynecol*. 2001;185(1):148–52.

[43] Saccone G, Berghella V, Maruotti GM et al. Antiphospholipid antibody profile based obstetric outcomes of primary antiphospholipid syndrome: The PREGNANTS study. *Am J Obstet Gynecol*. 2017;216(5):525 e521–525 e512.

[44] Ruffatti A, Olivieri S, Tonello M et al. Influence of different IgG anticardiolipin antibody cut-off values on antiphospholipid syndrome classification. *J Thromb Haemost*. 2008;6(10):1693–6.

[45] Li R, Daguzan M, Vandermijnsbrugge F, Gyling M, Cantinieaux B. Both IgG and IgM anti-beta2 glycoprotein I antibodies assays are clinically useful to the antiphospholipid syndrome diagnosis. *Acta Clin Belg*. 2014;69(6):433–8.

[46] Simchen MJ, Dulitzki M, Rofe G et al. High positive antibody titers and adverse pregnancy outcome in women with antiphospholipid syndrome. *Acta Obstet Gynecol Scand*. 2011;90(12):1428–33.

[47] Bramham K, Thomas M, Nelson-Piercy C, Khamashta M, Hunt BJ. First-trimester low-dose prednisolone in refractory antiphospholipid antibody–related pregnancy loss. *Blood*. 2011;117(25):6948–51.

[48] Mekinian A, Lazzaroni MG, Kuzenko A et al. The efficacy of hydroxychloroquine for obstetrical outcome in anti-phospholipid syndrome: Data from a European multicenter retrospective study. *Autoimmun Rev*. 2015;14(6):498–502.

[49] Sciascia S, Hunt BJ, Talavera-Garcia E, Lliso G, Khamashta

MA, Cuadrado MJ. The impact of hydroxychloroquine treatment on pregnancy outcome in women with antiphospholipid antibodies. *Am J Obstet Gynecol.* 2016;214(2):273.e271–273.e278.

[50] Ruffatti A, Favaro M, Hoxha A et al. Apheresis and intravenous immunoglobulins used in addition to conventional therapy to treat high-risk pregnant antiphospholipid antibody syndrome patients. A prospective study. *J Reprod Immunol.* 2016;115:14–9.

[51] Frampton G, Cameron JS, Thom M, Jones S, Raftery M. Successful removal of anti-phospholipid antibody during pregnancy using plasma exchange and low-dose prednisolone. *Lancet.* 1987;2(8566):1023–4.

[52] Kobayashi S, Tamura N, Tsuda H, Mokuno C, Hashimoto H, Hirose S. Immunoadsorbent plasmapheresis for a patient with antiphospholipid syndrome during pregnancy. *Ann Rheum Dis.* 1992;51(3):399–401.

[53] Nakamura Y, Yoshida K, Itoh S et al. Immunoadsorption plasmapheresis as a treatment for pregnancy complicated by systemic lupus erythematosus with positive antiphospholipid antibodies. *Am J Reprod Immunol.* 1999;41(5):307–11.

[54] El-Haieg DO, Zanati MF, El-Foual FM. Plasmapheresis and pregnancy outcome in patients with antiphospholipid syndrome. *Int J Gynaecol Obstet.* 2007;99(3):236–41.

[55] Ruffatti A, Marson P, Pengo V et al. Plasma exchange in the management of high risk pregnant patients with primary antiphospholipid syndrome. A report of 9 cases and a review of the literature. *Autoimmun Rev.* 2007;6(3):196–202.

[56] Bortolati M, Marson P, Chiarelli S et al. Case reports of the use of immunoadsorption or plasma exchange in high-risk pregnancies of women with antiphospholipid syndrome. *Ther Apher Dial.* 2009;13(2):157–60.

[57] Mayer-Pickel K, Horn S, Lang U, Cervar-Zivkovic M. Response to plasmapheresis measured by angiogenic factors in a woman with antiphospholipid syndrome in pregnancy. *Case Rep Obstet Gynecol.* 2015;2015:123408.

[58] Ruffatti A, Tonello M, Hoxha A et al. Effect of additional treatments combined with conventional therapies in pregnant patients with high-risk antiphospholipid syndrome: A multicentre study. *Thromb Haemost.* 2018;118(4):639–46.

[59] Lefkou E, Mamopoulos A, Fragakis N et al. Clinical improvement and successful pregnancy in a preeclamptic patient with antiphospholipid syndrome treated with pravastatin. *Hypertension.* 2014;63(5):e118–119.

[60] Gagne JJ, Thompson L, O'Keefe K, Kesselheim AS. Innovative research methods for studying treatments for rare diseases: Methodological review. *BMJ.* 2014;349:g6802.

第 24 章　抗血栓药物是否能预防反复妊娠丢失

Can Recurrent Pregnancy Loss Be Prevented by Antithrombotic Agents?

Audrey A. Merriam　Michael J. Paidas　著

柏文心　赵爱民　译

一、概述

抗血栓药物主要包括两类：抗血小板药物（如阿司匹林）和抗凝血药［如肝素和低分子量肝素（LMWH）］。抗血小板药物可以防止血小板聚集和血栓形成，由于它能够降低某些高危人群发生子痫前期的风险，近年来在临床上的应用十分广泛。抗凝血药的作用是阻止纤维蛋白的形成从而抑制血栓的形成和生长。此外，肝素可以通过抑制肿瘤坏死因子 α（TNF-α）产生和增加 TNF 结合蛋白[2] 而起到抗炎作用。

同样有研究报道称肝素在 APS 患者中[3] 可以起到增强滋养细胞侵袭并增加 hCG 产生的作用，而阿司匹林有抑制促炎症细胞因子 TNFα 和 IL-8 的作用。TNFα 可以诱导凝血酶生成[4, 5]。IL-8 可导致多形核白细胞聚积[6]，而多形核白细胞则与纤维蛋白和受损组织反应形成血栓。因此阿司匹林也可以改善细胞因子介导的血栓形成。

这些药物已经在有或没有血栓史的患者中进行了反复的研究。本章旨在探讨使用这些药物预防有或无血栓倾向的女性反复妊娠丢失是否有益处的证据。

二、遗传性血栓形成

完整的血栓相关检查已经在第 9 章中详细叙述。值得一提的是，妊娠期间不应评估某些血栓形成指标（特别是蛋白 S，其水平在妊娠期间会出现生理性下降），因此在孕前咨询期间对遗传性血栓形成倾向进行筛查就十分重要，尽早发现有血栓倾向的患者可以进行适当的治疗并有可能降低其反复妊娠丢失的风险。

（一）血栓患者的抗凝治疗

血栓形成倾向会增加多种不良妊娠结局的风险，最令人担忧的是静脉血栓（VTE）的风险增加。血栓形成和反复妊娠丢失（RPL）之间的联系不如 VTE 的危险性强。在有血栓形成倾向的情况下，

RPL 的原因还无法确切解释。有理论认为，遗传性血栓形成的女性可能因为子宫胎盘循环血栓形成导致子宫胎盘功能不全。然而，至今还没有发现遗传性血栓形成的胎盘病变。

目前关于遗传性血栓和反复妊娠丢失之间关系的研究主要为小样本研究和 Meta 分析。还没有大样本量的前瞻性研究证明遗传性血栓症与 RPL 或妊娠早期单一抗原（SAB）之间的因果关系。欧洲前瞻性血栓性队列（EPCOT）研究对比了有或无遗传性血栓倾向患者的妊娠结局，发现结果与死胎史有关，但与妊娠早期 SAB 无关 [7]。在一项针对美国人群的研究中也得出了同样的结论 [8]。这些研究确实证明了遗传性血栓疾病和妊娠 10～14 周后流产之间存在联系，尽管这种联系十分微弱。

美国妇产科学会（ACOG）已经制定了关于在患有已知遗传性血栓倾向的女性怀孕期间使用抗凝血药（肝素和低分子肝素）的建议 [9]。这一指南最初是为了预防 VTE 的发生而制定的，但其结果对抗凝血药的使用、普通肝素与低分子肝素、遗传性血栓与复发性流产及妊娠早期 SAB 均产生了影响。表 24-1 和表 24-2 列出了目前在不考虑产科病史的前提下对有血栓倾向的患者在妊娠期间抗凝治疗的建议。

表 24-1 抗凝治疗适应证

适应证	说 明	产 前	产 后
高危血栓形成倾向 • FVL 纯合子 • 凝血酶原 G20210A 纯合子突变 • FVL/ 凝血酶原 G20210A 杂合子突变 • 抗凝血酶Ⅲ缺乏	1 次 VTE 史	治疗或预防剂量的 LMWH/UFH	治疗或预防剂量 LMWH 或华法林；用量与产前一致
	无 VTE 史	预防剂量的 LMWH/UFH	预防剂量 LMWH 或华法林
低危血栓形成倾向 • FVL 杂合子 • 凝血酶原 G20210A 杂合子突变 • 蛋白 C 缺乏 • 蛋白 S 缺乏	1 次 VTE 史	预防剂量的 LMWH/UFH 或不抗凝持续监测	预防剂量 LMW/UFH 或华法林
	无 VTE 史	不抗凝持续监测或预防剂量的 LMWH/UFH	不抗凝持续监测或预防剂量 LMW/UFH，若有其他危险因素则可用华法林
VTE 史（伴或不伴有血栓形成倾向）	长期抗凝治疗	治疗剂量的 LMWH/UFH	恢复长期抗凝治疗
	非长期抗凝治疗	治疗或预防剂量的 LMWH/UFH	治疗或预防剂量的 LMWH/UFH 至产后 6 周

改编自 American College of Obstetricians and Gynecologists. Practice Bulletin No. 197[9]
FVL. Ⅴ因子莱顿突变；LMWH. 低分子肝素；UFH. 普通肝素；VTE. 静脉血栓

表 24-2 有或无血栓史的 RPL 患者的治疗指南总结

情 况	抗凝血药	抗凝血药 + 阿司匹林	阿司匹林
RPL 不伴血栓形成倾向	否	否	否
RPL 伴血栓形成倾向	否	否	否
RPL 伴血栓形成倾向合并有静脉血栓史	是	否	否
子痫前期史，伴或不伴有血栓形成倾向	否	否	是

现有关于抗凝血药在反复妊娠丢失中的应用评价研究局限于小样本研究、病例报告和 Meta 分析。这些研究受试者的纳入标准各不相同，但都集中在对预防剂量的抗凝治疗评价上。Carp 等使用预防剂量的 LMWH（依诺肝素钠，40mg/d）治疗 37 名合并有遗传性血栓形成倾向的 RPL 患者，并纳入具有相同病史的 RPL 患者作为对照组。在接受 LMWH 治疗的组中，活产率 OR 值为 3.03（CI 1.59～52.48），但该试验设计存在缺陷，即没有对受试者进行随机分组 [10]。一项在对照组选择上存在缺陷（患者之前的不良妊娠结局作为对照）的前瞻性研究对 LMWH 在 RPL 伴有血栓形成倾向的患者中的应用进行了分析，并发现使用 LMWH 对妊娠结局有益处，然而，鉴于研究设计存在缺陷，本试验结果的准确性尚有争议 [11]。Roger 等的另一项国际多中心研究分析比较了达肝素钠在具有遗传性血栓倾向患者中的使用情况，与对照组相比，未发现使用达肝素钠在流产或其他不良妊娠结局方面存在差异 [12]。由于缺乏共识，需要对遗传性血栓形成倾向患者的血栓预防试验进行 Meta 分析。Skeith 等 [13] 发表了一项纳入 8 篇文献、483 名女性的 Meta 分析（包括之前的达肝素钠试验），研究结果显示，与单纯使用阿司匹林或不接受治疗的类似患者相比，接受预防剂量 LMWH 治疗并不能降低遗传性血栓形成患者的流产风险 [13]。然而，Skeith 等的 Meta 分析并不局限于 RPL 患者，在纳入的 8 项研究中，4 项试验的受试者包括早期和中期流产 [14] 或是有死产史的患者 [15]，另有 2 项试验的受试者为有既往妊娠并发症的患者 [16, 17]。除此之外，没有一项研究对治疗剂量进行分析。LIVE–ENOX 试验比较了 40mg/d 和 40mg/d×2 次两种剂量的 LMWH，结果显示，在有血栓倾向的患者中，两个治疗组的活产率没有显著差异（$P = 0.48$）[18]。

然而，对于有血栓形成倾向的 RPL 患者是否需要抗凝治疗仍然是个问题。作者对 Skeith 的 Meta 分析中的 4 篇受试者为 RPL 患者的文献与 Aynioglu 的 1 篇文献进行了 Meta 分析，如第 9 章图 9-2 所示，结果显示，实验组活产率显著增加，结果有统计学意义（OR 4.88；95% CI 2.82～8.47），然而，此 OR 值依赖于 Aynioglu[23] 的试验，这项试验的结果与其他 3 项试验不同。因此，对于有血栓倾向或中期胎儿死亡史的 RPL 患者，是否需要使用预防性抗凝治疗，无论是普通肝素还是 LMWH，仍然是一个有待解决的问题。仅仅根据某项随机对照试验的结论就推荐治疗方案是不恰当的 [23]，因为其收益（定义为成功的妊娠结局）并没有得到一致的证明。除此之外，即使是预防剂量的抗凝血药物对患者也有风险，肝素诱导的血小板减少和大出血虽然是罕见的，但确是有概率发生。更常见的，治疗的成本、患者对每日注射的不情愿性及潜在的注射部位不良反应都是抗凝治疗的弊端。倘若在治疗效果尚不明确的情况下，这些严重的或不严重的不良反应都将是需要谨慎使用抗凝治疗的理由。

对于有遗传性血栓形成倾向或孕中期流产史的 RPL 患者，还需要进一步的随机对照试验以检验预防性抗凝治疗是否能对妊娠结局带来益处。不过需要注意的是，根据 ACOG 指南，有血栓形成倾向和既往 VTE 史的患者可能需要预防或治疗剂量的抗凝治疗，这一指南可能会使未来对这一群体的有关妊娠结局的研究更加困难。

（二）抗凝血药和抗血小板药物联合治疗

在产科，阿司匹林是最主要的对孕期安全的抗血小板药物。由于在某些高危病例中可以起到预防先兆子痫的作用，阿司匹林近年在临床上的用途越来越广泛。尽管阿司匹林在某些人群中具有潜在的收益，但目前不推荐单独使用阿司匹林治疗伴有遗传性血小板增多症的 RPL 患者以及不伴有子痫前期的中期流产（≥孕 20 周）患者 [24]。随机对照试验，包括一项 Cochrane 综述和一项关于阿司匹林预防胎死宫内的 Meta 分析均没有给出确切的定论，其结果也与过去回顾性队列研究得出的结论有所不一致 [25-27]。

关于阿司匹林与抗凝血药（肝素或低分子肝素）联合使用的临床研究同样没有得出明确的结论。目前还没有开展过针对患有遗传性血栓倾向的 RPL 患者妊娠结局的随机对照试验。一项由 52 名患者（29 名治疗组和 23 名对照组）组成的小样本研究对患有遗传性血栓形成倾向的 RPL 患者进行了小剂量阿司匹林和低分子肝素治疗，结果发现治疗组的流产率显著降低，然而，该研究存在一定的缺陷，因为其没有对受试者进行随机分组 [28]。在另一项研究中，153 名患有遗传性血栓性疾病和至少 2 次早期流产的患者被随机分配到不接受治疗的对照组或服用阿司匹林 80mg/d 加低分子肝素 100U/kg 的治疗组。与对照组相比，治疗组胎死宫内（$n = 14$，33.3% vs. $n = 31$，56.4%）和空囊妊娠（$n = 6$，14.3% vs. $n = 17$，30.9%）的发生率均显著低于对照组。作者没有提到是否有与空囊妊娠无关的早孕 SABs [23]。这项研究的缺陷在于其纳入的受试者包括了空囊妊娠，并且低分子肝素的使用剂量高于其他相关研究。在一些关于 RPL 患者阿司匹林加抗凝治疗的大型临床研究中，试验者对具有遗传性血栓倾向的患者进行了亚组分析，但这些亚组样本量太少，并不能准确分析出各亚组间的差异 [19-21]。只有 Aynioglu 等 [23] 的研究认为联合治疗有明显的优势。然而，我们认为还需要更多的临床试验来证实或反驳 Aynioglu 等的试验结果。有一项包含了 9 项研究，共纳入 1228 名有或没有遗传性血栓史的患者的 Cochrane Meta 分析，其作者分析并认为抗凝治疗无论是否加用阿司匹林都不能改善有 RPL 患者活产率 [29]。然而需要注意的是，这一 Cochrane 综述是在 2014 年发表的，如今可能需要更新。因此，很显然如今还需要更多的随机对照试验来进一步解决这个问题。就目前而言，不建议使用阿司匹林加抗凝血药治疗具有遗传性血栓性疾病的患者以获得成功的妊娠结局。具有遗传性血栓形成倾向，特别是有静脉血栓史的患者，可能需要使用肝素或低分子肝素抗凝，而有先兆子痫病史的患者可能需要低剂量阿司匹林预防子痫前期，但是，对于有遗传性血栓形成倾向的患者，这两种药物单独或联合使用均不推荐用于预防 RPL 或妊娠中期流产。

三、无血栓倾向的患者

大多数 RPL 患者并不合并有血栓形成倾向，这可能会给制定治疗方案带来困难。对各种不明原因的 RPL 患者可以尝试应用 LMWH、阿司匹林等风险较低的治疗方法。然而，现有的研究结果并不支持使用这些药物来改善妊娠结局，尤其是肝素和低分子肝素等抗凝治疗，使用这些药物存在潜在的风险。

（一）抗凝治疗

目前，研究者已经对使用抗凝血药治疗不伴有遗传性血栓形成倾向的 RPL 患者的妊娠结局展开了多项前瞻性研究，研究结果见表 24-3。其中有两项研究得出了正面的结果，且均出自埃及。

另一项对 80 名无遗传性血栓倾向患者的研究发现，LMWH 治疗可以改善活产率与妊娠结局[30]，但这项研究被我们排除在外，因为它是以患者先前的不良妊娠结局作为对照的，这显然是不正确的。

表 24-3　肝素与不明原因 PRL

	肝素治疗组	对照组	RR（CI）
阳性结果			
Fawzy 等 [31]（依诺肝素 20mg vs. 阿司匹林 75mg）	46/57（81%）	24/50（48%）	1.68（1.22～2.34）
Shaaban 等 [32]（亭扎肝素 + 叶酸 vs. 叶酸）	110/150（73.3%）	72/150（48%）	1.52（1.26～1.85）
阴性结果			
Badawy 等 [33]（依诺肝素 20mg+ 叶酸 vs. 叶酸）	161/170（94.7%）	151/170（88.8%）	1.07（1.00～1.14）
Dolitzky 等 [35]（依诺肝素 vs. 阿司匹林）	44/54（81.5%）	42/50（84%）	0.92（0.58～1.46）
Clark 等 [20]（肝素 + 阿司匹林 vs. 空白对照）	111/143（74.6%）	111/140（79.3%）	0.95（0.73～1.25）
Kaandorp 等 [19]（那屈肝素 + 阿司匹林 vs. 安慰剂）	45/92（48.9%）	47/81（58%）	0.84（0.64～1.11）
Visser 等 [21]（依诺肝素 + 安慰剂 vs. 阿司匹林）	35/51（68.2%）	34/57（59.6%）	1.24（0.79～1.92）
Schleussner 等 [22]（达肝素钠 vs. 安慰剂）	185/215（86%）	183/211（86.7%）	0.99（0.86～1.44）
Shaaban 等 [32]（亭扎肝素 + 叶酸 vs. 叶酸）	110/150（73.3%）	72/150（48%）	1.52（1.26～1.85）
Pasquier 等 [34]（依诺肝素 vs. 安慰剂）	92/138（66.6%）	86/118（72.9%）	0.91（0.78～1.07）

活产率见括号内

Fawzy 等的一项前瞻性研究结果表明，与对照组相比，依诺肝素治疗组可以使活产率提高 33.3%[31]。最近 Shaaban 等的一项随机对照试验结果显示，在接受 4500U/d 亭扎肝素钠治疗的患者中，有 300 名患者的成功妊娠率和活产率显著提高。这项研究设计较为严谨，所有参与者都对妊娠结局进行了完整的随访[32]。

然而，其余研究均得出了阴性结果。Badawy 等研究了 340 名患者（每个治疗组各 170 名），并分别接受依诺肝素 20mg/d 加叶酸或单独补充叶酸的治疗。治疗组早期流产和晚期流产的 OR 值分别为 1.41% 和 1.21%，95% CI 分别为 0.16～1.2 和 0.06～3.18，但其 95% CI 显示其结果没有统计学意义[30, 33]。然而，一项多中心随机双盲安慰剂对照试验的结果与 Shaaban 等的结论相反，对于患有 RPL 的女性，在妊娠期间使用依诺肝素治疗并无法改善妊娠结局[36, 34]。这篇论文可能是目前为止设计最好的研究，它并没有显示出使用抗凝血药对于改善 RPL 妊娠结局的益处。除此之外，还有 3 项安慰剂对照试验同样没有发现接受 LMWH 的 RPL 患者在成功妊娠率和活产率上与对照组有差异[20-22]。

有两项研究对肝素和阿司匹林进行了比较。在 HABENOX 研究中，没有发现依诺肝素能提高 RPL 患者的活产率[21]，这与他们在遗传性血栓倾向患者中的发现一致。Dolitzky 等 [35] 还发现使用依诺肝素与使用阿司匹林对妊娠结局的影响没有差异。

然而由于试验设计和研究结果的异质性，很难对这些研究进行统一比较。有人对 Badawy、

Fawzy 和 Shaaban 等的研究进行了一项 Meta 分析，分析结果显示没有发现 RPL 和无遗传性血栓史患者的活产率有所改善[36]。与此同时，在一项包括 de Jong 等的 9 项研究的 Cochrane 回顾性研究中，同样没有发现在妊娠期间使用抗凝血药可以对 RPL 和无血栓形成史患者的妊娠结局有所改善[29]。鉴于这些发现，包括 ACOG、皇家妇产科学院和美国胸科医师学会均不建议在无血栓史的 RPL 患者怀孕期间使用抗凝血药，甚至有很多其他协会都反对此疗法[37-39]。通过对抗凝血药与阿司匹林进行比较得出，联合使用抗血小板药物、阿司匹林和抗凝血药与单独使用抗凝血药一样，不会提高活产率或改善妊娠结局。

有一项研究通过观察那些使用 LMWH 治疗的先兆流产患者（孕早期出现阴道出血）发现，在妊娠早期阴道出血后停用 LMWH 的患者的活产率更高，作者因此得出结论，在这类非常特殊的群体中停用 LMWH 可以改善妊娠结局（即可以得到更高的活产率），并对使用 LMWH 治疗无遗传性血栓史的 RPL 患者的疗法提出了质疑[40]。

（二）抗血小板治疗

目前，已有多项研究围绕抗血小板药物对无遗传性血栓倾向的 RPL 患者的疗效展开了探究。表 24-4 总结了阿司匹林在不明原因 RPL 中的疗效结果。没有一项研究显示出阿司匹林对改善妊娠结局存在益处，然而，这些试验在设置对照组上各不一致。

表 24-4　阿司匹林与不明原因 RPL

	阿司匹林	对照组	RR（CI）
Tulppala 等[41]	22/27（81.5%）	22/27（81.5%）	1.0（0.78～1.29）
Rai 等[42]	373/556（67.1%）	308/449（61.7%）	1.26（0.92～1.64）
Kaandorp 等[19]	42/82（51.2%）	47/81（58%）	0.90（0.66～1.22）
Visser 等[21]（阿司匹林 + 依诺肝素 vs. 依诺肝素 + 安慰剂）	32/48（66.7%）	35/51（68.3%）	0.96（0.62～1.46）

活产率见括号内

Tulppala 等最早在无血栓史的 RPL 患者中展开了阿司匹林与安慰剂的对照试验（每个治疗组 27 名患者），结果发现两组间的活产率没有差异[41]。Rai 等也对单独使用阿司匹林治疗 RPL 和有晚期流产史的患者进行了研究，其结果表明，单独使用阿司匹林对降低早期流产率没有益处，但可以改善晚期流产率，然而由于置信区间接近 1，作者由此认为还需要更多的研究来证明阿司匹林是否可以真正改善晚期流产率[42]。ACOG 目前不建议单独使用阿司匹林来预防 RPL 患者早期流产或预防晚期胎死宫内，除非患者合并有子痫前期[24]。在一项包含 63 名对照者的 HABENOX 试验中，除了评估依诺肝素在 RPL 患者中治疗效果外，研究者同样将依诺肝素联合阿司匹林与单独使用阿司匹林进行了比较。与单独使用阿司匹林相比，没有发现联合使用依诺肝素加阿司匹林可以对提升活产率起到额外的帮助[21]。ALIFE 研究将受试者分为阿司匹林、阿司匹林加那屈肝素和安慰剂 3 个治疗组，并发现 3 个治疗组之间 RPL 患者的活产率没有差异[19]。

目前认为，阿司匹林可用于改善既往有先兆子痫相关流产史的患者的妊娠结局，但不应用于无先兆子痫史的 RPL 患者[24, 43]。

四、总结

- 对于有 RPL 病史或中期流产史的患者，不建议对遗传性血栓形成倾向进行筛查。

- 通常不认为 MTHFR 突变是遗传性血栓疾病，患者在妊娠期间不应为了预防 VTE 或改善妊娠结局使用抗凝血药或抗血小板药物治疗。

- 对于有遗传性血栓倾向或中期流产史的 RPL 患者，专业机构不推荐为了改善妊娠结局使用抗凝治疗（肝素或低分子肝素）。然而，仍需要做更多的研究来验证这一问题。

- 对于有遗传性血栓倾向或死胎史的 RPL 患者（没有子痫前期或子痫前期危险因素的情况下），不建议单独使用阿司匹林。

- 对于有遗传性血栓倾向或中期流产史的 RPL 患者，不推荐使用阿司匹林加抗凝（肝素或低分子肝素）治疗以改善妊娠结局。然而，仍需要做更多的研究来验证这一问题。

- 对于无遗传性血栓倾向，但有中期流产史的 RPL 患者，不推荐使用抗凝血药（肝素）治疗以改善妊娠结局。

- 对于无遗传性血栓倾向，但有中期流产史的 RPL 患者，不推荐使用阿司匹林加抗凝血药（肝素或 LMWH）治疗以改善妊娠结局。

参 考 文 献

[1] Baram D, Rashkovsky M, Hershkoviz R et al. Inhibitory effects of low molecular weight heparin on mediator release by mast cells: Preferential inhibition of cytokine production and mast cell–dependent cutaneous inflammation. *Clin Exp Immunol*. 1997;110:485–91.

[2] Lantz M, Thysell H, Nilsson E et al. On the binding of tumor necrosis factor (TNF) to heparin and the release in vivo of the TNF–binding protein I by heparin. *J Clin Invest*. 1991;88:2026–31.

[3] Bose P, Black S, Kadyrov M et al. Adverse effects of lupus anticoagulant positive blood sera on placental viability can be prevented by heparin in vitro. *Am J Obstet Gynecol*. 2004;191:2125–31.

[4] Levi M, Ten Cate H. Disseminated intravascular coagulation. *N Engl J Med*. 1999;341:586–92.

[5] Yan SB, Helterbrand J, Hartman DL et al. Low levels of protein C are associated with poor outcome in severe sepsis. *Chest*. 2001;120:915–22.

[6] Schraufstatter IU, Trieu K, Zhao et al. IL–8–mediated cell migration in endothelial cells depends on cathepsin B activity and transactivation of the epidermal growth factor receptor. *J Immunol*. 2003; 171:6714–22.

[7] Preston FE, Rosendaal FR, Walker ID et al. Increased fetal loss in women with heritable thrombophilia. *Lancet*. 1996;348:913–6.

[8] Roque H, Paidas MJ, Funai EF et al. Maternal thrombophilias are not associated with early pregnancy loss. *Thromb Haemost*. 2004;91:290–5.

[9] ACOG Practice Bulletin No. 197: Inherited thrombophilias in pregnancy. *Obstet Gynecol*. 2018;123:e1–e17.

[10] Carp H, Dolitzky M, Inbal A. Thromboprophylaxis improves the live birth rate in women with consecutive recurrent miscarriages and hereditary thrombophilia. *J Thromb Haemost*. 2003;1:433–8.

[11] Brenner B, Hoffman R, Blumenfeld Z et al. Gestational outcome in thrombophilic women with recurrent pregnancy loss treated by enoxaparin. *Thromb Haemost*. 2000;83:693–7.

[12] Rodger MA, Hague WM, Kingdom J et al. Antepartum dalteparin versus no antepartum dalteparin for the prevention of pregnancy complications in pregnant women with thrombophilia (TIPPS): A multinational open–label randomised trial. *Lancet*. 2014;384:1673–83.

[13] Skeith L, Carrier M, Kaaja R et al. A meta–analysis of low–molecular–weight heparin to prevent pregnancy loss in women with inherited thrombophilia. *Blood*. 2016;127:1650–5.

[14] Laskin CA, Spitzer KA, Clark CA et al. Low molecular weight heparin and aspirin for recurrent pregnancy loss: Results from the randomized, controlled HepASA Trial. *J Rheumatol*. 2009;36(2):279–87.

[15] Gris JC, Mercier E, Quéré I et al. Low–molecular–weight heparin versus low–dose aspirin in women with one fetal loss and a constitutional thrombophilic disorder. *Blood*. 2004;103:3695–9

[16] Martinelli I, Ruggenenti P, Cetin I et al. Heparin in pregnant women with previous placenta–mediated pregnancy complications: A prospective, randomized, multicenter, controlled clinical trial. *Blood*. 2012;119:3269–75.

[17] Rodger MA, Hague WM, Kingdom J et al. Antepartum dalteparin versus no antepartum dalteparin for the prevention of pregnancy complications in pregnant women

with thrombophilia (TIPPS): A multinational open–label randomised trial. *Lancet.* 2014;384:1673–83.

[18] Brenner B, Hoffman R, Carp H et al. Efficacy and safety of two doses of enoxaparin in women with thrombophilia and recurrent pregnancy loss: The LIVE–ENOX study. *J Thromb Haemost.* 2005;3:227–9

[19] Kaandorp SP, Goddijn M, van der Post JA et al. Aspirin plus heparin of aspirin alone in women with recurrent miscarriage. *N Engl J Med.* 2010;362:1586–96.

[20] Clark P, Walker ID, Langhorne P et al. SPIN (Scottish Pregnancy Intervention) study: A multicenter, randomized controlled trial of low–molecular–weight heparin and low–dose aspirin in women with recurrent miscarriage. *Blood.* 2010;115:4162–7.

[21] Visser J, Ulander VM, Helmerhorst FM et al. Thromboprophylaxis for recurrent miscarriage in women with or without thrombophilia. HABENOX: A randomised multicentre trial. *Thomb Haemost.* 2011;105:295–301.

[22] Schleussner E, Kamin G, Seliger G et al. Low–molecular–weight heparin for women with unexplained recurrent pregnancy loss: A multicenter trial with a minimization randomization scheme. *Ann Intern Med.* 2014;162:601–9.

[23] Aynioglu O, Isik H, Sahbaz, A et al. Does anticoagulant therapy improve adverse pregnancy outcomes in patients with history of recurrent pregnancy loss? *Ginekologia Polska.* 2016;87:585–90.

[24] ACOG Committee Opinion No. 743. Low–dose aspirin use during pregnancy. *Obstet Gynecol.* 2018;132: e44–52.

[25] Frias AE Jr, Luikenaar RA, Sullivan AE et al. Poor obstetric outcome in subsequent pregnancies in women with prior fetal death. *Obstet Gynecol.* 2004;104:521–6.

[26] Duley I, Henderson–Smart DJ, Meher S et al. Antiplatelet agents for preventing pre–eclampsia and its complications. *Cochrane Database Syst Rev.* 2007;2:CD004659.

[27] Henderson JT, Whitlock EP, O'Connor E et al. Low–dose aspirin for prevention of morbidity and mortality from preeclampsia: A systematic evidence review for the U.S. Preventive Services Task Force. *Ann Intern Med.* 2014;160:695–703.

[28] Deligiannidis A, Parapanissiou E, Mavridis P et al. Thrombophilia and antithrombotic therapy in women with recurrent spontaneous abortions. *J Reprod Med.* 2007;52:499–502.

[29] de Jong PG, Kaandorp S, DiNisio M et al. Aspirin and/or heparin for women with unexplained recurrent miscarriage with or without inherited thrombophilia. *Cochrane Database Syst Rev.* 2014;7:Article ID CD004734.

[30] Giancotti A, La Torre R, Spagnuolo A et al. Efficacy of three different antithrombotic regimens on pregnancy outcome in pregnant women affected by recurrent pregnancy loss. *J Matern Fetal Neonatal Med.* 2012;25:1191–4.

[31] Fawzy M, Shokeir T, El–Tatongy M et al. Treatment options and pregnancy outcome in women with idiopathic recurrent miscarriage: A randomized placebo–controlled study. *Arch Gynecol Obstet.* 2008;278:33–8.

[32] Shaaban OM, Abbas AM, Zahran KM et al. Low–molecular–weight heparin for the treatment of unexplained recurrent miscarriage with negative antiphospholipid antibodies: A randomized controlled trial. *Clin Appl Thromb/Hemost.* 2017;23:567–72.

[33] Badawy AM, Khiary M, Sherif LS et al. Low–molecular weight heparin in patients with recurrent early miscarriages of unknown etiology. *J Obstet Gynaecol.* 2008;28:280–4.

[34] Pasquier E, de Saint Martin L, Bohex C et al. Enoxaparin for prevention of unexplained recurrent miscarriage: A multicenter randomized double–blind placebo–controlled trial. *Blood.* 2015;125:2200–5.

[35] Dolitzky M, Inbal A, Segal Y et al. A randomized study of thromboprophylaxis in women with unexplained consecutive recurrent miscarriages. *Fetil Steril.* 2006;86:362–6.

[36] Roepke ER, Hellgren M, Hjertberg R et al. Treatment efficacy for idiopathic recurrent pregnancy loss—A systematic review and meta–analyses. *Acta Obstet Gynecol Scand.* 2018;97:921–41.

[37] ACOG Practice Bulletin No. 200. Early pregnancy loss. *Obstet Gynecol.* 2018;132:1311–3.

[38] Royal College of Obstetricians and Gynaecologists. Green-top Guideline No. 17. The investigation and treatment of couples with recurrent first–trimester and second–trimester miscarriage. RCOG. 2011.

[39] Bates SM, Greer IA, Middeldorp S et al. VTE, thrombophilia, antithrombotic therapy, and pregnancy: Antithrombotic therapy and prevention of thrombosis, 9th ed: American College of Chest Physicians Evidenced–Based Clinical Practice Guidelines. *Chest.* 2012;141:e691S–736S.

[40] Rottenstreich A, Amsalem H, Kleinstern G et al. Outcomes of threatened abortions after anticoagulation treatment to prevent recurrent pregnancy loss. *RBM online.* 2017;35:461–7.

[41] Tulppala M, Marttunen M, Soderstrom–Anttila V et al. Low–dose aspirin in prevention of miscarriage in women with unexplained or autoimmune related recurrent miscarriage: Effect on prostacyclin and thromboxane A2 production. *Hum Reprod.* 1997;12:1567–72.

[42] Rai R, Backos M, Baxter N et al. Recurrent miscarriage– an aspirin a day? *Hum Reprod.* 2000;15:2220–3.

[43] de Jong PG, Goddijn M, Middeldorp S. Antithrombotic therapy for pregnancy loss. *Hum Reprod Update.* 2013;19:656–73.

第 25 章　反复妊娠丢失的经验性体外受精治疗是否为有效概念

Empirical In Vitro Fertilization for Recurrent Pregnancy Loss: Is It a Valid Concept?

Michal Kirshenbaum　Raoul Orvieto　著

刘培昊　译

一、概述

对于病因不明的反复妊娠丢失（recurrent pregnancy loss，RPL）的夫妇，可向他们提供经验性治疗，包括辅助生殖技术（assisted reproductive technique，ART）。尽管多数 RPL 患者并不伴有不孕问题，但 RPL 患者常得到辅助治疗或"附加治疗"，以增加活产机会，同时还可能缩短受孕时间、提高胚胎质量、改善胚胎着床、增加子宫内膜与胚胎的同步性。近期关于子宫内膜在非同步胚胎着床中的作用的研究 [1]（参见第 5 章）更突显了子宫内膜与胚胎同步的重要性。在本章中，我们将会列举临床证据，并评估为 RPL 患者提供 ART 中的多种治疗选择是否有益。

二、后续的活产率

病因不明 RPL 的后续活产率取决于本书中第 1 章描述的因素。简而言之，这些因素包括既往活产数目、母亲年龄、既往妊娠中遗传学异常、妊娠丢失的时间早晚等。因此体外受精（in vitro fertilization，IVF）的后续活产率应匹配上述预后因素，而目前暂无这方面的研究。第 1 章和第 19 章提供了后续活产情况随既往妊娠丢失次数改变的数据。在充分的文献搜索后，未发现任何关于既往妊娠丢失次数或其他影响 RPL 预后的因素对 RPL 患者行 IVF 后对活产率影响的研究。

评估 RPL 患者行 IVF 的活产率的另一难题在于如何定义活产率。RPL 中的活产率定义为妊娠后的活产次数。在 IVF 中，临床妊娠率常作为评估治疗成功与否的指标，但在 RPL 中，由于患者易于妊娠，临床妊娠率并无意义。即使引入每周期的活产率，也并未计入准备 IVF 的时间成本。若未行 IVF，患者也可能在准备 IVF 期间妊娠。

Perfetto 等 [2] 比较了 98 例自然妊娠女性、68 例进行诱导排卵后宫腔内人工授精（intrauterine insemination，IUI）或 IVF 的不孕治疗组患者与第 3 组接受胚胎植入前非整倍体遗传学检测（preimplantation genetic testing for aneuploidy，PGT–A）的患者的活产率。自然妊娠组中 88% 的患者 6 个月内妊娠，这一比例在不孕治疗组为 84%，PGT-A 组为 70%。各组的活产率类似，分别为 77%、73% 和 70%（$P = 1.0$）。各组的临床妊娠流产率和生化妊娠率也相似：自然妊娠组分别为 18% 和 6%，IUI/IVF 组分别为 16% 和 11%，胚胎植入前遗传学筛查（preimplantation genetic screening，PGS）组分别为 13% 和 9%。

然而，高达 33% 的 RPL 患者确有不孕的时期 [3]。一些该类患者会要求行 IVF，但行 IVF 是因为不孕而非 RPL。因此，尚无数据表明利用包括 IVF 在内的经验性生育治疗可提高 RPL 患者的活产率。

三、受孕时间

既往研究表明，妊娠丢失后至再次妊娠的时间比妊娠丢失前所需的受孕时间长 [4, 5]。RPL 的情绪影响和尽快妊娠的强烈愿望可能使患者与医师考虑进行生育治疗，旨在缩短其至再次妊娠的间隔时间。Kaandorp 等 [6] 评估了 251 名病因不明 RPL 患者的受孕时间，在他们的研究中，受孕时间被定义为自诊断病因不明 RPL 起至妊娠的末次月经第一天。患者平均年龄为 34 ± 5 岁，既往流产次数的中位数为 3 次（范围 2～15 次），流产孕周的中位数为 8 周（范围 6～17 周），13% 的研究对象在 ART 后妊娠，但并未单独研究这类患者。6 个月后的累积妊娠率为 56%，12 个月后为 74%，24 个月后为 86%，其中 65% 活产，至再次妊娠的中位时间为 21 周（四分位间距 8～55 周）。根据文献，正常生育的夫妇周期生育率为 20%～30%，累积生育率分别为 1 年后 85%、2 年后 93%[7, 8]。Kaandorp 等 [6] 研究中 RPL 患者的平均年龄为 34 岁，其累积妊娠率和一般人群类似。

此前引用的文献中，Perffeto 等比较了自然妊娠和选择不孕治疗的 RPL 患者的受孕时间、流产率和后续的活产率 [2]。他们的研究对 190 名既往 2 次及以上临床妊娠后自然流产的患者进行全面 RPL 相关检查后，随访了至少 6 个月以观察后续妊娠。98 名自然妊娠患者的中位受孕时间为 2 个月（范围 1～10 个月），其中 88% 于 6 个月内妊娠。68 名接受不孕治疗的女性中位受孕时间显著延长，控制性促排卵后 IUI 患者为 3 个月（范围 1～9 个月），IVF 患者为 4 个月（范围 1～12 个月），PGT-A 患者为 5 个月（范围 2～10 个月）。除 PGT-A 外，84% 接受不孕治疗后妊娠的患者在 6 个月内妊娠。PGT-A 后妊娠的患者受孕时间显著延长，仅 70% 于 6 个月内妊娠。作者认为在年轻的可正常妊娠的 RPL 患者中，接受不孕治疗在缩短后续受孕时间方面并无临床获益。该研究中组间的两项差异可能影响结果和结论，尝试自然妊娠的患者比进行不孕治疗的患者稍年轻（34.5 岁 vs. 35.6 岁），行 PGS 的患者年龄更大，其平均年龄为 36.7 岁，该差异虽无统计学显著性（$P = 0.12$），但由于妊娠率随女方年龄增长而下降，所以它仍可能影响受孕时间 [9, 10]，此外，不孕治疗组女性既往妊娠的中位受孕时间显著延长（3 个月 vs. 2 个月）。虽然已成功妊娠的患者受孕时间相似 [11]，但组间的受孕时间差异可能源于生育潜力的不同。

Murugappan 等回顾性比较了拟行 PGT-A 的 RPL 患者与行期待治疗并尝试自然受孕的 RPL 患者 6 个月内的妊娠结局 [12]。研究纳入了所有 PGS 周期，包括已取消周期和未进行至胚胎移植的周期。PGS 组的中位受孕时间（6.5 个月）长于自然妊娠组（3 个月）。Murugappan 等认为 PGT-A 不应向急于妊娠的 RPL 患者提供。

对于可正常妊娠的 RPL 夫妇，包括 IVF 在内的不孕治疗似无法缩短其至再次妊娠的时间。

四、提高精子质量的精子优选技术

直到近期，对 RPL 夫妇的评估和治疗都主要针对女方而非其男性伴侣。第 13 章中全面论述了 RPL 的精子因素，本部分将限于经验性 IVF 中进行精子优选以改善 RPL 预后的证据。

研究报道，比起正常生育的对照组，RPL 夫妇中男方的精子活力显著下降，DNA 损伤的比例上升 [13-15]。RPL 夫妇中男性的精子功能参数比正常男性差，这些参数包括低渗肿胀率、顶体状态、核染色质解凝等 [16]。在常规 IVF 中，各种精子准备技术被用于尝试改善生育潜能，这些技术包括 IVF 前精液洗涤、密度梯度离心、上游技术、电泳精子筛选等。精子改善的另一方法为根据凋亡早期精子膜外表面出现磷脂酰丝氨酸挑选出非凋亡精子。磁激活细胞分选和玻璃棉分离柱技术利用磷脂酰丝氨酸的磁性将凋亡精子和非凋亡精子分离。然而，尚无研究报道这些技术可提高 RPL 的活产率。

生理性卵细胞质内单精子注射（physiological intracytoplasmic sperm injection，PICSI）利用了精子质膜出现透明质酸（hyaluronic acid，HA）结合位点。HA 结合位点可提示精子成熟度和黏附卵丘细胞外基质的能力。一项近期的 Cochrane 综述旨在评估先进精子优选技术对 ART 结局的影响，但并无足够证据证明依据表面电荷、精子凋亡、HA 结合位点进行精子优选比传统精子优选手段更有价值 [17]。在活产率、临床妊娠率及自然流产率方面，不同方法间未见差异。然而，这篇 Meta 分析并未限于 RPL 患者。

卵细胞质内形态选择性单精子注射（intracytoplasmic morphologically selected sperm injection，IMSI）是利用精子细胞器形态学检查来选择注入卵的精子的技术，如利用超高放大倍数显微镜（≥ ×6000）观测顶体、顶体后板、颈部、线粒体、尾部和核［活动精子细胞器形态学检查（motile sperm organelle morphology examination，MSOME）］。虽然初期研究表明 IMSI 与高妊娠率、低自然流产率相关 [18, 19]，但 IMSI 在临床应用中的有效性和安全性尚不确定。一项 Cochrane 综述发现与卵细胞质内单精子注射（intracytoplasmic sperm injection，ICSI）相比，IMSI 有更高的临床妊娠率，而活产率和流产率无差异 [20]。

总之，尽管精子优选技术可能改善精子质量，克服 RPL 夫妇男方低生育力的问题，但在 RPL 中应用的证据并不充分。

五、改善胚胎质量

（一）胚胎形态

胚胎形态被认为是妊娠结局的高度提示性指标，因此利用胚胎形态学分级可能筛选出"最佳"的移植胚胎。在过去的十年中，随着序贯培养基的发展，临床开始移植第 5 或第 6 天囊胚阶段的胚胎。囊胚移植的理由是囊胚经历了自我筛选过程，只有最有活力的胚胎能够存活并发育为囊胚。Cochrane 综述显示，鲜胚囊胚移植比卵裂期胚胎移植的临床妊娠率和活产率更高 [21]。然而这项

Meta 分析的研究对象依旧是不孕人群而非 RPL 患者。

有相当比例的形态学正常的第 3 天胚胎染色体异常。第 3 天的非整倍体胚胎常无法发育至第 5 天 [22, 23]。一些研究探讨了胚胎形态、整倍体和卵裂期及囊胚期胚胎着床率之间的关系。在一项回顾性研究中，Majumdar 等发现囊胚的形态和发育速度与整倍体显著相关，然而卵裂期胚胎的形态与整倍体不相关。但是，不论形态和发育速度如何，所有整倍体囊胚移植的着床率均类似 [23]。Capalbo 等同样发现，尽管形态和发育速度不同的整倍体胚胎有类似的着床潜能，但囊胚形态确与整倍体相关 [24]。囊胚形态和整倍体的关系解释了传统 IVF 周期中报道的优质胚胎着床潜能更佳。然而，常用的囊胚评估参数并不是改善整倍体胚胎筛选的优质指标。

总之，当 IVF 用于选择优质胚胎时，囊胚形态学可稍降低移植非整倍体胚胎的风险。尽管如此，由于缺乏在 RPL 女性中评估其潜在优势的研究，我们无法推荐其应用。

（二）时差胚胎监测系统

传统上，胚胎评估过程包括从常规恒温箱中取出胚胎，由胚胎学家在光学显微镜下进行质量评估。近期，时差胚胎监测系统（time-lapse systems，TLS）被开发，可频繁对胚胎进行数字图像的拍摄，因此，可在不将胚胎移出恒温箱的情况下对其进行质量评估。TLS 的潜在优势包括保持培养环境稳定、减少胚胎显露于气体成分改变、温度改变和移动。TLS 连续监测胚胎发育，获得更多信息，对 ART 中改善胚胎选择有潜在优势。尽管 TLS 的临床价值在一些研究中得到肯定 [25, 26]，但综述提供了争议性的数据，引起了持续的讨论。一篇 Cochrane 综述和一篇近期的 Meta 分析研究了 TLS 相较于传统胚胎培养和胚胎评估的优势 [27, 28]，发现二者在活产率和自然流产率方面没有差异。另一篇综述评估了胚胎形态动力学参数和胚胎倍性的关系，以判断 TLS 是否可取代 PGT-A [29]。然而尚无单独或联合的形态动力学参数被一致认为可预测胚胎整倍体性。

目前无足够证据表明 TLS 优于传统的人类胚胎培养和选择及胚胎整倍体性预测的方法。尽管最大限度地优化胚胎质量可能改善 RPL 夫妇的妊娠结局，但目前不推荐 IVF 中应用 TLS。

（三）胚胎植入前非整倍体遗传学检查

PGT-A 利用滋养外胚层活检及新一代测序技术（next-generation sequencing，NGS）检测非整倍体胚胎，在不破坏胚胎着床潜能的情况下明显提高了诊断胚胎非整倍体的准确性。虽然一些回顾性研究和前瞻性试验确实称 PGT-A 后临床结局有所改善，但是 PGT-A 作为筛查手段，对于行 IVF 的患者或对于 RPL 患者提高活产率的价值仍不明确 [30, 31]，这部分将在第 26 章和第 27 章中讨论。

六、改善着床

（一）辅助孵化

辅助孵化（Assisted hatching，AH）是对透明带进行操作以促进着床的技术。AH 包括受精卵外被薄化或透明带打孔。多种技术被用于辅助胚胎孵化，包括机械性部分透明带切开、透明带打孔和透明带薄化，主要利用台式酸、蛋白酶、piezon 振动操作器和激光等 [32]。Harper 等回顾了评价 AH 对 IVF 治疗作用的文献，发现 AH 可提高临床妊娠率和多胎妊娠率，但无法提高活产率 [26]。由于没有一项研究足以证明 AH 有益于提高 RPL 患者活产率，我们无法推荐 AH 应用于 RPL 患者。

（二）生物胶

在提高 IVF 成功率的尝试中，各种化合物被加入胚胎培养基以改善贴壁，继而提高着床率和妊娠率。HA 可形成黏性溶液，可能改善胚胎移植过程并防止胚胎脱出，这种与宫内分泌液特征类似的黏性溶液也可能促进胚胎扩散与融合[33]。HA 对着床的作用也可能是受体介导的，因为 HA 的主要受体为 CD44，它在着床前的胚胎和子宫内膜基质上均有表达[34]。为了评估胚胎移植培养基中添加 HA 的作用，一篇包含 17 例随机对照试验（randomized control trial，RCT）的 Cochrane 综述发现，添加 HA 后临床妊娠率和活产率均有提高，且多胎妊娠率提高[35]。一项更近期的 RCT 发现 HA 组和对照组的临床妊娠率、着床率、分娩率无显著差异[36]。在 RPL 患者中使用 HA 可能改善着床率和持续妊娠率，然而，在下结论前，需要 RCT 评价其在 RPL 患者中的有效性。

（三）免疫"附加治疗"

常规 IVF 患者与复发性流产患者均常规被提供进行"附加治疗"的选择，旨在改善妊娠结局。各种辅助免疫治疗方案被用于纠正免疫失衡。美国生殖医学协会实践委员会[37]近期发表的一项研究评估了 ART 中免疫调节治疗的作用，结论是免疫治疗很大程度被证明是无效的，或者因研究不充分无法明确建议用于 IVF 以改善活产率。本书其他章节陈述了个体化治疗的需要，而非将大规模试验的结果推广至有独特情况的患者个体，第 11 章讨论了可能适用的免疫学检查。然而，在为常规 ART 人群或 RPL 患者提供免疫治疗前，有必要在适当人群中进行进一步研究。

七、种植窗：改善同步性

与排卵相关的受孕时机可能影响自然流产率。既往研究发现，配子长时间暴露于女性生殖道可能对持续妊娠率有毁灭性影响。此外，受精前的精卵老化均伴随着更高的流产风险[38, 39]。Gray 等评估了自然妊娠女性的受孕时机对流产风险的影响[40]。排卵日或排卵前一日被认为是最佳同房时机。在既往妊娠曾自然流产的患者中，非最佳受孕时机的自然流产率（22.6%）显著高于最佳时机受孕（7.3%），而在无既往妊娠丢失的患者中则未发现该情况。同样，评估无既往自然流产史的女性的最佳受孕时机的研究发现，远离排卵日受孕的自然流产风险并未升高[41, 42]。作者认为若受精不发生于周期的最佳时机，一些夫妇的配子有基因异常倾向。

除了配子可能老化和染色体异常外，若于排卵后几天受孕，胚胎可能染色体正常，但因子宫内膜与预期排卵日不同步而无法成功着床。胚胎发育和子宫内膜蜕膜化的同步性是充分着床所必需的。种植窗（window of implantation，WOI）是一个受到多种因素影响的短暂的限定时期，在此期间，分子、细胞和组织水平均发生改变。一般认为若月经周期为 28 天，子宫内膜种植窗则于第 19 或 20 天开始，持续 4～5 天[43]。Wilcox 等研究了既往无生育问题、正在尝试自然妊娠的夫妇的着床时机和妊娠结局的关系[44]，每日尿激素检测可用于判断排卵和着床。作者发现在大部分成功的妊娠中，胚胎在排卵后 8～10 天着床，而延迟着床，即超出正常子宫内膜着床时期，则与早孕期妊娠丢失强相关。

Noyes 等首先评估了子宫容受性时间轴，并制定了用以确定内膜时期的一系列形态学标准[45]。RPL 被认为和围着床期子宫内膜发育迟缓相关，即和黄体功能不全（luteal phase defect，LPD）相关。LPD 中胚胎和子宫内膜同步不充分。LPD 的确诊常依据 Noyes 的经典方法，即基于准确时期的内膜活检结果。17%～28% 的 RPL 患者有内膜成熟延迟[46, 47]。RPL 也与分泌期和围着床期子宫内膜异常表达多种介质和代谢因子相关[48, 49]。此外，对 RPL 女性和生育正常女性的分泌期子宫内膜基因微阵列分析的比较显示，在 RPL 患者中，与细胞黏附、细胞分化、血管生成相关的基因调节存在异常[50]。

ART 应用于 RPL 患者可能是合理的，用以避免非最佳时机同房或受孕。在自然妊娠中，排卵时间可通过非侵入性方法确定，如基础体温表、宫颈黏液观察、尿或血激素水平，或卵巢超声监测[51]。然而，这些方法往往并不准确，变化性强[52]。IVF 对判断胚胎与内膜的精准同步性有潜在优势。此外，胚胎移植前评估子宫内膜可提高同步性和判断子宫内膜容受性。

过去 Noyes 等的组织学标准一直是评估子宫内膜发育和容受性的金标准。然而，依据组织学的判断易出现观察者内部和观察者之间的差异以及组织固定的人工因素。因此，内膜组织学不足以精准诊断 LPD，也不足以指导生育障碍女性的临床治疗[53, 54]。为了寻找准确评估内膜容受性的方法，许多结构特征和分子已被研究，包括超声测定子宫内膜厚度、电子显微镜下结构检测、免疫标记、甾体激素及其受体、蛋白表达谱[43, 55]。子宫内膜功能评估的一项新方法是子宫内膜容受性阵列（endometrial receptivity array，ERA）检测，它是对 238 个被发现参与内膜容受性基因的表达的检测[56]。ERA 检测的价值存在争议，一些研究支持 ERA 检测的实用性和准确性，但也有些研究并不支持[57, 58, 59]，然而并无 RPL 患者的相关研究。

八、结论

虽然大部分 RPL 夫妇并不存在生育力低下的问题，但 RPL 夫妇常被建议行 ART。然而，这方面的科学证据并不充分。为了缩短受孕时间，患者可能希望行 IVF，但迄今为止 IVF 未在缩短受孕时间方面表现出任何优势。

胚胎质量对于 ART 周期的成功有重要作用。ART 中有改善配子和胚胎质量的方法，如精子优选、PGT-A 和形态学检查。尽管最大限度地提高胚胎质量可能改善 RPL 夫妇的妊娠结局，但仍需进一步开展效力足够的研究来进行评估。

异常的子宫内膜微环境和内膜基因及蛋白的功能表达改变可造成异常的母胎交互作用，从而导致妊娠失败。子宫内膜活检以评估内膜容受性和精确判断胚胎移植时机可能改善这种母胎交互作用。然而，由于缺乏这些方法在 RPL 患者中的研究，无法将 IVF 建议用于该治疗目的。

IVF 的一些"附加治疗"，包括辅助孵化、生物胶、免疫治疗，被建议用于改善着床率和活产率。但由于它们的有效性仍存在争议，目前并不作为治疗建议提供。

总之，由于缺乏足够的临床研究，对于不伴有继发性不孕的原因不明的 RPL 夫妇，IVF 不建议作为其治疗干预方法。

参 考 文 献

[1] Teklenburg G, Salker M, Heijnen C, Macklon NS, Brosens JJ. The molecular basis of recurrent pregnancy loss: Impaired natural embryo selection. *Mol Hum Reprod.* 2010:886–95.

[2] Perfetto CO, Murugappan G, Lathi RB. Time to next pregnancy in spontaneous pregnancies versus treatment cycles in fertile patients with recurrent pregnancy loss. *Fertil Res Pract.* 2015;1:5.

[3] Clifford K, Rai R, Regan L. Future pregnancy outcome in unexplained recurrent first trimester miscarriage. *Hum Reprod.* 1997;12:387–9.

[4] Hassan MAM, Killick SR. Is previous aberrant reproductive outcome predictive of subsequently reduced fecundity? *Hum Reprod.* 2005;20:657–64.

[5] Sapra KJ, McLain AC, Maisog JM, Sundaram R, Buck Louis GM. Successive time to pregnancy among women experiencing pregnancy loss. *Hum Reprod.* 2014;29:2553–9.

[6] Kaandorp SP, van Mens TE, Middeldorp S et al. Time to conception and time to live birth in women with unexplained recurrent miscarriage. *Hum Reprod.* 2014;29:1146–52.

[7] Gnoth C, Godehardt D, Godehardt E, Frank–Herrmann P, Freundl G. Time to pregnancy: Results of the German prospective study and impact on the management of infertility. *Hum Reprod.* 2003;18:1959–66.

[8] Van Eekelen R, Scholten I, Tjon–Kon–Fat RI et al. Natural conception: Repeated predictions overtime. *Hum Reprod.* 2017;32:346–53.

[9] Steiner AZ, Jukic AMZ. Impact of female age and nulligravidity on fecundity in an older reproductive age cohort. *Fertil Steril.* 2016;105:1584–8.

[10] Frank O, Bianchi PG, Campana A. The end of fertility: Age, fecundity and fecundability in women. *J Biosoc Sci.* 1994;26:349–68.

[11] Basso O, Olsen J, Bisanti L et al. Repeating episodes of low fecundability. A multicentre European study. *Hum Reprod.* 1997;12:1448–53.

[12] Murugappan G, Shahine LK, Perfetto CO, Hickok LR, Lathi RB. Intent to treat analysis of *in vitro* fertilization and preimplantation genetic screening versus expectant management in patients with recurrent pregnancy loss. *Hum Reprod.* 2016;31:1668–74.

[13] Ruixue W, Hongli Z, Zhihong Z, Rulin D, Dongfeng G, Ruizhi L. The impact of semen quality, occupational exposure to environmental factors and lifestyle on recurrent pregnancy loss. *J Assist Reprod Genet.* 2013;30:1513–8.

[14] Gil–Villa AM, Cardona–Maya W, Agarwal A, Sharma R, Cadavid Á. Assessment of sperm factors possibly involved in early recurrent pregnancy loss. *Fertil Steril.* 2010;94: 1465–72.

[15] Brahem S, Mehdi M, Landolsi H, Mougou S, Elghezal H, Saad A. Semen parameters and sperm DNA fragmentation as causes of recurrent pregnancy loss. *Urology.* 2011;78:792–6.

[16] Saxena P, Misro MM, Chaki SP, Chopra K, Roy S, Nandan D. Is abnormal sperm function an indicator among couples with recurrent pregnancy loss? *Fertil Steril.* 2008;90:1854–8.

[17] Mcdowell S, Kroon B, Ford E, Hook Y, Yazdani A, Glujovsky D. Advanced sperm selection techniques for assisted reproduction. *Cochrane Database Syst Rev.* 2014;

Article ID CD010461

[18] Bartoov B, Berkovitz A, Eltes F et al. Pregnancy rates are higher with intracytoplasmic morphologically selected sperm injection than with conventional intracytoplasmic injection. *Fertil Steril.* 2003;80:1413–9.

[19] Berkovitz A, Eltes F, Yaari S et al. The morphological normalcy of the sperm nucleus and pregnancy rate of intracytoplasmic injection with morphologically selected sperm. *Hum Reprod.* 2005;20:185–90.

[20] Teixeira DM, Barbosa MAP, Ferriani RA et al. Regular (ICSI) versus ultra–high magnification (IMSI) sperm selection for assisted reproduction. *Cochrane Database Syst Rev.* 2013: Article ID CD010167.

[21] Glujovsky D, Farquhar C, Quinteiro Retamar AM, Alvarez Sedo CR, Blake D. Cleavage stage versus blastocyst stage embryo transfer in assisted reproductive technology. *Cochrane Database Syst Rev.* 2016: Article ID CD002118.

[22] Staessen C, Platteau P, Van Assche E et al. Comparison of blastocyst transfer with or without preimplantation genetic diagnosis for aneuploidy screening in couples with advanced maternal age: A prospective randomized controlled trial. *Hum Reprod.* 2004;19:2849–58.

[23] Majumdar G, Majumdar A, Verma IC, Upadhyaya KC. Relationship between morphology, euploidy and implantation potential of cleavage and blastocyst stage embryos. *J Hum Reprod Sci.* 2017;10:49–57.

[24] Capalbo A, Rienzi L, Cimadomo D et al. Correlation between standard blastocyst morphology, euploidy and implantation: An observational study in two centers involving 956 screened blastocysts. *Hum Reprod.* 2014;29:1173–81.

[25] Rubio I, Galán A, Larreategui Z et al. Clinical validation of embryo culture and selection by morphokinetic analysis: A randomized, controlled trial of the EmbryoScope. *Fertil Steril.* 2014;102:1287–94.

[26] Harper J, Jackson E, Sermon K et al. Adjuncts in the IVF laboratory: Where is the evidence for "add–on" interventions? *Hum Reprod.* 2017;32:485–91.

[27] Armstrong S, Bhide P, Jordan V, Pacey A, Farquhar C. Time–lapse systems for embryo incubation and assessment in assisted reproduction. *Cochrane Database of Syst Rev.* 2018: Article ID CD011320.

[28] Chen M, Wei S, Hu J, Yuan J, Liu F. Does time–lapse imaging have favorable results for embryo incubation and selection compared with conventional methods in clinical *in vitro* fertilization? A meta–analysis and systematic review of randomized controlled trials. *PLOS ONE.* 2017;12:e0178720

[29] Reignier A, Lammers J, Barriere P, Freour T. Can time–lapse parameters predict embryo ploidy? A systematic review. *Reprod Biomed Online.* 2018;36:380–7.

[30] Gleicher N, Orvieto R. Is the hypothesis of preimplantation genetic screening (PGS) still supportable? A review. *J Ovarian Res.* 2017;10:1–7.

[31] Penzias A, Bendikson K, Butts S et al. The use of preimplantation genetic testing for aneuploidy (PGT–A): A committee opinion. *Fertil Steril.* 2018;109:429–36.

[32] Practice Committee of Society for Assisted Reproductive Technology; Practice Committee of American Society for

243

Reproductive Medicine. The role of assisted hatching in in vitro fertilization: A review of the literature. A Committee opinion. *Fertil Steril*. 2008;90:S196–198.

[33] Simon A, Safran A, Revel A et al. Hyaluronic acid can successfully replace albumin as the sole macromolecule in a human embryo transfer medium. *Fertil Steril*. 2003;79: 1434–8.

[34] Campbell S, Swann HR, Aplin JD, Seif MW, Kimber SJ, Elstein M. Fertilization and early embryology: CD44 is expressed throughout pre–implantation human embryo development. *Hum Reprod*. 1995;10:425–30.

[35] Bontekoe S, Johnson N, Blake D, Marjoribanks J. Adherence compounds in embryo transfer media for assisted reproductive technologies: Summary of a Cochrane review. *Fertil Steril*. 2015;103:1416–7.

[36] Fancsovits P, Lehner A, Murber A, Kaszas Z, Rigo J, Urbancsek J. Effect of hyaluronan–enriched embryo transfer medium on IVF outcome: A prospective randomized clinical trial. *Arch Gynecol Obstet*. 2015;291:1173–9.

[37] Penzias A, Bendikson K, Butts S et al. The role of immunotherapy in *in vitro* fertilization: A guideline. *Fertil Steril*. 2018;110:387–400.

[38] Guerrero V. Rodrigo, Oscar I. Rojas. Spontaneous abortion and aging of human ova and spermatozoa. *N Engl J Med*. 1975;293:573–575.

[39] France M, Campbell H, Bonnar J et al. A prospective multicentre study of the ovulation method of natural family planning. IV. The outcome of pregnancy*. *Dev Res Train Hum Reprod World Heal Organ*. 1984;41:593–8.

[40] Gray RH, Simpson JL, Kambic RT et al. Timing of conception and the risk of spontaneous abortion among pregnancies occurring during the use of natural family planning. *Am J Obstet Gynecol*. 1995;172:1567–72.

[41] Simpson JL, Gray RH, Perez A et al. Pregnancy outcome in natural family planning users: Cohort and case–control studies evaluating safety. *Adv Contracept*. 1997;13:201–14.

[42] Wilcox AJ, Weinberg CR, Baird DD. Timing of sexual intercourse in relation to ovulation. Effects on the probability of conception, survival of the pregnancy, and sex of the baby. *N Engl J Med*. 1995;333:1517–21.

[43] Blesa D, Ruiz–Alonso M, Simón C. Clinical management of endometrial receptivity. *Semin Reprod Med*. 2014;32:410–4.

[44] Wilcox AJ, Baird DD, Weinberg CR. Time of implantation of the conceptus and loss of pregnancy. *N Engl J Med*. 1999;340:1796–9.

[45] Noyes RW, Hertig AT, Rock J. Dating the endometrial biopsy. *Obstet Gynecol Surv*. 1950;5:561–4.

[46] Tulppala M, Bjorses UM, Stenman UH, Wahlstrom T, Ylikorkala O. Luteal phase defect in habitual abortion: Progesterone in saliva. *Fertil Steril*. 1991;56:41–4.

[47] Li T, Makris M, Tomsu M, Tuckerman E, Laird S. Recurrent miscarriage: Aetiology, management and prognosis. *Hum Reprod Updat*. 2000;8:463–81.

[48] Tuckerman E. Markers of endometrial function in women with unexplained recurrent pregnancy loss: A comparison between morphologically normal and retarded endometrium. *Hum Reprod*. 2004;19:196–205.

[49] Parkin KL, Lessey BA, Young SL, Fazleabas AT. Comparison of NK cell phenotypes in the endometrium of patients with recurrent pregnancy loss versus unexplained infertility. *Am J Reprod Immunol*. 2011;65:43. (Abstract)

[50] Othman R, Omar MH, Shan LP, Shafiee MN, Jamal R, Mokhtar NM. Microarray profiling of secretory phase endometrium from patients with recurrent miscarriage. *Reprod Biol*. 2012;12:183–99.

[51] Andrews LS, Ahmedna M, Grodner RM et al. Ovulation detection in the human. *U S NLM NIH*. 1982;1:27–54.

[52] Direito A, Bailly S, Mariani A, Ecochard R. Relationships between the luteinizing hormone surge and other characteristics of the menstrual cycle in normally ovulating women. *Fertil Steril*. 2013;99:279–85.

[53] Fadare O, Zheng W. Histologic dating of the endometrium: Accuracy, reproducibility, and practical value. *Adv Anat Pathol*. 2005;12:39–46

[54] Murray MJ, Meyer WR, Zaino RJ et al. A critical analysis of the accuracy, reproducibility, and clinical utility of histologic endometrial dating in fertile women. *Fertil Steril*. 2004;81:1333–43.

[55] Koot YEM, Teklenburg G, Salker MS, Brosens JJ, Macklon NS. Molecular aspects of implantation failure. *Biochim Biophys Acta Mol Basis Dis*. 2012;1822:1943–50.

[56] Ruiz–Alonso M, Blesa D, Simón C. The genomics of the human endometrium. *Biochim Biophys Acta Mol Basis Dis*. 2012;1822:1931–42.

[57] Mahajan N. Endometrial receptivity array: Clinical application. *J Hum Reprod Sci*. 2015;8:121–9.

[58] Bassil R, Casper R, Samara N et al. Does the endometrial receptivity array really provide personalized embryo transfer? *J Assist Reprod Genet*. 2018;35:1301–5.

[59] Cho K, Tan SL, Buckett W, Dahan MH. Intra–patient variability in the endometrial receptivity assay (ERA) test. *J Assist Reprod Genet*. 2018;35:929–30.

第 26 章　争议：PGT-A 应该用于反复妊娠丢失的评估

Debate: Should PGT-A Still Be Performed in Recurrent Pregnancy Loss? Yes

Carmen M. García-Pascual　Pilar López　Nasser Al-Asmar　Pere Mir
Lorena Rodrigo　Carlos Simon　Carmen Rubio 著
沈鉴东　马　翔　刘嘉茵 译

一、妊娠物非整倍体发生率

妊娠丢失在人类中很常见，这可能归因于母亲或胎儿的多个因素。自然流产最常见的原因是胚胎或胎儿的染色体异常。事实上，在妊娠 12 周前，非整倍体占所有妊娠丢失的 50%[1] 左右。当分析妊娠物（POC）时，据报道非整倍体的发生率高达 62.7%[2, 3]。因此，非整倍体的可能性是妊娠成功与否的关键考虑因素。

反复妊娠丢失（recurrent pregnancy loss，RPL），定义为同一伴侣经历 2 次或 2 次以上的妊娠丢失，发生率达 5%[4]。除非整倍体外，妊娠丢失还可能是由单基因疾病和端粒缺失引起的[5]。尽管我们对 RPL 病因的认识有所改善，但仍有约 50% 的病例病因无法解释（特发性）。在特发性 RPL 患者中，约 45% 但可能高达 90%[6] 的怀孕失败可能是由于胚胎非整倍性。因此，胚胎植入前非整倍体筛查（preimplantation genetic testing for aneuploidies，PGT-A）是一种可以通过选择整倍体胚胎移植来避免由于染色体异常引起流产的方法。

二、PGT-A 的一般考虑

PGT-A 在胚胎移植前分析胚胎的染色体状态，这样只有染色体正常的胚胎被移植到子宫中。通过选择和移植整倍体胚胎，PGT-A 不仅可以提高不育患者的胚胎种植率和妊娠率，还可以减少流产次数，并将非整倍体后代的风险降至最低。在移植前筛查胚胎也减少了所需的移植次数和实现怀孕的时间。因此，移植和流产次数较少，至少在 ≥ 38 岁的女性患者中，PGT-A 比标准囊胚移植更具成本效益[7]。

值得注意的是，尽管 PGT-A 后染色体畸变活产的风险较低，但风险并不为零。PGT-A 确实存在假阳性结果的可能性，在使用老旧平台进行的研究表明，这种情况发生率在 2%~4%[8, 9]。相比而言，假阴性的百分比几乎为零 [10]。PGT-A 的另一个关键指标是每个实验室中无检测结果胚胎的百分比。在有经验丰富的胚胎学家和分子生物学实验室的情况下，这个比率应该很低（低于活检胚胎的 2%），并且如果胚胎没有发育阻滞可以重新活检 [11, 12]。虽然不太可能误诊胚胎，但也推荐妊娠后行无创性产前检查（NIPT）[13]。NIPT 只采集母体外周血液样本，不像羊膜穿刺术这样的侵入性方法，不会对妊娠产生不利影响。只有在 NIPT 检测到阳性结果时才需要进行侵入性检测。

近年来，PGT-A 的价值一直处于争论中，因为没有随机研究证明 PGT-A 具有明显的益处 [14]。然而，阴性结果可能部分归因于过去研究中使用的细胞遗传学技术的局限性：荧光原位杂交（fluorescence in situ hybridization，FISH）。FISH 仅允许分析有限数量的染色体，并且分析取决于核扩散的质量。过去的研究也使用了效果更差的胚胎活检技术及培养条件，这些可以解释所观察到的次优结果 [15-19]。

此后，技术进步到可以通过微阵列比较基因组杂交（aCGH）[20]，单核苷酸多态性微阵列（SNP micro array）[21, 22] 和定量聚合酶链反应（qPCR）[23] 来评估胚胎活检组织中的所有 24 条染色体。使用这些技术进行不同适应证的随机对照试验显示 PGT-A 在提高活产率、降低流产率和减少多胎妊娠方面的益处 [9, 7, 24]。最近，下一代测序（NGS）技术已扩展到 PGT-A 的应用。NGS 作为多功能平台提供了重要优势，可用于检测全部染色体、节段非整倍体（缺失 / 重复 ≥ 10Mb）和不同水平的嵌合体。与 aCGH 相比，NGS 具有更高的分辨率和更宽的动态范围，有助于诊断 [25]。因此，随着实验室技术的改进，PGT-A 变得更加高效和可靠。

三、PGT-A 在 RPL 中的应用

越来越多的证据支持在特发性 RPL 患者中使用 PGT-A。在 Bianco 等 [26] 发表的一项研究中，其中 46 939 名女性进行了产前诊断，证实特发性 RPL 患者胎儿组织核型异常的风险增加。我们团队于 1998 年发表了第一个证明 RPL 夫妇染色体异常胚胎数量增加（波动于 50%～80%）的证据 [27]，这些结果后来也被其他研究证实 [28-35]。

使用 FISH 技术检测染色体 13、15、16、18、21、22、X 和 Y 来选择染色体正常的胚胎进行移植，证明 PGT-A 可以改善生殖结局 [29]。这项研究表明，即使不是所有的染色体都进行了分析，在以前经历过非整倍体流产的夫妇中 PGT-A 获得了更高的种植率。我们的研究结论是：当 RPL 与多达 5 次先前染色体畸变的流产以及精子中染色体异常高发生率相关时，应推荐 PGT-A [29]。事实上，对特发性 RPL 患者接受 PGT-A 与否的系统评价表明，接受 PGT-A 治疗组流产率可能更低 [35]。

在一项对于 RPL 的 PGT-A 回顾性研究中，比较了采用 FISH 技术分析 9 条染色体和使用 aCGH 技术分析 24 条染色体的结局，结果显示 aCGH 组每次移植的妊娠率和每个启动周期的妊娠率均显著增加 [36]。相反的，Murugappan 等 [37] 发表了一项对照研究结果，该研究数据反驳了 PGT-A 在 RPL 患者中带来的益处。然而，Rienzi 及其同事 [38] 对该研究的有效性进行了讨论，认为该研究没有进行随机分组，预期对照组的女性平均年龄比实验组小 2 岁，这可能会使结果发生偏倚 [39]。总之，Murugappan 等 [37] 的研究没有提供强有力的证据来支持 RPL 患者应该避免 PGT-A。

四、结论

为了提高妊娠率和每次妊娠的活产率，减少流产次数，特别是 IVF-ET 后的流产，对于患有特发性 RPL 或由于非整倍体胚胎导致的 RPL 的夫妇，应该考虑移植前的胚胎染色体分析。

参 考 文 献

[1] Warren JE, Silver RM. Genetics of pregnancy loss. *Clin Obstet Gyn*. 2008;51:84–95.

[2] Campos-Galindo I, García-Herrero S, Martínez-Conejero JA, Ferro J, Simón C, Rubio C. Molecular analysis of products of conception obtained by hysteroembryoscopy from infertile couples. *J Assist Reprod Genet*. 2015;32:839–48.

[3] Hassold TJ. A cytogenetic study of repeated spontaneous abortions. *Am J Hum Genet*. 1980;32:723–3.

[4] Stephenson MD, Awartani KA, Robinson WP. Cytogenetic analysis of miscarriages from couples with recurrent miscarriage: A case-control study. *Human Reprod*. 2002;17:446–51.

[5] García-Pascual CM, Iglesias PL, Lluesa RC. Single gene disorders and telomeric deletions. In: Arora M, Mukhopadhaya N, eds. *Recurrent Pregnancy Loss*. 3rd edn. New Delhi: Jaypee, pp. 27–31.

[6] Popescu F, Jaslow CR, Kutteh WH. Recurrent pregnancy loss evaluation combined with 24-chromosome microarray of miscarriage tissue provides a probable or definite cause of pregnancy loss in over 90% of patients. *Hum Reprod*. 2018 1;33:579–87.

[7] Rubio C, Bellver J, Rodrigo L et al. In vitro fertilization with preimplantation genetic diagnosis for aneuploidies in advanced maternal age: A randomized, controlled study. *Fertil Steril*. 2017;107:1122–9.

[8] Mir P, Mateu E, Mercader A et al. Confirmation rates of array-CGH in day-3 embryo and blastocyst biopsies for preimplantation genetic screening. *J Assist Reprod Genet*. 2016;33:59–66.

[9] Neal SA, Morin SJ, Franasiak JM et al. Preimplantation genetic testing for aneuploidy is cost-effective, shortens treatment time, and reduces the risk of failed embryo transfer and clinical miscarriage. *Fertil Steril*. 2018;110:896–904.

[10] Werner MD, Leondires MP, Schoolcraft WB et al. Clinically recognizable error rate after the transfer of comprehensive chromosomal screened euploid embryos is low. *Fertil Steril*. 2014;102:1613–8.

[11] Rodrigo L, Mateu E, Mercader A et al. New tools for embryo selection: Comprehensive chromosome screening by array comparative genomic hybridization. *Biomed Res Int*. 2014;517125.

[12] Neal SA, Forman EJ, Juneau CR et al. Rebiopsy and preimplantation genetic screening (PGS) reanalysis for embryos with an initial non-diagnostic result yields a euploid result in the majority of cases. *Fertil Steril*. 2017;108:e276.

[13] Buchanan A, Sachs A, Toler T, Tsipis J. NIPT: Current utilization and implications for the future of prenatal genetic counselling. *Prenat Diagn*. 2014;34:850–7.

[14] Mastenbroek S, Twisk M, van der Veen F et al. Preimplantation genetic screening: A systematic review and meta-analysis of RCTs. *Hum Reprod Update*. 2011;17:454–66.

[15] Cohen J, Wells D, Munné S. Removal of 2 cells from cleavage stage embryos is likely to reduce the efficacy of chromosomal tests that are used to enhance implantation rates. *Fertil Steril*. 2007;87:496–503.

[16] Simpson JL. What next for preimplantation genetic screening? Randomized clinical trial in assessing PGS: Necessary but not sufficient. *Hum Reprod*. 2008;23:2179–81.

[17] Rubio C, Gimenez C, Fernandez E et al. Spanish Interest Group in Preimplantation Genetics, Spanish Society for the Study of the Biology of Reproduction. The importance of good practice in preimplantation genetic screening: Critical viewpoints. *Hum Reprod*. 2009;24:2045–7.

[18] Mir P, Rodrigo L, Mateu E et al. Improving FISH diagnosis for preimplantation genetic aneuploidy screening. *Hum Reprod*. 2010;25:1812–7.

[19] Beyer CE, Osianlis T, Boekel K et al.. Preimplantation genetic screening outcomes are associated with culture conditions. *Hum Reprod*. 2009;24:1212–20.

[20] Gutiérrez-Mateo C, Colls P, Sánchez-García J et al. Validation of microarray comparative genomic hybridization for comprehensive chromosome analysis of embryos. *Fertil Steril*. 2011;95:953–8.

[21] Fiorentino F, Caiazzo F, Napolitano S et al. Introducing array comparative genomic hybridization into routine prenatal diagnosis practice: A prospective study on over 1000 consecutive clinical cases. *Prenat Diagn*. 2011;31:1270–82.

[22] Harper JC, Harton G. The use of arrays in preimplantation genetic diagnosis and screening. *Fertil Steril*. 2010;94:1173–7.

[23] Treff NR, Tao X, Ferry KM et al. Development and validation of an accurate quantitative real-time polymerase chain reaction-based assay for human blastocyst comprehensive chromosomal aneuploidy screening. *Fertil Steril*. 2012;97:819–24.

[24] Yang Z, Liu J, Collins GS et al. Selection of single blastocysts for fresh transfer via standard morphology assessment alone and with array CGH for good prognosis IVF patients: Results from a randomized pilot study. *Mol Cytogenet*. 2012;5:24–9.

[25] Wells D, Kaur K, Grifo J et al. Clinical utilisation of a rapid low-pass whole genome sequencing technique for the diagnosis of aneuploidy in human embryos prior to implantation. *J Med Genet*. 2014;51:553–62.

[26] Bianco K, Caughey AB, Shaffer BL et al. History of miscarriage and increased incidence of fetal aneuploidy in subsequent pregnancy. *Obstet Gyn.* 2006;107:1098–102.

[27] Simón C, Rubio C, Vidal F et al. Increased chromosome abnormalities in human preimplantation embryos after in-vitro fertilization in patients with recurrent miscarriage. *Reprod Fertil Dev.* 1998;10:87–92.

[28] Pellicer A, Rubio C, Vidal F et al. In vitro fertilization plus preimplantation genetic diagnosis in patients with recurrent miscarriage: An analysis of chromosome abnormalities in human preimplantation embryos. *Fertil Steril.* 1999;71:1033–9.

[29] Rubio C, Buendía P, Rodrigo L et al. Prognostic factors for preimplantation genetic screening in repeated pregnancy loss. *Reprod Biomed Online.* 2009;18:687–93.

[30] Werlin L, Rodi I, De Cherney A et al. Preimplantation genetic diagnosis as both a therapeutic and diagnostic tool in assisted reproductive technology. *Fertil Steril.* 2003;80: 467–8.

[31] Wilding M, Forman R, Hogewind G et al. Preimplantation genetic diagnosis for the treatment of failed *in vitro* fertilization–embryo transfer and habitual abortion. *Fertil Steril.* 2004;81:1302–7.

[32] Platteau P, Staessen C, Michiels A et al. Preimplantation genetic diagnosis for aneuploidy screening in patients with unexplained recurrent miscarriages. *Fertil Steril.* 2005;83:393–7.

[33] Findikli N. Embryo aneuploidy screening for repeated implantation failure and unexplained recurrent miscarriage. *RBM Online.* 2006;13:38–46.

[34] Garrisi JG, Colls P, Ferry KM et al. Effect of infertility, maternal age, and number of previous miscarriages on the outcome of preimplantation genetic diagnosis for idiopathic recurrent pregnancy loss. *Fertil Steril.* 2009;92:288–95.

[35] Musters AM, Repping S, Korevaar JC et al. Pregnancy outcome after preimplantation genetic screening or natural conception in couples with unexplained recurrent miscarriage: A systematic review of the best available evidence. *Fertil Steril.* 2011;95:2153–7.

[36] Rubio C, Rodrigo L, Mateu E et al. Array CGH vs. FISH in recurrent miscarriage couples. *Hum Reprod.* 2013; Asbtract Book ESHRE Annual meeting. P–444.

[37] Murugappan G, Shahine LK, Perfetto CO et al. Intent to treat analysis of *in vitro* fertilization and preimplantation genetic screening versus expectant management in patients with recurrent pregnancy loss. *Hum Reprod.* 2016;31:1668–74.

[38] Rienzi L, Capalbo A, Vajta G et al. PGS for recurrent pregnancy loss: Still an open question. *Hum Reprod.* 2017;32:476–7.

[39] Capalbo A, Rienzi L, Cimadomo D et al. Correlation between standard blastocyst morphology, euploidy and implantation: An observational study in two centers involving 956 screened blastocysts. *Hum Reprod.* 2014;29:1173–81.

第 27 章 争议：PGT-A 不应用于反复妊娠丢失的评估

Debate: Should PGT-A Still Be Performed in Recurrent Pregnancy Loss? No

Raoul Orvieto Norbert Gleicher **著**

沈鉴东 马 翔 刘嘉茵 **译**

一、概述

大多数早孕期妊娠丢失是妊娠组织染色体异常所导致。妊娠物（POC）的遗传分析能够提供妊娠丢失潜在原因的重要信息，并有助于规划适当的检查和治疗。即使经过全面评估，超过一半的 RPL 女性也不能明确病因，但是大多数女性在下一次怀孕时结局良好。

即使无法确定潜在病因，RPL 女性也经常接受包括辅助生殖技术（ART）在内的经验性治疗。尽管大多数 RPL 患者没有生育问题，因为据称可以提高活产机会，他们常常接受辅助治疗（add-ons），如胚胎植入前非整倍体检查（preimplantation genetic testing for aneuploidy，PGT-A）。

PGT-A，以前称为植入前遗传筛查（preimplantation genetic screening，PGS）或者非整倍体植入前诊断（preimplantation diagnosis of aneuploidy，PGD-A）。目前利用滋养外胚层活检和下一代测序（NGS）来检测囊胚阶段胚胎的非整倍体性。据称，目前版本的 PGT-A 在不影响胚胎种植潜能的情况下，显著改善了准确诊断胚胎非整倍体的能力。

在此背景下，欧洲人类生殖与胚胎学会（ESHRE）最近发表了一个有点令人惊讶的关于 RPL 的新指南[1]，其中针对单基因病（PGT-M）或染色体结构重排（PGT-SR）的 PGT 被描述为侵入性产前诊断的既定替代方案，可能会避免遗传性疾病高风险夫妇终止妊娠。尽管支持性证据非常有限且质量很低，但 ESHRE 提供了这一建议。并且，任何形式的 PGT 对 RPL 夫妇的结局都没有明确的益处。重要的是，ESHRE 指南没有建议任何形式的 PGT 用于没有已知染色体异常的不明原因 RPL 夫妇。因此，根据 ESHRE 指南，PGT-A 不适用于不明原因 RPL 夫妇。

二、PGS/PGT-A 的简要历史

Verlinsky 和 Kuliev[2] 最初提出了通过极体活检的 PGS 策略，这是基于这样的假说之上，即在胚胎移植前剔除非整倍体胚胎将提高剩余胚胎的着床率、妊娠率和活产率[3]。他们的 PGS 假说被

广泛接受，但很快发展到技术上更简单的卵裂期活检[4]。然而，经过二十多年的临床实践，现在更名为 PGT-A 的 PGS，仍然没有实现其改善 IVF 结局和降低流产率的期望[5-13]。

PGS 历史上的里程碑之一是 Mastenbroek 等于 2007 年的临床试验[14]。他们的研究表明，除了在改善高龄女性（即预后不良的患者）的 IVF 结局方面缺乏疗效之外，PGS 还会降低妊娠率。在此之前，PGS 的基本假设在很大程度上是无可争议的，PGS 的支持者将 PGS 预期结果的失败主要归因于技术方面，忽略了关于 PGS 假说基础的问题[5]。PGS 服务的商业供应商认为，更好的技能和技术将会预期妊娠结局的改善和验证 PGS 假说[15]。

新的诊断平台确实明显提高了染色体评估的准确性，并允许分析完整的所有染色体，而不是先前用 FISH 分析的有限染色体。通过将胚胎活检从卵裂期（第 3 天）的单（或双）卵裂球活检改为 1990 年首次提出的囊胚（第 5/6 天）滋养外胚层活检（TEB）[16]，可以获得更多的遗传物质，可能会提高 PGS 的准确性（称为 PGS 2.0）[17]。PGS 1.0 的使用迅速下降，转而支持 PGS 2.0，同样是没有事先验证研究确定这种新技术程序的功效。PGS 2.0 在世界大多数地区的临床利用率显著提高。

然而，随着越来越多的研究者开始提出关于 PGS 假说的基本生物学准确性的问题，TE 嵌合体成为争论的一个实质性问题，怀疑论者认为嵌合体是一个非常重要的问题[18]。而 PGS 的支持者通常认为嵌合体不是问题[15, 19-21]。进一步的研究表明，TE 嵌合体比 PGS/PGT-A 支持者提出的更为普遍，怀疑论者认为 TE 嵌合体是生物学上质疑 PGS 假说的主要原因。

三、PGS 2.0 临床结局

一些研究声称 PGS 2.0 改善了临床 IVF 结局，相关总结见一篇 Meta 分析[22]。作者得出结论：只有卵巢储备正常的患者（即预后良好的患者），PGS 才能显著提高临床和持续妊娠率。必须对这些研究结果的统计方法提出质疑，纳入 Meta 分析的研究倾向于 PGS 2.0，并且存在严重偏倚。因为他们统一仅在第一次新鲜 IVF 周期的胚胎移植中报告结局。然而，统计学上正确的结果分析应该基于意向治疗分析，并且应该包括每个启动的 IVF 周期的总生殖潜力分析。因此，分析应包括新鲜周期加上随后的胚胎冻融周期转移结局。从胚胎移植开始的任何分析都排除了没有获得可移植胚胎的预后不良的患者[23]。

Kang 等[24] 报道了 37 岁以上女性进行 PGS 2.0 的 IVF 助孕结局，就胚胎移植周期而言，PGS 2.0 显著改善临床妊娠和活产率（LBR）。然而，就起始周期而言，结果显著不同，PGS 组临床妊娠和 LBR（21.5% 和 19.9%）显著低于非 PGS 组（49.5% 和 39.8%）。Kushnir 等[25] 也报道了类似的结果，在重新分析美国国家 PGS 结果数据后，发现最初错误地报告了 PGS 后的优势。Mastenbroek 等[14] 之前在他们的研究中报道利用 PGS 1.0 获得类似的结论。

由于缺乏适当的前瞻性临床试验，PGS 2.0 的一个理论模型已经发表[26]。该理论模型依赖于发表文献中关于成囊率和非整倍体率、嵌合体比例、技术错误、卵裂期和囊胚期 PGS 和非 PGS 周期的种植率 / 活产率的循证数据。该模型清晰地显示，在第 3 天卵裂期胚胎移植时未接受 PGS 的患者中 LBR 最高（21.4%～50%），其次是非 PGS 患者囊胚移植周期（18.2%～22.2%）。接受 PGS 囊胚移植的患者的 LBR 最低（7.6%～12.6%）。

四、PGS 的准确度和精确度

从 2015 年开始，PGS 2.0 的临床应用面临越来越多的详细审查。除了上述已发表研究的校正再分析外 [23]，文献还开始报道 PGS 后患者出现自发性流产的病例，其中有染色体重新评估被发现是非整倍体，提示滋养外胚层活检存在假阴性可能 [27]。与此同时，在预后相对良好的患者中出现了反复 IVF 周期所有胚胎都被报告为非整倍体而没有可移植胚胎的情况，引发了 TEB 假阳性的担忧。由于怀疑胚胎可能被错误地标记为非整倍体出现假阳性结果，这样的胚胎被尝试移植，结果是正常活产的数量出乎意料地高，流产率也低得出乎意料 [28-30]。

然而，人类胚胎中 TE 嵌合体的发生率仍然存在争议。虽然最初声称其发生率低至百分之个位数，但现在据报道卵裂期和囊胚期胚胎嵌合体比例分别高达 70% 和 90% [31]，并且越来越多地被认为这是一种正常的生理现象 [32]。似乎大多数来源于有丝分裂克隆，而不是减数分裂错误 [33]。而据 Liu 等 [34] 报道，来自高龄女性的 69% 的异常囊胚是内细胞团（ICM）和 TE 的嵌合体。Johnson 等 [35] 研究显示在年轻女性中，20% 的囊胚是非整倍体，大多数异常囊胚表现为一个或两个染色体结构异常。即使是年轻女性，其囊胚仍然具有临界水平的嵌合体比例 [31]。最近的研究采用高分辨率的 NGS 分析囊胚细胞遗传学组成，提示可能只有 43% 的囊胚是整倍体 [36]。囊胚阶段高比例嵌合问题就对 PGS 1.0 转向 PGS 2.0 提出了基本的质疑，原以为通过囊胚活检取代卵裂期活检可降低假阴性和假阳性。而实际上，情况恰好相反。

TE 嵌合体致诊断不准确的进一步证据来自对同一胚胎中多个 TE 组织活检的研究，证明同一实验室中相同胚胎的活检样本检查之间的不一致性高达 50%，并且在不同的实验室，多个活检组织之间的不一致高达 80% [28, 29, 37]。最近发表的一项研究评估了 8 个胚胎，在 4 个胚胎中，多点 TE 活检结果和 ICM 具有一致性，8 个胚胎中有 3 个不一致的结果（即嵌合）[38]。

这些研究表明，至少有一半的活检胚胎存在 TE 嵌合体，但预计发生率会随着活检位点的增加而增加。此外，用于评估囊胚活检材料的实验室平台在检测染色体异常细胞系时具有不同的诊断灵敏度和特异性，这正如植入前遗传诊断国际学会（PGDIS）最近在推荐 NGS 平台时所承认的那样 [39]。

（一）我们能够改善 PGS 的准确性和精确性吗

上述观察结果并不令人惊讶，因为 TE 和 ICM 都是不同细胞系的产物 [40]，ICM 将发育为胎儿，而 TE 发育为胎盘。即使在正常的整倍体后代中，胎盘也经常携带有非整倍体细胞岛 [41]。因此，仅此现象就应该引起关于如何解释 TE 活检的警惕。

最近的小鼠数据也显示，TE 中的嵌合性比 ICM 高，并且 ICM 中的自我校正效率更高，从而可以消除非整倍体细胞系。同一项小鼠研究还表明，在囊胚中多达一半的 ICM 细胞是非整倍体，随后的发育中可以自我修复，获得 100% 染色体正常的幼仔。即使有 2/3 的 ICM 细胞是非整倍体，也有相当一部分幼仔在出生时染色体正常 [32]。如果囊胚期的异常胚胎仍然具有自我纠正的能力，并且假设人类胚胎具有与小鼠相似的能力，则囊胚期滋养外胚层活检的任何基本原理都将不存在。

还有一个问题是单个 TE 活检是否可以可靠地代表整个 TE 的染色体倍性。在一个假设含有 6 个细胞（据报道 TE 活检的平均细胞数）的 TE 活检样本和大约 300 个细胞的总 TE 样本数学模型中，证明假阴性和假阳性诊断的可能性太高而不能据此确定胚胎是否可以移植还是应该丢弃[42]。因此，建议采用包含更多 TE 细胞的更大活检作为可能的解决方案。Gleicher 等通过数学模型证明，在最佳情况下，假设非整倍体细胞分布均匀，这种活检需要 28 个细胞[42]。而 Neal 等最近的一项研究表明这个建议是无效的，因为他们发现单胚胎移植后的最低活产率与 TE 活检样本相对高 DNA 含量相关[43]。这一观察结果支持 Paulsen 关于 TE 活检对胚胎植入潜力造成显著损害的观点[44]。虽然 TE 活检样本中较高的细胞数至少在理论上可以提高 PGS 2.0 的精确度，但较高的活检细胞数可能对囊胚植入非常不利。

五、PGT-A 在 RPL 中的应用

在一篇关于 PGS 应用于 RPL 的系统性评价中，Musters 等[7]的结论是 PGS 组的活产率没有改善。值得注意的是，纳入的研究样本量较小、观察终点不同，并且是使用 FISH 技术。

在最近发表的一项比较 PGT-A 和期待管理（EM）的研究中，Murugappan 等[45]报道了 PGT-A 或 EM 治疗具有类似妊娠率、活产率和临床流产率，且 EM 组患者的妊娠时间（3.0 个月）相对于 PGT-A（6.5 个月）更短。此外，也没有发现 PGT-A 增加活产的成本效益策略[46]。

基于上述观察，之前提到 ESHRE 新指南[1]不建议不明原因 RPL 患者使用 PGT-A。ESHRE 指南提到了 Shahine 等[47]的研究，该研究报道在不明原因 RPL 伴卵巢储备功能减退（DOR）的夫妇中，囊胚的非整倍体比例增高，且更多的起始 IVF 周期没有胚胎移植。该研究明确不建议 PGT-A 在不明原因 RPL 中的应用。此外，最近由美国生殖医学学会（ASRM）和辅助生殖技术学会（SART）联合发表的关于使用 PGT-A 的意见[48]，提出了一些极具挑战性但尚无明确结论的问题：检测的假阳性，胚胎损伤，养囊过程中损失整倍体胚胎。因此，根据这一观点，目前不推荐在所有不孕患者中常规使用囊胚活检和非整倍体检测。迄今为止，文献中没有一项研究表明 PGT-A 后 RPL 患者的活产率有所提高。

六、结论

在大多数生育力没有问题的 RPL 夫妇中，尽管缺乏任何支持证据，ART 合并 PGT-A 检查仍被建议使用。患者可能对 PGT-A 感兴趣，以期缩短受孕时间、改善生殖结局并降低流产率，但迄今为止，PGT-A 在任何上述参数中都没有显示出任何益处。采用适当的随机对照试验来评估 PGT-A 在无染色体异常的 RPL 夫妇中的单次取卵后的累积活产率，可能有助于进一步阐明 PGT-A 的潜在益处。然而，越来越明显的是，植入前人类胚胎的基本生物学特征根本不支持 PGS 假说。因此，期望 PGT-A 带来任何益处变得越来越困难。

参 考 文 献

[1] European Society of Human Reproduction and Embryology (ESHRE) Early Pregnancy Guideline Development Group. Recurrent pregnancy loss. November 2017.

[2] Verlinsky Y, Kuliev A. Preimplantation diagnosis of common aneuploidies in infertile couples of advanced maternal age. *Hum Reprod*. 1996;11:2076–7.

[3] Verlinsky Y, Cieslak J, Ivakhnenko V et al. Preimplantation diagnosis of common aneuploidies by the first– and second–polar body FISG analysis. *J Assist Reprod Genet*. 1998;15:285–9.

[4] Handyside AH, Ogilvie CM. Screening oocytes and preimplantation embryos for aneuploidy. *Cur Opin Obstet Ynecol*. 1999;11:301–5.

[5] Gleicher N, Weghofer A, Barad D. Preimplantation genetic screening "established" and ready for prime time? *Fertil Steril*. 2008;89:780–8.

[6] Mastenbroek S, Scriven P, Twisk M, Viville S, Vand der Veen F, Repping S. What next for preimplantation genetic screening? More randomized controlled trials needed? *Hum Reprod*. 2008;23:2626–8.

[7] Musters AM, Repping S, Korevaar JC, Mastenbroek S, Limpens J, van der Veen F, Goddijn M. Pregnancy outcome after preimplantation genetic screening of natural conception in couples with unexplained recurrent miscarriages: A systematic review of the best available evidence. *Feril Steril*. 2011;95:2153–7.

[8] Mastenbroek S, Twisk M, van der Veen F, Repping S. Preimplantation genetic screening: A systematic review. *Hum Reprod Update*. 2011;17:454–66.

[9] Gleicher N, Barad DH. A review of, and commentary on the ongoing second clinical introduction of preimplantation genetic screening (PGS) to routine IVF practice. *J Assist Reprod Genet*. 2012;29:1159–66.

[10] Mastenbroek S. One swallow does not make a summer. *Fertil Steril*. 2013;99:1205–6.

[11] Mastenbroek S, Repping S. Preimplantation genetic screening: Back to the future. *Hum Reprod*. 2014;29: 1846–50.

[12] Gleicher N, Kushnir VA, Barad DH. Preimplantation genetic screening (PGS) still in search of a clinical application: A systematic review. *Reprod Biol Endocrinol*. 2014;12:22.

[13] Orvieto R, Gleicher N. Should preimplantation genetic screening (PGS) be implemented to routine IVF practice? *J Assist Reprod Genet*. 2016;33:1445–8.

[14] Mastenbroek S, Twisk M, van Echten–Arends J et al. In vitro fertilization with preimplantation genetic screening. *N Engl J Med*. 2007;357:359.

[15] Cohen J, Wells D, Munné S. Removal of 2 cells from cleavage stage embryos is likely to reduce the efficacy of chromosomal tests that are used to enhance implantation rates. *Fertil Steril*. 2007;87:496–503.

[16] Dokras A, Sargent IL, Ross C, Gardner RL, Barlow DH. Trophectoderm biopsy in human blastocysts. *Hum Reprod*. 1990;5:821–5.

[17] Schoolcraft WB, Fragouli E, Stevens J, Munne S, Katz–Jaffe MG, Wells D. Clinical application of comprehensive chromosome screening at the blastocyst stage. *Fertil Steril*. 2010;94:1700–6.

[18] Gleicher N, Kushnir VA, Barad DH. How PGS/PGT–A laboratories succeeded in losing all credibility. *Reprod Biomed Online*. 2018;37:242–5.

[19] Capalbo A, Bono S, Spizzichino L et al. Sequential comprehensive chromosome analysis on polar bodies, blastomeres and trophoblast: Insights into female meiotic errors and chromosomal segregation in the preimplantation window of embryo development. *Hum Reprod*. 2013;28:509–18.

[20] Capalbo A, Wright G, Elliott T, Ubaldi FM, Rienzi L, Bagy ZP. FISH reanalysis of inner cell mass and trophectoderm samples of previous array–CGH screened blastocysts shows high accuracy of diagnosis and no major diagnostic impact of mosaicism at the blastocyst stage. *Hum Reprod*. 2013;28:2298–307.

[21] Fiorentino F, Bono S, Biricik A et al. Application of next–generation sequencing technology for comprehensive aneuploidy screening of blastocysts in clinical preimplantation genetic screening cycles. *Hum Reprod*. 2014;29:2802–13.

[22] Dahdouh EM, Balayla J, Garcia–Velasco JA. Comprehensive chromosome screening improves embryo selection: A meta-analysis. *Fertile Steril*. 2015;104:1503–12.

[23] Gleicher N, Kushnir V, Barad DH. The impact of patient preselection on reported IVF outcomes. *J Assist Reprod Genet*. 2016;33:455–9.

[24] Kang HJ, Melnck AP, Stewart JD, Rosenwaks Z. Preimplantation genetic screening: Who benefits? *Fertil Steril*. 2016;106:597–602.

[25] Kushnir VA, Darmon SK, Albertini DF, Barad DH, Gleicher N. Effectiveness of in vitro fertilization with preimplantation genetic screening: A reanalysis of United States assisted reproductive technology data 2011–2012. *Fertil Steril*. 2016;106:75–9.

[26] Orvieto R. Preimplantation genetic screening– the required RCT that has not yet been carried out. *Reprod Biol Endocrinol*. 2016;14:35.

[27] Maxwell SM, Colls P, Hodes–Wertz B et al. Why do euploid embryos miscarry? A case–control study comparing the rate of aneuploidy within presumed euploid embryos that resulted in miscarriage or live birth using next–generation sequencing. *Fertil Steril*. 2016;106:1414–9.

[28] Gleicher N, Vidali A, Braverman J, Kushnir VA, Albertini DF, Barad DH. Further evidence against use of PGS in poor prognosis patients: Report of normal births after transfer of embryos reported as aneuploid. *Fertil Steril*. 2015;104(Suppl 3):e9.

[29] Gleicher N, Vidali A, Braverman J et al. Accuracy of preimplantation genetic screening (PGS) is compromised by degree of mosaicism of human embryos. *Reprod Biol Endocrinol*. 2016b;14:54.

[30] Greco E, Minasi G, Fiorentino F. Healthy babies after intrauterine transfer of mosaic aneuploidy blastocysts. *N Engl J Med*. 2015;373:2089–90.

[31] Taylor TH, Gitlin SA, Patrick JL, Crain JL, Wilson JM, Griffin DK. The origin, mechanisms, incidence and clinical

consequences of chromosomal mosaicism in humans. *Hum Reprod Update.* 2014;20:571–81.

[32] Bolton H, Graham SJL, Van der Aa N et al. Mouse model of chromosome mosaicism reveals lineage–specific depletion of aneuploid cells and normal development potential. *Nat Commun.* 2016;7:11165.

[33] Chow JFC, Yeung WSB, Lau EYL, Lee VCY, Ng EHY, Ho PC. Array comparative genomic hybridization analyses of all blastomeres of a cohort of embryos from young IVF patients revealed significant contribution of mitotic errors to embryo mosaicism at the cleavage stage. *Reproductive Biol Endocrinol.* 2014;12:105.

[34] Liu J, Wang W, Sun X et al. DNA microarray reveals that high proportions of human blastocysts from women of advanced maternal age are aneuploidy and mosaic. *Biol Reprod.* 2012;87:1–9.

[35] Johnson DS, Cinnioglu C, Ross R et al. Comprehensive analysis of karyotypic mosaicism between trophectoderm and inner cell mass. *Mol Hum Reprod.* 2010;16:944–9.

[36] Munné S, Blazek J, Large M et al. Detailed investigation into the cytogenetic constitution and pregnancy outcome of replacing mosaic blastocysts detected with the use of high–resolution next–generation sequencing. *Fertil Steril.* 2017;108:62–71.

[37] Tortoriello DV, Dayal M, Beyhan Z, Yakut T, Keskintepe L. Reanalysis of human blastocysts with different molecular genetic screening platforms reveals significant discordance in ploidy status. *J Assist Reprod Genet.* 2016;33:1467–71.

[38] Orvieto R, Shuly Y, Brengauz M, Feldman B. Should preimplantation genetic screening be implemented to routine clinical practice? *Gynecol Endocrinol.* 2016;32:506–8.

[39] PGDIS Newsletter. PGDIS Position Statement on Chromosome Mosaicism and Preimplantation Aneuploidy Testing at the Blastocyst Stage, Chicago, Illinois, July 19, 2016.

[40] Goolam M, Scialdone A, Graham SJ et al. Heterogeneity

in Oct4 and Sox2 targets biases cell fate in 4–cell mouse embryos. *Cell.* 2016;165:61–74.

[41] Yuen RK, Robinson WP. Review: A high capacity of the human placenta for genetic and epigenetic variation: Implications for assessing pregnancy outcome. *Placenta.* 2011;32(Suppl 2):S136–41.

[42] Gleicher N, Metzger J, Croft G, Kushnir VA, Albertini DF, Barad DH. A single trophectoderm biopsy at blastocyst stage is mathematically unable to determine embryo ploidy accurately enough for clinical use. *Reprod Biol Endocrinol.* 2017;15:33.

[43] Neal SA, Franasiak JM, Forman EJ et al. High relative deoxyribonucleic acid content of trophectoderm biopsy adversely affects pregnancy outcomes. *Fertil Steril.* 2017;107(3):731–6.e1.

[44] Paulson RJ. Preimplantation genetic screening: What is the clinical efficiency? *Fertil Steril.* 2017;108:228–30.

[45] Murugappan G, Shahine LK, Perfetto CO, Hickok LR, Lathi RB. Intent to treat analysis of in vitro fertilization and preimplantation genetic screening versus expectant management in patients with recurrent pregnancy loss. *Hum Reprod.* 2016;31:1668–74.

[46] Murugappan G, Ohno MS, Lathi RB. Cost–effectiveness analysis of preimplantation genetic screening and in vitro fertilization versus expectant management in patients with unexplained recurrent pregnancy loss. *Fertil Steril.* 2015;103:1215–20.

[47] Shahine LK, Marshall L, Lamb JD, Hickok LR. Higher rates of aneuploidy in blastocysts and higher risk of no embryo transfer in recurrent pregnancy loss patients with diminished ovarian reserve undergoing in vitro fertilization. *Fertil Steril.* 2016;106:1124–8.

[48] Practice Committees of the ASRM and the SART. The use of preimplantation genetic testing for aneuploidy (PGT–A): A committee opinion. *Fertil Steril.* 2018;109:429–36.

第五篇

免疫治疗
Immunotherapy

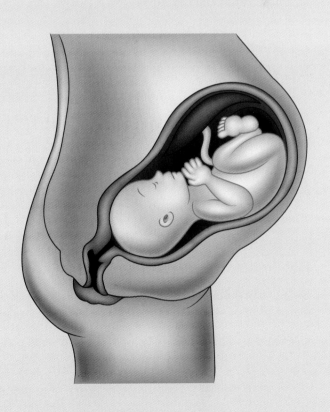

第28章 淋巴细胞免疫治疗复发性流产

Leucocyte Immunotherapy for Recurrent Miscarriage

Salim Daya 著

刘奕珊 韦相才 译

一、概述

据报道，复发性流产（即3次或3次以上流产）的患病率高达4.6%[1]。许多女性流产的原因仍然无法解释，因此该领域的研究人员提出把免疫因素作为其病因。正常妊娠涉及母体对滋养细胞的免疫识别[2]。由于母体对父源抗原的识别反应缺乏或减弱所导致的流产被定义为母体免疫排斥反应。同种免疫识别失败而反复排斥妊娠滋养细胞可能是某些女性反复流产的原因之一。因此，人们试图通过用淋巴细胞免疫治疗作用于女性来刺激保护性免疫应答。本章将探讨这种方法的有效性。

二、Mowbray 试验

使用淋巴细胞免疫治疗不明原因的复发性流产的方法始于几十年前，主要是使用第三方淋巴细胞或父源性淋巴细胞。选择使用第三方淋巴细胞是基于观察到肾移植排斥反应可以被第三方输血延迟[3]。相反，选择使用父源性淋巴细胞是基于这样的考虑，即在母体中产生针对父源性抗原的抗体是阻断妊娠发展的免疫排斥反应所必需的[4]。多年来，特别是在关注艾滋病的发展之后，后一种方法更值得推荐。

Mowbray等在1985年发表了第一个有关于淋巴细胞疗效的临床试验[5]。这是一项随机对照试验。试验时，患者进行随机配对，其中一人随机安排为试验组，另一人为对照组[6]。监测每一组患者并确定该组中是否有一个或两个受试者成功怀孕或流产。结果以图形方式绘制，如图28-1所示，图中总结了Mowbray试验的结果。x轴显示到目前为止记录的组数。在y轴上，绘制了丈夫的细胞和妻子的细胞结果之间的差异。结果显示用父源性淋巴细胞进行免疫治疗有很大的益处。试验组中接受了父源性淋巴细胞免疫治疗的22名女性中，有17名成功怀孕（77.3%）。相反，在接受自体淋巴细胞免疫的27名女性中，有10名成功怀孕（37%）（OR 5.78；95% CI 1.4~25.4）。绝对治疗效果为40.3%，需要治疗个体数（NNT）2.5。因此，在下一次怀孕之前，与采用自身淋巴细胞免疫治疗相比，每5名接受父源性淋巴细胞免疫治疗复发性流产的女性中，就有另外2名女性成功怀孕。

值得注意的是，在Mowbray试验中，受试者是健康女性，没有结缔组织疾病，至少有2次流

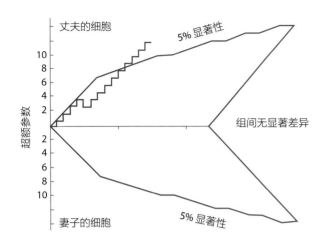

◀ 图 28-1　父源性细胞免疫治疗与随机对照试验（经 Mowbray 等 [5] 许可转载）

产，没有生过小孩，没有反复流产的家族史，任何一方在以前的妊娠中均未发生流产。在下次妊娠开始之前进行免疫治疗。患者和妇产科医师直到下一次妊娠结束才知道治疗的分配情况。

三、复发性流产免疫治疗的全球合作前瞻性研究

自从首次证明父源淋巴细胞免疫的有效性以来，随后的几项试验都无法检测到试验组和对照组之间的显著差异 [7-9]。这些相互矛盾的观察结果在一定程度上被归结为样本规模不足、试验期间研究样本的异质性及共同干预的影响 [10]。此外，有人担心，安慰剂效应在使用自体淋巴细胞的原始试验中的意义被掩盖，因为这些女性不像那些接受了异源（父源）淋巴细胞治疗的人，没有在免疫部位发生炎症反应 [11]。

由于免疫治疗效果的不确定性，人们利用不同中心的免疫治疗数据进行了一项协作观察研究，其中包括确定治疗对象和控制人群数量，并对重要的预后因素进行分层分析。数据是从各个中心患者的问卷调查中获得的。已发布和未发布的数据均予以接受。根据研究设计，数据分为三类：①随机对照试验；②治疗和未治疗女性的前瞻性队列研究；③治疗女性的病例分析。前两类数据由两个中心的流行病学专家对每个参与的中心提交的数据表进行独立分析 [12]。数据结合使用 Meta 分析的原则，对免疫治疗的效果进行总体评估。数据分析由两个独立小组进行，以便得出更可靠的结论。主要问题是淋巴细胞免疫治疗是否更有效地提高复发性流产女性的活产率。

（一）复发性流产免疫治疗全球合作前瞻性研究的结果

15 个临床试验中心符合纳入合作研究的标准；7 个中心的设计是双盲和随机试验，2 个中心的试验设计是随机的但不是双盲的，6 个中心设计的是比较试验，其中治疗不是随机分配而是由选择决定的。只有 9 个随机试验被选中进行分析。为了避免偏差，第一组的分析人员选择排除自己中心的试验数据。因此，这个小组分析了 8 个中心的数据。第二组的分析人员选择排除 Milan 的试验数据，因为该中心的受试者不符合入选标准。因此，这个小组也分析了 8 个中心的数据。

1. 来自第一组的数据分析

共有 430 名受试者参与分析。试验组由 180 名接受丈夫淋巴细胞治疗的受试者和 51 名接受供

体淋巴白细胞治疗的受试者组成，而对照组由 199 名受试者组成。丈夫和供体淋巴细胞的数据合并，因为两者之间没有统计学差异。当所有 8 个中心的数据与 Meta 分析相相结合时，观察到免疫治疗组比对照组治疗更有效（RR 1.16%，95% CI 1.01～1.34，$P = 0.031$）。绝对治疗效果为 7.6%（实验组为 68.4%，对照组为 60.4%），代表每治疗 100 例接受治疗的患者增加 8 例活产。需要治疗的个体数（NNT）为 13，这意味着每 13 名接受免疫治疗的女性与对照组相比，额外增加 1 例活产。

2. 来自第二组的数据分析

总共有 449 名受试者被纳入分析。试验组由 240 名接受淋巴细胞治疗的受试者组成（包括丈夫淋巴细胞组和供体淋巴细胞组），对照组由 209 名受试者组成。当所有 8 个中心的数据结合在 Meta 分析中时，观察到免疫治疗比对照治疗更有效（RR1.21%，95% CI 1.04～1.37，$P = 0.024$）。绝对治疗效果为 10%（实验组为 61.7%，对照组为 51.7%），代表每 100 例治疗患者增加 10 例活产。治疗所需的数量是 10，这意味着每 10 名接受免疫治疗的女性与对照治疗相比，额外增加 1 次活产。

虽然团队根据不同的数据质量控制方法对患者的纳入标准做出了不同的界定，并使用了不同的统计方法进行分析，但值得注意的是，他们对免疫治疗的相对治疗效果的评估几乎是一致的，这意味着结论是可靠的。活产率（治疗组与对照组的活产率对比）的 95% CI 分别为 1.16 和 1.21，两者均有统计学意义。试验组和对照组活产率的绝对差异分别为 8% 和 10%。在每项分析中，所有试验的治疗效果都是一致的，这两项分析之间的微小差异（免疫治疗增加活产的可能性 16% vs. 21%）可能是由中心和受试者资格纳入标准的不同所决定的 [13]。

（二）复发性流产免疫治疗全球合作前瞻性研究的亚组分析

世界范围的合作观察研究和 Meta 分析表明，免疫治疗显著提高了复发性流产女性的活产率 [14]。但治疗效果相对欠佳。有几种可能性可以解释这一现象。一种可能是缺乏适当的诊断试验来确定最有可能受益于免疫治疗的患者。将原发性反复流产（即从未妊娠超过 20 周）的数据与继发性反复流产（反复自然流产，但至少有 1 次活产或者 20 周后的死产）的女性的数据相结合使这个问题更加复杂化 [15]。

另一个更复杂的因素是来自世界范围的研究，结果显示抗父源抗体的存在是免疫治疗效果的一个阴性预后指标 [14]。对不明原因复发性流产且没有抗父源抗体的女性进行亚组分析，可以解决异质性问题 [16]。将 8 个随机试验中挑选出的第一组数据重新分析，并回答以下问题："对于不明原因的复发性流产且没有抗父源抗体证据的女性，同种异体淋巴细胞免疫治疗是否能提高活产率？" [16]。

在试验组中，由于父源性和供体淋巴白细胞治疗组的活产率没有显著差异，而且接受供体白细胞治疗的患者数量太少，无法进行适当的独立统计学分析，因此将这些组的数据结合起来进行分析。同样，在对照组中，由于接受自体淋巴细胞或生理盐水治疗的患者的活产率没有显著差异，因此将这些组的数据合并进行分析。图 28-2 显示了各个试验中心估计值的优势比及 95% CI（符合纳入标准）。没有中心的结果具有统计学差异，并且在这些中心之间未观察到治疗效果的显著异质性（Breslow-Day 统计量 = 5.557，$P = 0.592$）。总的共同优势比为 1.94（95% CI 1.20～3.12，$P = 0.007$），表明免疫治疗与不治疗相比显著提高了活产率。

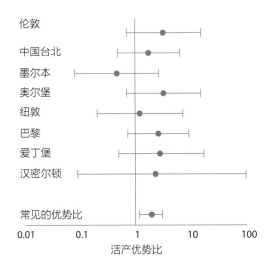

◀ 图 28-2　不明原因原发性复发性流产免疫治疗试验的优势比树状图
根据地理位置分布显示了其中 8 个中心的优势比及其 95% CI。共同优势比及其 95% CI 是对其治疗效果的总体估计（经 Daya 和 Gunby[16] 许可转载）

　　同时，对不同患者的个体数据进行了 Meta 分析。其中有 285 名受试者符合纳入标准，为此次分析奠定了基础。分析显示，试验组免疫治疗 150 例，活产 91 例（60.7%），对照组 135 例，活产 60 例（44.4%），其绝对治疗效果为 16.3%（95% CI 4.8～27.8），需要治疗的个体数统计为 6（95% CI 4～21）。免疫治疗显著提高了活产的概率（RR1.46%，95% CI 1.19～1.69）。以往流产次数与活产率呈显著负相关（RR 0.77%，95% CI 0.66～0.88）。因此，每增加 3 次流产史，活产的可能性就会降低 23%。采用 logistic 回归分析，重复分析以确定免疫治疗与先前流产的次数之间是否存在相互关系。结果提示相互作用是具有统计学意义的，表明随着既往流产次数的增加，观察到治疗在提高活产率方面更为有效。免疫治疗和既往流产次数是仅有的两个进入最终模型预测成功妊娠结局的变量。使用这个包含交互作用项的模型，可以看出既往流产次数越多，治疗效果越明显（图 28-3）。治疗组和对照组的活产率的绝对差异为 16.3%[16]，这一数字远高于原来进行的协作 Meta 分析中观察到的 8%～10% 的绝对治疗效果 [13]。因此，如果选择免疫治疗的患者有不明原因的原发性复发性流产，其预后可提高 50%。虽然免疫治疗在最初的研究中被证明是有效的，但在继发性流产者中，治疗效果似乎较低。同样，预处理抗父源抗体的出现似乎会降低治疗效果。

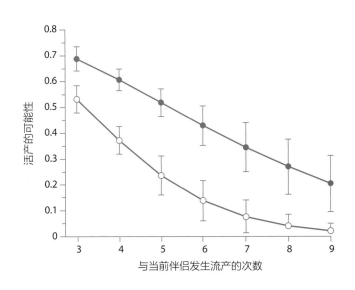

◀ 图 28-3　不明原因的原发性复发性流产是否给予免疫治疗的活产率
使用预测免疫疗法组（实心圆）和对照组（空心圆）的最终模型，可以显示活产的概率及其标准误差（经 Daya 和 Gunby[16] 许可转载）

自身免疫性疾病的存在似乎是免疫治疗预后的一个阴性预后因素。在最初的研究中，有自身免疫异常的女性活产的可能性比对照组低 62%（RR 0.38%，95% CI 0.16~0.77，P = 0.003）[13]。通过从亚组分析中排除这些患者，治疗效果得到了提高。总的来说，这些观察结果表明，免疫治疗成功率高的患者多是不明原因的原发性复发性流产，没有预先处理抗父源性抗体的证据，也没有自身免疫异常。在这些患者中，需要治疗的人数（NNT）是 6 人，这表明与安慰剂相比，每 6 名患者就会额外增加 1 次活产机会[16]。这种显著的治疗效果令人印象深刻，而且很有说服力，这说明免疫疗法对这种疾病非常有效。

四、免疫治疗的系统综述

对已发表和未发表的试验进行的 Cochrane 系统评价于 2003 年首次进行，2006 年更新，2014 年再次更新[17]。研究对象包括流产 3 次或 3 次以上且先前活产不超过 1 次的女性。此外，他们的预处理评估要求夫妇的核型正常、子宫解剖正常、没有抗磷脂抗体的证据、没有黄体功能不全或没有各因素共同作用。有 12 个随机试验（从 1985—2004 年）符合本次审查的纳入标准，而最近没有发现新的试验。其中有 10 个试验的免疫治疗是在怀孕前进行的，有一个试验的治疗是在怀孕前和怀孕后均有进行的，还有一个试验的治疗是在怀孕后才进行的。研究总共包括 641 名受试者：316 名免疫患者和 325 名对照组。试验组活产率为 64.9%（316 例中有 205 例）。对照组活产率为 60%（325 例中有 195 例）。个别试验的结果显示在优势比树状图中（图 28-4）。总的共有优势比估计值为 1.23（95% CI 0.89~1.70，P = 0.21），这种差异并没有显著统计学意义。每个试验的点估计值显示，这些试验的治疗效果的异质性有统计学意义（异质性 Chi^2 = 24.58，P = 0.01）。虽然作者认为免疫疗法不应再作为不明原因的复发性流产的治疗手段，但其存在的异质性需要进一步讨论。一项试验引入了异质性的一个主要来源，在该试验中，接受免疫治疗的女性流产率高于对照组[18]。这项试验的观察结果导致美国食品和药物管理局（FDA）治疗学研究和审查办公室主任于 2002 年 1 月 30 日致函这些相信使用免疫细胞免疫疗法可预防流产的医师，告知他们这些产品未经 FDA 批准，而是视为具有若干安全问题的研究药物[17]。此外，这些细胞或细胞产品在人体内的使用仅在美国作为临床研

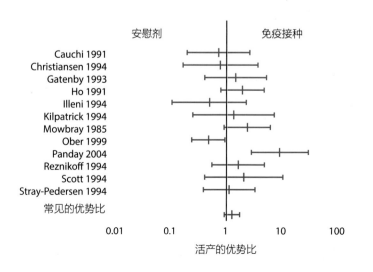

◀ 图 28-4　随机试验比较淋巴细胞免疫与安慰剂在复发性流产女性中活产的优势比
（引自 Cochrane 系统审查的数据[17]）

究的一部分进行，并且只有当新药研究（IND）应用有效的情况下才能进行。所有机构、生殖中心和医师都被提醒了，在经过 FDA 生物制品评估和研究中心提交并审查 IND 之前，他们不应给流产患者使用异源细胞或细胞产品。本试验的结论对临床实践的影响是显著的，值得进一步探讨。

五、复发性流产研究

复发性流产研究（REMIS）是一项多中心、随机、双盲试验，目的是评价父源淋巴细胞免疫与生理盐水对照干预对不明原因复发性流产女性的疗效[18]。终点是怀孕至少持续 28 周。所有结果都由一个独立的数据和安全监测委员会进行审查，每得到 50 个结果后会计划进行中期分析。年龄 < 41 岁的受试者如果有 3 次或 3 次以上流产，与当前伴侣的活产不超过 1 次，没有抗 HLA 抗体，也没有可确定的流产原因，则被纳入 6 个中心之一。他们被随机分配到每个中心的试验组或对照组。随机化过程按中心分层，每块排列大约 8 和 10。试验组受试者接受父源淋巴细胞，这些淋巴细胞在免疫前一天通过 Ficoll 梯度从单位血液中分离出来，并在 1℃～6℃下储存过夜。为了确保参与者处于盲法下，对照组中受试者的男性伴侣也抽取了一单位未分离细胞的血液丢弃。用于免疫接种的注射器和导管由血库人员准备，并用不透明胶带覆盖，以使混浊的细胞溶液与透明的生理盐水[18]无法区分，从而确保双盲。

在细胞制备的第 2 天，大约 2 亿个淋巴细胞悬浮在 5ml 生理盐水中并用于静脉注射（3ml），在前臂的 2 个皮下和 2 个皮内部位分别注射 0.5ml。对照组的受试者与试验组以相同的方式接受等量的生理盐水。所有受试者在妊娠试验阴性后月经周期的前两周接受干预。随访 6 个月后，未怀孕的受试者再次接受各自的干预。

由于治疗组的流产率高于对照组，试验在第 3 次中期分析后，即在预计的样本量登记之前终止。在试验提前结束时，共有 183 名女性被随机分为试验组（86 名受试者）和对照组（85 名受试者）。除试验组有较高比例的女性曾有过活产（P = 0.054）外，其他两组相似。在意向治疗分析中，实验组的成功率为 36%（86 例中有 31 例用父源性淋巴细胞治疗），对照组的成功率为 48%（85 例中有 41 例用生理盐水治疗；OR 0.60，95% CI 0.33～1.12，P = 0.108）。当对女性年龄、既往流产次数和既往活产等条件进行矫正时，优势比相似（OR 0.54，95% CI 0.28～1.02，P = 0.056）。Kaplan–Meier 估计的妊娠率在两组之间没有显著差异：治疗组为 78%，对照组为 72%（log–rank P = 0.232）。当对原发性反复流产的受试者进行了 3 个重要协变量调整的亚组分析时，结果再次相似，试验组的成功率为 18/59（30%），而对照组的成功率为 32/70（46%，OR 0.52，95% CI 0.25～1.08，P = 0.082）[18]。

因此，在 REMIS 试验中，对反复流产的女性进行父源性淋巴细胞免疫治疗并不能改善妊娠结局。与大多数关于这一主题的研究相比，对照组的成功率高于父源性淋巴细胞免疫组，即使是在原发性反复流产的女性中也如此（排除了先前活产的分析）。在用父源细胞进行免疫治疗的受试者中，较高的妊娠失败率提示研究者免疫治疗造成的伤害可能大于益处，因此他们不建议对不明原因的复发性流产进行免疫治疗[18]。在他们试图复制 Mowbray 等的治疗方案时[5]，有一个重要的点没有得到研究者们的重视，那就是处理准备的细胞的方式。在 Mowbray 试验中，是新鲜分离的淋巴细胞用于免疫，而在 REMIS 试验中，淋巴细胞在 1℃～6℃下储存过夜。冷冻可能对细胞免疫原性产生的不利影响，这将在下文讨论。

（一）冷冻对免疫用淋巴细胞免疫能力的影响

在实验室小鼠模型中，CBA/J 雌性小鼠与异基因 DBA/2 雄性小鼠交配会产生伴侣特异性高自然流产率（再吸收）影响的妊娠。改变雌性或雄性菌株可将流产率降低至 < 10%。CBA·DBA/2 模型中的高吸收率可通过接种带有父源主要组织相容性（MHC）抗原的细胞来纠正[19]。CBA·DBA/2 模型中的流产免疫策略采用了新分离的 BALB/c 细胞（其 MHC 与 DBA/2 相同）。然而，当异源细胞在 4℃的组织培养基中储存过夜时，有益的作用消除了，导致其吸收率与未经免疫的相同[20]（图 28-5）。这一改变的依据尚不清楚。有人假设 BALB/c 淋巴细胞必须表达某些父源同种抗原和耐受性共信号分子 CD200（OX-2）以诱导保护[21]。BALB/c 脾细胞的储存会导致表面 CD200 流失进入上清液。同样，如果储存纯化的人血单核细胞，CD200 也会丢失。因此，在 CBA·DBA/2 模型中，BALB/c 脾细胞免疫流产需要完整的细胞膜结合 CD200 分子。新鲜细胞是必需的，即使在 4℃的含血清培养基中保存一夜，细胞也失去了大部分活性。

这些小鼠研究提供的证据为 REMIS 试验中父源淋巴细胞免疫治疗缺乏有益效果提供了一个合理的解释。全球合作的研究[13]中有一项调查显示，只有新鲜分离的淋巴细胞可用于免疫治疗[20]。因此，在 REMIS 试验中使用的制备和储存细胞来进行免疫治疗时，这些免疫原活性是失效的。所以该试验不能充分测试免疫治疗的有效性，因为实验干预类似于使用了安慰剂。因此，将 REMIS 试验纳入 Cochrane 系统评价和 Meta 分析[17]是无效的，应该剔除。

在已发表的 Cochrane 综述中，12 项试验包括 641 名受试者（试验组 316 名，对照组 325 名）。治疗效果的总优势比为 1.23（95% CI 0.89～1.70，$P = 0.21$）。在所有试验中，治疗效果存在显著的异质性。剔除 REMIS 试验后（由本章作者）进行了更新（未发表）的 Meta 分析，结果有 510 名受试者（试验组 248 名，对照组 262 名）。现在重新计算的汇总优势比是 1.63（95% CI 1.13～2.36，$P = 0.009$），表明免疫治疗是有利的，且有显著统计学差异。所有 11 个试验的治疗效果异质性检验不再具有统计学意义。从 Meta 分析中剔除 REMIS 试验的结果导致各试验同质性显著。绝对疗效为 11.4%（试验组成功率 70.2%，对照组成功率 58.5%）。需要治疗的人数是 9 人。这一预估与全球合作研究[13]中的两个预估结果一致。表 28-1 显示了已发表的 Cochrane Meta 分析和当前修订 Meta 分析结果的比较。显然，REMIS 试验对淋巴细胞免疫疗法治疗复发性流产的价值的总结和评估产

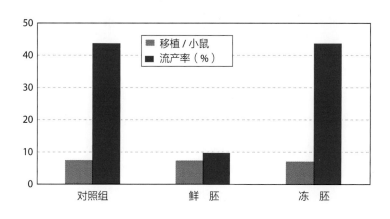

◀ 图 28-5　隔夜储存异源淋巴细胞对小鼠模型免疫治疗的影响

（图中数据引自 Clark 等发表的文献[20]）

生了负面影响。现在是时候纠正多年来盛行的错误观念了，以便为不明原因复发性流产的女性提供有效的免疫治疗。

表 28-1　Meta 分析与 REMIS 试验数据的比较

	Cochrane Meta 分析 （包括 REMIS[18]）	Daya 更新后 Meta 分析 （不包括 REMIS[18]）
样本数量	641	510
活产率		
• 实验组	64.9%	70.2%
• 对照组	60%	58.8%
绝对治疗效果	4.9%	11.4%
活产的优势比（95% CI）	1.23（0.89～1.70）	1.63（1.13～2.36）
P 值	0.21	0.009

Cochrane Meta 分析是由本章作者在排除 REMIS 试验中的数据后更新的

六、最新的系统综述

最近，有两篇关于复发性流产免疫治疗的系统综述已经发表 [22, 23]。第一份报告仅限于报道 2 次或 2 次以上流产的中国女性随机分配淋巴细胞免疫疗法或安慰剂的试验 [22]。纳入标准同样包括受孕前后接受淋巴细胞免疫治疗的患者。在查阅文献后，从 2006—2015 年，14 个已发表的试验符合入选标准并被选中。方法学主要采用 Jadad 量表进行评估 [24]。高质量的试验要求评分 4～7 分。在选定的 14 个试验中，有 13 个达到了 Jadad 的 4 分，显示出很高的方法学评估质量。在这些试验中，在评估治疗效果时，结果具有显著一致性，且无统计学差异。共有 1271 名受试者入选，647 名受试者随机接受淋巴细胞免疫治疗，624 名受试者随机进入对照组。试验组有 531 例（82.1%）成功妊娠，对照组有 280 例（44.9%）成功妊娠，绝对治疗效果为 37.2%，这意味着大约需要治疗 3 例。因此，在这个系统的回顾中，与安慰剂相比，每 3 个用淋巴细胞免疫治疗的复发性流产的女性，就有 1 个获得成功妊娠。免疫治疗的总优势比为 5.72（95% CI 4.42～7.40，$P < 0.00001$）。这种治疗效果比以前的系统评价和世界范围内的合作研究中看到的要好得多。目前尚不清楚为什么在治疗效果上会出现如此大的差异，这可能与所有的试验都是针对中国女性这一事实有关，这表明试验对这一种族群体的预后有改善作用。

为了评估淋巴细胞免疫治疗的效果是否受到怀孕前后的影响，开展了第二次系统性综述进行分析 [23]。这项研究是先前 Cochrane 综述的更新，并使用相同的标准来选择纳入分析的试验。本研究包括 13 个来自英国文献的试验和 5 个来自中国文献的试验。共有 1738 名受试者入选，739 名受试者随机接受淋巴细胞免疫治疗，999 名受试者随机进入对照组。试验组成功妊娠 575 例（77.8%），对照组成功妊娠 461 例（46.1%），绝对治疗效果为 31.7%，需要治疗的人数约为 3 例。因此，在这个系统的回顾中，与安慰剂相比，每 3 个用淋巴细胞免疫治疗的复发性流产的女性，就有 1 个能成功妊娠。免疫治疗的总优势比为 3.74（95% CI 3.07～4.57，$P < 0.00001$）。然而，在纳入的试验中，

治疗效果存在显著统计学差异。此外，试验设计的临床变化包括使用的治疗剂量（淋巴细胞数量）、免疫途径和免疫时间。此外，试验中受试者的地理位置也有差异。考虑到这种变化，进一步分析了基于这些变量的数据并将试验分成不同组。子群分析结果见表 28-2。为了研究治疗时机对疗效的影响，将试验分为两组：孕前和孕期免疫治疗组及孕前免疫治疗组。两组免疫治疗均有显著效果，但孕前及孕期均进行免疫治疗的疗效明显大于仅仅在孕前进行治疗。为了评估免疫治疗的剂量，试验分为两组：低剂量组（少于 1 亿个淋巴细胞或 100ml 外周血用于提取淋巴细胞）和高剂量组（多于 1 亿个淋巴细胞或 100ml 外周血用于提取淋巴细胞）。两组免疫治疗效果均显著，但低剂量免疫治疗的疗效明显大于高剂量免疫治疗。进行第三次亚组分析以评估试验中受试者地理位置的影响。虽然两个亚组的免疫治疗效果都较高，但当试验仅包括欧洲和美国受试者时，治疗效果的大小在统计学上并不显著。相比之下，在包括亚洲受试者的试验中，治疗效果的幅度要大得多，具有统计学意义。

表 28-2 免疫治疗组与对照组的总体和亚组分析

	包括的试验数量	研究数目	活产的优势比（95% CI）	治疗组成功率（%）	对照组成功率（%）	绝对治疗效果（%）	P 值
合计	18	1738	3.74（3.07～4.57）	77.8	46.1	31.7	< 0.0001
怀孕前治疗	12	519	2.00（1.39～2.88）	70.2	53.0	17.2	0.0002
孕前和孕期联合治疗	8	747	4.67（3.70～5.90）	81.8	44.5	37.3	< 0.0001
高剂量	10	459	1.52（1.04～2.22）	67.6	58.7	8.9	0.03
低剂量	8	1279	5.25（4.16～6.64）	82.7	42.6	40.1	< 0.0001
欧洲和美国研究	10	410	1.45（0.97～2.17）	64.3	53.5	10.8	0.07
亚洲研究	8	1328	5.09（4.05～6.40）	83.2	44.3	38.9	< 0.0001

对免疫治疗和对照干预进行总体分析和所有亚组分析

虽然进行这种亚组分析为进一步评估可能影响疗效的协变量提供了一个有趣的假设，但它们不允许测试治疗疗效，因为只能在对这些亚组分层的试验中进行，而不能在不同试验中比较它们的效果。然而，已经提供了有用的信息来指导未来试验设计，以优化复发性流产女性的白细胞免疫疗法的疗效。

七、免疫治疗可能产生的不良反应

在全球范围的合作研究中，对观察到或报告的不良反应进行了整理，并首次公布了关于淋巴细胞免疫治疗安全性的数据[13]。接受免疫治疗的女性中，母亲并发症发生率为 2.1%，而对照组为 0.5%。产妇报告的并发症包括病毒感染（肝炎和巨细胞病毒）、流感样症状和输血反应引起的发热。在少数受试者中，观察到抗父源红细胞抗体或抗父源血小板抗体。不良妊娠结局包括早产、宫内生长受限和胎儿死亡。不良新生儿结局包括血小板减少和先天畸形。总的来说，两组的不良妊娠率和新生儿结局相似（实验组为 3%，对照组为 4%）[13]。

尽管输注含有白细胞的血液时可能具有移植物抗宿主病的风险，但只有 1 例报道了用父源淋巴细胞免疫反复流产后发生皮肤移植物抗宿主样反应 [25]。该患者在注射部位出现了 2 个大疱，已成功使用类固醇和止痛药治疗。

在一项综合性研究 [26] 中，评估用淋巴细胞进行皮内免疫疗法治疗不孕女性和复发性流产女性的安全性时，常见的是局部反应。几乎所有的女性都报告注射部位有红肿和瘙痒。66% 的女性出现肿胀，30% 的女性出现烧灼感。14% 的女性在注射部位出现水疱，但不清楚这些女性是否将肿胀误以为是水疱。腋窝淋巴结肿大者占 8%。全身性并发情况较少，但有 8% 的女性报告过。在大多数情况下，这些症状是非特异性的，如疲劳、头痛、头晕、恶心、呕吐和腹泻。因此，免疫治疗的不良反应发生率低，严重程度和持续时间有限。

八、结论

虽然有许多反复流产的病因可以治疗，但对不明原因复发性流产的治疗一直充满挑战。同种异体识别失败的概念已经很好地确立，父源性淋巴细胞免疫治疗的方法最早是在 30 多年前就提出了。不幸的是，这一治疗策略在过去几年中因评估治疗效果的方式不同而存在争议。到目前为止，还没有一项随机临床试验有足够有效和正确分层分析来评估重要的协变量（包括既往流产的次数、女性年龄、原发性和继发性反复流产的次数），以充分确定治疗的益处。此外，妊娠前或妊娠后的最佳淋巴细胞使用数量、给药途径仍需进一步研究。然而，对随机试验中可用数据的评价已经证明这种治疗是有效的。这一结论是在 20 世纪 90 年代进行全球合作研究后得出的。不幸的是，REMIS 试验的结果质疑了疗效，导致在缺乏有效的方法学试验的情况下呼吁停止免疫治疗。然而，REMIS 试验使用了一种方法是在将已制备的淋巴细胞在低温下储存一夜，使这些细胞的免疫原性丧失。将 REMIS 试验排除在所有后续 Meta 分析之外，始终证明免疫治疗是有效的。最近的研究表明，治疗效果的程度甚至比最初的全球合作研究更高，更精确。因此，尽管父源性淋巴细胞免疫治疗是一种非常有效的方法来治疗不明原因的复发性流产，仍有许多工作要做，并且还需要进一步的研究来确定最佳的治疗剂量和应进行的适当的诊断试验，以确定那些复发性流产的女性拥有成功妊娠的最大可能性。

参 考 文 献

[1] Regan L, Braude PR, Tembath PL. Influence of past reproductive performance on risk of spontaneous abortion. *Br Med J*. 1989;299:541–5.

[2] Faulk MP, McIntyre JA. Trophoblast survival. *Transplantation*. 1981;31:1–5.

[3] Taylor C, Faulk MB. Preventing recent abortion with leukocyte transfusions. *Lancet*. 1981;2:68–70.

[4] Beer AE, Semprini AE, Zho XY, Quebberman JF. Pregnancy outcome in human couples with recurrent spontaneous abortions: HLA antigen profiles; HLA antigen sharing; female MLR blocking factors; and paternal leukocyte immunization. *Exp Clin Immunogenet*. 1985;2:137–53.

[5] Mowbray JF, Gibbings C, Lidell H, Reginald PW, Underwood JL, Beard RW. Controlled trial of treatment of recurrent spontaneous abortion by immunisation with paternal cells. *Lancet*. 1985;1(8435):941–3.

[6] Armitage P. Sequential methods in clinical trials. *Am J Public Health Nations Health*. 1958;48:1395–402.

[7] Gatenby PA, Cameron K, Simes RJ et al. Treatment of recurrent spontaneous abortion by immunization with paternal

lymphocytes: Results of a controlled trial. *Am J Reprod Immunol.* 1993;29:88–94.

[8] Ho HN, Gill TJ, Hsieh HJ, Jiang N, Lee TY, Hsieh CY. Immunotherapy for recurrent spontaneous abortions in a Chinese population. *Am J Reprod Immunol.* 1991;25:10–5.

[9] Cauchi MN, Lim D, Young DE, Kloss M, Pepperell RJ. Treatment of recurrent aborters by immunization with paternal cells–controlled trial. *Am J Reprod Immunol.* 1991;25:16–7.

[10] Clark DA, Daya S. Trials and tribulations in the treatment of recurrent spontaneous abortion. *Am J Reprod Immunol.* 1991;25:18–24.

[11] Hill JA. Immunological mechanisms of pregnancy maintenance and failure: A critique of theories and therapy. *Am J Reprod Immunol.* 1990;22:33–42.

[12] Coulam CB. Unification of immunotherapy protocol. *Am J Reprod Immunol.* 1991;25:1–6.

[13] The Recurrent Miscarriage Immunotherapy Trialists Group. Worldwide collaborative observational study and metaanalysis on allogeneic leukocyte immunotherapy for recurrent spontaneous abortion. *Am J Reprod Immunol.* 1994;32:55–72.

[14] Gleicher N. Introduction–the worldwide collaborative observational study and multi–analysis on allogeneic leukocyte immunotherapy for recurrent abortion. *Am J Reprod Immunol.* 1994;32:53–4.

[15] Daya S. *Research Methods for Study on Recurrent Miscarriage.* In Carp HJA (ed). *Recurrent Pregnancy Loss: Causes Controversies and Treatment.* CRC Press. London. UK. 2nd edition, 2014, pp. 4361–374.

[16] Daya S, Gunby J. The effectiveness of allogeneic leukocyte immunization in unexplained recurrent primary spontaneous abortion. Recurrent Miscarriage Immunotherapy Trialists Group. *Am J Reprod Immunol.* 1994;32:294–302.

[17] Wong LF, Porter TF, Scott JR. Immunotherapy for recurrent miscarriage. *Cochrane Database Syst Rev.* 2014; Article ID CD000112.

[18] Ober C, Karrison T, Odem RB, Barnes RB, Branch DW, Stephenson MD. Mononuclear–cell immunisation in prevention of recurrent miscarriages: A randomised trial. *Lancet.* 1999;354:365–9.

[19] Clark DA. Hard science versus phenomenology in reproductive immunology. *Crit Rev Immunol.* 1999;19: 509–39.

[20] Clark DA, Coulam CB, Daya S, Chaouat G. Unexplained sporadic and recurrent miscarriage in the new millennium: A critical analysis of immune mechanisms and treatments. *Hum Reprod Update.* 2001;7:501–11.

[21] Clark DA, Chaouat G. Loss of surface CD200 on stored allogeneic leukocytes may impair anti–abortive effect *in vivo. Am J Reprod Immunol.* 2005;53:13–20.

[22] Hua Y–J, Sun Y, Yuan Y, Jiang X–L, Yang F. Lymphocyte immunotherapy for recurrent spontaneous abortion in patient with negative blocking antibody. *Int J Clin Exp Med.* 2016;9:9856–67.

[23] Liu Z, Xu H, Kang X, Wang T, He L, Zhao A. Allogenic lymphocyte immunotherapy for unexplained recurrent spontaneous abortion: A meta–analysis. *Am J Reprod Immunol.* 2016;76:443–53.

[24] Jadad AR, Moore RA, Carroll D et al. Assessing the quality of reports of randomized clinical trials: Is blinding necessary? *Controlled Clinical Trials.* 1996;17:1–12.

[25] Kats I, Fisch B, Amit S, Ovadia J, Tadir Y. Cutaneous graft–versus–host–like reaction after paternal lymphocyte immunization for prevention of recurrent abortion. *Fertil Steril.* 1992;57:927–9.

[26] Kling C, Steinmann J, Westphal E, Magez J, Kabelitz D. Adverse effects of intradermal allogeneic lymphocyte immunotherapy: Acute reactions and role of autoimmunity. *Hum Reprod.* 2006;21:429–35.

第 29 章　静脉注射免疫球蛋白治疗反复妊娠丢失

IVIg Treatment for Recurrent Pregnancy Loss

Carolyn B. Coulam　著

向卉芬　译

一、概述

对于妊娠失败的患者应用免疫疗法是否会增加活产率？结论是有争议的。引起争议的原因在于，我们应该在哪些患者身上使用这种特定的治疗方案？我们知道，这种治疗方案可以纠正某些生理紊乱，如果患者刚好有相应生理紊乱，那么这种治疗方案将在这些患者身上奏效[1]。但并不是所有妊娠失败的原因都相同。导致反复妊娠丢失的原因有染色体异常、解剖因素、激素调节紊乱、免疫异常和血栓形成异常[2]。因此，不能单单根据妊娠史来判断应用免疫疗法是否有效。只有当患者是因免疫因素而导致流产时，免疫治疗才可能对其有帮助。接下来，我们将分析已发表的应用 IVIg 治疗后患者的妊娠成功率的相关研究，来判断哪些患者使用静脉注射免疫球蛋白（IVIg）治疗最有效，并提出替代 IVIg 的治疗方法。

（一）如何判断哪些患者可能需要 IVIg 治疗

在所有导致反复妊娠丢失的病因中，有些是在 IVIg 调节机制的范围内，这时应用 IVIg 治疗往往有效。研究表明，通过注射 IVIg 可以提高活产率的机制包括[3]：降低自然杀伤（NK）细胞活性，减少促炎症 T 细胞的细胞因子（Th1）表达，提高调节性 T 细胞的活性，抑制产生自身抗体的 B 细胞，IVIg 含有抗抗体或抗独特型抗体，IVIg 作用于 Fc 受体，通过 IgG 的 Fc 片段结合补体。

基于以上机制，可以使 NK 细胞升高、T 细胞激活、促炎症 Th1 型细胞因子升高、调节性 T 细胞减少、自身抗体产生增多而导致内皮损伤、凝血异常和补体激活的患者，使用 IVIg 可以提高其活产率。这些结论都来自于对于反复妊娠丢失女性的研究[4-14]。母体 – 胎儿表面的促炎症细胞因子可引起胎盘血管的凝血并导致随后的流产。这些细胞因子的其中一部分来自于 NK 细胞。反复妊娠丢失的女性子宫内膜活检显示 NK 细胞增多[15]。部分研究显示，与没有流产史的女性相比，反复妊娠丢失的女性外周血 NK 细胞升高[7]，但也有一些研究显示 NK 细胞的数量没有差别[17-19]。有 3 种原因可以解释这种差异：①与胚胎核型正常的流产女性相比，反复妊娠丢失的患者外周血 NK 细胞显著升高，而与胚胎核型异常的流产患者相比，反复妊娠丢失的患者 NK 细胞水平相同[20, 21]。②注意对比这两种细胞，外周血 NK 细胞和子宫 NK 细胞，可以帮助预测妊娠结局。子宫 NK 细胞的水平对成功的妊娠起关键作用。外周血 NK 细胞和子宫 NK 细胞有着完全不同的表型和功能[22, 23]。我们没有发现外周血 NK 细胞与子宫 NK 细胞之间的相关性（图 29-1）。③ uUK 细胞数量与 uNK 细胞功能的关系。与外周 NK 细胞不同的是，子宫 NK 细胞几乎没有细胞毒性，它是细胞因子的丰富来源，尤其是血管生成因子，在滋养细胞的侵袭和血管生成的调控中起作用[24, 25]。子宫 NK 细胞的密度与不孕相关和无关这两种说法都有文献报道。这表明在反复妊娠丢失的女性中，决定妊娠结局的是子宫 NK 细胞功能而不是子宫 NK 细胞的数量。免疫杀伤球蛋白样受体（KIR）在与其他受体 – 配体相互作用后，决定 NK 细胞的功能[23, 28]。子宫 NK 细胞可以表达免疫杀伤球蛋白样受体（KIR）家族的成员，其可以与侵袭性的胎盘滋养细胞上的亲本 HLA–C 分子结合。母体 KIR 基因型及其胎儿的对应配体是高度可变的。因此，在每个妊娠个体中 KIR/HLA-C 基因型组合是不同的。有些女性只表达抑制性 KIR 基因，有些女性还表达活化性 KIR 基因。在滋养细胞上的亲本 HLA–C 中，NK 细胞获得的最终信号取决于其表达的活化性和抑制性的 KIR 基因的比例。因此，NK 细胞在胎盘中提供了平衡，确保了母体的生存和胎儿的充分营养。

研究证实，在反复妊娠丢失的女性中，循环 T 淋巴细胞的 Th1 细胞因子的表达增加[7]。调节性 T 细胞（Treg）可以抑制包括效应 T 细胞在内的细胞免疫反应，从而抑制无限制扩大的 T 细胞促炎症反应。IVIg 可降低 Th1/Th2 细胞因子比值[8]，增强 Treg 细胞的作用效果[29]，降低 NK 细胞杀伤活性[9-11]。以上变化对于是否能够成功妊娠非常重要。

有染色体异常、解剖异常、激素分泌异常或血栓形成危险因素的患者，使用 IVIg 不会有效地提高活产率。因此，需要记录患者的免疫相关危险因素，排除非免疫危险因素的患者，筛选出应用 IVIg 治疗最有效的患者。确定是否存在免疫危险因素的实验室评估可包括以下内容。

- 血中抗磷脂抗体、抗核抗体、抗甲状腺抗体、狼疮抗凝物、生殖免疫表型、NK 活性分析、外周淋巴细胞中 Th1/Th2 比值和 Treg 细胞。
- 子宫内膜活检检测子宫内膜免疫细胞谱，划分为高活跃度、低活跃度或正常[30]。
    - 高活跃度
        - IL–18/TWEAK 比值升高。
        - IL–15/Fn14 比值升高。

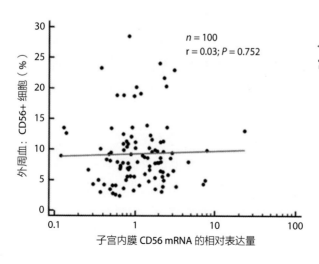

$n = 100$
$r = 0.03; P = 0.752$

纵轴：外周血：CD56+ 细胞（%）
横轴：子宫内膜 CD56 mRNA 的相对表达量

◀ 图 29–1 外周血 NK（CD56+）细胞与子宫 NK（CD56+）细胞的相关性

- CD56⁺ 升高。
- 低活跃度
  - IL–15/Fn14 比值降低。
  - CD56⁺ 降低。
- 正常
  - IL–18/TWEAK 比值正常。
  - IL–15/Fn14 比值正常。
  - CD56⁺ 正常。

以下流产高危因素检测异常，使用 IVIg 治疗效果可能不佳。

- 胚胎染色体检测或夫妻双方染色体检测。
- 宫腔造影、子宫输卵管造影或宫腔镜检查。
- 易栓症检测。
- 子宫内膜活检检测疱疹病毒 6（HPV–6）[31]。

二、IVIg 治疗反复妊娠丢失的成功率

最初，IVIg 被用作治疗移植后妊娠失败的女性，这些女性既往使用阿司匹林、泼尼松或肝素治疗后没有妊娠成功 [32-36]。在早期研究中，IVIg 用于抑制患有严重血小板减少症的女性体内的狼疮抗凝物。IVIg 经常与泼尼松或肝素和阿司匹林联合使用。对于既往治疗失败的具有流产高风险因素的女性，治疗成功率大约为 71%，表明 IVIg 治疗是有效的 [32-36]。最近，单用 IVIg 成功地治疗了抗磷脂抗体阳性的女性，也成功地治疗了应用常规自身免疫性治疗药物肝素、泼尼松、阿司匹林效果不佳的患者 [37]。据报道，IVIg 成功治疗了 NK 细胞循环水平及杀伤活性升高的患者，使其活产率达到 70%～80% [38]。

IVIg 还被用于治疗不明原因的反复妊娠丢失的女性。目前已有 10 项关于 IVIg 治疗反复妊娠丢失的对照试验的研究被发表 [39-48]。其中 4 项研究显示，IVIg 治疗显著提高了活产率，6 项研究显示没有显著治疗效果。对参与每项实验的患者数、首次接受 IVIg 治疗的时间（受孕前或受孕后）、仅仅根据妊娠史选择 IVIg 治疗还是参考妊娠史和免疫检查结果选择 IVIg 治疗，以及治疗是否有效进行统计。结果见表 29-1 [39-48]。5 项研究在受孕前给予 IVIg 治疗，其中有 4 项研究显示 IVIg 治疗显著提高了活产率，而另外 5 项研究在受孕后应用 IVIg 治疗，这 5 项研究均未展示出治疗的效果（$P = 0.04$，Fisher 精确检验）。在使用 IVIg 治疗有效的 4 项研究中，3 项研究根据免疫检测结果对患者应用了 IVIg 治疗。治疗无效的 6 项实验中，都没有依据免疫检测结果应用 IVIg 治疗（$P = 0.03$）。如果妊娠 5～8 周后才开始治疗，妊娠早期出现病理表现的女性不会被纳入为样本，而那些原本正常妊娠的女性会被纳入为样本，从而导致选择偏倚。治疗延迟的时间和治疗效果呈显著负相关。只有一项研究统计了由于染色体异常而导致妊娠丢失的情况 [49]。在临床试验中，大约有 70% 的妊娠丢失是由于染色体异常所致，而使用 IVIg 不会改善这种由于染色体异常导致的妊娠丢失类型。近期"阴性"试验研究表明，一些品牌的 IVIg 可以达到 8 倍有效抑制 NK 细胞杀伤活性的效果 [50]。

表 29-1　反复妊娠丢失的患者使用 IVIg 治疗的对照研究结果归纳总结

研　究	样本量	首次接受 IVIg 治疗的时间	选择 IVIg 治疗依据	是否有效（P < 0.05）
Moraru [38]	157	受孕前	免疫检测	是
Coulam [41]	95	受孕前	妊娠史	是
Kiprov [43]	35	受孕前	免疫检测	是
Stricker [44]	47	受孕前	免疫检测	是
Stephenson [42]	39	受孕前	妊娠史	否
Mueller–Eckhart [39]	64	受孕后	妊娠史	否
Christiansen [42]	34	受孕后	妊娠史	否
Christiansen [46]	58	受孕后	妊娠史	否
Perino [46]	46	受孕后	妊娠史	否
Jablonowska [47]	41	受孕后	妊娠史	否

　　4 篇 Meta 分析发表了上述临床研究结果，见表 30-2[51-55]。以上 Meta 分析不能证明用 IVIg 治疗原发性反复妊娠丢失有效。其中 2 项研究表明，IVIg 仅对继发性反复妊娠丢失有显著疗效（表 29-2）[51, 54]。在全部的 Meta 分析中，没有研究依据免疫学检测筛选纳入患者。所有研究都仅仅依据生育史筛选纳入患者。如果接受治疗的受试者没有任何值得纳入研究的可检测的免疫异常，如何评估免疫调节治疗的效果？所选样本量可以展示出多少治疗效果，取决于未被纳入的患者中的免疫疾病的患病率。事实上，基于一篇样本量超过 8000 例的 Meta 分析发现，IVIg 可以提高不明原因不孕的患者接受体外受精（IVF）治疗的妊娠成功率[54]。一些临床研究表明，根据免疫检测结果筛选需要应用 IVIg 治疗的患者，并在孕前使用 IVIg 治疗会增加其活产率[3, 11, 38, 48, 49]。

表 29-2　应用 IVIg 治疗不明原因的反复妊娠失败的已发表的 Meta 分析总结

研　究	试验数	患者数	总体 OR（95% CI）	原发性流产 OR（95% CI）	继发性流产 OR（95% CI）
Hutton 2007 [50]	8	442	1.28（0.78～2.10）	0.66（0.35～1.20）	2.71（1.09～6.77）*
Daya 1999 [52]	6	240	1.08（0.63～1.86）	1.04（0.54～2.01）	1.18（0.43～3.21）
Ata 2011 [52]	6	272	0.92（0.55～1.54）	0.67（0.32～1.39）	1.15（0.47～2.84）
Clark 2011 [53]	5	210			2.10（1.06～4.49）*
Li 2013 [54]	10	8207	1.62（1.24～2.1）*		

*. P < 0.05

三、治疗 NK 细胞活性升高患者的 IVIg 的替代疗法

　　由于使用 IVIg 治疗的成本高昂并且伴有不良反应，所以目前已寻找它的替代治疗方案。根据动物[55]和人[48, 56, 57]的研究表明，静脉输注脂肪乳可以促进胚胎的植入并帮助维持妊娠。脂肪乳是

一种 20% 的静脉注射脂肪乳剂，通常被用来为需要肠外营养的患者提供脂肪和卡路里。它由 10% 大豆油、1.2% 蛋黄磷脂、2.25% 甘油和水组成。

体外 [56] 和体内 [57] 的实验表明，脂肪乳可降低 NK 细胞毒性。虽然脂肪乳抑制 NK 功能的机制尚不清楚，但有研究证明，脂肪酸可能通过受体介导发挥作用，如过氧化物酶体增殖物激活受体（PPARs）[58]、G 蛋白偶联受体 [59] 和 CD1 受体 [60]。此外，研究证明，脂肪酸能刺激网状内皮系统，并消除可能导致妊娠丢失的"危险信号"[61]。Sedman 等 [62] 发现在使用长链甘油三酯的全肠外营养方案治疗后，NK 活性和淋巴因子杀伤活性显著下降。肠外脂肪乳在巨噬细胞中积累，并损害巨噬细胞和网状内皮系统的多种功能。结果表明，给予小鼠脂肪乳剂，即 20% 脂肪乳，可以通过损害巨噬细胞的功能来抑制 NK 细胞的活性 [63]。

在年龄相近并且适应证相似的具有妊娠失败史和 NK 细胞增高史的患者中，应用脂肪乳与应用 IVIg 治疗相比，妊娠结局没有显著差异 [48]。在每个治疗周期接受脂肪乳治疗的女性活产 / 持续妊娠率为 61%，接受 IVIg 治疗的女性活产 / 持续妊娠率为 56%[48]。此外，还有其他研究显示，反复妊娠失败伴有 CD56+ 细胞升高的患者应用脂肪乳治疗，活产率升高 [16]。脂肪乳的优点在于它相对便宜且不是血液制品。

四、结论

只有因免疫因素导致反复妊娠失败的患者，应用免疫治疗才会有效。因此，子宫 NK 细胞活性升高、子宫 T 细胞活性升高、子宫促炎症 Th1 型细胞因子增高、子宫调节性 T 细胞减少及抗磷脂抗体升高的患者，应用 IVIg 可以增加活产率。由于脂肪乳不是血液制品，目前没有发现不良反应，并且价格低廉，所以可在蜕膜 NK 细胞升高的患者中用作 IVIg 的替代治疗物。

参 考 文 献

[1] Clark DA. The power of observation. *Am J Reprod Immunl.* 2011;66:71–5.

[2] Ford HB, Schust D. Recurrent pregnancy loss: Etiology, diagnosis, and therapy. *Rev Obstet Gynecol.* 2009;2:76–83.

[3] Sewell WAC, Jolles S. Immunomodulatory action of intravenous immunoglobulins. *Immunology.* 2002;107: 387–93.

[4] Coulam CB, Roussev RG. Correlation of NK cell activation and inhibition markers with NK cytotoxicity among women experiencing immunological implantation failure after in vitro fertilization and embryo transfer. *J Assist Reprod Genet.* 2003;20:58–62.

[5] Coulam CB, Roussev RG. Increasing circulating T–cell activation markers are linked to subsequent implantation failure after transfer of in vitro fertilized embryos. *Amer J Reprod Immunol.* 2003;50:340–5.

[6] Aoki K, Kajijura S, Matsumoto Y et al. Preconceptional natural killer cell activity as a predictor of miscarriage. *Lancet.* 1995;135:1340–2.

[7] Yamada H, Morikawa M, Kato EH et al. Preconceptional natural killer cell activity and percentage as predictors of biochemical pregnancy and spontaneous abortion with a normal karyotype. *Am J Reprod Immunol.* 2003;50:351–4.

[8] Kwak–Kim JY, Chung–Bang HS, Ng SC et al. Increased T helper 1 cytokine responses by circulating T cells are present in women with recurrent pregnancy losses and in infertile women with multiple implantation failures after IVF. *Human Reprod.* 2003;18:767–73.

[9] Ruiz JE, Kwak JY, Baum L et al. Intravenous immunoglobulins inhibits natural killer activity in vivo in women with recurrent spontaneous abortion. *Am J Reprod Immunol.* 1996;35:370–5.

[10] Kwak JY, Kwak FM, Ainbinder SW et al. Elevated peripheral blood natural killer cells are effectively downregulated by immunoglobulin G infusion in women with recurrent spontaneous abortions. *Am J Reprod Immunol.* 1996;35:363–9.

[11] Ruiz JE, Kwak JY, Baum L et al. Effects of intravenous immunoglobulin G on natural killer cell cytotoxicity in vitro in women with recurrent spontaneous abortion. *J Reprod*

Immunol. 1996;31:125–41.

[12] Graphou O, Chioti A, Pantazi A et al. Effect of intravenous immunoglobulins treatment on the Th1/Th2 balance in women with recurrent spontaneous abortions. *Am J Reprod Immunol.* 2003;49:21–9.

[13] Saito S, Nakashima A, Shima T et al. Th1/Th2/Th17 and regulatory T–cell paradigm in pregnancy. *Am J Reprod Immunol.* 2000;63:601–10.

[14] Lee SK, Kim JY, Lee M et al. Th17 and regulatory T cells in women with recurrent pregnancy loss. *Am J Reprod Immunol.* 2012;67:311–5.

[15] Lachapelle MH, Miron P, Hemmings R et al. Endometrial T, B, and NK cells in patients with recurrent spontaneous abortion. *J Immunol.* 1996;158:4027–34.

[16] Dakhly DM, Bayoumi YA, Sharkawy M et al. Intralipid supplementation in women with recurrent spontaneous abortion and elevated levels of natural killer cells. *Int J Gynaecol Obstet.* 2016;135:324–7.

[17] Emmer PM, Veerhoek M, Nelen WL et al. Natural killer cell reactivity and HLA–G in recurrent spontaneous abortion. *Transplant Proc.* 1999;31:1838–40.

[18] Souza SS, Ferriani RA, Santos CM et al. Immunological evaluation of patients with recurrent abortion. *J Reprod Immunol.* 2002;56:111–21.

[19] Wang Q, Li TC, Wu YP et al. Reappraisal of peripheral NK cells in women with recurrent miscarriage. *Reprod Biomed Online.* 2008;17:814–9.

[20] Coulam CB, Stephenson M, Stern JJ et al. Immunotherapy for recurrent pregnancy loss: Analysis of results from clinical trials. *Am J Reprod Immunol.* 1996;35:352–9.

[21] Clark DA, Daya S, Coulam CB et al. Implication of abnormal human trophoblast karyotype for the evidence–based approach to the understanding, investigation, and treatment of recurrent spontaneous abortion. The Recurrent Miscarriage Immunotherapy Trialists Group. *Am J Reprod Immunol.* 1996;35:495–8.

[22] Koopman LA, Kopcow HD, Rybalov B et al. Human decidual natural killer cells are a unique subset with immunomodulatory potential. *J Exp Med.* 2003;198:1201–12.

[23] Horowitz A, Strauss–Albee DM, Leipold M et al. Genetic and environmental determinants of NK cell diversity revealed by mass cytometry. *Sci Transl Med.* 2013;5:208ra145.

[24] Bulmer JN, Morrison L, Longfellow M et al. Granulated lymphocytes in human endometrium: Histochemical and immunohistochemical studies. *Hum Reprod.* 1991;6:791–8.

[25] Dosiou C, Giudice LC. Natural killer cells in pregnancy and recurrent pregnancy loss: Endocrine and immunologic perspectives. *Endocr Rev* 2005;26:44–62.

[26] Ledee–Bataille N, Dubanchet S, Kadoch J et al. Controlled natural *in vitro* fertilization may be an alternative for patients with repeated unexplained implantation failure and a high uterine natural killer cell count. *Fertil Steril.* 2004;82:234–6.

[27] Matteo MG, Greco P, Rosenberg P et al. Normal percentage of CD56bright natural killer cells in young patients with a history of repeated unexplained implantation failure after *in vitro* fertilization cycles. *Fertil Steril.* 2007;88:990–3.

[28] Moffett A, Chazara O, Coluccib F et al. Variation of maternal *KIR* and fetal *HLA-C* genes in reproductive failure: Too

early for clinical intervention. *Reprod Biomed Online.* 2016;33:763–9.

[29] Kessel A, Ammuri H, Peri R et al. Intravenous immunoglobulin therapy affects T regulatory cells by increasing their suppressive function. *J Immunol.* 2007;179:5571–5.

[30] Ledee N, Petitbarat M, Chevrier L et al. The uterine immune profile may help women with repeated unexplained embryo implantation failure after in vitro fertilization. *Am J Reprod Immunol.* 2016;75:388.

[31] Coulam CB, Bilal M, Salazar Garcia MD et al. Prevalence of HHV–6 in endometrium from women with recurrent implantation failure. *Am J Reprod Immunol.* 2018;80:e12862.

[32] Lubbe WF, Liggins CG. Lupus anticoagulant and pregnancy. *Am J Obstet Gynecol.* 1985;153:322–7.

[33] Carreras KO, Perez GN, Vega HR et al. Lupus anticoagulant and recurrent fetal loss: Successful treatment with gammaglobulin. *Lancet.* 1988;2:393.

[34] Francois A, Freund M, Reym P. Repeated fetal losses and the lupus anticoagulant. *Ann Int Med.* 1988;109:933–4.

[35] Scott JR, Branch DW, Knochenour NK et al. Intravenous treatment of pregnant patients with recurrent pregnancy loss caused by antiphospholipid antibodies and Rh immunization. *Am J Obstet Gynecol.* 1988;159:1055–6.

[36] Parke A, Maier D, Wilson D et al. Intravenous immunoglobulin, antiphospholipid antibodies, and [pregnancy. *Ann Int Med.* 1989;110:495–6.

[37] Mac Lachlan NA, Letsky E, De Sweit M. The use of intravenous immunoglobulin therapy in the management of antiphospholipid antibody associated pregnancies. *Clin Exp Rheumatol.* 1990;8:221–4.

[38] Moraru M, Carbone J, Alecsandru D et al. Intravenous immunoglobulin treatment increased live birth rate in a Spanish cohort of women with recurrent reproductive failure and expanded CD56+ cells. *Am J Reprod Immunol.* 2012;68:75–84.

[39] Mueller–Eckhart G, Mallmann P, Neppert J et al. Immunogenetic and serological investigations of nonpregnancy and pregnant women with a history of recurrent spontaneous abortion. German RSA/IVIG Trialist Group. *J Reprod Immunol.* 1994;27:95–109.

[40] Coulam CB, Krysa LW, Stern JJ et al. Intravenous immunoglobulin for treatment of recurrent pregnancy loss. *Am J Reprod Immunol.* 1995;34:333–7.

[41] Christiansen OB, Pedersen B, Rosgaard A et al. A randomized, double–blind, placebo controlled trial of intravenous immunoglobulin in the prevention of recurrent miscarriage: Evidence for a therapeutic effect in women with secondary recurrent miscarriage. *Hum Reprod.* 2002;17:809–16.

[42] Stephenson MD, Dreher K, Houlihan E et al. Prevention of unexplained recurrent spontaneous abortion using intravenous immunoglobulin: A prospective, randomized, double–blinded, placebo–controlled trial. *Am J Reprod Immunol.* 1998;39:82–8.

[43] Kiprov DD, Nachtigall RD, Weaver RC et al. The use of intravenous immunoglobulin in recurrent pregnancy loss associated with combined alloimmune and autoimmune abnormalities. *Amer J Reprod Immunol.* 1996;36:228–34.

[44] Stricker RB, Steinleitner A, Bookoff CN et al. Successful

treatment of immunological abortion with low–dose intravenous immunoglobulin. *Fertil Steril*. 2000;73:536–40.

[45] Christiansen OB, Mathiesen O, Husth M et al. Placebo-controlled trial of treatment of unexplained secondary recurrent spontaneous abortions and recurrent late spontaneous abortions with i.v. immunoglobulin. *Hum Reprod*. 1995;10:2690–5.

[46] Perino A, Vassiliadis A, Vucetich A et al. Short–term therapy for recurrent abortion using intravenous immunoglobulins: Results of a double–blind placebo-controlled Italian study. *Hum Reprod*. 1997;12:2388–92.

[47] Jablonowska B, Selbing A, Palfi M et al. Prevention of recurrent spontaneous abortion by intravenous immunoglobulin: A double–blind placebo-controlled study. *Hum Reprod*. 1999;14:838–41.

[48] Coulam CB, Acacio B. Does immunotherapy for treatment of reproductive failure enhance live births? *Am J Reprod Immunol*. 2012;67:296–303.

[49] Clark DA, Coulam CB, Stricker RB. Is intravenous immunoglobulins (IVIG) efficacious in early pregnancy failure? A critical review and meta–analysis for patients who fail in vitro fertilization and embryo transfer (IVF). *J Assist Reprod Genet*. 2006;23:383–96.

[50] Hutton B, Sharma R, Fergusson D et al. Use of intravenous immunoglobulin for treatment of recurrent miscarriage: A systematic review. *BJOG*. 2007;114:134–42.

[51] Daya S, Gunby J, Clark DA. Intravenous immunoglobulin for treatment of recurrent spontaqneous abortion: A meta-analysis. *Am J Reprod Immunol*. 1998;39:69–76.

[52] Ata B, Tan SL, Shehata F et al. A systematic review of intravenous immunoglobulin for treatment of unexplained recurrent miscarriage. *Fertil Steril*. 2011;95:1080–85.

[53] Clark DA. Intravenous immunoglobulin and idiopathic secondary recurrent miscarriages methodological problems. *Hum Reprod*. 2011;25:2586–7.

[54] Li J, Chen Y, Liu C et al. Intravenous immunoglobulin treatment for repeated IVF/ICSI failure and unexplained infertility: A systematic review and a meta–analysis. *Am J Reprod Immunol*. 2013;70(6):434–47.

[55] Clark DA. Intralipid as treatment for recurrent unexplained abortion? *Am J Reprod Immunol*. 1994;32:290–3.

[56] Roussev RG, Ng SC, Coulam CB. Natural killer cell functional activity suppression by intravenous immunoglobulin, intralipid and soluble human leukocyte antigen G. *Am J Reprod Immunol*. 2007;57:262–6.

[57] Roumen RG, Acacio B, Ng SC et al. Duration of intralipid's suppressive effect on NK cell's functional activity. *Am J Reprod Immunol*. 2008;60:258–63.

[58] Khan SA, Vanden–Heuvel JP. Role of nuclear receptors in the regulation of gene expression by dietary fatty acids (review). *J Nutr Biochem*. 2003;14:554–67.

[59] Kostenis E. A glance a G–protein–coupled receptors for lipid mediators: A growing receptor family with remarkable diverse ligands. *Pharmacol Ther*. 2004;102:243–57.

[60] Leslie D, Dascher CC, Cembrola K et al. Serum lipids regulate dendritic cell CD1 expression and function. *Immunology*. 2008;125:289–301.

[61] Clark DA. Intralipid as a treatment for recurrent unexplained abortion? *Am J Reprod Immunol*. 1994;32:290–3.

[62] Sedman PC, Somers SS, Ramsden CW et al. Effects of different lipid emulsions on lymphocyte function during total parenteral nutrition. *Br J Surg*. 1991;78:1396–9.

[63] Tezuka H, Sawada H, Sakoda H et al. Suppression of genetic resistance to bone marrow grafts and natural killer activity by administration of fat emulsion. *Exp Hematol*. 1988;12:609–12.

273

第 30 章　非格司亭的作用

The Role of Filgrastim

Fabio Scarpellini　Marco Sbracia　著

向卉芬　译

一、概述

非格司亭是一种重组人粒细胞集落刺激因子（G–CSF），具有和人类内源性 G–CSF 相同的生物活性，不同之处是前者 N 端有一个非糖基化的甲硫氨酸残基[1]。G–CSF 能够刺激中性粒细胞祖细胞的活化、增殖和分化，已被用于治疗各种中性粒细胞缺乏的患者[2-4]。G–CSF 可动员造血干细胞（HSC）从骨髓迁移至外周循环[5]，因此用于增加 HSCs 移植前 HSCs 的数量[6]。G–CSF 在脑损伤模型中也显示出重要的神经保护作用[7]。G–CSF 能促进大鼠脑卒中后的功能恢复[8, 9]，并且可通过激活多种细胞内信号通路发挥抗凋亡作用，包括 Janus 蛋白酪氨酸激酶 / 信号转导和转录激活蛋白（JAK/STAT）通路[8, 10]、胞外调节激酶（ERK）通路[11, 12] 和磷脂酰肌醇 3– 激酶 /Akt（PI$_3$K/Akt）通路[13, 14]。现有数据表明非格司亭普遍耐受良好，但有发热、咳嗽、胸痛、关节痛、呕吐和脱发不良反应，罕见且严重的会出现脾破裂和过敏反应不良反应[1, 4]。最常见的不良反应是轻度至中度的髓质骨痛，约 20% 的患者出现这种症状，但一般可以使用镇痛药控制，不需要停止治疗。

G–CSF 属于集落刺激因子（CSF）、巨噬细胞集落刺激因子（M–CSF 或 CSF1）、粒细胞 – 巨噬细胞集落刺激因子（GM–CSF 或 CSF2）和粒细胞集落刺激因子（G–CSF 或 CSF3）家族的成员。CSF 是一组与 HSC 上特定受体结合的糖蛋白，能够促进细胞增殖、分化为巨噬细胞和粒细胞。它们的结构不同，基因位置不同，所结合的受体也不同。所有 CSF 都参与了从排卵到胚胎植入、最终妊娠的生殖过程[2]。G–CSF 是一种由 174～180 个氨基酸组成的糖蛋白，分子量为 19 600Da，其基因位于 17 号染色体长臂上 17q11.2–q12.8 区[15]。它与特定的受体 G–CSFR 或 CD114 结合，该受体由 1 号染色体短臂上 1p35–34.3 区的基因编码。G–CSF 是一种由 836 个氨基酸构成的蛋白质，分子量为 92 156D[16]。G–CSFR 通过 JAK–STAT3 通路参与信号转导。G–CSF 及其受体已被发现存在于包括人类在内的几种哺乳动物胎盘的滋养层和蜕膜中[17, 18]。在动物模型中发现，G–CSF 有抗流产的作用，并且，若 G–CSF 耗竭可间接导致流产[19, 20]。还有研究表明，G–CSF 对滋养层的代谢有积极影响[21]。此外，G–CSF 还在卵泡液中分泌，其水平与卵母细胞能力和对应胚胎的植入潜能有关[22]。

二、G-CSF 与反复妊娠丢失

超过 40% 的反复妊娠丢失（RPL）病例仍原因未明[23]。已经提出了几种观点（包括由同种免疫反应导致 RPL 在内）来解释不明原因的反复妊娠丢失，其中一种观点认为，RPL 可能是由 Th1/Th2 细胞因子比值失调所致，即分泌占优势的是 Th1 细胞因子，而不是（具有免疫抑制作用的）Th2 细胞因子[24]。目前已经提出几种方法来治疗不明原因的 RPL，但结果尚有争议[25]。

我们的团队在 1997 年开始使用非格司亭治疗 RPL，成功治愈一名连续流产 5 次的女性。随后我们使用 G-CSF 治疗其他几名 RPL 女性，也取得了不错的效果。预实验的结果在 1998 年美国生殖医学（ASRM）年度会议上初次发表。之后开展了一项随机对照研究，其结果在 2009 年发表[26]，该研究的纳入标准是年龄 < 39 岁、4 次以上既往流产史、先前 RPL 治疗失败、未查出已知的导致 RPL 的病因，包括先前流产的胚胎组织的核型分析结果正常。68 名患者被纳入研究：其中 35 名女性从排卵后第 6 天至经期或妊娠第 9 周期间，每天给药重组非格司亭 1μg（100 000U）/kg。另外 33 名患者为对照组，采用生理盐水双盲。使用非格司亭治疗女性的活产率为 82.8%，而对照组为 48.5%（$P = 0.0061$）。每治疗 2.9 名患者，可以增加一个活产数。没有婴儿出现任何重大或轻微的异常。本研究表明，非格司亭可能是治疗不明原因 RPL 患者的一种很有前景的药物。

随后一项无对照组的研究数据表明，使用非格司亭治疗反复种植失败（RIF）的女性取得了不错的效果[27]。G-CSF 似乎增加了 RIF 患者妊娠的机会。因此，我们的团队开展了针对 RIF 患者的对照试验，该试验已于 2019 年终止。纳入标准包括胚胎植入前非整倍体遗传学检测（PGT-A）。2018 年 ASRM 年度会议上报告了该研究的初步结果，是振奋人心的。

最近，一些作者发表了关于使用非格司亭治疗不明原因的 RPL[28] 和 RIF[29-31] 的研究报告，在改善生殖障碍的预后方面展示了这种治疗的有效性。此外，在过去 2～3 年发表的几篇综述和 Meta 分析也说明了非格司亭在治疗辅助生殖及助孕后不明原因的 RPL 和 RIF 中有效[32-35]。然而，其中部分研究数据来自未严格筛选的 RPL 和 RIF 患者，结果可能存在偏倚。由于使用微阵列比较基因组杂交技术（CGH）或低深度高通量测序技术，流产胚胎的遗传学检测结果更准确，不易受到培养失败的影响，且成本低于染色体核型分析，因此，我们认为在使用非格司亭治疗不明原因的 RPL 之前，必须核实既往流产的胚胎染色体是否为非整倍体异常。在我们的临床实践中，只对未查明已知病因的 RPL 及明确其先前流产的胚胎是染色体正常的女性使用非格司亭。这些严格的标准也许是我们可以在 20 年内治疗 500 多名患者的原因。因此，在 RIF 患者中，经 PGT-A 后移植染色体正常胚胎时，我们只使用非格司亭治疗。

据我们所知，有几个生殖医学中心已经使用非格司亭有效治疗这类生殖障碍的患者，此外还有其他研究人员正在评估非格司亭在治疗 RPL 和 RIF 中的疗效。还需要开展多中心对照研究，才能评估哪些患者能从非格司亭治疗中获益。

三、G-CSF 治疗反复妊娠丢失可能的机制

非格司亭在治疗 RPL 中的作用机制尚不清楚，妊娠过程中非格司亭的疗效尚不明确。有间

接证据表明非格司亭与滋养层和免疫系统之间有相互作用。一些研究发表了关于 G-CSF 对滋养层的生长和侵袭能力的影响。G-CSF 及其受体在整个孕期胚胎的滋养细胞中表达 [17-21]。1989 年，Uzumaki 等在胎盘和蜕膜中发现了 G-CSF/G-CSFR 轴 [17]。其他几位作者也证实了该轴在滋养层侵袭力和发育的调控中的关键作用 [18-21]。还有作者报道了滋养细胞系中表达的粒细胞集落刺激因子受体（G-CSFR）可激活不同的信号转导途径，如 JAK/STAT、PI3K 和 MAPKs，进而增加基质金属蛋白酶 -2 和血管内皮生长因子的分泌 [36]。此外，G-CSF 可上调 β1 整合素，促进人滋养层细胞系 Swan71 的迁移 [37]。在子宫内膜组织体外模型中，G-CSF 还促进了参与胚胎植入过程的几个基因的 mRNA 表达 [38]。

临床上，非格司亭常用于增加器官移植后干细胞的数量或在心脏缺血后促进血管床重建，在神经病学中用于治疗严重退行性疾病的患者 [1-14]。我们的研究观察到，与对照组相比，在维持妊娠的过程中，非格司亭治疗组孕妇的 β-hCG 水平在孕 5 周至孕 9 周显著提高 [26]。这些数据显示非格司亭通过动员和激活胎盘干细胞而对滋养层有直接影响。另一种机制可能是 G-CSF 对淋巴细胞的作用：一些研究表明，G-CSF 促进了几种淋巴细胞和树突状细胞的动员和增殖，特别是 Treg 细胞和 DC2 细胞 [39, 40]。我们未发表的数据显示，与正常妊娠的女性相比，接受非格司亭治疗的 RPL 女性外周血中 Treg 细胞的数量显著增加。此外，在接受非格司亭治疗的由于胚胎染色体异常而再次流产的 RPL 女性中，蜕膜中的 Treg 细胞与对照相比仍有增加。这些数据说明，G-CSF 可能通过动员、分化干细胞和免疫细胞，来增强滋养层的功能。

有文献充分表明，G-CSF 能够将骨髓间充质干细胞动员到外周循环中，因此，在干细胞移植中，G-CSF 被用来增加供体血液中干细胞的浓度。干细胞和 Treg 细胞的动员似乎都是因为受到趋化因子 CXCL12 及其受体 CXCR4 的调节。有几位作者都认为 CXCL12/CXCR4 轴的抑制是 G-CSF 介导的骨髓干细胞动员的关键 [41, 42]。CXCL12/CXCR4 轴也参与了 Treg 的动员，因为 G-CSF 降低了 CXCL12 及假定受体 CXCR4 在这些细胞中的表达 [43]。

上述所有数据说明，G-CSF 可能促进了两种不同机制的激活。一种是免疫学机制，通过动员和激活参与妊娠期免疫耐受相关的有免疫抑制功能的 Treg 细胞。另一种机制是新陈代谢，通过激活滋养层组织和胎盘干细胞来增强滋养层组织的侵袭力，促进其生长。

四、安全性

妊娠期用药的安全性一直是人们关注的重要问题。在我们研究中的 500 多名接受 G-CSF 治疗的患者的植入期和早孕期间，没有观察到 G-CSF 对母体、胎儿或婴儿有任何重大不良反应。在我们治疗观察中，患者是安全的。仅观察到轻微的不良反应，如 3.6% 的患者出现了几天内可清除的局部皮疹，2.6% 的患者出现发热，4.2% 的患者出现白细胞增多（> 25 000/ml）。白细胞增多可在暂停治疗的 2~3 天后降低。值得注意的是，几乎没有证据证明在孕期使用非格司亭有毒性。动物模型的实验数据表明，仅在家兔中发生胎盘栓塞 [44]，且其剂量比我们在人类身上使用的剂量高 1000 倍。在大鼠、小鼠和猴子中，没有观察到不良反应 [19, 45]。Dale 等 [46]2003 年发表的早期综述中，提到在接受非格司亭长期治疗的慢性中性粒细胞减少症患者中的 125 名女性里，没有发现该药对妊娠或胎儿产生不良影响。一篇 2013 年的综述提到，Pessach 等 [47] 对处于妊娠期和哺乳期的健康女性造血干细胞供体使用非格司亭治疗，得出的结论是非格司亭很安全。Pessach 等 [47] 观察到 G-CSF 能通过胎盘，刺激胎儿的粒细胞生成，提高未发育成熟的胚胎成活率，促进滋养层的生长和胎盘的新陈代谢，起到抗流产的作用。现有资料表明，妊娠期间使用非格司亭是安全的。2015 年 Boxer 等发表的一篇论文 [48] 报告说，与对照组相比，使用非格司亭治疗的处于妊娠期的慢性中性粒细胞减少症女性，在妊娠和新生儿并发症方面没有差异，即使在妊娠前 3 个月使用。

大多数关于非格司亭和妊娠结局的数据都是从接受非格司亭治疗的患者或健康捐赠者那里获得的，她们使用的剂量比我们患者使用的剂量至少大 5 倍。因此，如果非格司亭在治疗慢性中性粒细胞减少症的孕妇中是安全的，那么在 RPL 患者中只使用 1/5 的剂量也应该是安全的。

五、结论

重组型 G-CSF—非格司亭，是一种治疗整倍体胚胎流产的不明原因 RPL 的安全有效的方法。由于胚胎染色体异常是流产的主要原因，其频率随母体年龄的增加而增加，因此对妊娠组织的遗传学分析（最好是用 array-CGH）有助于确定是否需要进一步的评估或治疗。在非格司亭治疗之前必须进行胚胎染色体检测。在先前流产胚胎中也必须确定胚胎染色体正常才可以进行非格司亭治疗，因为它价格昂贵。同样，在 RIF 中，使用非格司亭治疗之前也必须进行 PGT-A，只有在移植了染色体正常胚胎时才可治疗。

目前在评价 RPL 各种治疗方法的有效性上存在困难，比如产妇年龄、既往流产的次数、胚胎非整倍体、胚胎染色体异常之类的混杂因素，会随着产妇年龄的增加而增加，此外，未治疗患者之后的活产率为 40%～60%。考虑到这些变量的影响，应进行多中心随机对照试验，因这项研究需纳入大量患者参与。

参 考 文 献

[1] Hollingshead LM, Goa KL. Recombinant granulocyte colony-stimulating factor (rG-CSF): A review of its pharmacological properties and prospective role in neutropenic conditions. *Drugs*. 1991;42:300–30.

[2] Groopman JE, Molina JM, Scadden DT. Hematopoietic growth factors: Biology and clinical applications. *N Engl J Med*. 1989;321:1449–59.

[3] Demetri GD, Griffin JD. Granulocyte colony-stimulating factor and its receptor. *Blood*. 1991;78:2791–803.

[4] Dale DC, Bonilla MA, Davis MW et al. A randomized controlled phase III trial of recombinant human granulocyte colony-stimulating factor (filgrastim) for treatment of severe chronic neutropenia. *Blood*. 1993;81:2496–502.

[5] Avalos BR, Gasson JC, Hedvat C et al. Human granulocyte colony stimulating factor: Biologic activities and receptor characterization on hematopoietic cells and small cell lung cancer cell lines. *Blood*. 1990;75:851–7.

[6] Schmitz N, Linch DC, Dreger P et al. Randomised trial of filgrastim-mobilised peripheral blood progenitor cell transplantation versus autologous bone-marrow transplantation in lymphoma patients. *Lancet*. 1996;347:353–7.

[7] Wallner S, Peters S, Pitzer C et al. The granulocyte-colony stimulating factor has a dual role in neuronal and vascular plasticity. *Front Cell Dev Biol*. 2015;3:48.

[8] Schäbitz WR, Kollmar R, Schwaninger M et al. Neuroprotective effect of granulocyte colony-stimulating factor after focal cerebral ischemia. *Stroke*. 2003;34(3):745–51.

[9] Shyu WC, Lin SZ, Yang HI et al. Functional recovery of stroke rats induced by granulocyte colony-stimulating factor-stimulated stem cells. *Circulation*. 2004;110(13):1847–54.

[10] Harada M, Qin Y, Takano H et al. G-CSF prevents cardiac remodeling after myocardial infarction by activating the Jak-Stat pathway in cardiomyocytes. *Nat Med*. 2005;11(3):305–11.

[11] Schneider A, Krüger C, Steigleder T et al. The hematopoietic factor G–CSF is a neuronal ligand that counteracts programmed cell death and drives neurogenesis. *J Clin Invest*. 2005;115(8):2083–98.

[12] Huang HY, Lin SZ, Kuo JS, Chen WF, Wang MJ. G–CSF protects dopaminergic neurons from 6–OHDA–induced toxicity via the ERK pathway. *Neurobiol Aging*. 2007;28(8):1258–69.

[13] Dong F, Larner AC. Activation of Akt kinase by granulocyte colony–stimulating factor (G–CSF): Evidence for the role of a tyrosine kinase activity distinct from the Janus kinases. *Blood*. 2000;95:1656–62.

[14] Komine–Kobayashi M, Zhang N, Liu M et al. Neuroprotective effect of recombinant human granulocyte colony–stimulating factor in transient focal ischemia of mice. *J Cereb Blood Flow Metab*. 2006;26:402–13.

[15] Nagata S, Tsuchiya M, Asano S et al. Molecular cloning and expression of cDNA for human granulocyte colony–stimulating factor. *Nature*. 1986;319:415–8.

[16] Tweardy DJ, Anderson K, Cannizzaro LA et al. Molecular cloning of cDNAs for the human granulocyte colony–stimulating factor receptor from HL–60 and mapping of the gene to chromosome region 1p32–34. *Blood*. 1992;79: 1148–54.

[17] Uzumaki H, Okabe T, Sasaki N et al. Identification and characterization of receptors for granulocyte colony–stimulating factor on human placenta and trophoblastic cells. *Proc Natl Acad Sci U S A*. 1989;86:9323–6.

[18] McCracken SA, Grant KE, MacKenzie IZ et al. Gestational regulation of granulocyte–colony stimulating factor receptor expression in the human placenta. *Biol Reprod*. 1999;60:790–6.

[19] Novales JS, Salva AM, Modanlou HD et al. Maternal administration of granulocyte colony–stimulating factor improves neonatal rat survival after a lethal group B streptococcal infection. *Blood*. 1993;81:923–7.

[20] Sugita K, Hayakawa S, Karasaki–Suzuki M et al. Granulocyte colony stimulation factor (G–CSF) suppresses interleukin (IL)–12 and/or IL–2 induced interferon (IFN)–gamma production and cytotoxicity of decidual mononuclear cells. *Am J Reprod Immunol*. 2003;50:83–9.

[21] Marino VJ, Roguin LP. The granulocyte colony stimulating factor (G–CSF) activates Jak/STAT and MAPK pathways in a trophoblastic cell line. *J Cell Biochem*. 2008;103:1512–23.

[22] Lédée N, Lombroso R, Lombardelli L et al. Cytokines and chemokines in follicular fluids and potential of the corresponding embryo: The role of granulocyte colony–stimulating factor. *Hum Reprod*. 2008;23:2001–9.

[23] Carrington B, Sacks G, Regan L. Recurrent miscarriage: Pathophysiology and outcome. *Curr Opin Obstet Gynecol*. 2005;17:591–7.

[24] Michimata T, Sakai M, Miyazaki S et al. Decrease of T–helper 2 and T–cytotoxic 2 cells at implantation sites occurs in unexplained recurrent spontaneous abortion with normal chromosomal content. *Hum Reprod*. 2003;18: 1523–8.

[25] Porter TF, LaCoursiere Y, Scott JR. Immunotherapy for recurrent miscarriage. *Cochrane Database Syst Rev*. 2006; Article ID CD000112.

[26] Scarpellini F, Sbracia M. Use of granulocyte colony–stimulating factor for the treatment of unexplained recurrent miscarriage: A randomised controlled trial. *Hum Reprod*. 2009;24:2703–8.

[27] Würfel W, Santjohanser C, Hirv K et al. High pregnancy rates with administration of granulocyte colony–stimulating factor in ART–patients with repetitive implantation failure and lacking killer–cell immunoglobulin–like receptors. *Hum Reprod*. 2010;25:2151–2.

[28] Zafardoust S, Akhondi MM, Sadeghi MR et al. Efficacy of intrauterine injection of granulocyte colony stimulating factor (G–CSF) on treatment of unexplained recurrent miscarriage: A pilot RCT study. *J Reprod Infertil*. 2017;18:379–85.

[29] Aleyasin A, Abediasl Z, Nazari A et al. Granulocyte colony–stimulating factor in repeated IVF failure, a randomized trial. *Reproduction*. 2016;151:637–42.

[30] Davari–Tanha F, Shahrokh Tehraninejad E, Ghazi M et al. The role of G–CSF in recurrent implantation failure: A randomized double blind placebo control trial. *Int J Reprod Biomed (Yazd)*. 2016;14:737–42.

[31] Arefi S, Fazeli E, Esfahani M et al. Granulocyte–colony stimulating factor may improve pregnancy outcome in patients with history of unexplained recurrent implantation failure: An RCT. *Int J Reprod Biomed (Yazd)*. 2018;16: 299–304.

[32] Mekinian A, Cohen J, Alijotas–Reig J et al. Unexplained recurrent miscarriage and recurrent implantation failure: Is there a place for immunomodulation? *Am J Reprod Immunol*. 2016;76:8–28.

[33] Zhao J, Xu B, Xie S et al. Whether G–CSF administration has beneficial effect on the outcome after assisted reproductive technology? A systematic review and meta–analysis. *Reprod Biol Endocrinol*. 2016;14:62.

[34] Kamath MS, Chittawar PB, Kirubakaran R et al. Use of granulocyte–colony stimulating factor in assisted reproductive technology: A systematic review and meta–analysis. *Eur J Obstet Gynecol Reprod Biol*. 2017;214: 16–24.

[35] Zhang L, Xu WH, Fu XH et al. Therapeutic role of granulocyte colony–stimulating factor (G–CSF) for infertile women under *in vitro* fertilization and embryo transfer (IVF–ET) treatment: A meta–analysis. *Arch Gynecol Obstet*. 2018;298:861–71.

[36] Furmento VA, Marino J, Blank VC et al. The granulocyte colony–stimulating factor (G–CSF) upregulates metalloproteinase–2 and VEGF through PI3 K/Akt and Erk1/2 activation in human trophoblast Swan 71 cells. *Placenta*. 2014;35:937–46.

[37] Furmento VA, Marino J, Blank VC et al. Granulocyte colony–stimulating factor (G–CSF) upregulates β1 integrin and increases migration of human trophoblast Swan 71 cells via PI3 K and MAPK activation. *Exp Cell Res*. 2016;342:125–34.

[38] Rahmati M, Petitbarat M, Dubanchet S et al. Granulocyte–colony stimulating factor related pathways tested on an endometrial ex–vivo model. *PLOS ONE*. 2014;9(9).

[39] Condomines M, Quittet P, Lu ZY et al. Functional regulatory T cells are collected in stem cell autografts by mobilization with high–dose cyclophosphamide and granulocyte colony–stimulating factor. *J Immunol*. 2006;176:6631–9.

[40] Rossetti M, Gregori S, Roncarolo MG. Granulocyte–colony stimulating factor drives the in vitro differentiation of human dendritic cells that induce anergy in naïe T cells. *Eur J Immunol*. 2010;40:3097–106.

[41] Petit I, Szyper–Kravitz M, Nagler A et al. G–CSF induces stem cell mobilization by decreasing bone marrow SDF–1 and up–regulating CXCR4. *Nat Immunol*. 2002;3:687–94.

[42] de Kruijf EFM, Zuijderduijn R, Stip MC et al. Mesenchymal stromal cells induce a permissive state in the bone marrow that enhances G–CSF–induced hematopoietic stem cell mobilization in mice. *Exp Hematol*. 2018;64:59–70

[43] Zou L, Barnett B, Safah H et al. Bone marrow is a reservoir for CD4+CD25+ regulatory T cells that traffic through CXCL12/CXCR4 signals. *Cancer Res*. 2004;64:8451–5.

[44] Kato Y, Kuwabara T, Itoh T et al. A possible relationship between abortions and placental embolism in pregnant rabbits given human granulocyte colony–stimulating factor. *J Toxicol Sci*. 2001;26:39–50.

[45] Okasaki K, Funato M, Kashima M et al. Twenty–six–week repeat–dose toxicity study of a recombinant human granulocyte colony–stimulating factor derivative (nartograstim) in cynomolgus monkeys. *Toxicol Sci*. 2002;65:246–55.

[46] Dale DC, Cottle TE, Fier CJ et al. Severe chronic neutropenia: Treatment and follow–up of patients in the Severe Chronic Neutropenia International Registry. *Am J Hematol*. 2003;72:82–93.

[47] Pessach I, Shimoni A, Nagler A. Granulocyte–colony stimulating factor for hematopoietic stem cell donation from healthy female donors during pregnancy and lactation: What do we know? *Hum Reprod Update*. 2013;19:259–67.

[48] Boxer LA, Bolyard AA, Kelley ML et al. Use of granulocyte colony–stimulating factor during pregnancy in women with chronic neutropenia. *Obstet Gynecol*. 2015;125:197–203.

第31章 观点：免疫治疗在治疗反复妊娠丢失中没有价值

Opinion: Immunotherapy Has No Place in the Treatment of Recurrent Pregnancy Loss *

Micha Baum **著**

刘奕珊 韦相才 **译**

在这本书的第二版中，有人强烈反对对反复流产的女性使用各种形式的免疫治疗。不幸的是，在过去的 6 年里这种想法没有太大的变化。在当前的状况下，患者要求并期望对其妊娠失败进行"治疗 / 治愈"。因此，临床医师有责任证明各种治疗方案都有效果并且没有不良反应，而不是依赖于传闻证据、个人偏见和不受控制的小规模研究的结果。

免疫功能障碍是流产的基础，这一概念很有吸引力。然而，尽管传统上认为怀孕是半同种异体胎儿和母亲之间的一场博弈，在这场博弈中，如果这种反应没有被抑制，胎儿和周围的滋养细胞就必须逃避这种免疫反应。然而，对妊娠的免疫攻击从未被证实是存在的。从进化的观点来看，母体免疫细胞和滋养细胞的关系更像是合作而不是竞争 [1, 2]。事实上，没有证据表明妊娠期间会发生典型的移植物抗宿主反应。妊娠本身并不是一种免疫抑制状态，而是一种母体免疫系统调节不受抑制的状态。

许多与滋养细胞免疫反应有关的数据都是从小鼠模型中获得的，并且假定了与人类有相关的相同机制。然而，虽然在哺乳动物生殖的进化过程中，免疫系统的调节可能发展为一种协同反应，但在不同的哺乳动物中，随后的免疫调节的发展可能有很大差异。因此，将小鼠妊娠数据外推到人类身上的数据推断必须谨慎。此外，在妊娠失败中观察到的免疫异常可能是妊娠失败的结果而不是原因。

不管怎样，免疫治疗作为一种治疗 RM 的方法已经被引入到临床实践中，其基于的假设是：要么是同种免疫，要么是自身免疫导致妊娠失败。为了精确地评估父源性或第三方淋巴细胞免疫（主动免疫）、静脉注射免疫球蛋白（被动免疫）或细胞因子调节作为治疗 RM 的方法，有必要审查其使用的原理和当前可用的结果。

---

*. 该章已由 Micha Baum 在 Raj Rai 所著第 2 版的基础上进行了更新

一、免疫治疗的依据（或不支持）

（一）父源性淋巴细胞免疫

人们提出了一些概念来解释主动免疫的作用机制，但没有人能经受住彻底的考验。RM同种免疫基础的第一个概念是基于两个伴侣之间人类白细胞抗原（HLA）共享的增加，这将防止母体产生"封闭"抗体，从而保护胎儿免受免疫攻击[3]。成功怀孕的女性被认为会产生这种"封闭"抗体，而那些以流产告终的女性则不会。据报道，淋巴细胞免疫可诱导产生"封闭"抗体[4]。然而"封闭抗体"假说从未得到证实，在许多文章和Beydoun等的Meta分析驳斥了这种观点，认为伴侣之间HLA Ⅰ类等位基因共享没有增加。此外，①"封闭"抗体的产生通常在怀孕28周后才明显，并可能在怀孕期间消失[6]；②尽管存在"封闭"抗体[7, 8]，但仍可发生流产；③未出现"封闭"抗体的女性确实有成功怀孕的经历。因此，这种抗体的临床影响尚不清楚[9]。据报道，淋巴细胞免疫还可以减少自然杀伤细胞的数量[10]，调节细胞因子水平，从而促进Th2反应。这些机制没有在大型研究中得到证实，也没有被证明与人类妊娠有关。

（二）静脉注射免疫球蛋白/脂肪乳

目前关于RM病因的概念集中在自身免疫介导的妊娠失败（如抗磷脂综合征）、自然杀伤（NK）细胞、胎儿-母体界面细胞因子平衡紊乱、Th17细胞和T调节细胞的作用。静脉注射免疫球蛋白（IVIg）对细胞因子的产生、抗原中和、Fc受体阻断、T细胞亚群、抗体和自身抗原的分布和功能的改变具有多种免疫调节作用，这些作用可能会改善妊娠失败引起的免疫失调反应。

外周血NK（PBNK）细胞与妊娠失败之间的关系是生殖免疫学中最具争议的领域之一。NK细胞的水平和活化水平取决于其他变量，例如，测定中是使用全血细胞还是使用分离的单核细胞，一天中采集样品的时间，是否进行过任何体育锻炼，患者的性别，以及样品是否以前已经冷冻过[11-15]。如果采用了不同的NK分析方法，其结果可能会有所不同，具体取决于是否用铬51释放细胞毒性分析方法检测或测定CD69的表达。重要的是，尚不清楚哪种体外测定法可以最准确地反映其在体内的功能，以及实际上这种活性具有什么样的生物学相关性。此外，不清楚什么是异常的NK细胞数。通常，外周NK细胞水平大于所有淋巴细胞的12%被认为是升高水平与正常水平之间的临界值[16]，但这一数字完全在其他人公布的正常范围内（最高29%）[17]。因此，具有完全正常结果的个体被认为具有升高的NK细胞数量。一项极具有吸引力的研究使人们进一步对女性RM患者的PBNK细胞检测的有效性产生怀疑[18]。作者报告说，与已知没有生育问题的对照组女性相比，RM的女性在插入静脉套管抽血后立即显示出淋巴细胞中NK细胞比例增加，血液NK细胞浓度升高以及每毫升血液中NK活性增加。但是，当再次从同一套管中抽血时，这些差异在20min后消失。作者得出的结论是，先前在患有RM的女性中观察到的NK指数升高是由于NK细胞数量的短暂增加而不是慢性状态。尽管有上述警告和大量的宣传，但临床上仍将PBNK细胞检测推广为一种有用的诊断测试手段，以指导在RM或不育症患者中开展各种免疫抑制疗法。确实，一些小型观察性研究报告指出，当PBNK细胞活性增强时，随后发现确实无法受孕或会发生流产[16, 19-24]。但是，最大的一项单项观察性研究对552名有2~6次流产史的女性进行了报道，结果表明PBNK细胞的细胞毒性活性与随后的妊娠结局无关，并且一项对 22 项研究进行的 Meta 分析表明，PBNK 细胞数量或活性与妊娠结局无关 [25]。

子宫 NK（uNK）细胞与 PBNK 细胞在表型和功能上不同，其数量在着床期最大，这可能更值得关注。虽然 uNK 细胞数量的周期内变化已有报道 [26]，但一些研究报告显示，患有 RM 的女性 uNK 细胞水平也出现了升高 [27-29]。最大的一项前瞻性研究报道了 uNK 细胞数与妊娠结局之间没有相关性 [27]。此外，一项旨在评估泼尼松抑制"升高"的 uNK 细胞数量的疗效的前瞻性随机研究表明，与安慰剂组相比，泼尼松组的活产率没有显著差异 [29]。这令人惊讶吗？也许不是。很明显，蜕膜 NK 细胞上 HLA-C 和杀伤性免疫球蛋白样受体（KIR）之间的相互作用可以影响着床后早期妊娠的成功率 [30]。此外，"自然杀伤"细胞这个名字对 uNK 细胞来说是个误称，因为这些大颗粒的淋巴细胞在体内不会杀死任何东西 [31]。事实上，遗传学和功能研究都支持这样的观点，滋养层细胞上 MHC 配体激活蜕膜 NK 细胞对妊娠结局有利 [30]。

作为 IVIg 的替代品，脂肪乳是一种 20% 的静脉注射用脂肪乳剂，通常由大豆油、蛋黄磷脂、甘油和水组成，已被引入临床领域。一项仅以抽象形式进行的单次小规模非随机研究报告显示，Th1 细胞因子反应升高的反复移植失败女性的妊娠率可达到 50%，临床妊娠率可达到 46%。RM 中没有已发表的结果。脂肪乳调节免疫系统的机制仍不清楚。有人认为乳液中的脂肪酸可以作为配体，激活 NK 细胞表达的过氧化物酶体增殖物激活受体。这种核受体的激活已被证明可降低 NK 细胞毒素的活性，增强移植作用 [32]。显然，这种推测需要大规模的随机研究。

二、免疫治疗的效果

RM 患者更关注随后妊娠的结局，而不是理论依据。如果治疗结果显示有效，则最终将阐明其机制。然而，重要的是，在评估 RM 治疗的干预措施的效果时，要认识到，决定特定妊娠结局的两个最重要的因素是母亲的年龄和她以前经历过的流产次数。在 40—44 岁的女性中，胎儿非整倍体的比例约为 50%，而在 45 岁以上的女性中，这一比例上升至 75%。根据 15% 的临床流产率计算，35% 的女性连续 3 次流产完全是偶然事件。在这些年龄小于 39 岁的女性中，仅靠支持治疗就可以活产 65%～70% 的出生率 [34]。但是，有 30%～35% 的复发原因女性会再次流产。鉴于这种高自发分辨率，对 RM 的任何假定治疗的疗效都必须加以判断。据称，免疫疗法可能对某些患有 RM 的女性亚组有效，而不是对所有具有 RM 的女性有效。但是，这些亚组还没有充分定义。最显著的亚组是胚胎基因异常的女性。然而，还没有进行过任何仅针对失去整倍体胚胎的患者的研究。如果正确地进行了随机化，则不需要这样的限制。

（一）父源性淋巴细胞免疫

许多研究已经证实了父源性淋巴细胞免疫治疗对 RM 的有效性。这些研究使用了不同的方法、纳入标准和分析也不同，报告的结果也互相矛盾。最大的一项研究（183 名女性）是一项双盲、多中心、随机临床试验，报道称在意向治疗的基础上，治疗组的成功率为 36%，对照组为 48%（OR 0.60，95% CI 0.33～1.12）[34]。如果分析仅限于受孕者，相应的免疫成功率为 46%，而安慰剂盐水注射的成功率为 65%（OR 0.45，95%CI 0.22～0.91），这表明免疫接种可能会增加临床公认的妊娠失败率。部分基于这项大型研究和父源淋巴细胞免疫治疗缺乏科学依据，FDA 在 2002 年发布了一项指南，强调了这种治疗方法是无效的，并提醒临床医师，这种治疗方法只能在治疗性研究的背景下使用，并且如果要在美国使用需要获得新药研究许可（http://www.fda.gov/CBER/ltr/lit013002.htm）。自 FDA 发布指南的 17 年中，没有一个美国中心在 FDA 的严格规则下进行过后续的研究。

一些已发表的 Meta 分析的结论也相互矛盾。2014 年发表的一篇 Cochrane 综述基于 12 项试验（641 名女性）报告，与对照组相比，接受父源性淋巴细胞治疗的受试者的优势比值为 1.23（95%CI 0.89～1.70）[36]。有人认为，Ober 等 [35] 对淋巴细胞免疫的试验应排除在 Meta 分析之外，因为 Ober 等使用冷藏细胞，而所有其他试验使用新鲜细胞。反对使用冷藏细胞的论点是基于实验小鼠（CBA/J 雌性小鼠与同种 DBA/2 雄性小鼠交配时）的研究，其胚胎的吸收率很高。父源性脾细胞免疫可以阻止这种吸收。然而，脾细胞的储存会导致表面 CD200 丢失到上清液中 [37]，从而失去了免疫的保护作用。然而，CD200 的丢失可能与鼠科有关，但从未在人类中进行过研究。因此，在作者看来，没有理由将 Ober 等 [35] 的试验从任何 Meta 分析中删除。

在推荐淋巴细胞免疫之前，有必要做一个剂量探索研究，然后进行适当的随机对照试验。同时，必须记住，自 1985 年以来就开始使用淋巴细胞免疫。在 25 年中，尚无确凿的证据证明其有效。

（二）静脉注射免疫球蛋白

运用 IVIg 的研究使用了不同的制剂、剂量、起始时间、频率和持续给药时间。此外，还采用了不同的准入标准。一些研究仅包括自身免疫性疾病，而其他研究则包括那些"不明原因"的 RM。因此，目前评估 IVIg 治疗 RM 的有效性的唯一合理依据是检查 Meta 分析的结果。Cochrane 综述 [36] 报告说，无论是否进行意向性治疗分析（OR 1.18，95%CI 0.72～1.93）或否（OR 0.98，95%CI 0.61～1.58），IVIg 都不会改善 RM 女性的妊娠结局。这项分析的结果得到了最近两份刊物的支持，这些刊物报告说，无论 IVIg 的剂量、给药时间（妊娠前、早孕）或是否检查了原发性或继发性反复妊娠丢失，IVIg 的给药与活产率的增加无关 [38, 39]。

（三）其他免疫调节剂

其他药物也被用于提高 RPL 的活产率。粒细胞集落刺激因子（G-CSF）和抗肿瘤坏死因子 α 制剂就是两个例子。G-CSF 有三个实验，但没有抗肿瘤坏死因子 -α 的药物实验。关于 G-CSF 的三项试验产生了矛盾的结果。Scarpellini 和 Sbracia[40] 报告了治疗后活产率的改善有统计学意义（$P = 0.0061$），Santjohanser 等也报道了这一点 [41]。然而，Zafardoust[42] 的研究提示无法证明治疗有益处。因此，在推荐使用 G-CSF 或任何其他药物进行常规治疗之前，必须进行进一步的试验并积累证据。

三、结论

免疫治疗虽然缺乏科学依据但并没有被阻止进入临床实践。然而，尽管 Meta 分析存在局限性，未显示使用父源性淋巴细胞免疫或 IVIg 治疗对 RM 的益处。在对有特定免疫障碍的人群进行充分的前瞻性随机安慰剂对照研究之前，应拒绝使用这些免疫调节剂。

参 考 文 献

[1] Parham P. NK cells and trophoblasts: Partners in pregnancy. *J Exp Med*. 2004;200:951–5.

[2] Moon JM, Capra JA, Abbot P, Rokas A. Immune regulation in eutherian pregnancy: Live birth coevolved with novel immune genes and gene regulation. *Bioessays*. 2019;41(9):e1900072.

[3] Rocklin RE, Kitzmiller JL, Carpenter CB et al. Maternal–fetal relation. Absence of an immunologic blocking factor from the serum of women with chronic abortions. *N Engl J Med*. 1976;295:1209–13.

[4] Takakuwa K, Kanazawa K, Takeuchi S. Production of blocking antibodies by vaccination with husband's lymphocytes in unexplained recurrent aborters: The role in successful pregnancy. *Am J Reprod Immunol Microbiol*. 1986;10:1–9.

[5] Beydoun H, Saftlas AF. Association of human leucocyte antigen sharing with recurrent spontaneous abortions. *Tissue Antigens*. 2005;65:123–35.

[6] Regan L, Braude PR, Hill DP. A prospective study of the incidence, time of appearance and significance of anti-paternal lymphocytotoxic antibodies in human pregnancy. *Hum Reprod*. 1991;6:294–8.

[7] Pena RB, Cadavid AP, Botero JH et al. The production of MLR–blocking factors after lymphocyte immunotherapy for RSA does not predict the outcome of pregnancy. *Am J Reprod Immunol*. 1998;39:120–4.

[8] Jablonowska B, Palfi M, Ernerudh J et al. Blocking antibodies in blood from patients with recurrent spontaneous abortion in relation to pregnancy outcome and intravenous immunoglobulin treatment. *Am J Reprod Immunol*. 2001;45:226–31.

[9] Lashley EE, Meuleman T, Claas FH. Beneficial or harmful effect of antipaternal human leukocyte antibodies on pregnancy outcome? A systematic review and meta–analysis. *Am J Reprod Immunol*. 2013;70:87–103.

[10] Kwak JY, Gilman–Sachs A, Moretti M et al. Natural killer cell cytotoxicity and paternal lymphocyte immunization in women with recurrent spontaneous abortions. *Am J Reprod Immunol*. 1998;40:352–8.

[11] Pross HF, Maroun JA. The standardization of NK cell assays for use in studies of biological response modifiers. *J Immunol Methods*. 1984;68:235–49.

[12] Plackett TP, Boehmer ED, Faunce DE et al. Aging and innate immune cells. *J Leukoc Biol*. 2004;76:291–9.

[13] Reichert T, DeBruyere M, Deneys V et al. Lymphocyte subset reference ranges in adult Caucasians. *Clin Immunol Immunopathol*. 1991;60:190–208.

[14] Porzsolt F, Gaus W, Heimpel H. The evaluation of serial measurements of the NK cell activity in man. *Immunobiology*. 1983;165:475–84.

[15] Strong DM, Ortaldo JR, Pandolfi F et al. Cryopreservation of human mononuclear cells for quality control in clinical immunology. I. Correlations in recovery of K– and NK– cell functions, surface markers, and morphology. *J Clin Immunol*. 1982;2:214–21.

[16] Beer AE, Kwak JY, Ruiz JE. Immunophenotypic profiles of peripheral blood lymphocytes in women with recurrent pregnancy losses and in infertile women with multiple failed *in vitro* fertilization cycles. *Am J Reprod Immunol*. 1996;35:376–82.

[17] Eidukaite A, Siaurys A, Tamosiunas V. Differential expression of KIR/NKAT2 and CD94 molecules on decidual and peripheral blood CD56bright and CD56dim natural killer cell subsets. *Fertil Steril*. 2004;81(Suppl 1):863–8.

[18] Shakhar K, Rosenne E, Loewenthal R et al. High NK cell activity in recurrent miscarriage: What are we really measuring? *Hum Reprod*. 2006;21:2421–5.

[19] Aoki K, Kajiura S, Matsumoto Y et al. Preconceptional natural–killer–cell activity as a predictor of miscarriage. *Lancet*. 1995;345(8961):1340–2.

[20] Emmer PM, Nelen WL, Steegers EA et al. Peripheral natural killer cytotoxicity and CD56(pos)CD16(pos) cells increase during early pregnancy in women with a history of recurrent spontaneous abortion. *Hum Reprod*. 2000;15:1163–9.

[21] Fukui A, Fujii S, Yamaguchi E et al. Natural killer cell subpopulations and cytotoxicity for infertile patients undergoing *in vitro* fertilization. *Am J Reprod Immunol*. 1999;41:413–22.

[22] Ntrivalas EI, Kwak–Kim JY, Gilman–Sachs A et al. Status of peripheral blood natural killer cells in women with recurrent spontaneous abortions and infertility of unknown aetiology. *Hum Reprod*. 2001;16:855–61.

[23] Putowski L, Darmochwal–Kolarz D, Rolinski J et al. The immunological profile of infertile women after repeated IVF failure (preliminary study). *Eur J Obstet Gynecol Reprod Biol*. 2004;112:192–6.

[24] Yamada H, Morikawa M, Kato EH et al. Pre–conceptional natural killer cell activity and percentage as predictors of biochemical pregnancy and spontaneous abortion with normal chromosome karyotype. *Am J Reprod Immunol*. 2003;50:351–4.

[25] Katano K, Suzuki S, Ozaki Y et al. Peripheral natural killer cell activity as a predictor of recurrent pregnancy loss: A large cohort study. *Fertil Steril*. 2013;100:1629–34.

[26] Mariee N, Tuckerman E, Ali A et al. The observer and cycle–to–cycle variability in the measurement of uterine natural killer cells by immunohistochemistry. *J Reprod Immunol*. 2012;95:93–100.

[27] Tuckerman E, Laird SM, Prakash A et al. Prognostic value of the measurement of uterine natural killer cells in the endometrium of women with recurrent miscarriage. *Hum Reprod*. 2007;22:2208–13.

[28] Clifford K, Flanagan AM, Regan L. Endometrial CD56+ natural killer cells in women with recurrent miscarriage: A histomorphometric study. *Hum Reprod*. 1999;14:2727–30.

[29] Quenby S, Kalumbi C, Bates M et al. Prednisolone reduces preconceptual endometrial natural killer cells in women with recurrent miscarriage. *Fertil Steril.* 2005;84:980–4.

[30] Colucci F, Boulenouar S, Kieckbusch J et al. How does variability of immune system genes affect placentation? *Placenta.* 2011;32:539–45.

[31] Moffett A, Shreeve N. First do no harm: Uterine natural killer (NK) cells in assisted reproduction. *Hum Reprod.* 2015;30:1519–25.

[32] Roussev RG, Acacio B, Ng SC et al. Duration of intralipid's suppressive effect on NK cell's functional activity. *Am J Reprod Immunol.* 2008;60:258–63.

[33] Shreeve N, Sadek K. Intralipid therapy for recurrent implantation failure: New hope or false dawn? *J Reprod Immunol.* 2012;93:38–40.

[34] Clifford K, Rai R, Regan L. Future pregnancy outcome in unexplained recurrent first trimester miscarriage. *Hum Reprod.* 1997;12:387–9.

[35] Ober C, Karrison T, Odem RR et al. Mononuclear–cell immunisation in prevention of recurrent miscarriages: A randomised trial. *Lancet.* 1999;354(9176):365–9.

[36] Wong LF, Porter TF, Scott JR. Immunotherapy for recurrent miscarriage. *Cochrane Database Syst Rev.* 2014; Article ID CD000112.

[37] Clark DA, Chaouat G. Loss of surface CD200 on stored allogeneic leukocytes may impair anti–abortive effect *in vivo. Am J Reprod Immunol.* 2005;53:13–20.

[38] Ata B, Tan SL, Shehata F et al. A systematic review of intravenous immunoglobulin for treatment of unexplained recurrent miscarriage. *Fertil Steril.* 2011;95:1080–5.

[39] Stephenson MD, Kutteh WH, Purkiss S et al. Intravenous immunoglobulin and idiopathic secondary recurrent miscarriage: A multicentered randomized placebo–controlled trial. *Hum Reprod.* 2010;25:2203–9.

[40] Scarpellini F, Sbracia M. Use of granulocyte colony-stimulating factor for the treatment of unexplained recurrent miscarriage: A randomised controlled trial. *Hum Reprod.* 2009;24:2703–8.

[41] Santjohanser C, Knieper C, Franz C et al. Granulocyte-colony stimulating factor as treatment option in patients with recurrent miscarriage. *Arch Immunol Ther Exp.* 2013;61:159–64.

[42] Zafardoust S, Akhondi MM, Sadeghi MR et al. Efficacy of Intrauterine Injection of Granulocyte Colony Stimulating Factor (G–CSF) on Treatment of Unexplained Recurrent Miscarriage: A Pilot RCT Study. *J Reprod Infertil.* 2017;18:379–85.

国际经典产科译著荟萃

中国科学技术出版社·荣誉出品

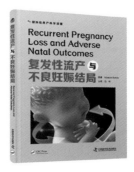

引进地：CRC 出版社
主 译：冯 玲
定 价：98.00 元

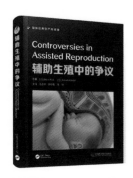

引进地：CRC 出版社
主 译：石玉华 郝桂敏
　　　　李 萍
定 价：108.00 元

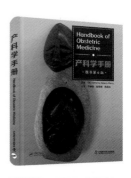

引进地：CRC 出版社
主 译：李映桃 陈娟娟
　　　　韩凤珍
定 价：180.00 元

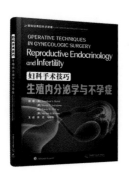

引进地：Wolters Kluwer
主 译：乔 杰 马彩虹
定 价：148.00 元

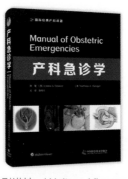

引进地：Wolters Kluwer
主 译：赵扬玉
定 价：268.00 元

高危重症产科学

引进地：Wolters Kluwer
主 译：乔 杰 赵扬玉
定 价：198.00 元

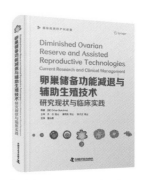

引进地：Springer 出版社
主 译：曹云霞
定 价：198.00 元

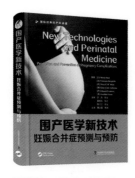

引进地：CRC 出版社
主 译：曹云霞
定 价：198.00 元

焦点医学，中国科学技术出版社重点打造的医学品牌
聚焦医学前沿，致力医学专著出版、版权引进输出